Dernières nouveautés
2002

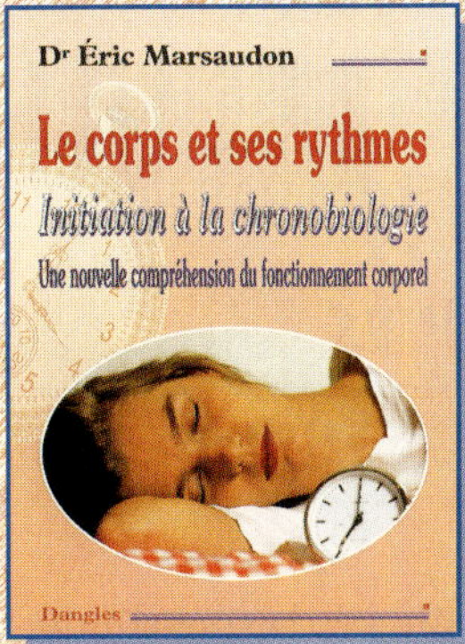

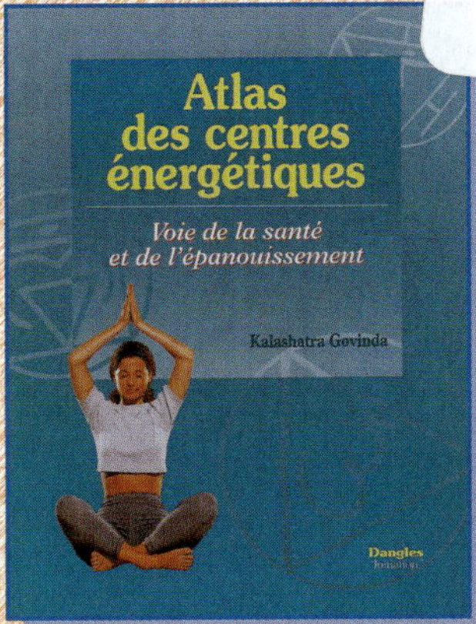

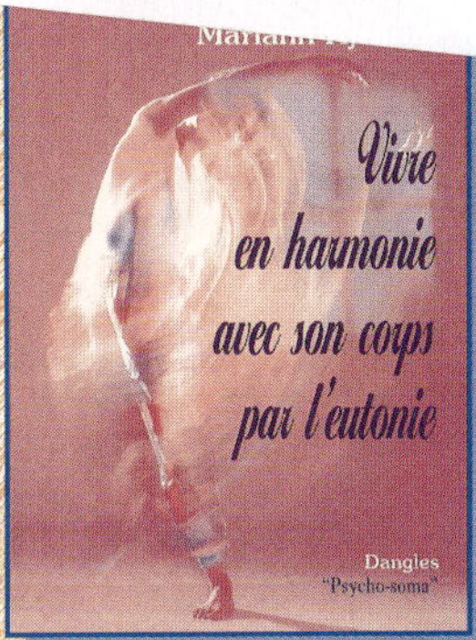

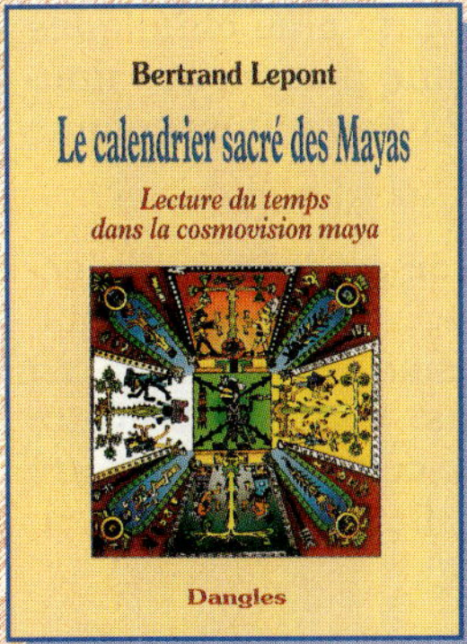

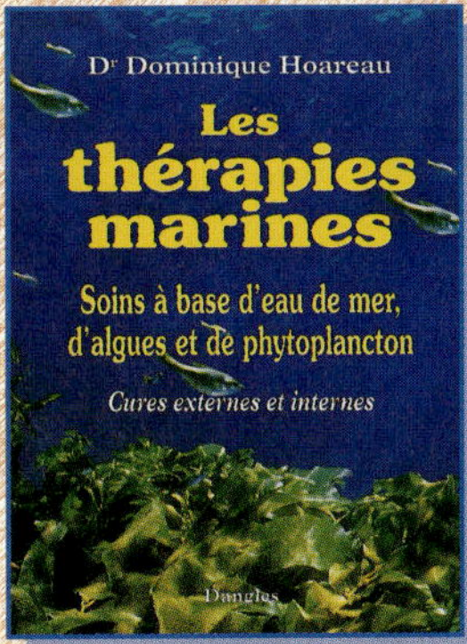

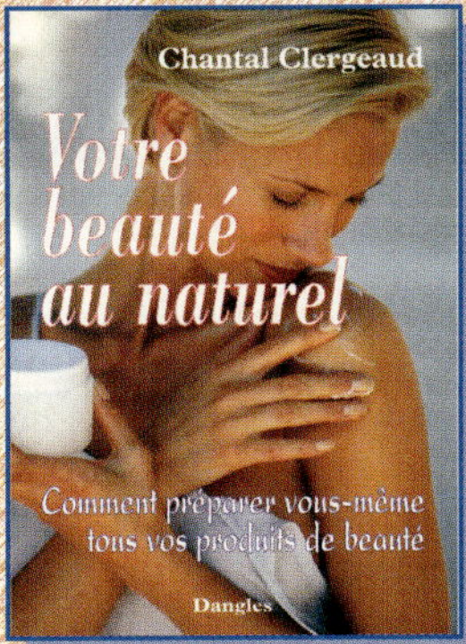

Ouvrages en vente chez votre libraire habituel.

ÉDITIONS DANGLES

Tarifs en vigueur au 01.03.2002

Parution : mars 2002

CLERGEAUD Chantal :

VOTRE BEAUTÉ AU NATUREL

Comment préparer vous-même tous vos produits de beauté

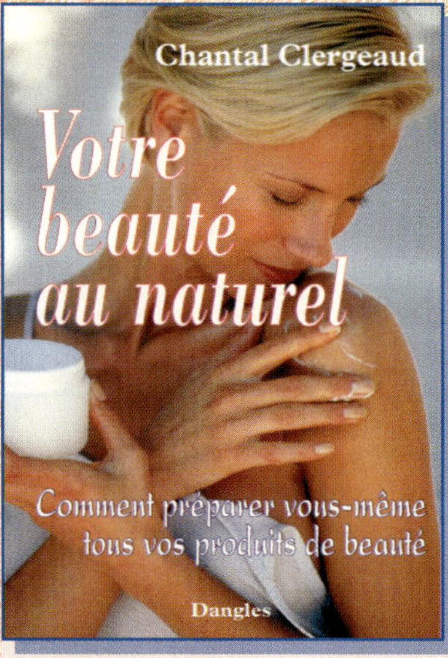

Collection **« Santé naturelle »**

Format 15 x 21
224 pages
ISBN : 2-7033-0532-X

9 782703 305323

Prix : **18,00 €**

HORS des sentiers battus de la cosmétique classique, ce livre nous offre, après avoir décrypté les formules des produits habituels – aux ingrédients plus chimiques les uns des autres –, une perspective nouvelle sur un domaine trop souvent méconnu : celui des **soins naturels de beauté.**

L'auteur nous incite à préserver notre beauté par l'usage de produits à confectionner soi-même, selon des **recettes simples à mettre en œuvre** et qui utilisent des **composants naturels faciles à trouver** en magasins de diététique, en parapharmacies, en herboristeries et sur les marchés ! Ainsi, votre crème, votre lait, votre lotion et votre shampooing seront préparés avec ce que Dame nature nous offre de meilleur : plantes, feuilles, racines, écorces, fleurs, huiles essentielles ou végétales, miel, lait, céréales, fruits, légumes…

Ce livre est un enchantement en ce qu'il nous rend meilleur, véritablement, au sens où l'entend Stendhal : « La beauté est une promesse de bonheur », ou encore Juvénal : « Un esprit sain dans un corps sain », car l'auteur nous donne également de judicieux conseils sur l'hygiène de vie, au quotidien, propre à magnifier la beauté : la diététique, la gymnastique, la respiration ou encore la relaxation. C'est le rétablissement d'une harmonie aussi parfaite que possible entre le physique et le mental, condition d'une authentique beauté.

LEPONT Bertrand :

LE CALENDRIER SACRÉ DES MAYAS

Lecture du temps dans la cosmovision maya

Parution : mars 2002

Collection « **Grand angle** / Traditions »

Format 15 x 21
240 pages
ISBN : 2-7033-0531-1

9 782703 305316

Prix : **18,00 €**

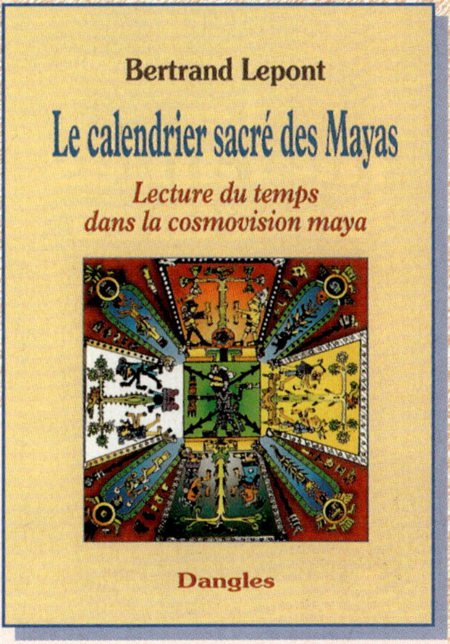

Le 21 décembre 2012 marquera, dans le calendrier maya du compte long, la fin d'un cycle de 13 baktuns (environ 5 125 années solaires), au terme duquel les peuples de la terre chercheront auprès des Mayas le savoir ancestral capable de guider l'humanité et de préserver la planète pour le prochain cycle de 13 baktuns. Conformément aux anciennes prophéties de leur calendrier, les Mayas appellent aujourd'hui tous les peuples à se rassembler autour d'une compréhension partagée de leur science de la nature universelle et sans âge.

Au terme d'une enquête menée chez les Mayas, l'auteur démontre comment le calendrier sacré et le récit ésotérique du *Pop Wuj* (« Livre du temps ») constituent, grâce aux pratiques et cérémonies qui lui sont liées, la synthèse vivante de la cosmovision ancestrale de ce peuple, dans laquelle tout élément de la nature possède un nawal, face cachée aux capacités magiques inimaginables.

La science maya exposée dans ce livre, parfois appelée nawalisme, n'est autre que l'intégration par l'homme de la conscience de son propre côté nawal, qui lui ouvre les portes d'un monde redevenu magique où le ciel et la terre sont le père et la mère de toute chose ; un monde où l'homme et les autres nations de la terre vivent à nouveau en harmonie dans la nature sacrée.

Paru en : février 2002

Dr HOAREAU Dominique :

LES THÉRAPIES MARINES

Soins à base d'eau de mer, d'algues et de phytoplancton

Cures externes et internes

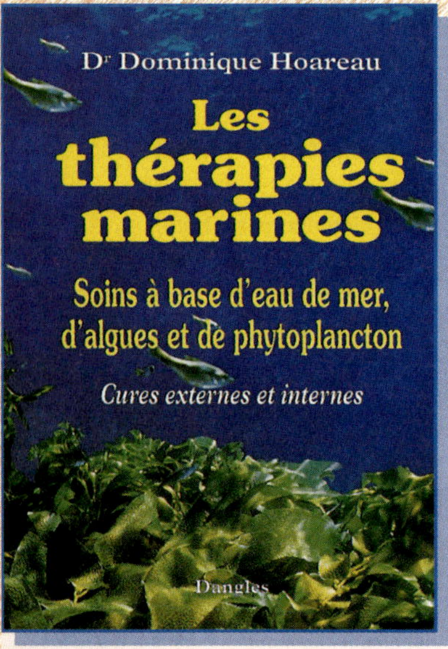

Collection **« Médicale et paramédicale »**

Format 15 x 21
256 pages
ISBN : 2-7033-0530-3

9 782703 305309

Prix : **19,00 €**

Les propriétés thérapeutiques de l'eau de mer, connues depuis la nuit des temps, étaient tombées en désuétude jusqu'aux travaux de René Quinton, précurseur des cures d'eau de mer par voie interne. Cette eau de mer est souveraine pour rééquilibrer nos fonctions vitales perturbées par le stress intense induit par le monde actuel, sans parler des carences qu'entraîne la « malbouffe » contemporaine.
Informatif et très documenté, cet ouvrage est fondé sur les découvertes les plus récentes de la biologie marine. Il nous fait découvrir les multiples possibilités des thérapies marines qui reposent sur les cures de thalassothérapie (soins externes, généraux ou locaux), mais aussi sur les cures internes (boissons, micronutriments).

Le docteur Dominique Hoareau développe ici une approche préventive et curative des affections liées aux états de stress (physique et psychologique), et de leurs conséquences fonctionnelles : surmenage, surcharge pondérale, traumatologie sportive, maladies infectieuses…
Un livre passionnant sur l'impact bénéfique que peut avoir l'eau de mer sur la physiopathologie humaine (ainsi que le climat marin, les algues, le phytoplancton), à lire de toute urgence pour retrouver son tonus, son énergie, sa vigueur, sa vitalité, et sa forme, tant physique que mentale.

KJELLRUP Mariann :

VIVRE EN HARMONIE AVEC SON CORPS PAR L'EUTONIE

Paru en : février 2002

Collection **« Psycho-soma »**

Format 15 x 21
128 pages couleurs
ISBN : 2-7033-0529-X
Traduit de l'allemand
par Marie-Béatrice Jehl

9 782703 305293

Prix : **18,00 €**

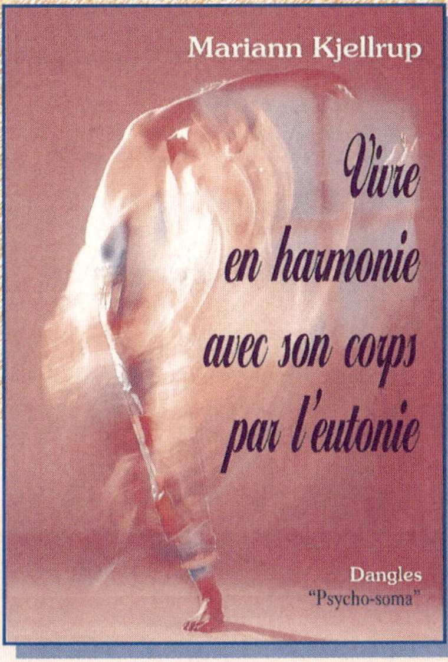

Le terme eutonie, forgé en 1957 par Gerda Alexander pour les besoins de la méthode de développement psychophysique qu'elle venait de mettre au point, décrit l'état d'équilibre maximum qu'un être humain peut atteindre, et dans lequel il peut vivre dans son quotidien.

L'homme de culture occidentale s'est coupé de sa réalité physique ; il a trop tendance à se servir de son corps d'une façon mécanique. Cela crée des contractions musculaires et des blocages qui, avec les années, se manifestent par des troubles organiques et des attitudes psychiques indésirables, parce que l'esprit et le corps formant un tout, ils sont interdépendants.

Les exercices de régénération proposés par Mariann Kjellrup se fondent entièrement sur la méthode mise au point par Gerda Alexander. Les postures qu'elle présente permettent aux muscles et aux ligaments de retrouver leur longueur et leur élasticité naturelles – quel que soit l'âge du pratiquant – et aux articulations de remplir pleinement leur fonction.

L'eutonie est un principe de mouvements aux effets profonds. À l'aide d'exercices ciblés, vous pouvez démanteler les attitudes psychophysiques défectueuses, voire les empêcher de se mettre en place. C'est là un résultat dont peuvent témoigner jusqu'à des personnes handicapées ou ayant subi d'importants dommages physiques.

Paru en : janvier 2002

Dr MARSAUDON Éric :

LE CORPS ET SES RYTHMES

Initiation à la chronobiologie

Une nouvelle compréhension du fonctionnement corporel

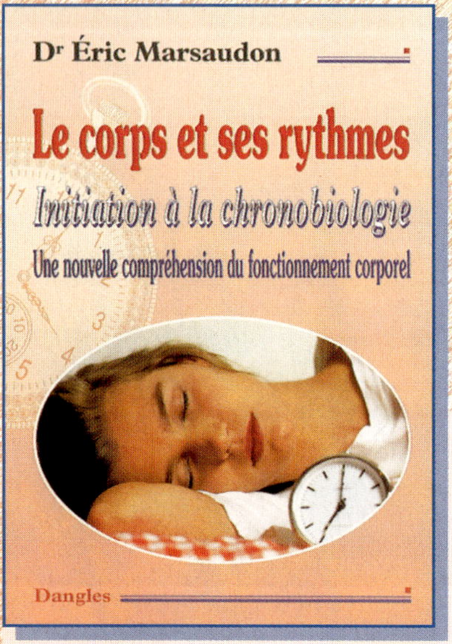

Collection **« Santé naturelle »**

Format 15 x 21
160 pages
ISBN : 2-7033-0528-1

9 782703 305286

Prix : **17,00 €**

NOUVELLE discipline médicale, la chronobiologie est l'étude des rythmes du corps et de ses capacités d'adaptation aux variations de l'environnement. Science « transversale », elle permet d'aborder sous un angle nouveau les grands thèmes médicaux tels que la physiologie, la pathologie et la thérapeutique. Cet ouvrage d'initiation à cette nouvelle compréhension du fonctionnement corporel décline, de façon simplifiée, au travers de quatre grands thèmes, les principaux résultats des recherches menées dans le monde.

Après une présentation des bases fondamentales des rythmes biologiques, l'auteur aborde les grands axes chronophysiologiques connus (endocrinien, digestif, biochimique, cardio-vasculaire) ainsi que les processus de vieillissement. Il décrit ensuite les principales pathologies présentant des troubles des rythmes – tels que le diabète, les céphalées, la dépression, l'asthme, les cancers, les troubles du sommeil –, et termine son étude par une brève approche du concept de chronothérapeutique.

*Éric Marsaudon est médecin des hôpitaux, chef de service de médecine interne, membre de la Société francophone de chronobiologie et membre de l'*American Association for Medical Chronobiology and Chronotherapeutics; *il s'intéresse à la chronobiologie appliquée en recherche clinique. Son domaine d'application le plus régulier est le développement de la chronothérapeutique insulinique – particulièrement par pompe à insuline – chez le patient diabétique.*

GOVINDA Kalashatra :

ATLAS DES CENTRES ÉNERGÉTIQUES

Voie de la santé et de l'épanouissement

Paru en : **janvier 2002**

Collection **« Initiation »**

Format 21,5 x 28 – relié
48 pages couleurs
ISBN : 2-7033-0527-3
Traduit de l'allemand
par Marie-Béatrice Jehl

9 782703 305279

Prix : **17,00 €**

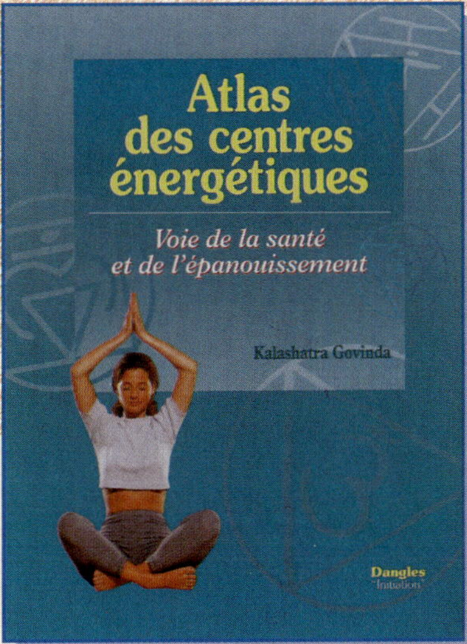

NOTRE corps comporte sept centres majeurs d'énergie et de conscience – appelés *chakras* en sanscrit – qui exercent une influence sur nos trois plans d'existence. De leur fonctionnement équilibré et harmonieux dépendent notre bien-être physique, mais aussi le développement de notre âme et de notre esprit.

Cet atlas vous permet d'acquérir les données essentielles d'un art de guérison et de réalisation psychospirituelle venu de l'Inde, et dont les origines remontent à 2 500 ans. Il vous familiarise avec le domaine d'action de chaque chakra, vous apprend à décrypter vos dysfonctionnements, et vous offre des moyens sûrs de rééquilibrage et de développement.
Sur le plan *théorique*, il signale les correspondances symboliques : couleurs, caractéristiques et états psychiques, sons (mantras), animaux et planètes.
Sur le plan *pratique*, il propose une série de mesures pour une activation harmonieuse : tests, exercices, remèdes naturels, affirmations et méditations.

Kalashatra Govinda est né en 1949 à Bombay. Il a commencé à étudier le yoga dès l'âge de douze ans. Il a peu à peu acquis la connaissance des différents yogas et a été accepté comme élève par de très grands yogis. Il a également fait des études de médecine et de philosophie à l'université de Bombay. Ces études achevées, il a étudié le yoga de la Kundalini et la philosophie du yoga dans le sud de l'Inde, à l'université de Bangalore.

Paru : fin 2001

BOURGOIN Christine :

PROTÉINES VÉGÉTALES

L'alternative nutritionnelle

Un livre pratique contenant plus de 80 recettes culinaires

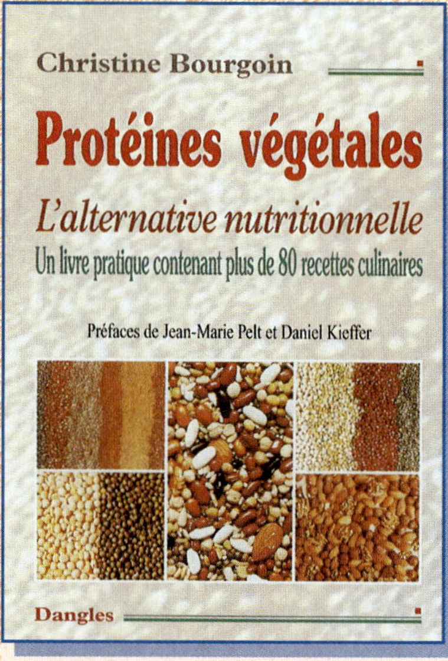

Collection **« Santé naturelle »**
Format 15 x 21
192 pages
ISBN : 2-7033-0526-5
9 782703 305262

Prix : **17,50 €**

Préfaces : Jean-Marie Pelt et Daniel Kieffer

PEUT-ON vraiment se nourrir sans viande et sans regrets ? Sans viande, certainement oui ! En effet, dans la viande seules les protéines sont indispensables ; et des protéines, il y en a partout dans le règne végétal !

En vous aidant à passer en douceur des protéines animales aux protéines végétales, ce livre vous permet, avant tout, de revenir à une nourriture de qualité, saine et équilibrée.

Mais, comment reprendre son alimentation en main ? Par quoi troquer ses anciennes habitudes et, en particulier, la viande ? Quels sont les produits de substitution ? Autant de questions que vous vous posez, et auxquelles Christine Bourgoin apporte ici les réponses.

Après s'être penchée sur l'agriculture biologique, sa réglementation, ses répercussions sur notre monde et la qualité de ses produits, l'auteur nous démontre l'utilité des protéines végétales sur notre métabolisme corporel. La seconde partie de cet ouvrage détaille les variétés de protéines, puis nous fait découvrir ou redécouvrir, de manière simple et attrayante, au travers de plus de 80 recettes culinaires, les algues, les céréales, les légumineuses, les oléagineux, et même les herbes ; vous constaterez alors qu'il existe de réelles solutions à nos problèmes alimentaires actuels.

Un livre pratique à utiliser au quotidien !

LEVEY Joel & Michelle :

RELAXATION, CONCENTRATION ET MÉDITATION

Leurs bienfaits au quotidien

Paru : fin 2001

Collection **« Horizons spirituels »**

Format 15 x 21
224 pages
ISBN : 2-7033-0525-7
Traduit de l'américain
par Marie-Béatrice Jehl

9 782703 305255

Prix : **18,00 €**

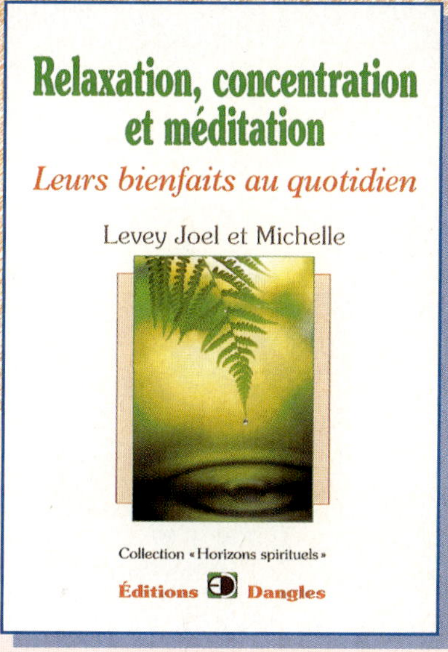

La société actuelle se caractérise par une accélération du changement, et une croissance exponentielle des connaissances. Mais sommes-nous vraiment aptes à faire face à de tels défis sans stress, dans une attitude de globalité, autrement dit dans l'unité esprit/corps ? et à les vivre d'une façon qui rejoigne nos aspirations profondes ?

Joel et Michelle Levey ont consacré leur vie à l'étude et à la recherche intensives du potentiel humain et, tout au long de leur quête, ont été guidés par nombre de maîtres mondialement réputés dans différentes traditions spirituelles, et nombre de figures de proue des sciences contemporaines visant le bien-être et l'harmonie de l'esprit/corps.

Le livre, qui est né de ces longues années de recherche et d'expérience, est ainsi capable d'offrir une palette étendue de techniques (une centaine au total) qui, ensemble, constituent un cheminement graduel de l'unification de l'esprit/corps, une lente et progressive découverte du potentiel illimité qui réside en chacun de nous. Ce chemin graduel comporte trois volets : relaxation, concentration et méditation ; les trois formant un tout. La relaxation met en harmonie les énergies de l'esprit/corps ; la concentration permet de se centrer et de poursuivre n'importe quel objectif dans une unité d'intention et d'action, mais conduit en outre à une compréhension profonde de soi et du monde. Quant à la méditation, elle ouvre, par-delà les contingences de l'univers physique, les richesses insoupçonnées de l'univers spirituel. Chacun peut ainsi choisir, en fonction de ses souhaits et objectifs, l'éventail d'exercices qui l'intéresse, dont il retirera assurément de grands bienfaits.

Paru : fin 2001

GARIBAL Gilbert :

EN FINIR AVEC LE TRAC

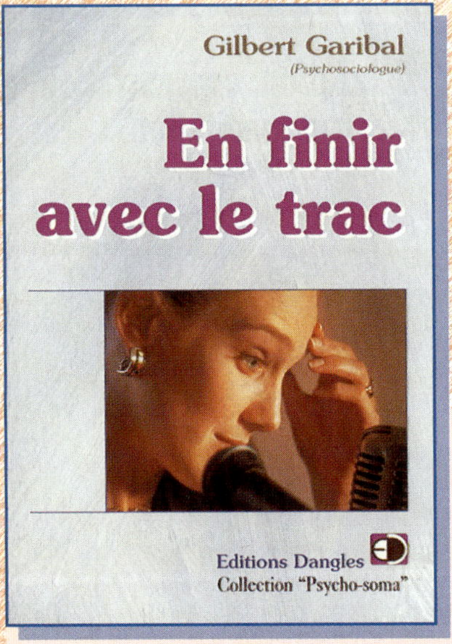

Collection **« Psycho-soma »**

Format 15 x 21
240 pages
ISBN : 2-7033-0524-9
9 782703 305248

Prix : **18,00 €**

PARLER en public, passer un examen, un entretien d'embauche, se présenter au permis de conduire ou à un rendez-vous amoureux... autant de situations de la vie quotidienne parfois lourdes de conséquences. Gilbert Garibal dédramatise chacune d'elles et donne ici des solutions concrètes pour les affronter avec succès.

Dans une société où nous devons sans cesse prouver nos compétences, il est normal que notre niveau de stress soit élevé, et que se manifeste cette émotion paralysante qu'on nomme « trac ». L'auteur, illustrant ses propos de nombreux exemples, en démonte tous les mécanismes et nous propose, avec humour, d'astucieux procédés pour le maîtriser.

Tout d'abord, il est essentiel de se décontracter ; mais cela paraît plus facile à dire qu'à faire ! Pourtant, il existe des méthodes simples permettant de se relaxer avant une épreuve, d'apprendre à poser sa voix, à contrôler ses gestes, à privilégier un mode d'allocution, ou à se présenter confiant face à un auditoire.

Gilbert Garibal nous invite ici à opter pour les bienfaits d'un nouveau mode de vie, afin d'être bien dans sa peau, de ne plus craindre le regard des autres et d'oser s'affirmer. Du bon exercice physique à une saine alimentation, du yoga à la pensée positive, d'une meilleure gestion du temps au rire retrouvé ; cet ouvrage dynamique regorge de conseils pratiques, immédiatement opérationnels, qui vous permettront de vaincre aisément votre stress et votre trac.

DARGUÈRE Jean-Marc :

REMÈDES NATURELS DE TRADITION POPULAIRE

Paru : fin 2001

Collection **« Médicale et paramédicale »**

Format 15 x 21
216 pages
ISBN : 2-7033-0523-0

9 782703 305231

Prix : **18,00 €**

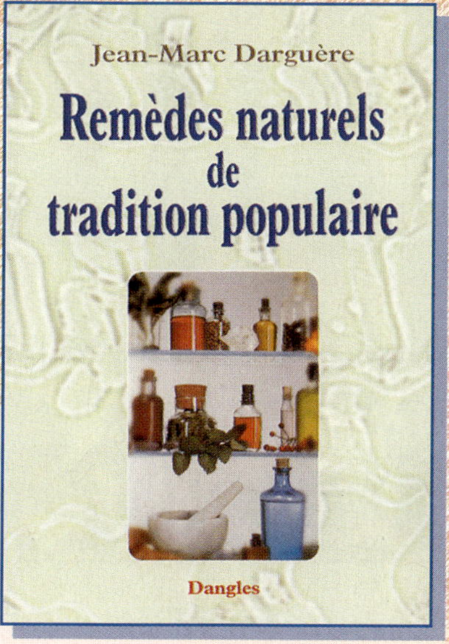

De génération en génération, se transmettent oralement – au sein des familles – certains remèdes pour soigner les petits bobos et autres affections les plus courantes. Fondés sur des connaissances ancestrales, ces conseils constituent ce que l'on appelle communément les remèdes de grands-mères, ou encore les remèdes de « bonnes femmes ».
Dans son livre, Jean-Marc Darguère nous indique quels sont ces remèdes de « tradition populaire », mais aussi de multiples et judicieuses indications sur les gestes précis à accomplir et, dans les cas les plus sérieux, les premiers soins à donner à un malade en attendant le médecin. L'auteur consacre également une large place à cet enseignement primaire, tombé aujourd'hui en désuétude, qu'est l'hygiène corporelle.
Cet ouvrage fourmille de précieuses indications utiles à l'amélioration de votre quotidien. Toute une première partie vous donne, pour une liste d'affections les plus communes, les traitements naturels et les conseils d'hygiène et de beauté essentiels. La seconde partie décrit les modes et les exemples de préparation usuels ; vous y découvrirez les recettes pour préparer vous-même les baumes, pommades, lotions, bains, cataplasmes… indiqués dans certains soins.
À notre époque de surmédicalisation et d'excès en tout genre, où la plupart d'entre nous ont oublié les valeurs simples d'une vie équilibrée, ce livre plein de bon sens a pour but de réapprendre à utiliser sainement ce que dame nature nous a si généreusement prodigué.

Paru : fin 2001

SAVATOFSKI Joël :

LA PAUSE MASSAGE

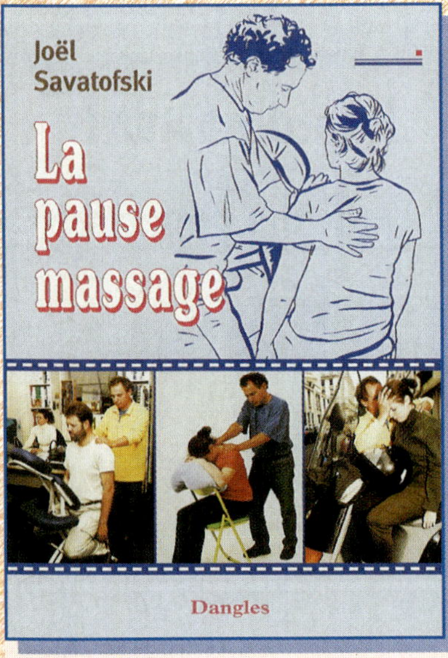

Collection **« Santé naturelle »**

Format 15 x 21
104 pages
ISBN : 2-7033-0522-2

9 782703 305224

Prix : **14,00 €**

Novateur et pédagogue hors pair, Joël Savatofski est depuis vingt ans l'un des plus fervents militants du massage. Ses idées, taxées hier d'utopiques, connaissent aujourd'hui un engouement certain.
Pour réhabiliter cet art ancestral dans notre quotidien occidental, il a compris qu'il fallait imaginer et bâtir des techniques de massage spécifiques, spécialement adaptées à notre comportement, à nos habitudes de vie et à notre réalité.

Inventeur des pauses relax sur les autoroutes de France, du massage minute antistress dans les aéroports, en entreprise ou dans le métro parisien, créateur du concept d'*Anim'massages* populaires, l'auteur du *Massage douceur* et du *Massage minute* nous livre ici, avec passion, humour et vérité, son expérience professionnelle, sa bataille contre l'ordre établi et les idées reçues, et une prospective pour le massage, pleine d'espoir.
De nombreux dessins et photos tirés de ses réalisations, la simplicité et la précision de ses explications vous permettront de mieux comprendre, de connaître, d'appréhender et, pourquoi pas, de pratiquer cette technique, ludique et abordable par tous : la *pause massage*.
Joël Savatofski, diplômé d'État en masso-kinésithérapie, auteur de nombreux livres et publications, est le fondateur de l'*École du toucher-massage*.

DEKANY Éric :

LA SANTÉ DE NOTRE MÉMOIRE

Comment la protéger, l'entraîner et l'améliorer

Paru : **mi 2001**

Collection **« Psycho-soma »**

Format 15 x 21
240 pages – illustré
ISBN : 2-7033-0521-4

9 782703 305217

Prix : **18,00 €**

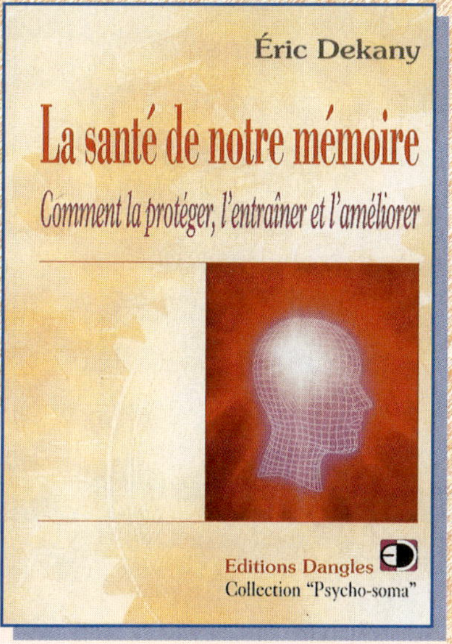

Nous sommes de plus en plus nombreux à nous plaindre chaque jour de notre mémoire. En effet, l'augmentation de l'espérance de vie met notre santé intellectuelle à rude épreuve. Souvent, la nécessité d'une spécialisation professionnelle nous oblige à poursuivre de longues études pour lesquelles nous devons emmagasiner un nombre toujours croissant d'informations ; elle nous contraint à une constante remise à niveau et à un développement permanent de nos capacités mentales. La fatigue et le stress qui en découlent – lots communs de notre société moderne – usent notre psychisme. Bref, quelle que soit notre situation, le bien-être de notre intellect est en danger. Bien souvent, nous avons trouvé des solutions (mauvaises) pour nous simplifier la vie : nous ne retenons plus les numéros de téléphone, puisque l'appareil le fait pour nous ; plus besoin de calculer mentalement, puisque la calculatrice fait le travail à notre place ; concernant nos rendez-vous, l'agenda est là pour nous les rappeler... Tout dans notre vie actuelle, jusqu'à nos recettes de cuisine, a été conçu pour nous conforter dans notre paresse mentale. Finalement, nous perdons l'habitude de réfléchir convenablement et ne mémorisons plus, ou plus correctement. Comment stopper cette perte de mémoire ? Comment améliorer nos capacités intellectuelles et notre potentiel mnésique ? La réponse passe bien sûr par l'entraînement ! C'est le but de cet ouvrage, qui a été conçu pour apporter le soutien efficace dont nous avons tous besoin dans notre travail sur la mémoire. Constitué d'exercices destinés à faire travailler, de façon intense et à différents niveaux, les cases de notre cerveau, il regorge d'une multitude d'informations nous permettant de mieux la gérer, de pallier ses déficits et d'augmenter enfin nos capacités intellectuelles.

Paru : mi 2001

PONCE Max :

LES ONDES DANS L'HABITAT

Leurs effets, comment les détecter et les traiter

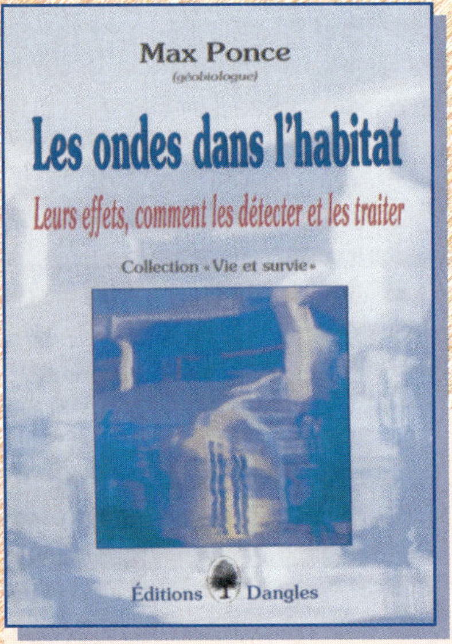

Collection **« Vie et survie »**

Format 15 x 21
96 pages
ISBN : 2-7033-0520-6

Prix : **13,00 €**

QUI, aujourd'hui, songerait à absorber une eau impropre à sa consommation, ou encore des aliments à la fraîcheur douteuse ? Qui pourrait se satisfaire de respirer un air pollué ou vicié ? Si notre société commence à prendre conscience de l'importance de la qualité des éléments vitaux que sont l'air, l'eau et les aliments, il n'en n'est malheureusement pas de même en ce qui concerne nos habitats et les énergies (gravitationnelle, électromagnétique, nucléaire forte ou faible) sans lesquelles la matière ne pourrait exister. Et pourtant, les conséquences des dysfonctionnements énergétiques de notre environnement sont d'autant plus importantes pour notre organisme que ces désordres sont sournois et généralement ignorés. Que de troubles, de fatigues, de douleurs ou d'affections diverses trouvent ainsi leur origine dans le climat énergétique qui règne dans nos habitations ! En 50 ans, nous avons multiplié la pollution énergétique par un milliard, mais nous n'avons pas pour autant tenu compte des risques liés à ces choix technologiques. C'est ainsi qu'en ce début de XXIe siècle, nos cerveaux sont littéralement soumis aux bombardements des micro-ondes et des téléphones portables, nos organismes sont inondés de rayonnements électromagnétiques tant dans les bureaux, que dans les ateliers ou les maisons…

Le but de cet ouvrage est d'apporter à ceux d'entre nous qui gardent un esprit critique et curieux toutes les réponses aux questions qu'ils se posent sur les effets de toutes ces perturbations énergétiques, leurs origines naturelles ou technologiques et, bien entendu, la manière de les détecter et de les traiter activement.

THÖLKEN Ulrike :

LES CRISTAUX

Propriétés physiques, effets thérapeutiques

Paru : mi 2001

Collection **« Initiation »**

Format 15 x 21
104 pages
ISBN : 2-7033-0519-2
Traduit de l'allemand
par Marie-Béatrice Jehl

9 782703 305194

Prix : **14,00 €**

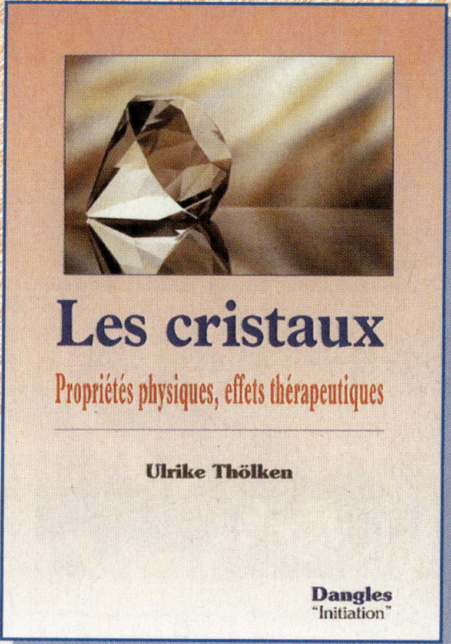

Des recherches biophysiques menées tout récemment indiquent que le rayonnement électromagnétique émis par les pierres précieuses se trouve en affinité avec les vibrations naturelles des cellules du corps humain. Des découvertes faites par la science moderne viennent donc corroborer la connaissance/sagesse de notre Moyen Âge ainsi que des cultures antiques, à savoir que les pierres précieuses ont une action de régulation sur l'organisme humain et, suivant les cas, de guérison.
Grâce à ce livre, le lecteur acquerra un certain nombre de notions théoriques sur les pierres précieuses en général. Il apprendra tout d'abord à mieux les reconnaître, à se familiariser avec les méthodes employées pour leur détermination, et il obtiendra les données fondamentales sur leur maniement.
Sur le plan pratique, le livre présente au lecteur les effets thérapeutiques saillants pour les pierres précieuses les plus représentatives. Mais comme ces dernières montrent aussi des correspondances avec les signes du zodiaque et les chakras, notamment par leurs couleurs, ces points sont également abordés. Enfin, quelques autres applications des pierres sont présentées, notamment pour la fabrication d'élixirs et de crèmes.

Le livre d'Ulrike Thölken offre un survol complet des différents domaines d'application des pierres précieuses les plus significatives, dont elle possède une solide expérience concrète, puisqu'elle en a fait son métier il y a plus de dix ans.

GEFFROY Henri-Charles (Président-fondateur de *La Vie claire*) :

Paru : mi 2001

L'ALIMENTATION SAINE

Principes fondamentaux du végétalisme permettant de recouvrer l'immunité organique naturelle, source de la vraie santé

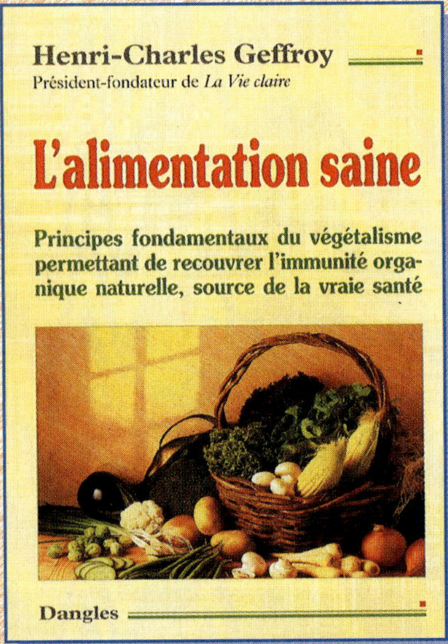

Collection **« Santé naturelle »**

Format 15 x 21
160 pages
ISBN : 2-7033-0203-7

Prix : **17,00 €**

Nouvelle édition revue et corrigée

D'ORIGINE, l'organisme humain possède les facultés nécessaires pour triompher par lui-même des plus graves maladies. Il suffit pour cela qu'on lui en fournisse les moyens, notamment par des règles de vie plus saines et surtout par une alimentation correspondant très exactement aux besoins réels de nos cellules.

Tout l'intérêt de cette méthode d'*alimentation saine* – conçue en 1946 et enseignée avec succès par l'auteur – repose sur le fait que, ayant pour base une nutrition saine et parfaitement équilibrée, satisfaisant exactement aux besoins de l'organisme, les carences se trouvent rapidement comblées (effet thérapeutique). L'individu peut alors mettre fin au surmenage et à l'usure prématurée de ses organes digestifs et de son cœur, améliorant ainsi son état général et renforçant son immunité organique naturelle (effet préventif).

128 recettes détaillées, des tableaux de composition des aliments et la liste des additifs alimentaires (colorants, conservateurs, etc.) avec leurs numéros de code et leurs effets sur l'organisme complètent utilement ce guide pratique que chacun devrait mettre immédiatement en application pour une vie meilleure... et plus longue, avec la pleine possession de ses facultés physiques et mentales.

Il est tellement plus raisonnable d'éviter la maladie que d'avoir à la combattre !

Imprimé par CLERC S.A. - 18200 Saint-Amand

Collection « MÉDICALE ET PARAMÉDICALE »

Académie de médecine traditionnelle chinoise (Pékin) : *Précis d'acupuncture chinoise.*
Dr Christian Agrapart : *Guide thérapeutique des couleurs.*
Dr Jacques Amoyel : *Acupuncture : le défi par l'aiguille.*
Dr André Banos : *La Photo Kirlian et ses applications en médecine énergétique.*
Marcel Bernadet : *La Phyto-aromathérapie pratique.*
Drs Daniel Berthier et Jean-Jacques Jouanny : *Guide pratique d'homéopathie pour tous.*
Dr Claude Binet : *L'Homéopathie pratique.*
Dr Claude Binet : *Vitamines et vitaminothérapie.*
Dr Claude Binet : *Oligo-éléments et oligothérapie.*
Dr Claude Binet : *Thérapeutique homéopathique.*
– Tome I : de « *Abcès* » à « *Hystérie* ».
– Tome II : de « *Ichtyose* » à « *Zona* ».
Dr Yves-J. Charles et Jean-Luc Darrigol : *Guide pratique de diététique familiale.*
Jean-Marc Darguère : *Lexique des compléments alimentaires.*
Jean-Marc Darguère : *Remèdes naturels de tradition populaire.*
Jean-Luc Darrigol : *Mieux vivre son diabète.*
Jean-Luc Darrigol : *Cholestérol.*
Moshé Engel : *La Santé jour après jour.*
Michel Georget : *Vaccinations. Les vérités indésirables.*
Dr Dominique Hoareau : *Les Thérapies marines.*
Dominique Jacquemay : *Le Drainage-vitalité.*
Éric Marié : *Précis de médecine chinoise.*
Guy Roulier : *L'Ostéopathie : deux mains pour vous guérir.*
Guy Roulier : *Les Huiles essentielles pour votre santé.*
Guy Roulier : *Le Livre du dos. Comment défendre, protéger et soigner votre colonne vertébrale.*

THERAPEUTIQUE HOMEOPATHIQUE

Tome I

Collection "Médicale et paramédicale"

DU MEME AUTEUR (chez le même éditeur) :

L'Homéopathie pratique. Les médicaments homéopathiques les plus usuels, leurs indications, leur mode d'emploi et la façon dont ils agissent.

Thérapeutique homéopathique (en 2 tomes). Recueil de traitements homéopathiques complets pour chaque affection.
– Tome I : de *« Abcès »* à *« Hystérie »*.
– Tome II : de *« Ichtyose »* à *« Zona »*.

Vitamines et vitaminothérapie. Etude de chaque vitamine (sources, bienfaits, carences, hypervitaminoses...) et indications thérapeutiques pour chaque affection.

Oligo-éléments et oligothérapie. Matière médicale, propriétés et indications thérapeutiques. Argile et compléments alimentaires diététiques.

Docteur Claude Binet

Thérapeutique homéopathique

Recueil de traitements homéopathiques complets pour chaque affection

Tome I : de « Abcès » à « Hystérie »

105e mille
Nouvelle édition entièrement refondue et mise à jour

Editions Dangles
18, rue Lavoisier
45800 SAINT-JEAN-DE-BRAYE

Docteur Claude Binet (1911-1985) :

Né à Besançon en 1911, fils de médecin, il fit ses études de médecine à Paris, études interrompues par deux années de sanatorium, en 1933, dues à une caverne pulmonaire contractée dans des services de tuberculeux. Il refusa catégoriquement la lobectomie (excision du poumon) et s'en est guéri seul, après un séjour à Lourdes.

Interne à l'hôpital Saint-Michel, puis à l'hôpital Saint-Joseph, ses deux premiers maîtres ont néanmoins été son père, pour l'allopathie, puis son beau-père pour l'homéopathie, ces deux branches de la médecine qui se complètent si harmonieusement.

Père de six enfants, grand sportif, il a continué jusqu'à l'âge de 74 ans (date de sa mort) ses nombreuses consultations quotidiennes.

Après avoir écrit ses premiers livres sur l'homéopathie, aujourd'hui toujours considérés comme des ouvrages de référence, dans un large esprit de synthèse et d'ouverture d'esprit, il a également étudié l'aspect thérapeutique des vitamines et des oligoéléments.

ISSN : 0244-3023
ISBN : 2-7033-0298-3

Note préliminaire

Le principe fondamental de l'homéopathie est **la loi de similitude.** Cette thérapeutique consiste en effet à donner – à doses infinitésimales – à un individu malade, la substance qui, à doses normales, provoque chez un sujet sain auquel elle a été administrée des symptômes semblables à ceux présentés par ce malade.

A chaque substance utilisée en homéopathie correspond un ensemble de symptômes qu'elle a provoqués chez des individus sains : c'est la *fiche pathogénétique* du remède. Le rôle du médecin homéopathe est donc de trouver le remède dont la pathogénésie contiendra les symptômes les plus semblables à ceux de son malade. Ce remède est appelé *« simillimum ».*
Mais en disant « symptôme du malade », on comprend l'ensemble des symptômes : non seulement ceux de la maladie, mais également ceux du malade, ceux qui correspondent à son comportement réactionnel personnel dans la maladie. Nous pouvons résumer cette notion ainsi : l'homéopathie soigne non la maladie, mais **le malade dans sa maladie.**

Le médecin doit répertorier tous les symptômes du malade, lesquels peuvent être classés en symptômes psychiques, symptômes généraux et symptômes locaux. Cependant, dans les affections aiguës ou localisées, le mode réactionnel du malade est peu imprégné de psychisme.
Par ailleurs, l'expérimentation pathogénétique a permis de sélectionner un certain nombre de substances provoquant essentiellement des symptômes organiques locaux. Ces substances, utilisées en basse dilution, deviennent des remèdes à action régulatrice sur le fonctionnement d'un organe ou d'un système d'organes.

Laboratoires P.H.R.

Préface

Ce nouveau livre du Dr Binet vient harmonieusement compléter son précédent : *L'Homéopathie pratique.* Fruits d'une longue expérience, ces deux volumes fournissent aux malades un ensemble complet de renseignements sur le traitement homéopathique des différentes maladies.
Les conseils pratiques pour l'utilisation des remèdes se trouvent suffisamment explicites à la fin du premier volume pour que nous n'y revenions pas ici.

Peut-être faut-il rappeler l'extrême rigueur scientifique de la fabrication :
– Dans les laboratoires homéopathiques : des souches, des teintures mères.
– Dans les pharmacies spécialisées : des différents médicaments homéopathiques.
Les malades (et les bien-portants) ne doivent pas l'ignorer.

De plus, la recherche homéopathique contribue, dans de nombreux domaines, au progrès scientifique médical, aussi bien ceux de l'opothérapie, de la phytothérapie que de l'oligothérapie.
Les médicaments homéopathiques hautement dilués, et extrêmement déconcentrés, ne sont jamais toxiques.

Quitte à décevoir certains esprits sensibles au charme discret des noms latins des tubes ou des doses, l'homéopathie n'est en rien une science secrète. En outre, elle n'est pas statique, mais dynamique ; servie par des médecins compétents et des pharmaciens spécialisés, l'homéopathie peut, au contraire, avoir la juste ambition d'apporter soulagement et guérison à tous nos malades. C'est toute la portée de l'entrée de l'homéopathie au Code officiel.

M. et Mme Claude Etrillard (pharmaciens homéopathes).

Introduction

Cet ouvrage fait suite à *L'Homéopathie pratique*[1] qu'il complète. Il a pour but d'établir une ordonnance type pour chaque maladie. Mais il ne faut jamais oublier qu'**il n'y a pas des maladies, mais des malades,** et que chaque cas diffère d'un autre. Il n'existe donc pas d'ordonnance passe-partout.
Il faudra par conséquent établir pour chaque malade une ordonnance propre à ce malade en s'inspirant, si on le désire, de l'ordonnance type de sa maladie, mais **adaptée et modifiée selon l'état de chaque patient.**

On trouvera souvent dans ce livre des ordonnances mixtes où les médicaments homéopathiques sont mélangés avec des prescriptions allopathiques. En effet, il n'y a aucune incompatibilité entre ces deux méthodes thérapeutiques, à condition de bien choisir les remèdes. De plus, dans bien des cas, elles se complètent harmonieusement, tout comme la chirurgie complète la médecine. Voulez-vous un exemple ?
Prenons une maladie, hélas ! trop répandue : la blennorragie. Aujourd'hui, il ne viendrait à l'idée d'aucun homéopathe d'en soigner la phase suraiguë à l'homéopathie seulement alors qu'avec quelques antibiotiques on la blanchit en quelques heures au lieu des six semaines de souffrances du temps passé ! Mais attention ; la blennorragie n'est pas guérie à partir du moment où elle ne fait plus souffrir, elle est seulement « blanchie ». Le rôle du traitement homéopathique sera donc de prendre la suite du traitement allopathique et d'aider ainsi le malade à éliminer ses toxines résiduelles. Sinon, il y a souvent des rechutes en apparence inexpliquées, parfois très longtemps après, pour ne pas dire plus, puisque certains auteurs vont même jusqu'à prétendre que le cancer de la cinquantaine est souvent favorisé par la blennorragie des vingt ans... ce qui est loin d'être prouvé.

---

1. Dangles ; 1967.

Rappelons également qu'il est dangereux, pour un malade, de se soigner seul s'il n'a aucune formation médicale (par exemple, de vouloir couper une diarrhée qui est souvent une soupape de sécurité de l'organisme pour éliminer un encrassement... donc à respecter). Le danger est moindre en homéopathie qu'en allopathie puisque nos médicaments ne sont que des dilutions infinitésimales, mis à part les teintures mères dont l'usage n'est pas très fréquent. Aussi, lorsque des médicaments homéopathiques n'ont pas été correctement choisis, le pire qui puisse se produire est simplement l'absence d'amélioration. Au contraire, lorsqu'ils correspondent à des cas bien précis, alors, on peut le dire bien haut, l'homéopathie fait des miracles, d'autant plus qu'elle n'entraîne jamais des maladies de complément dues à des thérapeutiques maladroites ou abusives.

Notre thérapeutique homéopathique reste ainsi fidèle au vieil adage que jadis nos maîtres s'efforçaient de nous inculquer au début de nos études médicales, en nous rabâchant sans cesse : *« Quand un malade vient vous consulter, tâchez de le guérir, mais surtout ne l'aggravez pas ! »* Ils nous le disaient même en latin : *« Primum, non nocere. »* C'est (ou cela devrait être) la base de toute la médecine. En homéopathie, c'est la première garantie.

Dans ce livre de thérapeutique homéopathique, vous verrez souvent inclus des médicaments de **gemmothérapie,** d'**organothérapie,** et des **oligoéléments.** Cela mérite quelques mots d'explication.

1. La gemmothérapie

La gemmothérapie est une thérapeutique qui utilise des extraits embryonnaires de végétaux, à dose homéopathique, la plupart du temps à la première décimale. Ceux-ci sont préparés par macération, en milieu glycériné, de bourgeons fraîchement cueillis ou de tissus en voie de croissance, tels que radicelles, jeunes pousses, pétioles de fleurs, etc. Prescrits en première décimale hahnemannienne, ils réalisent un drainage profond de l'organisme humain en faisant appel au potentiel énergétique du système réticulo-endothélial. L'activité biologique des médicaments gemmothérapiques sur les différents tissus humains a été mise en évidence par de nombreux tests, et en particulier par celui d'Halpern. De plus, le Pr Netien, de Lyon, a isolé des bourgeons certaines substances hormonales de croissance, du type *gibbérellines,* dont l'activité rappelle celle des tréphones animales. La gemmothérapie est donc une véritable thérapeutique tissulaire végétale (Drs Tétau et Henry).

2. L'organothérapie

L'organothérapie est une branche de l'opothérapie. Mais si l'opothérapie remplace un organe déficient ou malade, cette action cesse lorsqu'on interrompt le traitement, et elle n'a pratiquement aucune action thérapeutique sur l'organe lui-même. Avec l'organothérapie, c'est tout différent.

On peut comparer et résumer ces deux méthodes par les définitions suivantes :
Opothérapie = substitution.
Organothérapie = stimulation, restauration et équilibration.

On donne des dilutions homéopathiques de l'organe sain, ce qui stimule le fonctionnement de l'organe malade et l'aide à reprendre ses fonctions normales. De plus, lorsque cela est encore possible, l'organothérapie amène la restitution *ad integrum,* car l'organe malade est électivement sensible à des dilutions de son homologue sain. Par ailleurs, si les dangers de l'opothérapie et de ses abus sont connus (la répétition de doses importantes d'hormones entraîne la dégénérescence de la glande), le traitement organothérapique ne peut donner lieu à aucune aggravation puisqu'il ne fait que stimuler ou ralentir ou restaurer un organe déficient ou malade. Cela à la seule condition, bien entendu, de ne pas provoquer une suractivité succédant à une hypoactivité d'un organe momentanément déficient.

On peut donc ainsi résumer les règles de la posologie de l'organothérapie :
- **Les basses dilutions** d'organes sont excitatrices (4 CH et 5 CH).
- **Les moyennes dilutions** sont régulatrices (7 CH).
- **Les hautes dilutions** sont frénatrices (9 CH et au-dessus).

3. Les oligoéléments

Les oligoéléments sont des métaux et des métalloïdes contenus dans le corps humain, parfois à toutes petites doses, mais indispensables au bon fonctionnement de l'organisme. Ils se présentent sous forme biocatalytique, et leurs constantes physico-chimiques sont parfaitement définies. Ils ont à la fois une action catalytique, des propriétés diastasiques et un pouvoir spécifique. C'est l'association de ces termes qui les caractérise et explique leur efficacité thérapeutique.

Au siècle dernier, Sabatier et Senderens, en particulier, découvraient la *catalyse* et ses applications industrielles. L'introduction dans une enceinte contenant deux corps chimiques susceptibles de réagir entre eux, d'une troisième substance étrangère, sous certaines formes physiques, déclenche immédiatement la réaction. Toutefois, cette troisième substance portant le nom de *catalyseur* se retrouve intacte à la fin de la réaction. Elle ne peut déclencher une réaction contraire aux phénomènes naturels, de même qu'elle ne peut qu'accélérer considérablement une réaction lente à se produire spontanément : la *catalyse chimique.*

Raulin, Pasteur, Bertrand, Javillier... pour ne parler que des principaux, mirent en évidence l'influence considérable de traces de métaux sur le développement des micro-organismes. Ainsi, par exemple, en l'absence totale de manganèse dans le milieu de culture, certaines moisissures (Stérigmatocystisnigra) ne peuvent absolument pas se développer. De très nombreux travaux effectués dans le monde entier confirmèrent le caractère indispensable à la vie de certains éléments minéraux généralement présents dans les tissus vivants à l'état de traces : les **oligoéléments.** Relier les travaux des biologistes et ceux des chimistes, faire entrer sous l'égide de la catalyse l'action des oligoéléments dans la biologie, telle a été l'une des étapes marquantes de ces dernières années. Toutefois, il ne faut jamais perdre de vue que l'action catalytique n'est nullement proportionnelle à la quantité de l'oligoélément présent. Ainsi, le calcium à dose infinitésimale permet la coagulation d'un sang rendu incoagulable par l'élimination du calcium.

Autre exemple : le fer. Il joue un rôle de premier plan dans la respiration cellulaire par l'hémoglobine. Mais comme tout se tient et s'enchaîne, le fer ne peut agir que si le cuivre préside à l'absorption, au stockage et à l'utilisation du fer par l'organisme, sans oublier que l'assimilation du fer et du cuivre dépend de la quantité de manganèse dont dispose l'organisme.
Par ailleurs, ce même cuivre, si indispensable aux organismes supérieurs, est très nocif pour les formes inférieures de la vie, telles que : bactéries, microbes, virus... D'où son très grand intérêt en thérapeutique humaine à titre préventif et curatif, notamment dans les épidémies grippales et leurs complications.

Les oligoéléments participent à tous les échanges métaboliques qui conditionnent l'équilibre biologique. Ils sont les médicaments spécifiques d'une thérapeutique régulatrice et des perturbations de l'organisme considéré comme un terrain à réactions chimiques incessantes. Les faibles doses utilisées en thérapeutique régulatrice au moyen des oligoéléments ont pu faire croire parfois qu'il s'agissait d'une variante de l'homéopathie. Il n'en est rien, car :

– **L'allopathie** fournit à l'organisme des doses relativement fortes de substances qui lui manquent ou qui lui permettent de combattre la maladie par des processus étrangers à son métabolisme (les antibiotiques par exemple). L'action thérapeutique cesse avec la suppression du médicament.

– **L'homéopathie,** basée sur la loi des semblables, sollicite les réponses de l'organisme par une stimulation spécifique, au moyen de doses infinitésimales. L'action thérapeutique est profonde et durable.

– **La thérapeutique oligo-catalytique** introduit dans l'organisme un catalyseur à l'état d'ion qui régularise les divers circuits métaboliques régis par les enzymes mises en cause lors du stockage et du transfert de l'ion considéré. Elle constitue la thérapeutique fonctionnelle par excellence, modificatrice du terrain avec ses trois actions :

- *catalytique :* activation des réactions chimiques ;
- *spécifique :* antitoxique et bactéricide ;
- *diastasique :* renforcement de l'autodéfense de l'organisme.

Les oligoéléments sont appelés indifféremment métaux colloïdaux, aliments minéraux, Oligosols, Microsols, Oligocures, Granions, biocatalyseurs... selon les laboratoires qui les préparent[2].

---

2. Voir l'ouvrage du même auteur : *Oligo-éléments et oligothérapie* (Dangles ; 1981).

Liste des abréviations

ââ : parties égales
B. K. : bacille de Koch (tuberculose)
B. W. : Bordet Wasserman
CH : centésimale hahnemannienne
Cplx : complexe
cuill. café : cuillère à café
cuill. soupe : cuillère à soupe
DH : décimale hahnemannienne
éc. int., rac. : écorce interne, racine
E.C.G. : électrocardiogramme
E.E.G. : électroencéphalogramme
g : gramme
gr : granule
IM : intramusculaire
IV : intraveineuse
per os : par la bouche
mac. glyc. : macération glycérinée
PL : ponction lombaire
1°X : première décimale
qsp : quantité suffisante pour
SC : sous-cutanée
TM : teinture mère
h : heure
1/2 h : demi-heure
10' : dix minutes
vit. : vitamine

On trouvera souvent indiqué dans les ordonnances de ce livre : « *A la fin des repas :* 2 gr Hépatodraineur ». Pour ne pas surcharger, nous donnons ci-dessous, une fois pour toutes, la formule de cet excellent médicament telle qu'elle a été trouvée et établie par le regretté Dr Borianne :
Hépatodraineur : Abies nig., Ars. alb., Berberis, Bryonia, China, Podoph. ââ 3, Magn. hypos., Ricinus ââ 4, Arnica 5.

De même pour la **Poudre recalcifiante** de Robin, souvent citée, voici la formule : Phosphate tricalcique, Glycérophosphate de calcium, Carbonate de calcium ââ 40 g, Carbonate de magnésium, Fluorure de calcium ââ 20 g.

Modes de préparation

– **Infusion :** eau bouillante sur les plantes et laisser infuser. On peut aussi jeter les plantes dans l'eau bouillante, retirer du feu, couvrir, et laisser infuser 10'.
– **Décoction :** jeter les plantes dans de l'eau que l'on porte à ébullition, et faire doucement bouillir 1/4 h.
– **Macération :** faire tremper les plantes toute une nuit dans l'eau. Filtrer.
– **Alcoolature :** pour usage externe, faire macérer la plante fraîche dans son poids d'alcool à 60°.
– **Teinture :** faire macérer la plante sèche dans cinq fois son poids d'alcool à 90°.
– **Cataplasme :** mettre les herbes dans un linge humide pour les maintenir en contact direct avec la peau.

Principaux médicaments homéopathiques cités, leurs abréviations et leurs noms en français

A

Abies canadensis (Abies can.) **:** sapin du Canada.
Abies nigra (Abies nig.) **:** sapin noir.
Abies pectinata (Abies pect.) **:** sapin pectiné.
Abrotanum (Abrot.) **:** aurône mâle.
Absinthium : absinthe.
Acalypha indica (Acalypha) **:** ortie indienne.
Acer campestre (Acer) **:** érable champêtre.
Acetanilidum (Acetan.) **:** acétanilide.
Aceticum acidum (Aceticum) **:** acide acétique cristallisable.
Acetonum : acétone.
Acidum ascorbicum (Acidum ascor.) **:** acide ascorbique.
Acidum benzoicum (Acidum ben.) **:** acide benzoïque.
Acidum gallicum (Acidum gall.) **:** acide gallique.
Acidum lacticum (Acidum lact.) **:** acide lactique.
Acidum nicotinicum (Acidum nicot.) **:** acide nicotinique.
Acidum pangamicum (Acidum pang.) **:** acide pangamique, sel de sodium.
Acidum para-amino benzoicum (Acidum para.) **:** acide para-amino benzoïque.
Acidum phosphoricum (Acidum phosph.) **:** acide phosphorique concentré.
Acidum salicylicum (Acidum sal.) **:** acide salicylique.
Aconitum ferox (Aconit. fer.) **:** aconit féroce.
Aconitum napellus (Aconit. nap.) **:** aconit ordinaire ou aconit napel.
Acorus calamus (Acorus) **:** acore vrai.
Actaea racemosa (ou **Cimicifuga**) (Actaea rac.) **:** actée à grappes.
Actaea spicata (Actaea spic.) **:** actée en épi.
Actinomyces luteus (Actinom.) **:** nocardia lutéa.
Adeps suillus : axonge.
Adonis vernalis (Adonis) **:** adonis printanier.
Adrenalinum : adrénaline.

Aesculus hippocastanum (Aesculus) **:** marronnier.
Aestus PC (Aestus) **:** dilution d'algues.
Aethiops mercurialis mineralis (Aethiops mercur.) **:** sulfure noir de mercure.
Aethusa cynapium (Aethusa) **:** petite ciguë.
Agave americana (Agave am.) **:** maguey.
Agave tequilana (Agave teq.) **:** agave rigide.
Agnus castus (Agnus) **:** gattilier.
Agraphis nutans (Agraphis) **:** endymion penché.
Agrimonia eupatoria (Agrimon.) **:** aigremoine.
Agropyrum repens (Agropyr.) **:** chiendent rampant.
Ailanthus glandulosa (Ailanthus) **:** ailante glanduleux.
Ajuga reptans (Ajuga) **:** bugle rampante.
Alchemilla vulgaris (Alchemilla) **:** alchémille vulgaire.
Aletris farinosa (Aletris) **:** alétris farineux, racine aux coliques.
Alfalfa : luzerne cultivée.
Allium cepa (All. cepa) **:** oignon.
Allium sativum (All. sat.) **:** ail cultivé.
Alloxanum (Allox.) **:** alloxane tétrahydraté.
Alnus glutinosa (Alnus) **:** aulne glutineux.
Aloe : aloès.
Alumina : alumine, oxyde d'aluminium.
Alumina silicata (Alumina sil.) **:** kaolin.
Aluminium metallicum (Aluminium) **:** aluminium.
Amanita muscaria (ou **Agaricus muscarius**) (Amanita) **:** amanite tue-mouches.
Ambra grisea (Ambra) **:** ambre gris.
Ambrosia artemisiaefolia (Ambrosia) **:** ambroisie à feuilles d'armoise.
Ammonium bromatum (Ammon. brom.) **:** bromure d'ammonium.
Ammonium carbonicum (Ammon. carb.) **:** carbonate d'ammonium.
Ammonium muriaticum (Ammon. mur.) **:** chlorure d'ammonium.
Ammonium phosphoricum (Ammon. ph.) **:** phosphate diammonique.
Ampelopsis veitchii (Ampel.) **:** variété de vigne vierge.
Amygdalus communis (amara) (Amygdalus) **:** amandier commun à amandes amères.
Anacardium occidentale (Anacardium occ.) **:** acajou à pommes.
Anacardium orientale (Anacardium) **:** fève de Malac.
Anagallis arvensis (Anagallis) **:** mouron des champs.
Anantherum muricatum (Anantherum) **:** vétiver, chiendent des Indes.
Anemone pulsatilla (ou **Pulsatilla**) (Anemone) **:** anémone pulsatille.
Angelica archangelica (Angelica) **:** angélique.
Angustura vera (Angustura) **:** angusture vraie.
Anthemis nobilis (Anthemis) **:** camomille romaine.
Anthracinum (Anthrac.) **:** biothérapique du charbon.
Antimonium arsenicosum (Antim. ars.) **:** arsénite d'antimoine.
Antimonium crudum (Antim. crud.) **:** sulfure noir d'antimoine.

Antimonium sulfuratum aureum (Antim. sulf.) : soufre doré d'antimoine.
Antimonium tartaricum (ou **Tartarus emeticus**) (Antim. tart.) : émétique.
Antipyrinum salicylicum (Antipyr.) : salicylate de phénazone, antipyrine.
Apis mellifica (Apis) : abeille.
Apium virus (Apium) : venin d'abeille.
Apocynum cannabinum (Apocynum) : chanvre du Canada.
Aralia racemosa (Aralia) : aralia à grappes.
Aranea diadema (Aranea) : épeire diadème, araignée à croix papale.
Argentum metallicum (Arg. met.) : argent.
Argentum nitricum (Arg. nitr.) : nitrate d'argent.
Aristolochia clematitis (Aristolochia) : aristoloche clématite.
Arnica montana (Arnica) : arnique des montagnes.
Arsenicum album (Ars. alb.) : anhydride arsénieux.
Arsenicum bromatum (Ars. brom.) : bromure d'arsenic.
Arsenicum iodatum (Ars. iod.) : triiodure d'arsenic.
Artemisia absinthium (Artem. abs.) : absinthe.
Artemisia vulgaris (Artem. vulg.) : armoise vulgaire.
Arum triphyllum (Arum) : navet indien.
Asa foetida (Asa) : ase fétide.
Asarum europaeum (Asarum) : asaret d'Europe.
Asclepias tuberosa (Asclep.) : asclépiade tubéreuse.
Asperula : aspérule.
Astacus fluviatilis (Astacus) : écrevisse à pieds rouges.
Asterias rubens (Asterias) : étoile de mer.
Atropinum sulfuricum (Atropinum) : sulfate d'atropine.
Aurum iodatum (Aurum iod.) : monoiodure d'or.
Aurum metallicum (Aurum) : or.
Aurum muriaticum natronatum (Aurum mur.) : chlorure d'or et de sodium, chlorure d'or jaune.
Aurum thiosulfuricum natronatum (Aurum thiosulf.) : thiosulfate d'or et de sodium.
Avena sativa (Avena) : avoine cultivée.
Aviaire : biothérapique de l'asthme.

B

Badiaga : éponge d'eau douce.
Ballota foetida (ou **Ballota nigra**) (Ballota) : ballote fétide.
Baptisia tinctoria (Baptisia) : variété d'indigo.
Baryta carbonica (Baryta carb.) : carbonate de baryum.
Baryta iodata (Baryta iod.) : iodure de baryum.
Baryta muriatica (Baryta mur.) : chlorure de baryum.
Basilicum (Basilic.) : basilic.
Belladonna : belladone.
Bellis perennis (Bellis) : pâquerette vivace.

Benzoicum acidum (Benzoicum) **:** acide benzoïque.
Benzolum (Benzol.) **:** benzène.
Berberis vulgaris (Berberis) **:** épine-vinette.
Bergamote : variété de citronnier.
Beryllium metallicum (Beryllium) **:** béryllium.
Betonica officinalis (Betonica) **:** bétoine officinale.
Betula alba (Betula) **:** bouleau blanc.
Betula pubescens (Betula pub.) **:** variété de bouleau.
Betula verrucosa (Betula ver.) **:** bouleau blanc.
Bilinum : bile de porc.
Bismuthum (Bismuth.) **:** sous-nitrate de bismuth.
Blatta orientalis (Blatta) **:** blatte d'Orient.
Boldo : boldo.
Borax : borate de sodium.
Borrago officinalis (Borrago) **:** bourrache officinale.
Bothrops : venin de serpent bothrops.
Bovista gigantea (Bovista) **:** vesse-de-loup géante.
Branca ursina (Branca) **:** grande berce.
Bromum : brome.
Bryonia : bryone.
Bufo (ou **Bufo vulgaris** ou **Rana bufo**) **:** sécrétion des glandes parotides du crapaud.
Buxus sempervirens (Buxus) **:** buis toujours vert.

C

Cactus grandiflorus (Cactus) **:** cactus à grandes fleurs.
Cadmium sulfuricum (Cadmium) **:** sulfate de cadmium.
Cajuputum (Cajup.) **:** essence de cajeput.
Caladium seguinum (Caladium) **:** arum des Antilles.
Calcarea acetica (Calc. acet.) **:** acétate de calcium.
Calcarea carbonica ostrearum (Calc. carb.) **:** carbonate de calcium tiré des coquilles d'huîtres.
Calcarea fluorica (Calc. fl.) **:** fluorure de calcium.
Calcarea hypophosphorica (Calc. hypoph.) **:** hypophosphate de calcium.
Calcarea iodata (Calc. iod.) **:** iodure de calcium.
Calcarea oxalica (Calc. oxal.) **:** oxalate de calcium.
Calcarea phosphorica (Calc. ph.) **:** phosphate tricalcique.
Calcarea picrata (Calc. picr.) **:** picrate de calcium.
Calcarea silicica (Calc. sil.) **:** silicate de calcium.
Calcarea sulfurata (Calc. sulf.) **:** sulfure de calcium.
Calcium metallicum (Calcium) **:** hydroxyde de calcium calculé en métal.
Calendula officinalis (Calendula) **:** souci des jardins.
Camphora : camphre naturel.
Camphoricum acidum (Camphoricum) **:** acide camphorique.

Cannelle : cannelle.
Cantharis (Canthar.) **:** cantharide.
Capsicum annuum (Capsicum) **:** piment des jardins.
Carbo animalis (Carbo an.) **:** charbon animal.
Carbo vegetabilis (Carbo veg.) **:** charbon végétal officinal.
Carbolicum acidum (Carbol. acid.) **:** phénol ou acide phénique.
Carboneum oxygenisatum (Carb. oxyg.) **:** oxyde de carbone.
Carboneum sulfuratum (Carb. sulf.) **:** sulfure de carbone.
Carborundum (Carbo.) **:** carbone de silicium.
Carduus benedictus (Carduus ben.) **:** chardon béni.
Carduus marianus (Carduus mar.) **:** chardon Marie.
Carpinus betulus (Carpinus) **:** charme faux bouleau.
Cascarilla (Cascar.) **:** cascarille.
Castanea vesca (Castanea) **:** châtaignier.
Castor equi (Castor) **:** châtaigne de cheval.
Cataria nepcta (Cataria) **:** herbe aux chats.
Caulophyllum thalictroides (Cauloph.) **:** cohosh bleu.
Causticum (Caust.) **:** caustique de Hahnemann.
Ceanothus americanus (Ceanothus) **:** thé de Jersey.
Cedron : cédron d'Amérique.
Cedrus libani (Cedrus) **:** cèdre du Liban.
Centaurea centaurium (Cent. cent.) **:** grande centaurée.
Centaurea erythrorea (Cent. eryth.) **:** petite centaurée.
Cephalandra indica (Cephal.) **:** coccinie indienne.
Cercis siliquastrum (Cercis) **:** arbre de Judée.
Cerebellum : cervelet.
Cerebrinum : cerveau.
Cerium oxalicum (Cerium) **:** oxalate céreux.
Cetraria islandica (Cetraria) **:** lichen d'Islande.
Chamomilla vulgaris (ou **Matricaria chamomilla**) (Chamomilla) **:** camomille allemande, matricaire camomille.
Chelidonium majus (Chelid.) **:** grande chélidoine.
Chelone glabra (Chelone) **:** chelone.
Chenopodii glauci aphis (Chenopodii) **:** puceron du chénopode glauque.
Chenopodium anthelminticum (Chenopodium) **:** ansérine vermifuge.
Chimaphila umbellata (Chimaphila) **:** chimaphile, pyrrole en ombelle.
China : quinquina rouge.
Chininum arsenicicum (Chin. ars.) **:** arséniate de quinine.
Chininum sulfuricum (Chin. sulf.) **:** sulfate basique de quinine.
Chionanthus virginica (Chionanthus) **:** arbre de neige.
Chloralum : hydrate de chloral.
Chloroformium : chloroforme.
Cholesterinum : cholestérol, bile solidifiée.
Chrysis : hydrastis composé.
Cicuta virosa (Cicuta) **:** ciguë vireuse ou persil des fous.

Cimex lectularius (Cimex) **:** punaise des lits.
Cina : semen-contra.
Cineraria maritima (Cineraria) **:** cinéraire, jacobée maritime.
Cinnabaris : sulfure mercurique, sulfure rouge de mercure.
Cinnamomum zeylanicum (Cinnam.) **:** cannelle de Ceylan.
Cistus canadensis (Cistus) **:** ciste du Canada.
Citrus limonum (Citrus) **:** citronnier.
Clematis erecta (Clematis er.) **:** clématite droite.
Clematis vitalba (Clematis vit.) **:** clématite vigne blanche.
Cobaltum metallicum (Cobaltum) **:** cobalt.
Coca : coca.
Cocculus indicus (Cocculus) **:** coque du Levant.
Coccus cacti (Coccus) **:** cochenille du cactus.
Coffea cruda (Coffea) **:** café vert.
Colchicum autumnale (Colchicum) **:** colchique d'automne.
Colibacillinum (Colibacil.) **:** biothérapique du colibacille.
Collinsonia canadensis (Collinsonia) **:** labiacée du Canada.
Colocynthis (Coloc.) **:** coloquinte.
Colostrum : écoulement du sein après l'accouchement.
Condurango (Condur.) **:** écorce de tige du gonolobus condurango.
Conium maculatum (Conium) **:** grande ciguë.
Convallaria majalis (Convallaria) **:** muguet.
Copaïva officinalis (Copaïva) **:** baume de Copahu.
Corallium rubrum (Corallium) **:** corail rouge.
Coriara myrtifolia (Coriara) **:** redoul.
Cornus sanguinea (Cornus) **:** cornouiller sanguin.
Corylus avellana (Corylus) **:** noisetier.
Crataegus oxyacantha (Crataegus) **:** aubépine.
Cresolum : phénol, extrait du goudron de houille.
Crocus sativus (Crocus) **:** safran cultivé.
Crotalus horridus (Crotalus) **:** venin du crotale horrible, serpent à sonnettes.
Croton tiglium (Croton) **:** croton.
Cupressus sempervirens (Cupressus) **:** cyprès commun.
Cuprum aceticum (Cuprum ace.) **:** acétate cuivrique.
Cuprum arsenicosum (Cuprum ars.) **:** arsénite de cuivre, vert de Scheele.
Cuprum metallicum (Cuprum met.) **:** cuivre.
Cuprum oxydatum nigrum (Cuprum oxy.) **:** oxyde cuivrique.
Curare : curare, résine de la famille des strychnées.
Curcuma longa (Curcuma) **:** safran des Indes.
Cyclamen europaeum (Cyclamen) **:** cyclamen.
Cynara scolymus (Cynara) **:** artichaut.
Cypripedium pubescens (Cyprip.) **:** sabot-de-Vénus.
Cyrtopodium (Cyrtop.) **:** orchidée.

D

Daboia : vipère de Daboïa.
Damiana : damiana, turnera aphrodisiaque.
Daucus carota (Daucus) **:** carotte sauvage.
Digitalis purpurea (Digitalis) **:** digitale pourprée, gant de Notre-Dame.
Dioscorea villosa (Dioscorea) **:** espèce d'igname sauvage.
Dipsacus sylvestris (Dipsacus) **:** cardère sauvage.
Dolichos pruriens (Dolichos) **:** poil à gratter.
Drosera : drosère, oreille-du-diable.
Drymis winteri (ou **Drymis granatensis**) (Drymis) **:** écorce de Winter.
Duboisia myoporoides (Duboisia) **:** solanacées.
Dulcamara (Dulcam.) **:** douce-amère.

E

Echinacea angustifolia (Echinacea) **:** échinacée.
Elaeis guineensis (Elaeis) **:** palmier à huile.
Elaps corallinus (Elaps) **:** serpent corail.
Equisetum arvense (Equisetum arv.) **:** prêle des champs.
Equisetum hiemale (Equisetum) **:** prêle d'hiver.
Erigeron canadensis (Erigeron) **:** érigéron du Canada.
Erysimum officinale (Erysimum) **:** herbe aux chantres.
Eschscholtzia californica (Eschscholtzia) **:** pavot de Californie.
Ethyl sulfur dichloratum (Ethyl sulf.) **:** ypérite.
Ethylicum (Ethyl.) **:** alcool éthylique absolu.
Eucalyptus : eucalyptus.
Eugenia jambosa (Eugenia) **:** pomme rose.
Eupatorium cannabinum (Eupat. can.) **:** eupatoire chanvrine.
Eupatorium perfoliatum (Eupat. perf.) **:** herbe à la fièvre.
Eupatorium purpureum (Eupat. purp.) **:** racine à la gravelle.
Euphorbia (Euphorbia) **:** euphorbe.
Euphrasia officinalis (Euphrasia) **:** euphraise officinale.

F

Fagopyrum esculentum (Fagopyrum) **:** sarrasin.
Fagus sylvatica (Fagus) **:** hêtre.
Fel tauri : bile ou fiel du taureau.
Ferrum metallicum (Ferrum) **:** fer réduit.
Ferrum phosphoricum (Ferrum ph.) **:** phosphate ferrosoferrique.
Ferrum picricum (Ferrum picr.) **:** picrate ferrique.
Ficus carica (Ficus) **:** figuier.
Fluoricum acidum (Fluoricum) **:** acide fluorhydrique.

Folliculinum (Follic.) : folliculine, estrone.
Formica rufa (Formica) : fourmi rouge.
Formicum acidum (Formicum) : venin de fourmis, acide formique anhydre.
Fragaria vesca (Fragaria) : fraisier des bois.
Fraxinus americana (Fraxinus) : frêne d'Amérique.
Fraxinus excelsior (Fraxinus exc.) : frêne élevé.
Fucus vesiculosus (Fucus) : varech vésiculeux.
Fumaria officinalis (Fumaria) : fumeterre officinale.

G

Galega officinalis (Galega) : galéga officinal.
Galeopsis ochroleuca (Galeopsis) : galéopsis douteux.
Galium : caille-lait.
Gambogia : gomme gute.
Gaster galli (Gaster) : estomac du coq.
Gelsemium sempervirens (Gelsemium) : jasmin jaune.
Gentiana lutea (Gentiana) : grande gentiane.
Geranium maculatum (Geranium) : géranium maculé.
Ginseng : ginseng de Chine.
Glonoïnum (Glonoïn.) : trinitrine.
Glycerinum (Glyc.) : glycérine, glycérol.
Glycyrrhiza glabra (Glycyrrhiza) : réglisse.
Gnaphalium dioicum (Gnaphalium) : pied-de-chat.
Gossypium : espèce de cotonnier.
Granatum : grenadier.
Graphites : graphite.
Gratiola officinalis (Gratiola) : gratiole officinale.
Grindelia : grindélia.
Guaco : guaco officinal, liane d'Amérique.
Guaïacum : résine de gaïac.

H

Haematoxylon campechianum (Haematoxylon) : bois de campêche.
Halopéridol : dérivé de la pipéradine.
Hamamelis virginiana (Hamamelis) : hamamélis de Virginie.
Harpagophytum procumbens (Harpag.) : griffe du diable.
Hedera helix (Hedera) : lierre grimpant.
Hekla lava (Hekla) : lave du mont Hekla.
Helianthus annuus (Helianthus) : tournesol.
Heliotropium (Heliot.) : héliotrope.
Helleborus niger (Helleborus) : hellébore noir, rose de Noël.

Helminthocorton (Helminth.) : mousse de Corse.
Heloderma horridus (Heloderma) : venin de lézard.
Helonias : vératre.
Hepar sulfuris calcareum (Hepar sulf.) : foie de soufre calcaire d'Hahnemann.
Hieracium : épervière.
Hippuricum acidum (Hippuricum) : acide hippurique.
Histaminum : histamine.
Homarus gammarus (Homarus) : homard bleu.
Humulus lupulus (Humulus) : houblon.
Hura brasiliensis (Hura) : assacou suc.
Hydrastis canadensis (Hydrastis) : hydrastis, sceau d'or du Canada.
Hydrocotyle asiatica (Hydrocotyle) : écuelle d'eau.
Hydrocyanicum acidum (Hydrocyan.) : acide cyanhydrique ou prussique.
Hydrofluoricum acidum (Hydrofluor.) : acide fluorhydrique.
Hydrofluosilicicum (Hydrofluos.) : acide fluosilicique.
Hyoscyamus niger (Hyoscyamus) : jusquiame noire.
Hypericum perforatum (Hypericum) : millepertuis.
Hypothalamus (Hypoth.) : hypothalamus.
Hyssopus officinalis (Hyssopus) : hysope officinale.

I

Iberis amara (Iberis) : ibéris amer.
Ignatia amara (Ignatia) : fève de saint Ignace.
Indigo : indigotine.
Indium metallicum (Indium) : indium.
Influenzinum (Influenz.) : biothérapique de la grippe.
Insulinum (Insul.) : insuline.
Inula helenium (Inula) : aunée.
Inula viscosa (Inula visc.) : inule visqueuse.
Iodum : iode.
Ipeca : ipéca, d'où l'on extrait l'émétine.
Iridium metallicum (Iridium) : iridium.
Iris minor (Iris) : iris d'Amérique.
Iris versicolor (Iris ver.) : glaïeul bleu.

J

Jaborandi : jaborandi, d'où l'on extrait la pilocarpine.
Jalapa : jalap tubéreux.
Juglans cinerea (Juglans cin.) : noyer d'Amérique.
Juglans regia (Juglans reg.) : noyer d'Europe.
Juniperus communis (Juniperus) : genévrier commun.

K

Kalium arsenicosum (Kalium ars.) **:** arsénite de potassium.
Kalium bichromicum (Kalium bich.) **:** bichromate de potassium.
Kalium bromatum (Kalium brom.) **:** bromure de potassium.
Kalium carbonicum (Kalium carb.) **:** carbonate dipotassique.
Kalium chloricum (Kalium chlor.) **:** chlorate de potassium.
Kalium iodatum (Kalium iod.) **:** iodure de potassium.
Kalium muriaticum (Kalium mur.) **:** chlorure de potassium.
Kalium phosphoricum (Kalium ph.) **:** phosphate dipotassique.
Kalium silicicum (Kalium sil.) **:** silicate de potassium.
Kalium sulfuricum (Kalium sulf.) **:** sulfate dipotassique.
Kalmia latifolia (Kalmia) **:** kalmie, laurier des montagnes.
Kreosotum : créosote de hêtre.

L

Lac caninum (Lac can.) **:** lait de chienne.
Lac defloratum (Lac def.) **:** lait écrémé.
Lachesis mutus (Lach.) **:** venin du serpent trigonocéphale.
Lachnanthes tinctoria (Lachnanthes) **:** racine rouge du narcisse.
Lacticum acidum (Lacticum) **:** acide lactique.
Lactuca sativa (Lactuca sat.) **:** laitue cultivée.
Lactuca virosa (Lactuca vir.) **:** laitue vireuse.
Lamium album (Lamium) **:** ortie blanche.
Lapis albus (Lapis) **:** gneiss ou fluosilicate de calcium.
Lappa major (Lappa) **:** bardane majeure, herbe aux teigneux.
Lathyrus cicera (Lathyrus) **:** jarosse, gesse chiche.
Latrodectus mactans (Latrod.) **:** veuve-noire.
Laurocerasus (Laurocer.) **:** laurier-cerise.
Lecithinum (Lecith.) **:** lécithine d'œuf.
Ledum palustre (Ledum) **:** ledon des marais ou romarin sauvage.
Lemna : lentille d'eau.
Leonurus cardiaca (Leonurus) **:** agripaume cardiaque.
Lespedeza capitata (Lespedeza) **:** lespédèze.
Levisticum officinale (Levisticum) **:** livèche.
Lilium tigrinum (Lilium) **:** lys tigré.
Limulus : linule.
Lithium carbonicum (Lithium) **:** carbonate de lithium.
Lobelia inflata (Lobelia) **:** lobélie enflée ou tabac indien.
Lophophytum leandri (Lophoph.) **:** flor de Piedra des Incas.
Lotus corniculatus (Lotus) **:** lotier corniculé.
Luesinum (Lues.) **:** biothérapique du tréponème.
Lupulinum (Lupul.) **:** houblon.

Luteinum (Lutein.) **:** lutéine, progestérone.
Lycopodium clavatum (Lycopodium) **:** lycopode officinal.
Lycopus : lycope, marrube de Virginie.

M

Magnesia acetica (Magn. ace.) **:** acétate de magnésium.
Magnesia borocitrica (Magn. bor.) **:** borocitrate de magnésium.
Magnesia carbonica (Magn. carb.) **:** carbonate de magnésium.
Magnesia formica (Magn. for.) **:** formiate de magnésium.
Magnesia hyposulfurosa (Magn. hypos.) **:** thiosulfate de magnésium.
Magnesia muriatica (Magn. mur.) **:** chlorure de magnésium.
Magnesia phosphorica (Magn. ph.) **:** phosphate de magnésium.
Magnesia silicata (Magn. sil.) **:** Talc de Venise.
Malva : mauve.
Mamelline (Mamel.) **:** sein.
Mandragora officinarum (Mandragora) **:** mandragore.
Manganum aceticum (Mang. ace.) **:** acétate de manganèse.
Manganum metallicum (Mang. met.) **:** manganèse.
Marrubium vulgare (Marrubium) **:** marrube blanc.
Medorrhinum (Medorrh.) **:** biothérapique du gonocoque.
Médulline (Médul.) **:** moelle épinière.
Medusa : méduse.
Mel : miel d'abeille.
Melilotus (Melilot.) **:** trèfle de cheval.
Melissa officinalis (Melissa) **:** mélisse officinale.
Menispermum cocculus (Menisp.) **:** parille jaune, coque-du-levant.
Mentha : menthe.
Menyanthes trifoliata (Menyanthes) **:** ményanthe, trèfle d'eau.
Mephitis putorius (Mephitis) **:** liquide de la glande anale de putois.
Mercurius (Merc.) **:** mercure purifié.
Mercurius bi-iodatus (Merc. bi.) **:** bi-iodure de mercure, iodure mercurique.
Mercurius corrosivus (Merc. cor.) **:** sublimé corrosif, chlorure mercurique.
Mercurius cyanatus (Merc. cyan.) **:** cyanure mercurique.
Mercurius dulcis (Merc. dulc.) **:** calomel, chlorure mercureux.
Mercurius proto-iodatus (Merc. proto.) **:** proto-iodure de mercure, iodure mercureux.
Mercurius solubilis (Merc. sol.) **:** mercure soluble d'Hahnemann.
Metaldehydum (Metaldeh.) **:** métaldéhyde.
Mezereum (Mezer.) **:** bois-gentil.
Mica : mica, silico-aluminate de potasse, fer et manganèse.
Millefolium (Millefol.) **:** achillée millefeuille, herbe de saint Jean.

Momordica (Momord.) **:** ecbalie.
Monilia albicans (ou **Candida albicans**) (Monilia) **:** biothérapique du monilia.
Morbillinum (Morbil.) **:** biothérapique de la rougeole.
Morphinum : morphine.
Morus nigra (Morus) **:** mûrier noir.
Moschus : musc.
Murex purpurea (Murex) **:** pourpre antique.
Muriaticum acidum (Mur. acid.) **:** acide chlorhydrique.
Mygale avicularia (ou **Mygale lasiodora**) (Mygale) **:** araignée noire de Cuba.
Myrica cerifera (Myrica) **:** laurier sauvage, arbre à suif.
Myristica sebifera (Myristica) **:** ocoba, espèce de muscadier.
Myrtillus : myrtille.
Myrtus communis (Myrtus) **:** myrte commun.

N

Naja : venin de cobra.
Naphtalinum (Napht.) **:** naphtaline.
Natrum arsenicosum (Natr. ars.) **:** arsénite de sodium.
Natrum carbonicum (Natr. carb.) **:** carbonate de sodium monohydraté.
Natrum hypochlorosum (Natr. hypochl.) **:** hypochlorite de sodium, eau de Javel.
Natrum iodatum (Natr. iod.) **:** iodure de sodium.
Natrum muriaticum (Natr. mur.) **:** chlorure de sodium, sel marin ou de cuisine.
Natrum phosphoricum (Natr. phosph.) **:** phosphate disodique.
Natrum sulfuricum (Natr. sulf.) **:** sulfate de sodium anhydre.
Nicotiana tabacum (Nicotiana) **:** tabac.
Nigella sativa (Nigella) **:** nigelle cultivée, cumin noir.
Nitricum acidum (Nitricum) **:** acide nitrique officinal.
Nuphar luteum (Nuphar) **:** nénuphar jaune.
Nux moschata (Nux mosch.) **:** noix muscade.
Nux vomica (Nux vom.) **:** noix vomique.

O

Ocimum canum (Ocimum) **:** basilic blanc.
Œnanthe crocata (Œnanthe) **:** œnanthe safranée, persil laiteux.
Oenothera biennis (Oenothera) **:** onagre bisannuelle.
Olea europaea (Olea) **:** olivier d'Europe.

Oleander (Oleand.) : laurier rose.
Oleum thymi (Oleum) : huile de thym.
Onosmodium virginianum (Onosmodium) : lithosperme.
Oophobinum (Oophob.) : extrait ovarien.
Origanum majorana (Origanum) : marjolaine des jardins.
Ornithogalum (Ornith.) : étoile blanche.
Orthosiphon stamineus (Orthosiphon) : thé de Java, barbiflore.
Osmium metallicum (Osmium) : osmium.
Oxalicum acidum (Oxalicum) : acide oxalique.
Oxydendrum arboreum (Oxydendrum) : andromède.
Oxytropis campestris (Oxytropis) : oxytropis des champs.

P

Paeonia officinalis (Paeonia) : pivoine.
Palladium metallicum (Palladium) : palladium.
Paratyphoïdinum B. (Paratyph.) : biothérapique de la paratyphoïde.
Pareira brava (Pareira) : pareira brava, chondodendron.
Paris quadrifolia (Paris) : parisette, paris à quatre feuilles.
Passiflora (Passifl.) : passiflore.
Pastinaca sativa (Pastinaca) : panais.
Paullinia sorbilis (Paullinia) : guarana.
Penicillinum (Penicil.) : benzylpénicilline sodique, pénicilline.
Pertussinum (Pertus.) : biothérapique de la coqueluche.
Petroleum (Petrol.) : pétrole.
Petroselinum sativum (Petrosel.) : persil.
Phellandrium aquaticum (Phelland.) : phéllandrie, ciguë aquatique.
Phleum pratense (Phleum) : phléole des prés.
Phosphoricum acidum (Ph. acid.) : acide phosphorique concentré.
Phosphorus (Phosph.) : phosphore blanc.
Phosphorus triiodatus (Phosph. triiod.) : triiodure de phosphore.
Physostigma venenosum (Physostigma) : fève de Calabar.
Physostigminum (Physost.) : ésérine.
Phytolacca decandra (Phytolacca) : phytolaque, raisin d'Amérique.
Picricum acidum (Picricum) : acide picrique.
Pilosella : piloselle épervière.
Pinus montana (Pinus) : pin de montagne.
Piper nigrum (Piper) : poivre noir.
Pix liquida (Pix liq.) : goudron de Norvège.
Plantago : plantain.
Platanus : platane.
Platina : mousse de platine.
Plumbum metallicum (Plumbum) : plomb.

Podophyllum peltatum (Podoph.) **:** podophylle.
Pollantinum (Pollant.) **:** pollens divers.
Polygonum hydropiper (Polygonum) **:** poivre d'eau.
Polypodium vulgare (Polypodium) **:** polypode vulgaire.
Populus candicans (Pop. cand.) **:** peuplier.
Populus nigra (Pop. nig.) **:** peuplier noir.
Potentilla reptans (Potentilla) **:** potentille rampante.
Pothos foetidus (Pothos) **:** pothos fétide.
Primula : primevère.
Primula obconica (Primula ob.) **:** primevère du Tibet.
Prunus amygdalus (Prunus amygd.) **:** amandier commun à amandes douces.
Prunus spinosa (Prunus spin.) **:** prunellier, épine noire.
Psorinum (Psor.) **:** biothérapique de la pustule de la gale.
Ptelea trifoliata (Ptelea) **:** orme de Samarie, orme à trois feuilles.
Pulmonaria (Pulmon.) **:** pulmonaire.
Putrescinum (Putres.) **:** putrescine, biothérapique de pus O. R. L.
Pyrogenium (Pyrog.) **:** sorte de biothérapique antipurulent.

Q

Quassia amara (Quassia) **:** quassier amer.
Quebracho (Quebr.) **:** quebracho, écorce d'une apocynée.
Quercus glandium (Quercus gland.) **:** gland de chêne.
Quercus pedonculata (Quercus ped.) **:** chêne.

R

Radium bromatum (Radium) **:** bromure de radium.
Ranunculus bulbosus (Ranunc. bulb.) **:** renoncule bulbeuse, bouton d'or.
Ranunculus sceleratus (Ranunc. scel.) **:** renoncule scélérate.
Raphanus sativus niger (Raphanus) **:** radis noir.
Ratanhia : ratanhia, racine du krameria.
Rauwolfia serpentina (Rauwolfia) **:** espèce de Rauwolfia, apocynée d'où l'on tire la réserpine.
Rhamnus frangula (Rhamnus) **:** bourdaine.
Rheum : rhubarbe.
Rhododendron chrysanthum (Rhodod.) **:** romarin sauvage, rose de Sibérie.
Rhus aromatica (Rhus arom.) **:** sumac odorant.
Rhus toxicodendron (Rhus tox.) **:** espèce de sumac vénéneux.

Rhus vernix (Rhus vern.) : vernis du Japon.
Ribes nigrum (Ribes) : cassis.
Ricinus communis (Ricinus) : ricin.
Robinia pseudo-acacia (Robinia) : robinier, faux acacia.
Rosa canina (Rosa) : fruit de l'églantier.
Rosmarinus officinalis (Rosmarin.) : romarin officinal.
Rubia tinctoria (Rubia) : garance.
Rubidium (Rubid.) : métal alcalin.
Rubus caesius (Rubus ca.) : ronce.
Rubus fruticosus (Rubus frutic.) : ronce-mûrier.
Rubus ideaus (Rubus id.) : framboisier.
Rumex crispus (Rumex) : rumex crépu, patience sauvage.
Ruta graveolens (Ruta) : rue fétide.

S

Sabadilla officinarum (Sabadilla) : cévadille.
Sabal serrulata (Sabal) : espèce de palmier d'Amérique.
Sabina : genévrier sabine.
Salix alba (Salix) : saule blanc.
Salvia officinalis (Salvia) : sauge officinale.
Sambucus ebulus (Samb. eb.) : yèble.
Sambucus nigra (Samb. nig.) : sureau noir.
Sanguinaria canadensis (Sanguin.) : sanguinaire du Canada.
Sanguinarina nitrica (Sanguin. nitr.) : nitrate de sanguinarine.
Sanguisorba officinalis (Sanguisorba) : sanguisorbe officinale.
Santaherba : herbe sainte.
Santalum : essence de santal.
Saponaria officinalis (Saponaria) : saponaire officinale.
Sarcolacticum acidum (Sarcolact.) : acide sarcolactique.
Sarsaparilla (Sarsap.) : salsepareille du Mexique.
Sassafras officinale (Sassafras) : sassafras.
Scilla : scille.
Scrofularia (Scrof.) : scrofulaire.
Secale cereale (Secale cer.) : seigle.
Secale cornutum (Secale corn.) : ergot de seigle.
Sédatif Paul Chavanon (Sédatif P. C.).
Sedum acre (Sedum) : sédum âcre, orpin brûlant.
Selenium : métalloïde sélénium.
Sempervivum tectorum (Semperv.) : joubarbe des toits.
Senecio : séneçon.
Senega : polygala de Virginie.
Senna : séné.
Sepia officinalis (Sepia) : encre de seiche.

Sequoia gigantea (Sequoia) : séquoia, conifère californien.
Siegesbeckia orientalis (Siegesb.) : herbe divine.
Silicea : silice du cristal de roche.
Sinapis nigra (Sinapis) : moutarde noire.
Solanum dulcamara (Sol. dulc.) : douce-amère.
Solanum tuberosum (Sol. tuber.) : pomme de terre.
Solidago virga aurea (Solidago) : solidage verge d'or.
Sorbus domestica (Sorbus) : sorbier, cormier.
Spigelia marylandica (Spigelia) : œillet de la Caroline.
Spiraea ulmaria (Spiraea) : spirée ulmaire, reine-des-prés.
Spongia officinalis (Spongia) : éponge.
Squilla maritima (Squilla) : scille, urginée fausse-scille.
Stannum metallicum (Stannum) : étain.
Staphysagria (Staphys.) : staphysaigre, dauphinelle.
Stellaria media (Stellaria) : mouron des oiseaux, mouron blanc.
Sticta pulmonaria (Sticta) : lichen pulmonaire.
Stillingia sylvatica (Stillingia) : racine royale de la Floride.
Stramonium (Stram.) : stramoine, pomme épineuse.
Streptomycine : sulfate de streptomycine.
Strontium carbonicum (Stront. carb.) : carbonate de strontium.
Strontium iodatum (Stront. iod.) : iodure de strontium.
Strophanthus (Stroph.) : strophantus.
Strychninum (Strych.) : strychnine.
Strychninum arsenicicum (Strych. ars.) : arséniate de strychnine.
Sulfonalum : sulfonal.
Sulfur (Sulf.) : soufre sublimé lavé.
Sulfur iodatum (Sulf. iod.) : iodure de soufre.
Sulfuricum acidum (Sulfuricum) : acide sulfurique.
Sumbul : sumboul, ombellifère sibérienne.
Symphoricarpus racemosus (Symphoric.) : arbousier d'Amérique.
Symphytum officinale (Symphytum) : consoude officinale.
Syringa vulgaris (Syringa) : lilas.
Syzygium jambolanum (Syzygium) : jamboul.

T

Tabacum : tabac.
Tamarix gallica (Tamarix) : tamaris de France.
Tanacetum vulgare (Tanacetum) : tanaisie vulgaire.
Taraxacum officinale (ou **Taraxacum dens leonis**) (Taraxacum) : pissenlit.
Tarentula cubensis (Tarent. cub.) : mygale ou tarentule de Cuba.
Tarentula hispana (Tarent. hisp.) : tarentule d'Espagne.
Tellurium metallicum (Tellurium) : tellure.
Terebinthina (Terebint.) : essence de térébenthine du mélèze.

Teucrium marum (Teucrium) **:** germandrée maritime.
Teucrium scorodonia (Teucrium scor.) **:** germandrée scorodoine, sauge des bois.
Thallium aceticum (Thallium ac.) **:** acétate de thallium.
Thallium metallicum (Thallium met.) **:** thallium.
Thallium sulfuratum (Thallium sulf.) **:** sulfure de thallium.
Thebaïcum : opium.
Theridion currassavicum (Theridion) **:** araignée noire de Curaçao.
Thiosinaminum (Thiosin.) **:** thiosinamine, dérivé de l'essence de moutarde.
Thlaspi bursa pastoris (Thlaspi) **:** bourse-à-pasteur, capselle.
Thuya occidentalis (Thuya) **:** thuya d'Occident, arbre de vie.
Thymusinum (Thymus.) **:** thymus.
Thyréostimuline hypophysaire (Thyréostimuline) **:** hormone thyréotrope.
Thyroïde (ou **Thyroïdea** ou **Thyroïdinum**) **:** thyroïde.
Tilia tomentosa (Tilia) **:** tilleul argenté.
Trachinus vipera (Trachinus) **:** petite vive.
Tricitum repens (Tricitum) **:** chiendent.
Trifolium : trèfle.
Trillium pendulum (Trillium) **:** liliacée.
Trombidium (Tromb.) **:** acare rouge de la mouche, rouget.
Tuberculinum (Tubercul.) **:** biothérapique de la tuberculose.
Tussilago farfara (Tuss. farf.) **:** tussilage farfara, pas d'âne.
Tussilago fragans (Tuss. frag.) **:** héliotrope d'hiver.

U

Ulmus campestris (Ulmus) **:** orme des champs.
Uranium nitricum (Uranium) **:** nitrate d'uranyle.
Urée (ou **Urea**) **:** urée.
Uricum acidum (Uricum) **:** acide urique.
Urtica urens (Urtica) **:** ortie brûlante.
Usnea barbata (Usnea) **:** mousse des arbres, espèce de lichen.
Ustilago maidis (Ustilago) **:** ustilago du maïs, maïs gâté.
Uva ursi : busserole, raisin d'ours.

V

Vaccinium myrtillus (Vacc. myrt.) **:** airelle-myrtille.
Vaccinium vitis idaea (Vacc. vitis) **:** vigne du mont Ida, airelle rouge.
Vaccinotoxinum (Vaccinotox.) **:** biothérapique variolique.
Valeriana officinalis (Valeriana) **:** valériane officinale.

Vanadium metallicum (Vanadium) : vanadium.
Venus mercenaria (Venus) : peigne d'Amérique.
Veratrum album (Veratr. alb.) : vératre blanc, hellébore blanc.
Veratrum viride (Veratr. vir.) : vératre vert, hellébore vert.
Verbascum thapsus (Verbascum) : bouillon blanc.
Verbena officinalis (Verbena) : verveine officinale.
Veronica virginica (ou **Leptandra virginica**) (Veronica) : véronique de Virginie.
Viburnum lantana (Vibur. lant.) : viorne lantane.
Viburnum opulus (Vibur. op.) : viorne obier.
Vinca : pervenche.
Viola odorata (Viola od.) : violette odorante.
Viola tricolor (Viola tri.) : pensée sauvage.
Vipera (Vip.) : venin de vipère.
Viscum album (Viscum) : gui du pommier.
Vitis quinquefolia (Vitis quinq.) : vigne vierge.
Vitis vinifera (Vitis) : vigne vinifère.

W-X-Y-Z

Wyethia helenioides (Wyethia) : composée d'Amérique du Nord.
Xanthium spinosum (Xanthium) : lampourde épineuse.
Xanthoxylum fraxineum (Xanthox.) : frêne épineux.
Ylang-Ylang (Ylang) : anonacées.
Yohimbinum muriaticum (Yohimbinum) : chlorhydrate de yohimbine.
Yucca filamentosa (Yucca) : yucca.
Zea maïs (Zea) : maïs.
Zincum cyanatum (Zincum cyan.) : cyanure de zinc.
Zincum metallicum (Zincum met.) : zinc.
Zincum muriaticum (Zincum mur.) : chlorure de zinc.

Pour tous renseignements concernant l'origine, l'efficacité, l'indication et la posologie de chacun de ces médicaments homéopathiques, vous pouvez vous reporter au livre du même auteur : *L'Homéopathie pratique* (Dangles ; 1967).

Oligoéléments.
Liste, formules chimiques, indications sommaires

Aluminium (Al) **:** troubles du sommeil et de la mémoire (enfants retardés et adultes déficients).

Antimoine (Sb) **:** poussées rhumatismales et prostatiques (cas aigus) ; bronchites, coryza, hépatites (cas chroniques). Non commercialisé en France.

Argent (Ag) **:** bactéricide polyvalent, tous les états infectieux, notamment grippe et complications fébriles.

Arsenic (As) **:** amélioration du terrain, renforcement des réactions de défense.

Baryum (Ba) **:** artériosclérose, sénescence précoce (avec Lithium et Magnésium). Non commercialisé en France.

Baryum-Calcium-Magnésium-Strontium (Ba Ca Mg Sr) **:** *idem.*

Bismuth (Bi) **:** toutes les indications du bismuth en O. R. L. : amygdalites, angines non diphtériques, pyorrhées, laryngites et, en plus, dyspepsies, entérocolites.

Calcium (Ca) **:** décalcifications, spasmophilie, tétanie (avec Mg, Fl et Si). Non commercialisé en France.

Carbone (C) **:** anti-infectieux des voies digestives : entérocolites chroniques, insuffisance hépatique.

Cobalt (Co) **:** vasodilatateur artériolaire, artérite, doigts morts, migraines, asthénies physique et intellectuelle, anémie, hypoglycémiant, troubles neurosympathiques et hépatopancréatiques, hémorroïdes, varices, obésité, cellulite, dysménorrhée.

Cuivre (Cu) **:** tous les états infectieux aigus et toutes les maladies à virus, grippes et complications. Bactéricide polyvalent.

Cuivre-Nickel-Cobalt (Cu Ni Co) **:** uricémie, oxalémie (goutte, rhumatismes, lithiase rénale), obésité, cellulite, ménopause.

Cuivre-Or-Argent (Cu Au Ag) **:** tous les états infectieux et inflammatoires aigus, anergie, absence de défense organique, fièvre, suppurations, grippes (comme Mn Cu avec lequel on l'associe souvent), sénilité, leucopénies, psychasthénies, dépressions nerveuses.

Etain (Sn) **:** toutes les staphylococcies avec Au et Cu : abcès, anthrax, furoncles.

Fer (Fe) **:** anémie, aménorrhée, dysménorrhée, leucorrhée, puberté, grossesse, hémorragies, convalescence.

Fluor (Fl) **:** caries dentaires, rachitisme, hyperlaxité ligamentaire, ostéoporose, scoliose, décalcification, varices.

Hydrargyre (Hg) **:** spécificité, traitement d'entretien.

Iode (I) **:** dysfonctionnements thyroïdiens (car l'iode régularise la thyroïde), hypertension artérielle. Artériosclérose (l'iode assouplit les vaisseaux).

Lithium (Li) **:** dépressions, angoisses, insomnies (avec Al), sénescence précoce, artériosclérose, urémie, uricémie (calculs rénaux), ménopause, obésité, cellulite. Diurétique.

Magnésium (Mg) **:** antisénescent, anticancérigène, antiallergique, régulateur neuro-arthritique ; spasmophilie (avec P), impuissance, enfants retardés et décalcifiés, vieillesse précoce, énurésie, prostate, cicatrisant.

Manganèse (Mn) **:** allergies (peau, asthme, arthrite, rhinite spasmodique, migraines, auto-intoxications), diathèse neuro-arthritique.

Manganèse-Cuivre (Mn Cu) **:** tous les états infectieux chroniques des voies aériennes (bronchites, rhino-pharyngites, adénites...), intestinales (entérocolites) et urinaires (cystites, pyélonéphrites) ; asthénie, diathèse arthrotuberculeuse.

Manganèse-Cuivre-Cobalt (Mn Cu Co) **:** toutes les formes d'anémies.

Manganèse-Cuivre-Or (Mn Cu Au) **:** Oligocure des fatigues physiques et morales, sénescence, affections récidivantes.

Nickel (Ni) **:** stimulant des glandes salivaires, régulateur du foie et du pancréas (diabète), obésité.

Nickel-Cobalt (Ni Co) **:** régulateur des fonctions pancréatiques (diabète) et hépatiques (ballonnements, digestions lourdes), colibacillose, obésité, prurits.

Or (Au) **:** troubles cardio-vasculaires (hypertension), rhumatismes et veines (varices, hémorroïdes). Cicatrisant cutané et osseux.

Phosphore (P) : troubles parathyroïdiens, spasmophilie, spasmes respiratoires, asthme des gens maigres, asthénie cérébrale, dystrophies osseuses. Diurétique.

Platine (Pt) : diabète ; accompagne les cures de rayons X.

Plomb (Pb) : non commercialisé en France.

Plomb-Bismuth-Etain (Pb Bi Sn) : non commercialisé en France.

Potassium (K) : diurétique, régularise la fonction surrénalienne ; rhumatisme chronique évolutif, polyarthrite chronique évolutive, arthroses de la ménopause, œdèmes.

Sélénium (Se) : diurétique ; urémie, uricémie, affections des voies respiratoires, impuissance (avec Zn Cu), frigidité, stérilité.

Silice (Si) : régénérations cutanées et osseuses (cicatrisant avec Au), antisénescent (avec Mg), déficience intellectuelle et perte de mémoire (avec Al), catalyseur des glandes endocrines (avec Se), adénopathie, ostéites, prostatisme, recalcifiant et équilibrant du système nerveux (avec Zn).

Soufre (S) : désensibilisant universel à associer avec l'antiallergique Mn : éruptions, asthme et bronchites chroniques, laryngites chroniques, arthrose et rhumatismes, et tous les dysfonctionnements hépatobiliaires, ozène, allergies.

Titane (Ti) : non commercialisé en France.

Uranium (U) : non commercialisé en France.

Vanadium (V) : fixe le calcium dans les os.

Zinc (Zn) : retard du développement physique de l'enfant (fait grandir), asthénie, régularise les fonctions hypophysaires, génitales et cérébrales, équilibrant du système nerveux (avec Si), diabète, psoriasis.

Zinc-Cuivre (Zn Cu) : tous les dysfonctionnements endocriniens : retard de puberté, et tous les troubles qui en découlent, y compris les troubles adiposo-génitaux, les insuffisances sexuelles, aménorrhée, oligorrhée, impuissance, frigidité, stérilité, ménopause précoce, énurésie et retards de développement de l'enfant, physique et intellectuel, désadaptation.

Zinc-Nickel-Cobalt (Zn Ni Co) : tous les dysfonctionnements hypophyso-pancréatiques, diabète, obésité, insuffisances hormonales, asthénie de 17 h.

N.B. : certains considèrent les formules *Cu Au Ag* et *Mn Cu* comme de véritables *antibiotiques colloïdaux,* dont la puissante action anti-infectieuse bactéricide polyvalente se double d'une autre action : celle de renforcer considérablement l'autodéfense de l'organisme.
Dans les infections, on conseille :
– *Au réveil et au coucher :* Cu Au Ag.
– *Le midi et le soir, au début des repas :* Mn Cu.
Cela dans toutes les indications de l'argent, du cuivre, du manganèse et de l'or.
Cu Au Ag soigne surtout les états aigus, Mn Cu les chroniques[1].

1. Voir l'ouvrage : *Oligo-éléments et oligothérapie* (Dangles ; 1981).

Tome I

Index thérapeutique

TOME II

(de « Ichtyose » à « Zona »)

Docteur Claude Binet

THÉRAPEUTIQUE HOMÉOPATHIQUE

Tome 2 : de « Ichtyose » à « Zona »

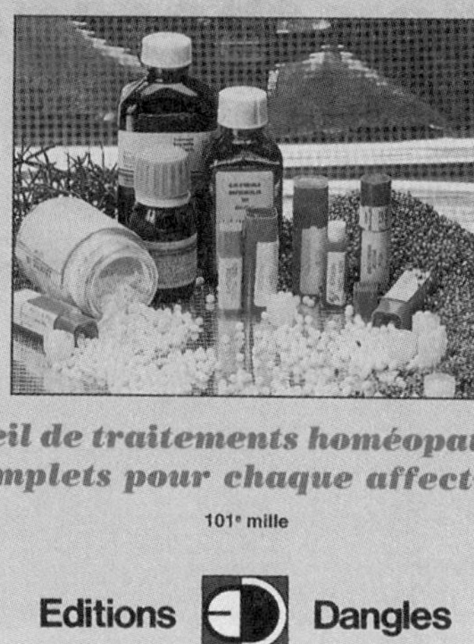

Recueil de traitements homéopathiques complets pour chaque affection.

101e mille

Editions Dangles

Les affections classées alphabétiquement
de « Ichtyose » à « Zona »
constituent le tome II de cet ouvrage.

A demander à votre revendeur.

A

Abcès chauds

Tumeur, rougeur, douleur, chaleur et, finalement, fluctuation ; d'où plusieurs stades :

❒ Lorsque la collection suppurée n'est pas encore formée :
On peut faire avorter l'abcès avec :
– Une dose Belladonna 7 (tout entière en une seule fois, loin des repas).
– Une dose Oscillococcinum 200 (le lendemain, tout entière en une seule fois, loin des repas).
– 2 gr Conium 4, Phytolacca 4, Belladonna 4 et Apis 4 en alternant toutes les 1/2 h (trois fois par jour). Ce traitement est particulièrement efficace pour faire avorter les abcès du sein.

❒ Lorsqu'il n'est pas possible de faire avorter l'abces :
On a intérêt à le faire mûrir le plus rapidement possible avec des compresses chaudes et 5 gr Lach. 7 (toutes les 2 h). Lorsque la collection suppurée est formée, il faut inciser pour évacuer le pus. On ne fera des antibiotiques qu'après l'incision, et encore si cela est vraiment nécessaire. Pour favoriser cette évacuation du pus : 2 gr Hepar sulf. 5 (chaque jour) et 2 gr Myristica 4 (trois fois par jour).

Localement : appliquer Onguent K.L.C. ou crème au Calendula + Cyrtop. ââ.

❒ Contre la suppuration abondante et prolongée :
Au réveil : 2 gr Hepar sulf. 5 (jours pairs) et 2 gr Ars. alb. 5 (jours impairs).
Le midi et le soir, 1/2 h avant les repas : deux Boribel 22 ou 20 gouttes Echinacea Cplx Lehning n° 40.
Vers 16 h : 2 gr Pyrog. 5 (jours pairs) et 2 gr Putres. 5 (jours impairs). Remplacer par Anthrac. 5 (si tendance à l'anthrax).
Au coucher : 2 gr Calc. sulf. 5 (jours pairs) et 2 gr Anemone 5 (jours impairs).
Le jeudi, prendre seulement :
– A midi : 5 gr Silicea 5.
Le dimanche, prendre seulement :
– Au réveil : 5 gr Bryonia 7.
– A midi : 5 gr Silicea 5.
– Au coucher : 5 gr Lycopodium 5.

***Abcès chauds** (suite) :*

Bien entendu, vérifier s'il n'y a pas une cause locale ou générale à cette suppuration anormale : corps étranger, ostéite sous-jacente, diabète, syphilis, tuberculose...

❒ POUR CALMER LES DOULEURS DES ABCES CHAUDS : les faire mûrir le plus rapidement possible en s'abstenant de toute antibiothérapie lorsqu'il n'est plus possible de les faire avorter.
2 gr toutes les 1/2 h en alternant : Arnica 4, Sédatif P. C., Apis 4, Calendula 4, Echinacea 4 et Tarent. cub. 4.

❒ SI LYMPHANGITE :
Chaque jour : ajouter 2 gr Naja 4.

❒ DANS LES ABCES DENTAIRES : traiter la cause et ajouter 2 gr Hekla 4 (deux fois par jour).

❒ DANS LES ABCES OSSEUX : traiter la cause et ajouter :
Chaque jour : 2 gr Naja 4, Mezer. 4, Symphytum 4 et Calc. carb. 4.
Antibiothérapie.

❒ DANS LES ABCES DE L'AMYGDALE : traitement selon le stade de l'abcès, mais il est conseillé de faire mûrir l'abcès en un ou deux jours par des compresses chaudes et 2 gr Myristica 4 (cinq fois par jour), puis de l'inciser.

❒ DANS LES ABCES DE LA CLOISON NASALE : incision précoce et antibiotiques.

N.B. : ne jamais faire d'antibiotiques pour un abcès collecté avant de l'avoir incisé, sinon il risque de s'éterniser sans se résorber. Une fois incisé et vidé, un abcès n'a plus besoin d'antibiotiques, sauf si complications.

Oligoéléments :
Le matin : Cu Au Ag.
Le midi : Si.
Le soir : Mn Cu.
Vitamines : A, C et D.

Abcès froids

Au réveil et au coucher, une mesure de la poudre : Ars. iod., Asa, Iodum, Phytolacca ââ 3°X, Calc. iod., Calc. sulf., Drosera, Silicea ââ 3, Solidago, Céréales germées ââ 1°X.
Le matin : 2 gr Anemone 5 (jours pairs) et 2 gr Sulf. iod. 5 (jours impairs).
Vers 10 h : 2 gr Tubercul. 5 (jours pairs) et 2 gr Pyrog. 5 (jours impairs).
Le midi et le soir, 10' avant les repas : deux Silicea Cplx Lehning n° 11 ou Boribel 27.

***Abcès froids** (suite) :*

À la fin des trois repas : 2 gr Hépatodraineur.
Vers 18 h : 2 gr Psor. 5 (si peau irritée) ou Baryta carb. 5 (chez les enfants) (jours pairs) et 2 gr Cistus 5 (jours impairs).
Au coucher, 10' après la poudre : 2 gr Rhus tox. 5 (jours pairs) et 2 gr Arum 5 (jours impairs).
Le dimanche, prendre seulement :
- Au réveil : 5 gr Drosera 7.
- Vers midi : 5 gr Phosph. triiod. 5.
- Au coucher : 5 gr Silicea 7 (dimanches pairs) et 5 gr Calc. carb. 7 (dimanches impairs).

Localement :
- Le matin et le soir : pommade composée en pot : pommade au chlorure d'or + 20 gouttes de la formule : Cistus TM et Calendula TM ââ.

Oligoéléments : Au et Cu Au Ag, Antibio-antituberculeux.
Allopathie : si besoin.

Cures : héliomarines à Berck-Plage.

Abcès de la cloison nasale

❐ TOUT AU DÉBUT : essayer de faire avorter l'abcès avant que le pus ne soit formé, par :
De suite : une dose Belladonna 7.
Le lendemain : une dose Oscillococcinum 200.
Ajouter 5 gr Phosph. 5 (une seule fois), 2 gr Arnica 4 (deux fois par jour) (recommandé dans les hématomes post-traumatiques, chez les boxeurs par exemple) et 2 gr Pyrog. 5 (chaque jour) + antibiotiques (si besoin).

❐ SI L'ABCES EST FORMÉ : inciser et ajouter 2 gr Ars. alb. 5 (jours pairs) et 2 gr Hepar sulf. 5 (jours impairs).
Ce traitement est valable pour tous les hématomes en menace d'infection, en particulier pour les hématomes du cuir chevelu.

A noter que Arnica 4 CH contribue à arrêter l'hémorragie (avec Phosph. 5 et China 4) et à éviter l'infection (avec Pyrog. 5).

Abcès du sein

Le traitement suivant les fait souvent avorter et évite ainsi l'incision :
De suite : une dose Belladonna 9.
Ensuite : 2 gr Phytolacca 4, Pyrog. 4, Belladonna 4 et Conium 4 (deux fois par jour en alternant).

Aboulie

Perte de la volonté. Voir *adynamie* et *dépression.*

Au réveil : 2 gr Sepia 5 (jours pairs) et 2 gr Aethusa 5 (jours impairs).
Le midi et le soir (et si besoin au réveil et au coucher) : 6 gouttes de la formule : Magn. ph., Avena, Ph. acid., Sepia ââ 1°X, Gelsemium, Baryta carb., Picricum ââ 4.
Au coucher : 2 gr Thebaïcum 5 (jours pairs) et 2 gr Kalium ph. 5 (jours impairs).
Le dimanche, prendre seulement au réveil : 5 gr Baryta carb. 7.

N.B. : traiter aussi la cause lorsqu'il est possible de la trouver.

Oligoéléments : Cu Au Ag, Li, Al, Zn Cu et Zn Ni Co.

Accouchement

Avant tout, ne pas oublier que l'accouchement est un acte naturel, et que la plupart du temps, *il faut laisser faire la nature,* tout en surveillant et en étant prêt à intervenir.
Donc, *ne pas se presser* et éviter toute intervention inopportune et systématique (telles l'épisiotomie et les multiples drogues qui accélèrent et ralentissent l'accouchement).

❒ ON PEUT PRÉPARER UN ACCOUCHEMENT : d'abord moralement par des paroles rassurantes, puis par des exercices physiques qui peuvent parfois aboutir à l'accouchement sans douleur, enfin par des médicaments homéopathiques.
Un mois avant l'accouchement : boire 10 gouttes Alchemilla TM (trois fois par jour).

❒ DES LES PREMIERES DOULEURS : en alternant, toutes les 1/2 h : 2 gr Arnica 4 (action physique et morale, douleurs, tonicité, hémorragies), China 4 (hémorragies), Sédatif P. C. (douleurs), Cuprum met. 4 (évite crampes et tétanisation du col), Hauloph. 4 (avant l'accouchement : tonifie les contractions internes et les provoque ; après : contribue à consolider le globe de sécurité utérin et à éviter les hémorragies), Actaea 4 (facilite le travail), 10 gouttes Lilium TM dans tisane Camomille + miel (stimule les contractions), Secale corn. 4 (inertie utérine, crampes, hémorragies ; à ne pas donner après l'accouchement tant que l'on n'est pas sûr que tout le placenta a été expulsé).

❒ APRES L'ACCOUCHEMENT :
A titre préventif : 2 gr Pyrog. 5 (pour éviter l'infection) et 2 gr Arnica 4, China 4, Cauloph. 4, Secale corn. 4 + vit. K (pour éviter les hémorragies) (chaque jour).

***Accouchement** (suite) :*

❒ Si contractions douloureuses (tranchées) : alterner toutes les 1/2 h : 2 gr Coloc. 4 et 2 gr Chamomilla 4.

❒ Si lochies :
Chaque jour : 2 gr Rhus tox. 5, Kreosotum 5 et Anemone 5.

❒ Si infection puerpérale : faire de suite des antibiotiques à hautes doses ou mieux, faire transporter la malade en milieu hospitalier.

❒ Contre les manies et la folie puerpérale : 2 gr Actaea 4 et 2 gr Veratr. vir. 4 (trois fois par jour).

❒ Contre l'empatement et la cellulite qui suivent parfois l'accouchement :
Au réveil : 2 gr Graphites 5.
Le midi et le soir, 1/2 h avant les repas : 20 gouttes de la formule : Fucus, Phytolacca ââ TM.
Au coucher : 2 gr Nux vom. 5.
Le dimanche, prendre seulement au réveil : 5 gr Thuya 7 (dimanches pairs) et 5 gr Natr. sulf. 7 (dimanches impairs).
Ce traitement est déconseillé aux mamans qui nourrissent leur bébé au sein.

❒ Contre la décalcification des jeunes mamans (cheveux, dents, ongles...) :
Au réveil et au coucher : un Fluor Crinex + 20 gouttes Uvestérol.
Au début des deux repas : un Ostéocynésine.

❒ Si fatigue :
A 10 et 16 h : ajouter un Biomag ou Tonique végétal.

Acétonémie et **acétonurie**

Présence anormale d'acétone dans le sang ou les urines. Cette affection se présente assez souvent chez les jeunes enfants (acétonurie) et se décèle par une odeur d'acétone ou de pomme de reinette de l'haleine et des urines. Chez l'adulte, elle est souvent liée au diabète.

❒ Chez les enfants :
Au réveil et au coucher, midi et soir : 6 gouttes de la formule : Acetonum, Senna, Ipeca, Belladonna, Cuprum ars. ââ 4, Aethusa, Lycopodium, Chelid., Cocculus, Conium, Staphys. ââ 3, Chrysis, Taraxacum, Solidago, Avena ââ 1°X.
Le matin : 2 gr Anemone 5 (jours pairs) et 2 gr Sulf. iod. 5 (jours impairs).
On peut ajouter un paquet de Gastroléna Sorbitol enfants (ou adultes), ou une ampoule Méthicol dans un verre de Vichy chaud.

***Acétonémie** et **acétonurie** (suite) :*

❒ SI CRISE, ajouter :
A 10 et 16 h : 2 gr Senna 4 ; 1/2 h après : 2 gr Belladonna 4 (si langue rouge) ou Bryonia 4 (si langue blanche) ; 1/2 h après : 2 gr Acetonum 4 ; 1/2 h après : 2 gr Cuprum ars. 4 ; 1/2 h après : 2 gr Ipeca 4 (si vomissements).
Vers 18 h : 2 gr Ars. alb. 5 (jours pairs) et 2 gr Veratr. alb. 5 (jours impairs) (si diarrhée).
Au coucher, 10' après les gouttes : 2 gr Aestus (ou, à défaut, Chrysis 3°X) (jours pairs) et 2 gr Calc. carb. 5 (jours impairs) (en s'endormant).
Le dimanche, prendre seulement :
– Au réveil : 5 gr Lycopodium 5.
– Vers midi : 5 gr Phosph. triiod. 5.
– Au coucher : 5 gr Natr. mur. 7 (dimanches pairs) et 5 gr Silicea 7 (dimanches impairs).
A la fin des trois repas : deux par deux 6 à 10 gr Hépatodraineur.

❒ CHEZ LES ADULTES : 2 gr Acetonum 4 et 2 gr Uranium 4 (trois fois par jour) (si hyperglycémie) + voir *diabète* et 2 gr Insul. 4 (trois fois par jour) + sérum glucosé hypertonique en perfusion IV (si hypoglycémie).

Régime : eau de Vichy sucrée en boisson ou en lavements (à défaut : eau sucrée de six morceaux de sucre + 1 cuill. café Bicarbonate de sodium pour un grand verre). Si besoin, goutte-à-goutte rectal de sérum glucosé bicarbonaté. Solution de Bourget (1 cuill. soupe trois fois par jour), ou 1/2 paquet Ortho-gastrine, ou Gastro-sodine citratée dans 1/2 verre d'eau trois fois par jour. Jus de carottes, Levure de bière.

Oligoéléments : Mn et S.

Cures thermales : Vichy.

Acidité gastrique

Voir *hyperchlorhydrie* ou plutôt *hyperacidité gastrique* se traduisant par des brûlures d'estomac calmées en mangeant ou en absorbant une boisson alcaline (Bicarbonate de sodium, Vichy).
Au réveil et au coucher, une mesure de la poudre : Bismuth., Hydrastis, Iris, Kalium bich., Magn. carb., Merc. cor., Ornith., Robinia, Uranium ââ 4, Solidago 1.
Le matin à jeun : 2 gr Arg. nitr. 5 (jours pairs) et 2 gr Sulfuricum 5 (jours impairs).
Le midi et le soir, 10' avant les repas : 6 gouttes de la formule : Capsicum, Carduus mar., Chelid., Coloc., Histaminum, Ph. acid., Raphanus ââ 4, Citrus, Ficus ââ 1°X.
A la fin des trois repas : deux par deux 6 à 10 gr Hépatodraineur.

Acidité gastrique *(suite) :*

Au coucher, 10' après la poudre : 2 gr Nux vom. 5 (jours pairs) et 2 gr Mur. acid. 5 (jours impairs).
Le dimanche, prendre seulement :
– Au réveil : 5 gr Lycopodium 5.
– Au coucher : Phosph. triiod. 5.

Régime : repas légers le soir (rien d'animal, pas de féculents); éviter la constipation et la sédentarité, ainsi que les aliments acides et vinaigrés. Ne pas fumer. Pastilles alcalines (Neutroses, Acidrine, Polysilane, Jécopeptol ou Gastropax).

Acidose

Imprégnation acide des tissus, à redouter chez les diabétiques lorsqu'il y a apparition de somnolence, d'amaigrissement, de vertiges, de diarrhée et vomissements, d'oppression, avec présence dans les urines d'un excès d'ammoniaque, d'acétone et d'acide diacétique.

❒ POUR LE TRAITEMENT : voir *diabète.*
A 10, 16 et 18 h : 2 gr Ph. acid. composé.

Acné

Maladie de la peau due à un trouble fonctionnel des glandes pilo-sébacées et caractérisée par une éruption de papulo-pustules localisées sur le visage et la partie supérieure du thorax.

❒ AVANT TOUT : vivre au grand air, éviter sédentarité et constipation.
Au réveil et au coucher : 20 gouttes Uvestérol + Dermo-drainol, ou 50 gouttes bourgeons Ribes, Betula pub., Quercus, Ulmus, Cedrus, Juglans reg. ââ 1°X, ou encore une mesure de la poudre suivante : Arnica, Belladonna, Calc. ph., Fagopyrum, Kalium brom., Urtica ââ 4, Borrago, Chrysis, Dipsacus, Platanus, Saponaria, Sarsap., Spiraea, Viola tri., Zea ââ 1°X.
Le matin : 2 gr Anemone 5 (jours pairs) et 2 gr Sulf. iod. 5 (jours impairs).
Le midi et le soir, 10' avant les repas : 2 gr Saponaria composé + un Alvityl (une semaine) et deux Boribel 22 + 6 gouttes de la formule : Antim. crud., Cistus, Croton, Graphites, Hepar sulf., Iodum, Lappa, Merc., Ph. acid., Pix liq., Rhus tox., Rhus vern. ââ 4, Solidago, Taraxacum, Capsicum, Fraxinus, Ribes ââ 1°X (l'autre semaine, en alternance).
A la fin des repas : 2 gr Hépatodraineur + tisane Boribel 10 ou tisane Epidermique Sergent mélangée, à tisane Rafraîchissante Sergent (si besoin) + 30 gouttes Juglans reg. TM + Viola tri. TM (ou tisane Boribel 4 et 10).

***Acné** (suite) :*

Au coucher, 10' après les gouttes ou la poudre : 2 gr Rhus tox. 5 (jours pairs) et 2 gr Arum 5 (jours impairs).
Le dimanche, prendre seulement :
– Au réveil : 5 gr Thuya 7 (dimanches pairs) et 5 gr Graphites 7 (dimanches impairs).
– Vers midi : 5 gr Psor.
– Vers 18 h : 5 gr Staphylococcinum 5.
– Au coucher : 5 gr Kalium brom. 9 (dimanches pairs) et 5 gr Antim. tart. 9 (dimanches impairs).
Localement :
– Le matin : nettoyer avec Lactacyd liquide puis masser avec Lactacyd 2.
– Le soir : crème Pygmal, ou Brasivol, ou Prémauclair, ou Aberel, ou Effederm... + recalcification (si besoin).

❒ EN CAS D'ÉCHEC, on peut encore employer d'autres traitements, tels que :
Le midi et le soir : deux pilules anti-acné Normy + baume Normy, ou deux Séroxéma, ou un Cystine B_6 Bailleul (ou Virustat, Ultra-Levure, Biotine Roche ou Levure de bière).

Localement, selon les types de peaux : Antébor, Cuterpès, Clearasil, Collosol, Denisoline, Physohex, Gelacnine, Sacnel... Savons Dermacide ou Sulfuryl... Eau de Philae, Acnestrol... Crème Posebor, pommade Boribel 3 ou Cutisan.

❒ EN CAS D'ACNÉS REBELLES : Erythromycine (deux par jour le premier mois, puis un par jour les mois suivants).

Régime : rien d'animal le soir.

Oligoéléments : S et Mn Cu (si terrain hyposthénique) et Cu Au Ag ou Mn Co (si terrain dystonique). Algues marines laminaires.
Vitamines : A, B2, B3, B5, B6, B8, B12, C et E. Levure de bière.

Cures : héliomarines.

Acrocyanose

Congestion passive des extrémités qui prennent parfois une teinte violacée ou bleuâtre, souvent due à une insuffisance cardiaque ou pulmonaire, ou à de l'artériosclérose.

❒ DANS LES CAS BÉNINS : 2 gr de chaque par jour en les répartissant dans la journée : Anemone 5, Hamamelis 5 et Ferrum 5 + 2 gr Cuprum met. 4 (deux fois par jour) et un Nycil (avant les deux repas, si besoin) (si crampes).

***Acrocyanose** (suite) :*

Ces cas bénins sont fréquents à la puberté ; dans les terrains thyro-hypophyso-ovariens, ils sont améliorés par le mariage. De toute façon, il faut stimuler la circulation par des bains chauds, des frictions avec un liniment contenant de l'alcool et de la térébenthine, mener une vie au grand air, éviter la sédentarité, sauter à la corde. Cures marines.

❒ DANS LES CAS GRAVES : soigner avant tout l'étiologie et l'état général. Si pas de cause apparente, on peut essayer le traitement suivant :
Au réveil et au coucher, une mesure de la poudre : Aesculus, Arum, Baryta carb., Bromum, Euphorbia, Ferrum, Hamamelis, Histaminum, Stram., Sulf. ââ 4.
Le matin : 2 gr Secale corn. 5 (jours pairs) et 2 gr Anemone 5 (jours impairs).
Le midi et le soir, 10' avant les repas : 10 gouttes de la formule : Parathyroïde, Posthypophyse, Adrenalinum ââ 3°X.
A la fin des repas : 2 gr Hépatodraineur.
Vers 18 h : 2 gr Ferrum ph. 5 (jours pairs) et 2 gr Hamamelis 5 (jours impairs).
Au coucher, 10' après la poudre : 2 gr Lach. 5 (jours pairs) et 2 gr Ammon. carb. 5 (jours impairs).
Le dimanche, prendre seulement au réveil : 5 gr Phosph. triiod. 5.

Oligoélément : Mn Co.
Vitamines : B3, C2 et P.

Cures thermales : Bagnoles-de-l'Orne, Royat-Chamalières...

Adénites et **adénopathies**

❒ SIMPLES : hypertrophie ganglionnaire banale des enfants.
Au réveil et au coucher, une mesure de la poudre : Ars. iod., Calc. fl., Hekla, Belladonna, Conium, Lycopodium, Ailanthus, Chelid., Staphys. ââ 4, Céréales germées 1°X.
Le matin : 2 gr Anemone 5 (jours pairs) et 2 gr Sulf. iod. 5 (jours impairs).
Le midi et le soir, 10' avant les repas : 6 gouttes de la formule : Amygdalus, Corallium, Drosera, Euphorbia, Ferrum ph., Iodum, Merc. cyan., Merc. sol., Phytolacca, Kalium ph. ââ 3, Equisetum 1°X. On peut remplacer cette formule par Scrof. composé (ou Agnus castus Cplx Lehning n° 2 ou Boribel 27).
A la fin des repas : tisane Céréales + 30 gouttes Juglans reg. TM.
Vers 18 h : 2 gr Calc. composé 3°X (jours pairs) et 2 gr Triphosphates composé 3°X (jours impairs).
Au coucher, 10' après la poudre : 2 gr Baryta carb. 5 (jours pairs) et 2 gr Cistus 5 (jours impairs).

***Adénites** et **adénopathie** (suite) :*

Le dimanche, prendre seulement :
– Au réveil : 5 gr Drosera 7 (dimanches pairs) et 5 gr Euphorbia 7 (dimanches impairs).
– Vers midi : 5 gr Phosph. triiod. 5.
– Au coucher : 5 gr Natr. mur. 7 (dimanches pairs) et 5 gr Silicea 7 (dimanches impairs).

Oligoéléments : Mn Cu (mardis et vendredis matin) + Cu Au Ag (le dimanche matin).

❐ ADÉNOPATHIES TRACHÉO-BRONCHIQUES : même traitement, mais remplacer la poudre du matin et du soir par la suivante : Arum, Antim. tart., Grindelia, Hydrastis, Spongia, Samb., Senega, Kalium iod., Ipeca, Chamomilla, Aceticum, Stannum, Hyoscyamus, Belladonna ââ 4 + 2 gr Sticta 4 et 2 gr Rumex 4 (si toux irritante, deux fois par jour).

Rechercher une cause et la traiter le cas échéant.

❐ FIEVRE GANGLIONNAIRE : Boribel 27.

❐ SUPPURÉES : ajouter au traitement des adénites simples :
Vers 10 h : 2 gr Pyrog. 5.
Vers 16 h : 2 gr Ars. alb. 5 (jours pairs) et 2 gr Hepar sulf. 5 (jours impairs) (après incision).

❐ SI LYMPHANGITE :
Chaque jour : ajouter 2 gr Naja 4.

❐ TUBERCULEUSES : même traitement que pour les *adénites simples,* plus :
Vers 10 h : 2 gr Tubercul. 4.
Le midi et le soir : 1 cuill. café Jénovérine ou Sativol.
Antibiothérapie antituberculeuse.

❐ SPÉCIFIQUES :
Chaque jour : même traitement, mais remplacer Tubercul. par Stillingia 4 et ajouter 2 gr Lues. 5.

❐ DANS TOUS LES CAS : ne pas oublier cures de bains de mer et de soleil, sous surveillance médicale.

Oligoéléments : Cu Au Ag, Mg, As et I.
Compléments endocriniens : Rate, Thymus. Les Granions d'argent et d'or détruisent les ganglions lymphatiques inaccessibles par d'autres méthodes (syndromes inflammatoires et tumoraux).

Adénome de la prostate

Au réveil et au coucher, une mesure de la poudre : Aloe, Collinsonia, Aesculus, Capsicum, Ferrum ph., Hamamelis, Ignatia, Nux vom.,

Paeonia, Ratanhia, Sedum ââ 3, Solidago, Chimaphila, Orchitinum, Pareira ââ 1°X.
Le matin : 2 gr Baryta carb. 5 (jours pairs) et 2 gr Caust. 5 (jours impairs).
A 10 et 16 h : 2 gr Sabal composé.
Le midi et le soir, 10' avant les repas : 10 gouttes Boribel 18 ou de la formule : Anemone, Baryta iod., Belladonna, Canthar., Clematis er., Ferrum picr., Kreosotum, Merc. sol., Staphys., Thuya, Zincum met. ââ 4.
Au début des repas : Tadenan ou Magnogène selon les cas (on peut les alterner).
A la fin des repas : tisane Virile Sergent (ou Boribel 11) + deux baies d'alkékenge et, deux par deux, quelques gr Hépatodraineur.
Au coucher, 10' après la poudre : 2 gr Conium 5 (jours pairs) + un suppositoire Lahoder ; et 2 gr Equisetum 5 (jours impairs) + un suppositoire Boribel 3.
Le dimanche, prendre seulement :
– Au réveil : une ampoule Prostati-Dausse.
– Au coucher : un suppositoire Homéopros + 5 gr Thuya 7 (dimanches pairs) et 5 gr Conium 7 (dimanches impairs).

❒ SI CRAMPES :
Le midi et le soir : ajouter Cuprum 4.

❒ SI FATIGUE :
Le matin : ajouter un Biomag.
Le soir : ajouter un Ephynal.

❒ EN PÉRIODE AIGUE DE PROSTATISME :
Le soir : un suppositoire Boribel 3, ou Homéopros, ou Lahoder.

Oligoéléments : Zn Cu, Mn Co, Mg, Sb, Se et Si.
Vitamines : A, B6, C et E.

Traitement par la gemmothérapie

Au réveil : 30 gouttes bourgeons Betula pub. ââ 1°X (+ radicelles, éc. int., rac.).
Le midi, 1/2 h avant le repas : 30 gouttes bourgeons Sequoia 1°X.
Le soir, 1/2 h avant le repas : 30 gouttes bourgeons Ribes, Quercus ââ 1°X (+ radicelles, éc. int., rac., glands).
Au coucher : 30 gouttes bourgeons Tilia 1°X (tous les soirs), et un suppositoire Prostate 4 (trois soirs par semaine).

Adhérences

Pour éviter les adhérences postopératoires :
Chaque jour qui suit l'intervention : 2 gr Iris 4 et 2 gr Calc. fl. 4 (deux fois par jour).
Le matin et le soir : un Ephynal.

❒ ADHÉRENCES TARDIVES : voir *périviscérites.*

Adiposo-génital (syndrome)

Ce syndrome est l'une des causes de l'obésité de l'enfance. Voir *formation, obésité* et *puberté.*

Au réveil et au coucher, une mesure de la poudre : Agnus, Anemone, Antim. crud., Ant'hypophyse, Capsicum, Ferrum, Hamamelis, Kalium ph., Lycopodium, Orchitinum (ou Ovarinum si fille), Selenium, Thyroïde, Yohimbinum ââ 4, Solidago 1 + un Ephynal.
Le matin à jeun : 2 gr Graphites 5 + oligoélément Zn Cu (jours pairs) et 2 gr Ant'hypophyse 5 + oligoélément Si (jours impairs).
A 10 et 16 h : deux Boribel 39 (une semaine) et Badiaga Cplx Lehning n° 47 (l'autre semaine, en alternance).
Le midi et le soir, 1/2 h avant les repas : 20 gouttes de la formule : Fucus, Phytolacca ââ TM. Ajouter deux Boribel 47 + Amphosca à l'orchitine (si garçons) et deux Boribel 32 + Amphosca à l'ovarine (si filles).
A la fin des repas : tisane Boribel 9 + tisane Virile Sergent (si garçons) ou tisane Féminine Sergent (si filles) ou Boribel 12. On peut aussi utiliser les tisanes Amaigrissantes Sergent et Rafraîchissantes Sergent ou Boribel.
Au coucher, après la poudre : 2 gr Nux vom. 5 (jours pairs) et 2 gr Ovarinum 5 (jours impairs chez les filles) ou Orchitinum 5 (jours impairs chez les garçons).
Le dimanche, prendre seulement :
– Au réveil : 5 gr Lycopodium 5.
– Au coucher : 5 gr Thuya 7 (dimanches pairs) et 5 gr Natr. sulf. 7 (dimanches impairs).

❒ SI BESOIN, ajouter :
– POUR COUPER L'APPÉTIT : un suppositoire Hypoth. 9 (trois soirs par semaine, jours pairs).
– POUR ACTIVER LA PUBERTÉ : un suppositoire Ant'hypophyse, Orchitinum (ou Ovarinum), Surrénale, Thyroïde ââ 4 CH (trois soirs par semaine, jours impairs).

Régime : diminuer le repas du soir (celui qui fait grossir). Supprimer le goûter de 16 h, éviter les hydrates de carbone (légumes secs et farineux), manger des viandes rouges sans pain ni biscottes, des hors-d'œuvre végétaux, des fruits, des légumes verts. Se méfier d'un diabète toujours possible et de la décalcification fréquente chez les adiposo-génitaux. Eviter la constipation, en partant du principe que les obèses doivent plutôt être relâchés que resserrés. En règle générale, ne jamais essayer de faire maigrir un enfant sans surveillance médicale.
Faire du sport d'équipe (football, basket, rugby...). Vacances sur une plage de la Manche ou de l'océan Atlantique.

Oligoéléments : Zn Cu, Mn Co, I, Se et Si.
Vitamines : C et surtout E.

Cures thermales : Brides-les-Bains, Châtelguyon.

Adynamie (ou faiblesse, manque de force)

Au réveil et au coucher, une mesure de la poudre : Arg., Chin. ars., Selenium, Cocculus, Crataegus, Kalium ph., Nux vom., Rubid., Sepia, Stannum, Sulf., Zincum met. ââ 4, Solidago 1.
Le matin : 2 gr Mur. acid. 5 (jours pairs) et 2 gr Picricum 5 (jours impairs).
Vers 10 h : 2 gr Gelsemium 4.
Le midi et le soir, 10' avant les repas : 10 gouttes Céréales germées 1°X, ou Alchemilla TM (leucorrhée) ou une gorgée Tonique végétal ou un Biomag.
Vers 18 h : 2 gr Arnica 4.
A la fin des repas : 2 gr Hépatodraineur.
Au coucher, 10' après la poudre : 2 gr Ph. acid. 5 (jours pairs) et 2 gr Ambra 5 (si insomnie) ou Ars. iod. 5 (si convalescence) (jours impairs).
Le dimanche, prendre seulement au réveil : 5 gr Silicea 7 (dimanches pairs) et 5 gr Zincum met. 7 (dimanches impairs).

Oligoéléments : Mn Cu Co, Cu Au Ag, S, Co, Zn Ni Co, Mg et K.
Vitamines : B2, B6, B12, B15, C et E.

Aérocolie et **aérophagie**

Voir *ballonnements* et *flatulences.*

Au réveil et au coucher, une mesure de la poudre : Chrysis, Solidago, Raphanus, Taraxacum ââ 1°X.
Le matin : 2 gr Kalium carb. 5 (jours pairs) et 2 gr Sepia 5, Nux vom. 4, Sulf. 3 (jours impairs).
A 10 et 16 h : 2 gr Raphanus 4.
Le midi et le soir, 10' avant les repas : 6 gouttes de la formule : Ptelea, Coloc., Chelid., Carduus mar., Asa, Hydrastis, Ignatia, Kalium carb., Carbo veg., Magn. mur., Nux mosch., Sanguin. ââ 4 + deux Boribel 15 (estomac) ou 17 (intestin), selon les cas.
A la fin des repas : deux par deux 6 à 10 gr Hépatodraineur et 20 gouttes de la formule : Origanum, Leonurus ââ TM dans tisane Marjolaine.
Au coucher, 10' après la poudre : 2 gr Cocculus 5 (jours pairs) et 2 gr Ignatia 5 (jours impairs) + un suppositoire Muqueuse stomacale 7 CH ou Côlon 7 CH selon les cas (deux à trois soirs par semaine).
Le dimanche, prendre seulement :
– Au réveil : 5 gr Lycopodium 5.
– Au coucher : 5 gr Thuya 7 (dimanches pairs) et 5 gr Conium 7 (dimanches impairs).

Ne rien manger entre les repas ; éviter la constipation et la sédentarité. Pereflat, Magnésie composée Lehning.

Oligoéléments : Mn Cu Co, Cu Au Ag, S, Co et Ni Co.

Affections médullaires

2 gr Hypericum 4 (cinq fois par jour).

Agalactie

Baisse de la sécrétion lactée des nourrices. Voir *allaitement.*

Agitation

Voir *bougeotte.*

❒ DANS TOUS LES CAS :
Au réveil : 2 gr Aconit. 5 ou Arg. nitr. 5 (jours pairs) et 2 gr Gelsemium 5 (jours impairs).
Le midi et le soir : un Bénerva, ou deux Nervopax, ou deux Neurocynésine + 20 gouttes Avena TM dans tisane Lotier.
A 18 h : 2 gr Moschus 5 (jours pairs) et 2 gr Sumbul 5 (jours impairs).
Au coucher : 2 gr Ignatia (chez les femmes) ou Physostigma 5 (chez les hommes) (jours pairs) et 2 gr Zincum met. 5 (impatiences dans les jambes) ou Tarent. hisp. 5 (paralysie agitante, chorée…) (jours impairs).
A 10 et 16 h et la nuit, si réveil : 2 gr Sédatif P. C. ; 1/2 h après : 2 gr Chamomilla 5 ou Homéogène 46.
Le dimanche, prendre seulement au réveil : 5 gr Lycopodium 5.

❒ AGITATION DES POUSSÉES DENTAIRES DE L'ENFANT :
Chaque jour : 2 gr toutes les 1/2 h en alternant : Chamomilla 5 et Sédatif P. C.

❒ AGITATION NOCTURNE : sirop Méréprine ou Nopron ou suppositoire Ballotyl + bains de pieds chauds.

❒ AGITATION AU COURS D'UNE MALADIE :
Chaque jour : 2 gr du « trio » : Aconit. 5, Ars. alb. 5 et Rhus tox. 5.

❒ AGITATION DE L'ALCOOLIQUE :
Chaque jour : 2 gr Stram. 5.

❒ AGITATION AVEC EXHIBITIONNISME :
Chaque jour : 2 gr Hyoscyamus 5.

❒ MOUVEMENTS SPASMODIQUES, TICS :
Chaque jour : 2 gr Amanita 5.
Le dimanche soir : 5 gr Mygale 7.

❒ AGITATION DIURNE, CALME NOCTURNE : Hyoscyamus 5 et Psor. 5.

❒ AGITATION DES JAMBES :
Chaque jour : 2 gr Amanita 5, Hyoscyamus 5 et Zincum met. 5.

Oligoéléments : Mn et I.

Agitation *(suite) :*

Allopathie :
Chaque jour : 1 à 3 cuill. café Mégamag, sirop Melleril 2 ‰, Aéïne infantile ou Calcibronat sirop 13,3 %.

Agoraphobie

Ou vertige des grands espaces, appréhension de traverser les places et les ponts.
Au réveil : 2 gr Aconit. 5 (jours pairs) et 2 gr Arg. nitr. 5 (jours impairs).
A 10 et 16 h, et au moment du vertige : 2 gr Gelsemium 5.
Le midi et le soir, 10' avant les repas : 2 gr Ph. acid. composé.
A la fin des repas : 1 cuill. café Melissa TM dans tisane sédative (Tilleul, Oranger...), ou tisane Boribel 8.
Au coucher : 2 gr Arnica 5 (jours pairs) et 2 gr Ars. iod. 5 (jours impairs).

Oligoéléments : Li (soirs pairs) + Al (soirs impairs) + Cu Au Ag (le dimanche).

Agranulocytose

Diminution des leucocytes granuleux du sang. Voir *anémie.*

Au réveil et au coucher : un Alvityl.
Le matin : 2 gr Pyrog. 5 (jours pairs) et 2 gr Crotalus 5 (jours impairs).
Le midi : 5 gr Ph. acid. composé ou Boribel 27.
Avant le repas du soir : 10 gouttes de chaque : Chrysis 2°X et radicelles Vitis 1°X.
Au coucher : ajouter 2 gr Ars. alb. 5 (jours pairs) et 2 gr Eupat. 5, ou Benzol. 5, ou Radium 5, ou Bismuth. 5, ou Aurum 5, ou Sulfamide 5, ou Streptomycine 5, ou Ferrum picr. 5 (selon l'étiologie) (jours impairs).
Le dimanche, prendre seulement au réveil : 5 gr Phosph. triiod. 5.

Oligoéléments : Cu Au Ag et C.
Vitamines : B4, B6, B12 et C + suppositoire Moelle osseuse 4 CH.
Allopathie : traitement de la cause éventuelle.

Aigreurs d'estomac

Voir *acidité gastrique* et *hyperchlorhydrie.*

Albuminurie

❒ AVANT TOUT : repos et chaleur (= lit).
Au réveil et au coucher, une mesure de la poudre : Pareira, Curcuma, Cynara, Chrysis, Uva ursi, Raphanus, Solidago, Sarsap., Betula, Ribes, Taraxacum, Lespedeza, Pilosella, Spiraea, Fraxinus exc. ââ 1°X.
Le matin : 6 gouttes Poconeol 23 + 2 gr Canthar. 5 (jours pairs) et 2 gr Merc. cor. 5 (jours impairs).
A 10 et 16 h : 2 gr Apis 4 + deux Boribel 18 (chez les hommes) ou 19 (chez les femmes).
Le midi et le soir, 10' avant les repas : 6 gouttes de la formule : Ars. alb., Berberis, Betula, Canthar., Chimaphila, Formica, Helonias, Merc. cor., Thlaspi, Terebint., Sérum d'anguille, Viscum ââ 3.
A la fin des repas : tisane Rénale (LHF ou LHM, Berberis, Urosiphon, Boribel 11 ou Uro-tisane au Berberis) et deux par deux, 6 à 10 gr Hépato-draineur.
Vers 18 h : 2 gr Sérum d'anguille 4.
Au coucher, 10' après la poudre : 2 gr Ars. alb. 5 (jours pairs) et 2 gr Nux vom. 5, Sulf. 4 (jours impairs) + un suppositoire Néphrine, Myocarde ââ 4 (deux soirs par semaine).
Le dimanche, prendre seulement :
– Au réveil : 5 gr Phosph. 5.
– Vers midi : 5 gr selon étiologie : Serum equi 7, Diphterotoxinum 7 ou Vaccinotox. 7.
– Au coucher : 5 gr Natr. mur. 7 (dimanches pairs) et 5 gr Thuya 7 (pour les gros) ou Silicea 7 (pour les maigres) (dimanches impairs).

❒ SELON BESOIN, ajouter :
Le midi et le soir, 10' avant les repas : 10 gouttes Réno-drainol, ou Juniperus Cplx Lehning n° 6 (oligurie, œdème), ou Pareira composé (chronique ou lithiase), ou Natrum carbonicum Cplx Lehning n° 10 (arthritisme).

❒ SI ŒDEMES : en plus d'Apis, insister sur Apocynum 4 et Digitalis 4 (2 gr de chaque deux fois par jour en alternant) + Oligosol K (le matin).

Cures thermales : Saint-Nectaire, Vittel (albuminuries cycliques, fonctionnelles, intermittentes), Contrexéville, Evian-les-Bains (albuminuries liées à la goutte ou à la gravelle ; contre-indiquée en cas de pyélite), Martigny-les-Bains, Pougues-les-Eaux, Royat-Chamalières (albuminuriques affaiblis), Bains-les-Bains (albuminurie des hypertendus et dans la néphrite chronique non compliquée).

❒ ALBUMINURIES JUVÉNILES : ne pas oublier qu'on a affaire à un organisme en voie de développement et qu'il ne faut pas instituer un régime systématique et carencé pendant trop longtemps.

❒ SI PYURIE :
Chaque jour : ajouter 2 gr Pyrog. 5 + 2 gr Iso-vaccin 5 et, selon les cas : Colibacil. 5, Tubercul. 5, Staphylococcinum ou Streptomycine, ou Entero-

***Albuminurie** (suite) :*

coccinum 5... selon l'étiologie + oligoélément Cu Au Ag (le matin), Mg (le midi) et Mn Cu (le soir).

L'albuminurique n'aime ni le froid ni la fatigue. Aussi, dans les cas bénins, il suffit de quelques jours de lit pour tout remettre en ordre (repos et chaleur).

Régime : déchloruré.

Oligoéléments : Mn Cu, Cu Au Ag ; ajouter Cu au cours d'une maladie infectieuse, Ag (gonocoque) et Au (tuberculose).
Compléments endocriniens : Rate, Thymus et Thyroïde.

Alcalose

Imprégnation alcaline des tissus survenant surtout chez les sédentaires végétariens.

Au réveil et au coucher : 50 gouttes bourgeons Betula pub., Ribes, Quercus ââ 1°X.
Avant chaque repas : deux pilules Juglans vitaminé + 2 gr Ph. acid. composé.
Le midi et le soir, 1/2 h avant les repas : 30 gouttes bourgeons Juglans reg. 1°X.

Régime : plus carné et plus gras. Eviter la sédentarité et l'absorption de médicaments alcalins, en particulier de Bicarbonate de sodium. Eau de Vichy.

Alcoolémie et **conduite automobile**

D'après le Dr Piarrat, l'antidote n° 1 de l'alcool est Nux vom. 5 (2 gr tous les soirs en s'endormant). Ajouter en plus :

❒ Si douleurs abdominales apres boissons alcoolisées : Ignatia 5 et Lycopodium 5.

❒ Si diarrhée : Antim. crud. 5, Nux vom. 5 et Zincum met. 5.

❒ Si sang à la tete : Lycopodium, Nux vom., Petrol., Sanguin.

❒ Si douleurs à la face : Cactus.

❒ Si toux apres boissons alcoolisées : Stannum et Zincum met.

❒ Si douleurs de poitrine : Borax.

❒ Si douleurs échine : Zincum met.

❒ A titre préventif :
1 h avant banquets : 2 gr Ethyl. 5.
1/2 h avant banquets : 2 gr Paullinia 4.

***Alcoolémie** et **conduite automobile** (suite) :*

❒ DANS LES CAS CHRONIQUES :
Le matin, le midi et le soir, 1/2 h avant les repas : 6 gouttes de la formule : Absinthium, Asarum, Carbol. acid., Ethyl., Hyoscyamus, Lach., Ledum, Nux vom., Thebaïcum, Phytolacca, Quercus gland., Stram., Sulfuricum, Zincum met. ââ 4, Solidago 1.

Alcoolisme

Ensemble des accidents morbides produits par l'abus de boissons alcoolisées. Les sédentaires y sont plus sensibles que les autres parce qu'ils éliminent mal.

Au réveil et au coucher, une mesure de la poudre (dépuratif) : Pareira, Curcuma, Cynara, Chrysis, Uva ursi, Raphanus, Solidago, Sarsap., Taraxacum, Avena, Ribes ââ 1°X, Cuprum ars., Fluoricum, Carbol. acid. ââ 4.
Le matin à jeun : 2 gr Ethyl. 5 (jours pairs) et 2 gr Asarum 5 (jours impairs).
Le midi et le soir, 10' avant les repas : 10 gouttes de la formule : Absinthium, Amanita, Angustura, Carb. sulf., Gelsemium, Hyoscyamus, Lach., Ledum, Metaldeh., Thebaïcum, Paullinia, Ranunc. bulb., Stram., Sulfuricum, Zincum met. ââ 4, Phytolacca TM + un Magné-B_6.
A la fin des repas : deux par deux 6 à 10 gr Hépatodraineur.
Au coucher, 10' après la poudre : 2 gr Nux vom. 5, Sulf. 4 (jours pairs) et 2 gr Quercus gland. 5 (jours impairs).
Le dimanche, prendre seulement :
– Au réveil : 5 gr Lycopodium 5.
– Au coucher : 5 gr Nux vom. 7 (dimanches pairs) et 5 gr Thebaïcum 7 (dimanches impairs).

❒ POUR DÉGOUTER PROGRESSIVEMENT DU VIN : 3 gouttes Capsicum TM dans chaque litre de vin.

❒ POUR DESSOULER RAPIDEMENT : une tasse de café très fort avec 5 gouttes d'ammoniaque. Puis 2 gr Stram. 5.

Oligoéléments : C, Co, Ni, Mn Co, S et Mg.
Vitamines : B1, B2, B3, B6, B12, 1 et J.
Allopathie :
Le matin : un Espéral provoque de l'intolérance aux boissons alcoolisées et en dégoûte progressivement + vit. B6 (Bécilan, Bécozyme), Tiapridal.

Algies

Voir *névralgies* (Boribel 4).

❒ SI URGENCE : faire Terneurine ou Hydroxo 5000.

Allaitement

❒ POUR AUGMENTER LA SÉCRÉTION LACTÉE :
Au réveil et au coucher : un Ephynal.
Le matin : 2 gr Ph. acid. 5 (jours pairs) et 2 gr Calc. carb. 5 (jours impairs).
A 10 et 16 h : 2 gr Ricinus 4 ; 1/2 h après : 2 gr Urtica 4.
Le midi et le soir, 1/2 h avant les repas : 10 gouttes Céréales germées TM (60 cc) et un Erythroton (une semaine), 1 cuill. café Jénovérine, ou Sativol, ou deux Boribel 49 ou Sabal composé (l'autre semaine, en alternance).
Au début des trois repas : 1 cuill. soupe de granulés (secs ou dilués) Galactogil.
A la fin des trois repas : 2 gr Hépatodraineur et infusions Fenouil + Cumin.
Au coucher, après Ephynal : 2 gr Lach. 5 (jours pairs) et 2 gr Caust. 5 (jours impairs).
Le dimanche, prendre seulement :
– Au réveil : 5 gr Thuya 7 (dimanches pairs) et 5 gr Aceticum 7 (dimanches impairs).
– Au coucher : 5 gr Natr. mur. 7 (dimanches pairs) et 5 gr Silicea 7 (dimanches impairs).

Régime : fruits et légumes crus, hors-d'œuvre végétaux, laitages crus, pain complet.

Oligoéléments : Mn, Fl, Si, Fe et Mg.
Vitamines : A, B2, C, D et E.

❒ POUR FAIRE PASSER LE LAIT D'UNE JEUNE MAMAN (sevrage) : trois à cinq tasses par jour d'une tisane antilaiteuse, par exemple : follicules de Séné (3 parties) + fleurs de Millepertuis (2 parties) + fleurs de Caille-lait + fleurs de Sureau ââ (1/2 partie).
Au réveil : 2 gr Bryonia 5.
Le midi et le soir, 1/2 h avant les repas : 10 gouttes Salvia TM.
A 18 h : 2 gr Anemone 5.
Au coucher : 2 gr Lac can. 5.
Le dimanche, prendre seulement au réveil : 5 gr Anemone 9 (dimanches pairs) et 5 gr Calc. carb. 9 (dimanches impairs).
Faire ce traitement au moins pendant un mois.
De plus, régime sec et bandage compressif des seins. Faire ce traitement au moins pendant un mois.

Allopathie :
Aux trois repas : 1/2 Parlodel.

❒ MAMELONS HYPERSENSIBLES : 6 gouttes de la formule : Arnica, Ratanhia, Bellis, Chamomilla, Croton, Hamamelis, Phelland., Zincum met. ââ 4, Avena, Alfalfa, Solidago ââ 1°X (cinq fois par jour).

Allaitement *(suite) :*

❐ CREVASSES DES MAMELONS :
Au réveil : 2 gr Graphites 5.
Vers 10 h : 2 gr Castor 4.
Au début des repas : deux Boribel 19 et 22.
Vers 16 h : 2 gr Ratanhia 4.
Vers 18 h : 2 gr Phytolacca 5.
Au coucher : 5 gr Petrol. 5.

Localement : Cicaderma, ou pommade Kératocynésine.

❐ SI LYMPHANGITE :
Au réveil : 2 gr Pyrog. 5.
A 10 et 18 h : 2 gr Belladonna 4.
Le midi et le soir, 1/2 h avant les repas : 6 gouttes de la formule : Belladonna, Bryonia, Echinacea, Naja, Tarent. cub. ââ 4, Solidago 1 + deux Boribel 27.
Au coucher : 2 gr Naja 4.

❐ SI MENACE D'ABCES AU SEIN :
De suite : une dose Belladonna 7 et 2 gr Belladonna 4, Conium 4, Phytolacca 4 et Pyrog. 4 (deux à trois fois par jour en alternant).

❐ SEINS DOULOUREUX : 2 gr Phelland. 4 (deux fois par jour).

Localement : Homéoplasmine.

Allergies

Rechercher l'étiologie, par exemple allergie au pollen (voir *rhume des foins*).
En dehors de toute cause connue, faire le traitement suivant pour désensibiliser :
De suite : une dose Histaminum 9 CH en entier, loin des repas.
Au réveil et au coucher : 50 gouttes éc. int., rac. Betula pub. (+ bourgeons, radicelles) + Quercus (+ glands) + bourgeons Ribes ââ 1°X.
Le matin : 2 gr Serum equi 5 (jours pairs) et 2 gr Kalium iod. 5 (jours impairs).
A 10 et 16 h : 2 gr Apis 4 ; 1/2 h après : 2 gr Urtica 4 (si œdème de Quincke, urticaire), ou 2 gr All. cepa 4 ; 1/2 h après : 2 gr Euphrasia 4 ; 1/2 h après : 2 gr Euphorbia ; 1/2 h après : 2 gr Sabadilla 4 (si rhinite spasmodique, éternuements, larmoiement), ou 2 gr Sticta 4 ; 1/2 h après : 2 gr Spongia 4 ; 1/2 h après : 2 gr Samb. 4 (si toux spasmodique ou rauque).
Le midi et le soir, 1/2 h avant les repas : 10 gouttes Chelid. composé (une semaine) et Hydrastis composé ou All. cepa composé (éternuements) (l'autre semaine, en alternance).

Allergies *(suite) :*

A 18 h : 2 gr Histaminum 5 (jours pairs) et 2 gr Ars. alb. 5 (jours impairs).
Au coucher, 10' après les 50 gouttes : 2 gr Nux vom. 5, Sulf. 4 (jours pairs) et 2 gr Napht. 5 (jours impairs).
Le dimanche, prendre seulement :
– Au réveil : 5 gr Bryonia 7.
– Vers midi : 5 gr Phosph. triiod. 5.
– Au coucher : 5 gr Thuya 7 (dimanches pairs) et 5 gr Silicea 7 (dimanches impairs).

❒ EN CAS D'ALLERGIE POST-VACCINALE : une dose 9 CH du vaccin en cause en plus du traitement ci-dessus. Dans tous les cas, vérifier les urines (albumine, acétone, sucre).

❒ DANS LES ALLERGIES AUX ANTIBIOTIQUES : ajouter 2 gr Monilia 4 (deux fois par jour) et les dilutions du médicament antibiotique en 4 CH (2 gr deux fois par jour) + vit. B (Bécozyme) + Levure de bière.

❒ ALLERGIE OCULAIRE : pommades et collyres Fludro-cortisone (ou Médrysone Faure, Maxidex, ou mieux Néomycine/Hydrocortisone). Pommades oculaires et Cébénicol.

❒ SI RÉACTIONS ALLERGIQUES SÉVERES : faire d'urgence une IM Cortisone Roussel (Solu-Médrol ou Kenacort retard) : état du mal asthmatique, hémopathie maligne, dermatoses graves, syndromes malins des maladies infectieuses, œdèmes laryngés, états de choc…

Oligoéléments :
Si auto-intoxication : Mg, Mn et S.
Si urticaire (allergie arthritique) : Mn et S.
Si œdème de Quincke : Mn (si arthritique) et Mn Co (si dystonique).
Si eczéma non infecté : Mn (si allergique) et Mn Cu (si hyposthénique).
Si eczéma infecté (anergique) : Cu Au Ag et S.
Si rhume des foins : Mn (si allergique) et Mn Co (si dystonique).
Si asthme pur (allergique) : Mn.
Si asthme sur fond de bronchite chronique (hyposthénique) : Mn Cu.
Si céphalées : Mn (si allergiques), Mn Co (si dystoniques) et Mn (si arthritiques).
Si allergies cutanées : S et Mn.
Si allergie nasale : Déturgylone (voir *rhinites spasmodiques*).
Vitamines :
Si allergie au Rimifon (isoniazide) : B6 (Bécilan).
Si allergie à la Streptomycine (surdité) : A (Avibon) et B6.
Si allergie aux somnifères : B6 (Pyridoscorbine), A et B3 (Nicobion).
Si allergie à la lumière ou lucites : B5, B6, B10 et B3 (Nicobion).
La vitamine antiallergique universelle est la vit. C.
Allopathie : Actidilon comprimé, Dimégan, Antihistaminiques…

Alopécie (et toutes chutes de cheveux)

Au réveil et au coucher, une mesure de la poudre : Aurum, Fluoricum, Lach., Magn. mur., Ph. acid., Secale corn., Selenium, Thallium ac., Thuya, Urtica, Ustilago, Vinca ââ 4, Solidago 1.
Le matin : 2 gr Thallium ac. 5 (jours pairs) et 2 gr Ph. acid. 5 (jours impairs).
Le midi et le soir, au début des repas : un Bécozyme (une semaine) et un Cystine B_6 Bailleul ou deux Gel-Phan, ou Bépanthène + Biotine Roche ensemble (l'autre semaine, en alternance).
Vers 16 h : 2 gr Fluoricum 5 (jours pairs) et 2 gr Lach. 5 (jours impairs).
Au coucher, après la poudre : 2 gr Aurum 5 (jours pairs) et 2 gr Selenium 5 (jours impairs).
Le dimanche, prendre seulement :
– Au réveil : 5 gr Phosph. 5.
– Au coucher : 5 gr Thuya 7 (dimanches pairs) et 5 gr Natr. sulf. 7 (dimanches impairs).

Faire ce traitement au moins pendant trois mois sans arrêt.
De plus, chaque jour de la semaine : lotion Opotrix intégrale. Le dimanche : lotion Opotrix moussante, Cystelle, Cysti-Z, Bépanthène. Sortir tête nue.

On peut aussi injecter en IM ou en IV ensemble dans la même seringue : une ampoule Biotine Roche + une ampoule Bépanthène (trois fois par semaine pendant six semaines). Puis, avant chacun des trois repas, avaler un Biotine Roche (ou Béflavine, Bépanthène) pendant deux mois.

❒ CALVITIE : oligoéléments Zn Cu, S, Mn et Mg + vit. B2, B5 et B8.

Oligoéléments : Zn Cu, Mn Cu et S.
Vitamines : B2, B5, B8. Ajouter B3 (chez les vieillards) et B10 ou B12 et I (si cheveux secs et cassants).

Alternances de côté

2 gr Lac can. (deux à trois fois par jour).

Alternances morbides

– SI ASTHME ET CYSTITE : Solidago.
– SI ASTHME ET ÉRUPTIONS : Ars., Dulcam., Graphites, Psor., Ptelea, Rhus tox., Sulf.
– SI ASTHME ET PSORIASIS : Dulcam., Psor.
– SI ASTHME ET RHUMATISMES : Benzoicum, Kalium iod., Lycopodium, Sulf.

Alternances morbides *(suite) :*

– Si asthme et diarrhée : Abrot., Croton, Dulcam., Kalium carb.
– Si asthme et céphalées : Bryonia.
– Si céphalées, hémorroides, lumbago : Aloe.
– Si coliques et troubles psychiques : Plumbum.
– Si coliques et vertiges : Veratr. alb.
– Si constipation et diarrhée : Antim. crud.
– Si convulsions, cauchemars et hallucinations : Stram., Hyoscyamus.
– Si diarrhée et coryza : Sanguin.
– Si diarrhée et éruptions : Croton, Rhus tox.
– Si diarrhée et céphalées : Podoph.
– Si diarrhée et rhumatismes : Abrot., Benzoicum, Bryonia, Dulcam.
– Si dysenterie et rhumatismes : Kalium bich.
– Si engourdissements et douleurs : Chamomilla, Graphites, Gnaphalium.
– Si engourdissements et troubles utérins : Arg. nitr.
– Si éruptions et céphalée : Zincum met., Aloe.
– Si éruptions et lithiase : Sarsap.
– Si éruptions et toux : Croton, Psor.
– Si excitation sexuelle et mysticisme : Lilium.
– Si gastralgie et rhumatismes : Kalium bich.
– Si rhumatismes, asthme, éruptions : Dulcam., Kalium bich., Rhus tox., Sulf.
– Si rhumatismes, asthme et troubles urinaires : Benzoicum, Sarsap.
– Si rhumatismes et coryza : Kalium bich.
– Si rhumatismes et cystite : Copaïva, Benzoicum, Coccus.
– Si rhumatismes et cœur : Kalmia.
– Si rhumatismes et éruptions : Rhus tox., Staphys., Sulf., Zincum met.
– Si rhumatismes, éruptions, lithiase : Sarsap., Staphys.
– Si rhumatismes et hémoptysie : Ledum.
– Si spasmes et paralysie : Stram., Ignatia.
– Si troubles psychiques et physiques : Actaea, Crocus, Hyoscyamus, Ignatia, Lilium, Platina.

Altitude (mal des montagnes)

Particulièrement à redouter chez les hypertendus, dont la tension artérielle croît à mesure que l'altitude augmente.

Au réveil : 2 gr Gelsemium 5.
A 10 et 16 h : 2 gr Coca 4 ; 1/2 h après : 2 gr Arnica 4 ; 1/2 h après : 2 gr Glonoïn. 4.
Le midi et le soir, au début des repas : un Bécozyme + 10 gouttes Soludor.
Vers 18 h : 2 gr Ars. alb. 5.
Au coucher : 2 gr Aconit. fer. 5.

***Altitude** (mal des montagnes) (suite) :*

❒ SI MALAISE :
De suite : croquer un Trinitrine.

Aluminium (intoxication par l')

Par exemple, par des batteries de cuisine en aluminium. En cas d'empoisonnement ou d'intoxication, hospitalisation au plus tôt.

De suite : une dose Aluminium 9 CH.
Au réveil : 2 gr Aluminium 5.
A 10 et 16 h : 2 gr Cadmium oxal. 4.
Au coucher : 2 gr Nux vom. 5.

Alvéolite (ou périostite alvéolo-dentaire)

Au réveil et au coucher, une mesure de la poudre : Ars. alb., Aurum, Bismuth., Hydrofluor., Merc. cyan., Merc. cor., Mezer., Naja, Nitricum, Plumbum, Rhus tox., Siegesb., Staphys., Sulfuricum, Symphytum ââ 4, Solidago 1.
Le matin à jeun : 2 gr Sulfuricum 5 (jours pairs) et 2 gr Siegesb. 5 (jours impairs).
Le midi et le soir, 10' avant les repas : 2 gr Boribel 26 (une semaine) et deux Insadol (l'autre semaine, en alternance).
Vers 18 h : 2 gr Pyrog. 5 (jours pairs) et 2 gr Staphys. 5 (jours impairs).
Au coucher : 2 gr Aurum 5 (jours pairs) et 2 gr Symphytum 5 (jours impairs) (en s'endormant).
Le dimanche, prendre seulement :
– Au réveil : 5 gr Lycopodium 5.
– Vers midi : 5 gr Phosph. triiod. 5.
– Au coucher : 5 gr Nitricum 7 (dimanches pairs) et 5 gr Fluoricum 7 (dimanches impairs).

Localement : badigeonnages avec Plantago TM et bains de bouche avec 1 cuill. café de la formule : Calendula, Echinacea, Phytolacca, Plantago ââ TM dans un verre d'eau. Laver les dents avec Homéodent (matin et soir). Consulter un dentiste spécialisé.

Oligoéléments : Fl, Mn Cu, Cu Au Ag, As et Bi.

Amaigrissement

❒ CHEZ LES ENFANTS : sans étiologie précise :
Au réveil et au coucher, une mesure de la poudre contre l'acétone (voir *acétonurie*) ou Céréales germées 1°X.

Amaigrissement *(suite) :*

Le matin : 2 gr Anemone 5 (jours pairs) et 2 gr Sulf. iod. 5 (jours impairs). *Le midi et le soir, 10' avant les repas :* un Ostéocynésine + 6 gouttes de la formule : Amygdalus, Baryta carb., Cistus, Corallium, Drosera, Euphorbia, Ferrum ph., Cina, Iodum, Merc. sol., Phytolacca, Kalium ph. ââ 3. Ou 10 gouttes (ou 2 gr) Boribel 43 et 49, ou Scrof. composé, ou Sativol, ou 1 cuill. café Jénovérine.
A la fin des trois repas : 2 gr Hépatodraineur.
Vers 18 h : 2 gr Arum 5 (jours pairs) et 2 gr Ars. iod. 5 (jours impairs).
Au coucher, 10' après la poudre : 2 gr Calc. composé 3°X (jours pairs) et 2 gr Triphosphates composé 3°X (jours impairs) (en s'endormant).
Le dimanche, prendre seulement :
– Au réveil : 5 gr Phosph. triiod. 5.
– Vers midi : 5 gr Drosera 5.
– Au coucher : 5 gr Natr. mur. 7 (dimanches pairs) et 5 gr Silicea 7 (jours impairs).

Se méfier des vers intestinaux et d'un virage de cuti spontané.

❒ CHEZ LES ADULTES, sans étiologie précise :
Au réveil et au coucher, une mesure de la poudre : Abrot., Aceticum, Mur. acid., Chin. ars., Kalium ph., Ferrum, Zincum met., Selenium ââ 4, Avena, Alfalfa, Solidago ââ 1°X.
Le matin : 2 gr Picricum 5 (jours pairs) et 2 gr Sepia 5, Nux vom. 4, Sulf. 3 (jours impairs).
A 10 et 16 h : un Biomag ou 2 gr Ph. acid. composé.
Le midi et le soir, 1/2 h avant les repas : 20 gouttes de la formule : Angelica, Avena, Gentiana, Menyanthes ââ TM, Dulcam. 4 dans une infusion Camomille.
Ou bien : 1 ou 2 cuill. café Tonique végétal ou deux Boribel 27 et 47 ; ou un cachet Fénugrène (chez les jeunes filles et chez les jeunes femmes).
A la fin des trois repas : deux par deux 6 à 10 gr Hépatodraineur.
Au coucher, 10' après la poudre : 2 gr Cocculus 5 (jours pairs) et 2 gr Ph. acid. 5 (jours impairs).
Le dimanche, prendre seulement :
– Au réveil : 5 gr Lycopodium 5.
– Vers midi : 5 gr Phosph. triiod. 5.
– Au coucher : 5 gr Silicea 7 (Stannum 7 chez les tuberculeux) (dimanches pairs) et 5 gr Aceticum 7 (dimanches impairs).

Oligoéléments : Mn Cu Co, Cu Au Ag, Fl et Si.

Aménorrhées

Absence de règles.

❒ CHEZ LES JEUNES FILLES :

Au réveil et au coucher, une mesure de la poudre : Anemone, Ferrum ph., Gossypium, Graphites, Ignatia, Kalium carb., Lach., Senecio, Vibur. ââ 4, Ant'hypophyse, Ovarinum, Placenta, Solidago ââ 1°X dans tisane Féminine Sergent + deux Sepia Cplx Lehning n° 20 + 10 gouttes Lachesis Cplx Lehning n° 122 et Cplx Lehning L.25 (si besoin).

Le matin : oligoélément Zn Cu + 2 gr Anemone 5 (jours pairs) et oligoélément Mn Co + 2 gr Vibur. 5 (jours impairs).

A 10 et 16 h : un Amphosca à l'ovarine (une semaine) et un Ephynal (l'autre semaine, en alternance).

Le midi et le soir, 1/2 h avant les repas : 20 gouttes (ou 2 gr) de chaque : Rosmarinus Cplx Lehning n° 24 + Pulsatilla Cplx Lehning n° 60 (une semaine) et Gynéco-drainol + Boribel 32 ou Boribel 19 (l'autre semaine, en alternance).

A la fin des repas : tisane Boribel 12 ou Féminine Sergent.

Au coucher : oligoélément Fe + 2 gr Gossypium 5 + un suppositoire Ant'hypophyse, Ovarinum ââ 4 CH (soirs pairs) et Microsol Li + 2 gr Lach. 5 + un suppositoire Surrénale, Thyroïde ââ 4 CH (soirs impairs).

Le dimanche, prendre seulement :

– Au réveil : oligoélément Cu Au Ag.

– Au coucher : 5 gr Thuya 7 (dimanches pairs) et 5 gr Lach. 7 (dimanches impairs).

Voir un médecin spécialiste en cas d'échec.

Oligoéléments : Zn Cu, Mn Co, Mn Cu, Cu Au Ag, Fe, Mn Cu Co et Li (si aménorrhée psychique).

Vitamine : E.

❒ CHEZ LES FEMMES DÉJÀ RÉGLÉES :

Même traitement, que l'on peut modifier comme suit :

Au réveil et au coucher : la même poudre que les jeunes filles + 20 gouttes Cuprémone F.

Le matin : 2 gr Anemone 5 (jours pairs) et 2 gr Gossypium 5 (jours impairs).

A 10 et 16 h : deux Sepia Cplx Lehning n° 20 ou deux Boribel 32 (on peut les alterner : une semaine l'un, une semaine l'autre).

Le midi et le soir, 1/2 h avant les repas : 10 gouttes (ou 2 gr) de chaque : Pulsatilla Cplx Lehning n° 60 + Cplx Lehning L.25 + Gynéco-drainol (une semaine) et Rosmarinus Cplx Lehning n° 24 + Lachesis Cplx Lehning n° 122 + Climaxol (l'autre semaine, en alternance).

***Aménorrhées** (suite) :*

A la fin des repas : tisane Boribel 12 ; à l'époque présumée des règles, ajouter tisane Armoise + Romarin + Leonurus.
Au coucher, après la poudre et Suprémone : 2 gr Lophoph. 5 (jours pairs) et 2 gr Lach. 5, Sanguin. 4 et Sulf. 3 (jours impairs).
Le dimanche, prendre seulement :
– Au réveil : 5 gr Lycopodium 5.
– Vers midi : 5 gr Lutein. 7.
– A 18 h : 5 gr Ignatia 9.
– Au coucher : 5 gr Thuya 7 (dimanches pairs) et 5 gr Zincum met. 7 (si maigre) ou Sulf. 7 (si grasse) ou Lach. 7 (si ménopause) (dimanches impairs).

❒ SI ARRET DES REGLES APRES FRAYEUR : ajouter 2 gr de chaque : Actaea 4, Aconit. 4, Gelsemium 4, Chamomilla 5 et Sédatif P. C. (deux fois par jour).

❒ SI ARRET DES REGLES APRES FROID (bains froids, mains dans eau froide, pieds mouillés, courants d'air froid, etc.) : 2 gr Antim. crud. 4 et 2 gr Dulcam. 4 + Aconit. 4 (si bise) (deux fois par jour).

❒ SI ARRET DES REGLES APRES ORAGE : 2 gr Rhodod. 4 (deux fois par jour).

❒ SI ARRET BRUSQUE CHEZ UNE FEMME DÉJÀ RÉGLÉE : penser toujours à une grossesse et faire toujours un test gravidique.

❒ SI MENSTRUATION DOULOUREUSE AVEC OLIGORRHÉE : tous les 1/4 h en alternant : 2 gr Anemone 4, Chamomilla 4, Coloc. 4, Magn. ph. 4, Vibur. 4... et mettre une bouillotte chaude sur le ventre. Cela suffit en général à faire venir les règles et, par le fait, à soulager la malade, en plus du traitement précédent (traitement de fond à faire jusqu'à ce que les règles soient devenues ou redevenues normales).

Oligoéléments : Cu Au Ag, Zn Cu, Mn Co, Mn Cu et Li.
L'aménorrhée de cause psychique relève des oligoéléments Li, Zn Cu et Cu Au Ag (efficace surtout chez les jeunes filles). A la ménopause : Mn Co.
Vitamines : A, B1, B2, B'', C, D et E.
Opothérapie : Hypophysine, Thyroïde, Ovaire et Surrénale.
N.B. : l'infusion concentrée de Leonurus augmente considérablement les règles = à prendre continuellement. On peut ajouter 20 gouttes Rosmarin. TM (deux à trois fois par jour).

Amibiase

Granions d'Iode.

Amnésie

Perte ou diminution de la mémoire. Voir *mémoire.*

Au réveil et au coucher, une mesure de la poudre : Avena, Calc. ph., Cerebrinum, Kalium ph., Magn. ph., Natr. phosph., Ph. acid., Sepia ââ 3°X, Artem. vulg., Tabacum, Amanita, Gelsemium ââ 4.
Le matin : 2 gr Picricum 5 (jours pairs) et 2 gr Caladium 5 (chez les fumeurs) ou Plumbum 5 (jours impairs).
On peut y ajouter une ampoule Cogitum (une semaine) et une ampoule Cérébrol, ou Clérégil, ou Actebral (l'autre semaine, en alternance).
A 10 et 16 h : 10 gouttes Soludor sur un morceau de sucre (une semaine) et un Biomag (l'autre semaine, en alternance).
Le midi et le soir, 1/2 h avant les repas : 10 gouttes (ou 2 gr) Boribel 3 (une semaine) et 10 gouttes (ou 2 gr) Ph. acid. composé (l'autre semaine, en alternance).
A la fin des repas : tisane Relaxe Sergent.
Au coucher, 10' après la poudre : 2 gr Cocculus 5 (jours pairs) et 2 gr Ph. acid. 5 (jours impairs).
Le dimanche, prendre seulement :
– Au réveil : 5 gr Lycopodium 5.
– Au coucher : 5 gr Baryta carb. 7 (dimanches pairs) et 5 gr Anacardium 7 (dimanches impairs).

Oligoéléments : Al (soirs pairs) et Li (soirs impairs).

❒ AMNÉSIE SÉNILE :
Au réveil : 2 gr Secale corn. 5.
Au coucher : 2 gr Cresolum 5.
Le dimanche, prendre seulement : 5 gr Plumbum 7 (dimanches pairs) et 5 gr Thebaïcum 7 (dimanches impairs).

Ampoules

Pustules par irritation locale. Ne pas les ouvrir de peur de les infecter. Pansement local avec Homéoplasmine jusqu'à dessèchement de l'ampoule + Tricostéril + 2 gr Apis 4, Arnica 4 et Calendula 4 (deux fois par jour, en alternant).

Amputations

❒ LES JOURS PRÉCÉDANT L'AMPUTATION :
Au réveil : 5 gr Phosph. triiod. 5.
A 10 et 16 h : 2 gr Arnica 4 ; 1/2 h après : 2 gr China 4 ; 1/2 h après : 2 gr Daboia 4.

***Amputations** (suite) :*

Le midi et le soir, 10' avant les repas : 6 gouttes de la formule : Erigeron, Millefol., Staphys., Trillium, All. cepa, Hypericum, Symphytum ââ 4.
Vers 18 h : 2 gr Naja 4.
Au coucher : 2 gr Pyrog. 5.

❒ APRES L'AMPUTATION : continuer le même traitement en y ajoutant 2 gr Sédatif P. C. (toutes les 2 h).

❒ SI ILLUSIONS DOULOUREUSES DU MEMBRE AMPUTÉ : ajouter une dose Phosph. 9 et 2 gr de chacun des trois : All. cepa 4, Hypericum 4 et Symphytum 4 (deux fois par jour) + vit. B (chaque jour, deux Bénerva).

❒ SI MENACE D'INFECTION :
Au réveil : remplacer Phosph. triiod. par 2 gr Hepar sulf. 5 (jours pairs) et 2 gr Ars. alb. 5 (jours impairs).
Chaque jour : 2 gr Pyrog. 5.

Amygdales

❒ ABCES : voir *abcès chauds.* Surtout ne pas oublier qu'il y a intérêt à faire mûrir l'abcès en un ou deux jours, puis à l'inciser plutôt qu'essayer de le faire avorter avec des doses massives d'antibiotiques qui, le plus souvent, ne le font pas avorter, mais en arrêtent le mûrissement au stade le plus douloureux.

❒ HYPERTROPHIE DES AMYGDALES (angines répétées) : les amygdales étant le paillasson de l'organisme, il y a intérêt à les soigner médicalement plutôt que les enlever. L'opération ne s'impose que lorsque tout autre traitement a échoué, en particulier lorsque chaque angine provoque des otites ou des néphrites (albumine).

Au réveil et au coucher, une mesure de la poudre : Acetonum, Senna, Ipeca, Belladonna, Cina, Cuprum ars. ââ 4, Conium, Lycopodium, Chelid., Staphys. ââ 3, Chrysis, Taraxacum, Solidago ââ 1°X.
Le matin à jeun : 2 gr Anemone 5 (jours pairs) et 2 gr Sulf. iod. 5 (jours impairs).
Le midi et le soir, 10' avant les repas : un Ostéocynésine + 6 gouttes de la formule : Amygdalus, Arum, Corallium, Drosera, Euphorbia, Ferrum ph., Hamamelis, Iodum, Kalium bich., Merc. sol., Merc. cyan., Phytolacca, Kalium ph. ââ 3, Céréales germées 1°X.
A la fin des trois repas : 2 gr Hépatodraineur.
Vers 18 h : 2 gr Phytolacca 5 (jours pairs) et 2 gr Calc. carb. 5 (jours impairs).
Au coucher, 10' après la poudre : 2 gr Baryta carb. 5 (jours pairs) et 2 gr Cistus 5 (jours impairs) + Propionate de sodium Chibret 5 % O. R. L.

***Amygdales** (suite) :*

Le dimanche, prendre seulement :
– Au réveil : 5 gr Phosph. triiod. 5.
– Vers midi : 5 gr Drosera 7.
– Au coucher : 5 gr Natr. mur. 7 (Thuya 7 chez les adultes) (dimanches pairs) et 5 gr Silicea 7 (Conium 7 chez les adultes) (dimanches impairs).

❒ AMYGDALE DROITE : Lycopodium.

❒ AMYGDALE GAUCHE : Lach.

Oligoéléments :
A titre préventif : Mn Cu (mardis et vendredis) + Cu Au Ag (dimanches).
A titre curatif : Bi et Cu (chaque jour).

Anaphrodisie

Voir *frigidité* et *impuissance.*

Oligoélément : Zn Cu.
Vitamine : E.

Anaphylaxie

Voir *allergies, intolérances alimentaires* et *œdème de Quincke.*

❒ ANTIBIOTIQUES : 2 gr Monilia 4 (deux à trois fois par jour) et, tous les quinze jours, une dose de l'antibiotique en cause : en particulier, certaines infirmières ont des poussées d'urticaire lorsqu'elles font des piqûres de Pénicilline ou de Streptomycine. Elles doivent alors prendre une ou deux fois par mois une dose Penicil. 9 CH ou Streptomycine 9 CH.

❒ ALIMENTAIRES EN GÉNÉRAL :
Au réveil : une ampoule Laxatif Richelet + 2 gr Antim. crud. 5.
Au coucher : 2 gr Nux vom. 5.

❒ CIMENT (gale des maçons) :
Chaque jour : 2 gr Calc. carb. 4, Petrol. 4, Rhus tox. 4 et Silicea 4.

❒ CRUSTACÉS D'EAU DOUCE : 2 gr Astacus 4 (deux fois par jour).

❒ CRUSTACÉS D'EAU DE MER : 2 gr Homarus 4 (deux fois par jour).

❒ EAU (blanchisseuses, marins, pêcheurs) : 2 gr Antim. crud. 4 (deux fois par jour).

❒ FARINE (boulangers) : 2 gr Pothos 4 (deux fois par jour).

❒ FRAISES : 2 gr Fragaria 4 (deux fois par jour).

❒ INSECTES : 2 gr Apis 4 (deux fois par jour).

***Anaphylaxie** (suite) :*

❒ Soleil : Glonoïn. 4.

❒ Tabac : Caladium 4 et Tabacum 4.

❒ Urticaire spécifique : 2 gr Lues. 4 et 2 gr Mezer. 4 (deux fois par jour).

❒ Urticaire tuberculeux : 2 gr Arum 4 et 2 gr Tubercul. 4 (deux fois par jour).

❒ Urticaire du à des plantes (orties) : 2 gr Urtica 4 et 2 gr Cyprip. 4 (deux fois par jour).

❒ Réactions post-vaccinales (voir *vaccinations*) : le matin de la vaccination : 5 gr Thuya 7 ; après la vaccination, une dose 9 CH biothérapique du vaccin en cause (par exemple : Vaccinotox. ou Diphterotoxinum) et, une semaine après : une dose Formol 7 CH.
De plus, chaque jour :
Au réveil : 2 gr Sulf. 5 (jours pairs) et 2 gr Kalium mur. 5 (jours impairs).
Le midi et le soir : 10 gouttes Chrysis, Solidago ââ 1°X.
Au coucher : 2 gr Nux vom. 5 (jours pairs) et 2 gr Mezer. 5 (jours impairs).
Le dimanche, prendre seulement au réveil : 5 gr Thuya 7 (dimanches pairs) et 5 gr Silicea 7 (dimanches impairs).
Les jeudis et dimanches soir : 5 gr Sulf. 5.

Corticothérapie (si besoin).

Oligoéléments : avant tout, Mn et S (anti-allergiques), Si, I, Mg, Mn Co, Mn Cu et Cu Au Ag (après B. C. G.).
Vitamines : A, B, C (Levure de bière, Collagénan, Magnoscorbol).

Traitement désensibilisant par la gemmothérapie

Au réveil : 30 gouttes bourgeons Betula pub. 1°X (+ radicelles, éc. int., rac.).
Le midi, 1/2 h avant le repas : 30 gouttes bourgeons Quercus ped. 1°X (+ radicelles, éc. int., rac., glands).
Le soir, 1/2 h avant le repas : 30 gouttes bourgeons Ribes 1°X.

Il y a une infinité d'anaphylaxies (alimentaires, pollens, poils de chats...) qui peuvent provoquer des troubles divers : asthme, urticaire, œdème, migraines... Chaque cas doit donc être étudié et traité d'une façon particulière.

Anémie

Voir *agranulocytose* et *amaigrissement.*

❒ Sans cause précise : le traitement varie, bien entendu, selon l'âge, le sexe et le mode de vie. Un enfant vivant à la campagne ne sera pas traité comme un gamin de Paris, ni un adulte comme un enfant.

Anémie *(suite) :*

Au réveil et au coucher : 30 gouttes de la formule : Alfalfa, Céréales germées, bourgeons Tamarix, Buxus, Abies pect., Vitis ââ 1°X (+ radicelles).
Le matin : 2 gr Anemone 5 (jours pairs) et 2 gr Sulf. iod. 5 (jours impairs).
A 10 et 16 h : 2 gr Boribel 27, ou 43, ou 47, ou 49 (on peut les alterner) ou un Ascofer, ou Erythroton, ou Fumafer...
Le midi et le soir, 10' avant les repas : 6 gouttes de la formule Abrot., Aceticum, Arg., Chin. ars., Corallium, Drosera, Ferrum, Iodum, Mang. met., Mur. acid., Ph. acid., Picricum, Stannum, Zincum met. ââ 4, Solidago 1.
Vers 18 h : 2 gr Ferrum ph. 5 (jours pairs) et 2 gr Iridium 5 (jours impairs).

❒ SI DÉCALCIFICATION :
Le midi et le soir, 1/2 h avant les repas : 1 cuill. café Tonique végétal, ou Tardyferon.
Aux trois repas : ajouter une pincée de Poudre recalcifiante de Robin dans les aliments.
L'anémie des filles et des femmes avec leucorrhée relève de 30 gouttes de la formule : Alchemilla TM + Galeopsis TM (trois fois par jour).
A la fin des trois repas : 2 gr Hépatodraineur.
Au coucher : 2 gr Triphosphates composé 3°X (jours pairs) et 2 gr Calc. composé 3°X (jours impairs).
Le dimanche, prendre seulement :
- Au réveil : 5 gr Phosph. triiod. 5.
- Vers midi : 5 gr Drosera 7.
- Au coucher : 5 gr Natr. mur. 7 (dimanches pairs) et 5 gr Silicea 7 (dimanches impairs).

❒ DANS TOUS LES CAS : lait cru, fruits frais, viandes saignantes, légumes frais.
Au réveil et au coucher, on peut aussi remplacer les 30 gouttes par la formule suivante : Calc. fl., Ferrum, Natr. mur., Ph. acid., Sulf. iod., Céréales germées ââ 3°X, qui convient aux enfants lymphatiques (une mesure de poudre) ou 30 gouttes Equisetum + Galeopsis ââ TM.

❒ POUR LES ENFANTS AGITÉS :
Au réveil et au coucher, une mesure de la poudre : Amanita, Ars. alb., Chamomilla, Ferrum ph., Hyoscyamus, Ignatia ââ 3, Alfalfa, Avena, Tilia ââ 1°X.

Oligoéléments : Fe, Cu, Mn, Co, Mn Cu Co, Cu Au Ag et Granions d'arsenic. Fer et cuivre contribuent à la formation de l'hémoglobine et à la multiplication des hématies en présence de manganèse et de zinc.

Anémie *(suite) :*

Vitamines :
Si anémie post-antibiotique : B9, B11, B12 et B13. Ajouter B4 (Adénine) et C (Laroscorbine, Vitascorbol).
Si anémie par diminution du nombre de globules blancs : polynucléaires neutrophiles : B4 (Adénine) et Carbone colloïdal L.P.F. (Microsol) ; lymphocytes : B6 (Bécilan, Pyridoxine).
Si anémie par diminution du nombre de globules rouges : B6 (agit sur lymphocytes et globules rouges) ; B9 (anémie pernicieuse [Foldine et Méthiofoline]) ; B12 (anémie de Biermer [Erythroton, Docémine, Cobanzyme, Fer C B12]).
N.B. : Alvityl et Carencyl contiennent des vit. B6, B9, B12, entre autres.
Si anémie par diminution de l'appétit : B11 (Carnitine Arkopharma, Flatistine), B12 (voir globules rouges).
Si anémie par perturbation de la flore intestinale (notamment après une antibiothérapie) : B13 (acide orotique, Ultraflore).
N.B. : la Levure de bière contient toutes les vitamines, et les Algues marines tous les oligoéléments[1].

Traitement par la gemmothérapie

– Pour stimuler la formation des hématies :
Le midi et le soir, 1/2 h avant le repas : 20 gouttes bourgeons Tamarix 1°X.
– Pour régulariser la lignée blanche (leucocytose et lymphocytose) :
Le midi et le soir, 1/2 h avant le repas : 20 gouttes bourgeons Buxus et radicelles Vitis 1°X.
– Pour favoriser la fixation du calcium (décalcification, rachitisme, caries dentaires) et pour traiter les hypertrophies ganglionnaires (adénites) : on peut leur ajouter bourgeons Abies pect. 1°X.

Anergie

Absence de défense organique.

Oligoéléments : Cu Au Ag, Mn Cu Co, Zn Cu, Zn Ni Co et Mg.

Angines

❒ Traitement des angines aigues :
De suite : 5 gr Eupat. 7.
Au réveil : 2 gr Kalium bich. 5.
A 10 et 16 h : 2 gr Belladonna 4 ; 1/2 h après : 2 gr Ferrum ph. 4 ; 1/2 h après : 2 gr Merc. sol. 4 ; 1/2 h après : 2 gr Merc. cyan. 5 ; 1/2 h après : 2 gr Apis 5.

1. Voir le chapitre « Intoxications médicamenteuses » dans *Vitamines et vitaminothérapie* (du même auteur) (Dangles ; 1981).

***Angines** (suite) :*

Le midi et le soir, 1/2 h avant les repas : 10 gouttes de la formule : Arum, Lycopodium, Baryta carb., Lach., Capsicum, Nitricum, Merc. sol., Phytolacca, Merc. cyan., Solidago, Chrysis ââ 1°X.
Au coucher : 2 gr Ars. alb. 5 et Argyrol 1 % nasal + un à deux suppositoires à base de bismuth (Bismurectol ou Amydorectol).

❒ SI FIEVRE : ajouter une dose Oscillococcinum 200 + oligoéléments Cu Au Ag (au réveil), Bi (à 10 et 16 h) et Mn Cu (le midi et le soir).

❒ SI ANGINE BLANCHE : faire un prélèvement amygdalien.

Indications particulières suivant les symptômes

(Fiches homéopathiques de Boiron)

Belladonna : début brusque. Fièvre. Congestion et sécheresse des muqueuses. Spasmes.
Apis mellifica : début brusque. Œdème de la luette. Amélioration par le froid.
Mercurius corrosivus : inflammation. Ulcérations. Hémorragies. Spasmes. Rougeur et enflure du pharynx. Adénopathies hypersensibles. Déglutition douloureuse.
Mercurius solubilis : tendance à la suppuration (se méfier des dilutions basses). Langue enflée, jaunâtre, gardant l'empreinte des dents. Soif intense malgré bouche humide par salivation exagérée et fétide.
Mercurius cyanatus : fausses membranes épaisses et grisâtres. Prostration rapide et profonde.
Mercurius bi-iodatus : prédominance gauche.
Mercurius proto-iodatus : prédominance droite.
Hepar sulfuris calcareum : tendance à la suppuration (employer des dilutions hautes).
Lachesis : évolution habituellement de gauche à droite.
Lycopodium clavatum : évolution habituellement de droite à gauche.
Ailanthus glandulosa : tuméfaction considérable du pharynx qui est rouge et livide. Adénopathies importantes. Dysphagie irradiant aux oreilles. Etat adynamique et prostration (angines à monocytes).
Phytolacca decandra : pharynx sec et douloureux, avec congestion des piliers. Dysphagie irradiant aux oreilles.
Kalium bichromicum : œdème de la luette. Ulcérations à bords réguliers, avec auréole rouge et sécrétions jaunes-verdâtres, filantes, gélatineuses, adhérentes.

❒ TRAITEMENT PRÉVENTIF DES ANGINES À RÉPÉTITION :
Au réveil et au coucher, une mesure de la poudre : Arum, Lycopodium, Baryta carb., Fluoricum, Capsicum, Nitricum, Merc. sol., Phytolacca, Merc. cyan. ââ 4, Chrysis, Solidago ââ 1°X.

***Angines** (suite) :*

Le matin : 2 gr Anemone 5 (jours pairs) et 2 gr Sulf. iod. 5 (jours impairs).
Le midi et le soir, 10' avant les repas : 6 gouttes de la formule Amygdalus, Corallium, Drosera, Euphorbia, Ferrum ph., Iodum, Lach., Lycopodium, Merc. sol., Merc. cyan., Phytolacca, Kalium ph. ââ 3.
A la fin des trois repas : 2 gr Hépatodraineur.
Vers 18 h : 2 gr Kalium bich. 5 (jours pairs) et 2 gr Ars. alb. 5 (jours impairs).
Au coucher, 10' après la poudre : 2 gr Baryta carb. 5 (jours pairs) et 2 gr Cistus 5 (jours impairs).
Le dimanche, prendre seulement :
– Au réveil : 5 gr Phosph. triiod. 5.
– Vers midi : 5 gr Natr. mur. 7.
– Au coucher : 5 gr Thuya 7 (dimanches pairs) et 5 gr Silicea 7 (dimanches impairs).

L'opération des amygdales n'est conseillée que lorsque les traitements médicaux ont échoué, mais avec ce traitement on peut l'éviter neuf fois sur dix, même dans les amygdalites cryptiques.

Pour les angines de Vincent et de Ludwig, il y a intérêt à combiner le traitement avec l'allopathie (Collunovar sec, antibiotiques), mais on peut ajouter :
Chaque jour : 2 gr Pyrog. 5, Anthrac. 5 et Naja 4 + 2 gr Cuprum met. 4 (si trismus).

Oligoéléments :
A titre préventif : Mn Cu (deux fois par semaine) et Cu Au Ag (le dimanche). Granions d'arsenic et de bismuth pour les angines de Vincent.
A titre curatif : Bi et Cu (chaque jour).
Toujours prendre en compte le risque streptococcique.

Angines de poitrine

Appeler de suite le médecin le plus proche. Coucher le malade. Calme absolu.
Voir *coronarite* et *infarctus.*

❒ IMMÉDIATEMENT :
En attendant le médecin, donner de suite une dose Aconit. fer. 7 (ou Risordan, ou Natirose) et 5 gr Boribel 13 toutes les 5'.
Ou 2 gr toutes les 10' en alternant : Arnica 4, Cactus 4, Gelsemium 4, Glonoïn. 4, Latrod. 4, Spigelia 4 et Sédatif P. C. De plus, faire une SC Morphine ou à défaut une IM Phénergan.
Par la suite, 20 gouttes Crataegus TM dans un peu de vin sucré calment l'angoisse des cardiaques (quatre à six fois par jour).

***Angines de poitrine** (suite) :*

❐ TRAITEMENT DE FOND (à combiner avec l'allopathie, dont il renforce les effets) :
Au réveil et au coucher : 10 gouttes Biocarde (une semaine) et Soludor (l'autre semaine, en alternance).
Le matin : 2 gr Aconit. fer. 5 (jours pairs) et 2 gr Cactus 5 (jours impairs).
Le midi et le soir, 1/2 h avant les repas : 2 gr Boribel 13 et 2 gr Stroph. composé.
Au début des repas : un Soluritine papavérine, ou Risordan.
Vers 18 h : 2 gr Naja 4.
Au coucher, 10' après Biocarde ou Soludor : 2 gr Aurum 5 (jours pairs) et 2 gr Ars. alb. 5 (jours impairs).
A 10 et 16 h, et la nuit, si réveil : 2 gr Latrod. 4.
Le dimanche, prendre seulement :
– Au réveil : 5 gr Phosph. 5 ou Bryonia 7.
– Vers midi : 5 gr Ignatia 9.
– Au coucher : 5 gr Actaea 7 (dimanches pairs) et 5 gr Aconit. 7 (dimanches impairs).

On peut aussi, en cas d'hypertrophie du cœur ou de palpitations, remplacer les gouttes du matin et du soir par une mesure de la poudre : Aconit., Adonis, Aurum, Cactus, Crataegus, Cupressus, Kalium iod., Lach., Latrod., Lycopus, Ledum, Spigelia, Glonoïn., Tabacum ââ 4.
Si besoin, y ajouter chaque jour : un à deux Trinitrine (ou Adalate, ou Persantine, ou Natirose) et un anticoagulant (Pindione, ou Troméxane, ou Sintrom).

❐ EN CAS D'EXTREME URGENCE : appeler le médecin dès que possible.

Traitement des angines de poitrine
(A donner entre les périodes de crise)

Au réveil et au coucher, une mesure de la poudre : Actaea, Adonis, Ars. alb., Baryta carb., Cereus bonplandii, Chrysis, Crataegus, Ignatia, Kalium iod., Lach., Ledum, Lilium, Nux vom., Spigelia, Tabacum ââ 4, Solidago 1.
Le matin : 2 gr Arnica 5 (jours pairs) et 2 gr Bryonia 5 (jours impairs).
A 10 et 16 h : deux Boribel 13.
Le midi et le soir, 1/2 h avant les repas : 10 gouttes Stroph. composé.
Au début des repas : un Soluritine papavérine.
A la fin des repas : tisane Boribel 3 + Leonurus ââ.
A 18 h : 2 gr Aconit. fer. 5 (jours pairs) et 2 gr Cactus 5 (jours impairs).
Au coucher, après la poudre : 2 gr Latrod. 5 (jours pairs) et 2 gr Aurum 5 (jours impairs).

Oligoéléments : Mn Co, Co, I, Li (Microsol), P et K (si oligurie).
Vitamines : E, B1, B3, C2, I et P.

Angines de poitrine *(suite) :*

Traitement par la gemmothérapie (Dr Julian)

– En cas de crise aigue : 15 à 20 gouttes toutes les 15 à 30' du complexe : Arnica, Cactus, Crataegus, Lilium, Spigelia ââ 3 DH, Ars. 6 DH, à alterner avec 10 gouttes Aranea ixobola 10 DH (ou 5 CH).
On doit aussi individualiser : Aconit., Iberis, Kalmia, Naja, Viscum, Cuprum ars., Bothrops, et surtout Latrod.
– Une fois la crise aigue terminée : traiter l'état coronarien par deux à trois IM de 1 ml chacune : Merc. dulc. 3 CH, Aurum 30 DH et Prunus spin. 6 DH (par semaine).

❖ **Pour l'état coronarien subchronique ou chronique :**
Au réveil : 25 gouttes Cactus, Spigelia ââ 3 DH, Aranea ixobola 5 CH ââ qsp 30 cc.
Le midi et le soir, au début des repas : 75 gouttes (ou 100 ml) bourgeons Syringa 1°X et 75 gouttes (ou 100 ml) bourgeons Prunus amygd. 1°X, ensemble dans un verre d'eau d'Evian ou de Volvic.
A la fin des trois repas : trois mesures à la fois Kali ac. cum stibio 3 DH sur la langue avec un peu d'eau.
Au coucher : 15 gouttes Nux vom. 7 CH ou Aurum 7 CH, ou Lycopodium 7 CH, ou Lilium 7 CH selon les indications précises de similitude du cas en question et un suppositoire Myocarde 7 CH, Artère coronaire 7 CH, Nerf sympathique 7 CH (un soir sur deux).

❖ **La gemmothérapie peut aussi :**
– Etre un draineur général : bourgeons Betula pub. 1°X.
– Epurer les coronaires : bourgeons Syringa 1°X.
– Rectifier la coagulation sanguine : bourgeons Sorbus 1°X.
– Agir sur la cholestérolémie : bourgeons Tamarix 1°X.
– Agir sur la prothrombine : bourgeons Prunus amygd. 1°X (+ éc. int., rac.).
– Etre indiquée quand le test de résistance à l'héparine sera augmenté : bourgeons Cornus 1°X.
– Etre indiquée lorsqu'il y a augmentation du taux du fibrinogene sanguin : éc. int. de tige Citrus 1°X.
– Régulariser les mouvements cardiaques en les ralentissant et tonifier le myocarde : bourgeons Crataegus 1°X. De plus, il calme les algies précordiales et traite les séquelles d'infarctus, associé aux radicelles Zea 1°X qui font baisser le taux des transaminases sanguines.

Angiome

Malformation du système vasculaire, le plus souvent d'origine congénitale, et consistant en une prolifération de vaisseaux sanguins, formant une tuméfaction circonscrite et bénigne. Synonyme : *nævus vasculaire.*

Angiome *(suite) :*

Au réveil et au coucher, une mesure de la poudre : Antim. crud., Aesculus, Bellis, Fluoricum, Hamamelis, Vip. ââ 4, Solidago, Céréales germées ââ 1°X.
Le matin : 2 gr Thuya 5 (jours pairs) et 2 gr Calc. fl. 5 (jours impairs).
A 10 et 16 h : deux Hamamelis composé.
Le midi et le soir : 10 gouttes Thuya Cplx Lehning n° 37 + un Ostéocynésine.
Au coucher, 10' après la poudre : 2 gr Lycopodium 5 (jours pairs) et 2 gr Condur. 5 (jours impairs).
Le dimanche, prendre seulement au réveil : 5 gr Natr. sulf. 7 (Fluoricum chez les enfants) (dimanches pairs) et 5 gr Conium 7 (dimanches impairs).

Localement :
– Le matin : 1 à 2 gouttes Bellis TM et laisser sécher.
– Le soir : 1 à 2 gouttes Thuya TM et laisser sécher.

Angiospasmes

Spasmes des vaisseaux pouvant s'accompagner d'une augmentation de la tension artérielle. Voir *artérite* et *maladie de Raynaud.*

Au réveil et au coucher, une mesure de la poudre : Aconit., Actaea, Aurum, Cactus, Calc. fl., Cuprum met., Glonoïn., Baryta carb., Plumbum, Secale corn., Spigelia, Sulf., Viscum ââ 4, Avena, Solidago, Tilia ââ 1°X + un Cardiocynésine.
Le matin : 2 gr Cupressus 5 (jours pairs) et 2 gr Kalium iod. 5 (jours impairs).
Si besoin, 2 gr toutes les 1/2 h en alternant : Sédatif P. C., Cuprum met. 4 et Secale corn. 4.
Le midi et le soir, 10' avant les repas : 10 gouttes Biocarde (une semaine), Soludor (l'autre semaine, en alternance) + deux Boribel 13 (chaque jour).
A la fin des repas : tisane Relaxe Sergent.
A 18 h : 2 gr Aurum 5 (jours pairs) et 2 gr Baryta carb. 5 (jours impairs).
Au coucher, 10' après la poudre et Cardiocynésine : 2 gr Ignatia 5 (jours pairs) + 2 gr Ambra 5 (jours impairs) (chez les femmes nerveuses) et 2 gr Plumbum 5 (jours pairs) + 2 gr Secale corn. 5 (jours impairs) (chez les hommes).
Le dimanche, prendre seulement au réveil : 5 gr Baryta carb. 7.

Eviter le froid, le tabac et toute excitation nerveuse.

Oligoéléments : Mn Co, Al et Li.

Angoisses

❒ Sans cause :
Au réveil et au coucher : un Neurocynésine (une semaine) et un Nervopax (l'autre semaine, en alternance).
Le matin : 2 gr Aconit. 5 (jours pairs) et 2 gr Gelsemium 5 (jours impairs).
Le midi et le soir, 1/2 h avant les repas : 10 gouttes Soludor (une semaine) et 10 gouttes Biocarde ou des Boribel 3 + 31 + 41 (l'autre semaine, en alternance).
A 10, 16 et 18 h, et la nuit, si réveil : 2 gr Sédatif P. C. ; 1/2 h après : 2 gr Arnica 4.

❒ Si digestions lourdes :
A la fin des repas : deux par deux 6 à 10 gr Hépatodraineur.
Au coucher, 10' après Nervopax et Neurocynésine : 2 gr Chamomilla 5 (chez les enfants), Ignatia 5 (chez les femmes), Physostigma (chez les hommes) ou Nux vom. 5 (chez les boulimiques) (jours pairs) et 2 gr Ars. alb. 5 (jours impairs).
Le dimanche, prendre seulement :
– Au réveil : 5 gr Lycopodium 5.
– A midi : 5 gr Sepia 5.
– Au coucher : 5 gr Phosph. 5.

❒ Si insomnie :
Au coucher : ajouter 30 à 50 gouttes des formules : Eschscholtzia + Tilia ââ TM, ou Avena + Passifl. + Valeriana ââ TM ou Coffea + Cyprip. + Chamomilla + Kalium brom. ââ 4 + Ambra 4 (si apathie) + Sumbul 4 et Moschus 4 (si agitation), ou 1 cuill. soupe sirop Méréprine dans tisane sédative Tilleul + fleurs d'Oranger, ou 30 gouttes Cplx Lehning L.72 et un suppositoire Thyréostimuline 9 CH (trois soirs par semaine) ou un suppositoire Sédatif P. C. (chaque soir).

Oligoéléments : Mn Cu Co, Cu Au Ag, Al, Li et surtout Mn Co et Zn Cu dans tous les cas.
Vitamines : B1, B6 et E.

Traitement par la gemmothérapie (Dr Tétau)

Dans tous les cas de nervosisme, d'insomnies, d'instabilité caractérielle ou scolaire, de dépressions, de névroses obsessionnelles, ce traitement est particulièrement recommandé chez les enfants et les sujets jeunes :
Au réveil : 20 gouttes bourgeons Sequoia 1°X + 20 gouttes semences Betula ver. 1°X.
Le midi, 1/2 h avant le repas : 20 gouttes bourgeons Betula pub. ââ 1°X (+ radicelles, éc. int., rac.).
Le soir, 1/2 h avant le repas : 20 gouttes bourgeons Quercus ped. ââ 1°X (+ radicelles, éc. int., rac., glands).

***Angoisses** (suite) :*

Au coucher : 30 gouttes bourgeons Tilia 1°X.
En période de maturité génitale, on ajoute les dilutions de chatons Betula ver. et Quercus ped. dans les deux formules du midi et du soir.
– ANGOISSE DES HOMMES AGÉS :
Au réveil et au coucher : ajouter 20 gouttes bourgeons Sequoia 1°X.
– ANGOISSE DES CARDIAQUES :
A 10 et 16 h : ajouter 20 gouttes Crataegus TM dans du vin sucré.

Angor

Voir *angine de poitrine.*

Anorexie

Ou manque d'appétit, inappétence.

Au réveil et au coucher, une mesure de la poudre : Arg., China, Dulcam., Ferrum, Hydrastis ââ 4, Alfalfa, Céréales germées ââ 1°X.
Le matin : 2 gr Aceticum (jours pairs), Sepia 5 et 2 gr Sulf. 3 (jours impairs) + une ampoule Ascorbate de Lysine (si besoin).
Le midi et le soir, 1/2 h avant les repas : 30 gouttes de la formule : Angelica, Céréales germées ââ TM et 10 gouttes Chloro-drainol, ou 30 gouttes de la formule : Acorus, Artem. abs., Cent. ââ TM dans une infusion Camomille.
A la fin des repas : 1 cuill. café sirop Lysine B12 Egic et deux par deux quelques gr Hépatodraineur.
Au coucher, 10' après la poudre : 2 gr Nux vom. 5 (jours pairs) et 2 gr Ph. acid. 5 (jours impairs) (chez les hommes), ou 2 gr Ignatia 5 (jours pairs) et 2 gr Zincum met. 5 (jours impairs) (chez les femmes), ou 2 gr Ferrum 5 (jours pairs) et 2 gr Arg. 5 (jours impairs) (chez les enfants).
Le dimanche, prendre seulement :
– Au réveil : 5 gr Lycopodium 5.
– A midi : 5 gr Phosph. triiod. 5.
– Au coucher : 5 gr Natr. mur. 7 (dimanches pairs) et 5 gr Silicea 7 (dimanches impairs).

Chaque semaine : une IM Durabolin 25 (si besoin).

❒ SI ANOREXIE NERVEUSE :
Le soir, avant le repas : un Périactine.

❒ SI ANOREXIE APRES ANTIBIOTIQUES : vit. B11 (Carnitine Arkopharma) et B13 (Ultraflore).

Oligoéléments : Mn Cu Co, Cu Au Ag, Zn Cu et Mg.
L'anorexie psychique des jeunes filles relève de Li, Zn Cu et Cu Au Ag (= anorexie mentale).

***Anorexie** (suite) :*

Vitamines : B9 (Foldine), B11 (Carnitine Arkopharma) et B12 (Cobanzyme) dans tous les cas (Carencyl, Alvityl).
A noter que Quotivit O. E. et Survitine associent les vitamines et les oligoéléments reconstituants. La vit. B11 (ou O) est la vitamine de l'appétit.

Anosmie

Perte ou diminution de l'odorat. Rechercher l'étiologie, supprimer le tabac, penser à une sinusite chronique, ou une rhinite atrophique, ou des polypes du nez, ou ozène... faire une B. W.

Au réveil et au coucher, une mesure de la poudre : Baryta carb., Kalium bich., Kalium iod., Merc. cyan., Magn. mur., Natr. carb., Nux vom. ââ 4, Solidago 1.
Le matin : 2 gr Kalium bich. 5 (jours pairs) et 2 gr Hydrastis 5 (jours impairs).
A 10 et 16 h : 2 gr Lemna 4.
Au coucher, 10' après la poudre : 2 gr Ars. alb. 5 (jours pairs) et 2 gr Hepar sulf. 5 (jours impairs) (en s'endormant).

Anthrax

Furoncle à plusieurs foyers bourbillonneux + antibiothérapie à ajouter au traitement homéopathique (si besoin).

Chaque jour : 6 gouttes de la formule : Anemone, Arnica, Calendula, Echinacea, Asa, Belladonna, Hepar sulf., Merc. sol., Myristica, Silicea, Tarent. cub. ââ 3, Solidago 1 (cinq fois par jour).
Le matin : 2 gr Pyrog. 5 (jours pairs) et 2 gr Anthrac. 5 (jours impairs).
A 10 et 16 h : 2 gr Apis 4 ; 1/2 h après : 2 gr Ferrum ph. 4 ; 1/2 h après : 2 gr Myristica 4.
Le midi et le soir : deux Boribel 22.
Vers 18 h : 2 gr Naja 4.
Au coucher : 2 gr Hepar sulf. 5 (jours pairs) et 2 gr Ars. alb. 5 (jours impairs).
Le dimanche, prendre seulement au réveil : une dose Oscillococcinum 200 en entier.

Localement : pommade au Cyrtop. ou Onguent K.L.C.

❐ SI SUPPURATION ABONDANTE ET PROLONGÉE : voir *abcès chauds.*

Oligoéléments : Cu Au Ag, Mn Cu et S.

Antibiotiques (allergie aux)

Chaque jour : 2 gr Monilia 4 (trois fois par jour).
Au réveil : 2 gr d'une dilution 5 CH de l'antibiotique en cause.
Au coucher : ajouter 2 gr Nux vom. 5.

Oligoéléments : Mn et ses dérivés (Mn Co et Mn Cu).
Vitamines : pour éviter les accidents cutanéo-muqueux ou digestifs de l'antibiothérapie, donner en même temps les vit. B (Bécozyme) et Ultra-Levure ou Bactisubtil ou Ultraflore (B3, B13, Levure de bière).

Anticoagulants

Voici un traitement anticoagulant homéopathique dont l'action est cependant moins profonde que celle des anticoagulants allopathiques :

Au réveil et au coucher, une mesure de la poudre : Aconit., Aesculus, Anemone, Ars. alb., Aurum, Baryta carb., Bellis, Cactus, Calc. fl., Hamamelis, Kalium iod., Naja ââ 4, Solidago 1.
Le matin à jeun : 2 gr Bothrops 5 (jours pairs) et 2 gr Aesculus 5 ou Lophoph. 5 (jours impairs).
Le midi et le soir, 1/2 h avant les repas : 30 gouttes bourgeons Betula pub., Buxus, Cornus, Syringa, Tamarix, éc. int. de tige Citrus, éc. int., rac. Prunus ââ 1X : 60 cc.
Au coucher, 10' après la poudre : 2 gr Lach. 5 ou Naja 5 (jours pairs) et 2 gr Lophoph. 5 ou Aurum 5 (jours impairs) (en s'endormant) + un suppositoire Fibrine 9 (trois soirs par semaine).
Le dimanche, prendre seulement au réveil : 5 gr Bryonia 7 ou 5 gr Thuya 7 (dimanches pairs) et 5 gr Natr. sulf. 7 (dimanches impairs).

Autres anticoagulants : Melilot., Senecio, Sulf., etc.

❒ SI INFECTION SURAJOUTÉE (lymphangite) :
A 18 h : ajouter 2 gr Naja 4.

❒ SI CRAMPES : Cuprum met. 4.
Voir *fibrine* et *hyperviscosité sanguine.*

Oligoéléments anticoagulants : Co, Mn Co, Mg et P (spasmophilie), I, S (anti-infectieux), Cu Au Ag, Mn Cu et Bi.
Vitamines anticoagulantes : B (surtout B3) et C.

Traitement par la gemmothérapie

Il y a trois anticoagulants :
– SI TEST DE RÉSISTANCE À L'HÉPARINE AUGMENTÉ : bourgeons Cornus 1°X.
– SI AUGMENTATION DU TAUX DE PROTHROMBINE : éc. int., rac. Prunus amygd. 1°X.
– SI AUGMENTATION DU TAUX DE FIBRINOGENE SANGUIN : éc. int. de tige Citrus 1°X.
On pourrait y ajouter les bourgeons Tamarix 1°X en cas d'hypercholestérolémie ou de phlébites.

Anurie

❒ ABSENCE D'URINES :
– SOIT VRAIE : arrêt de la sécrétion rénale.
– SOIT FAUSSE : due à un obstacle qui gêne l'élimination urinaire.

Dans les deux cas, consulter d'urgence un urologue. Voir *ascite, diurétiques, hydropisie, oligurie* et *rétention d'urines.*

❒ ANURIE VRAIE : en attendant d'en préciser l'étiologie :
Au réveil et au coucher, une mesure de la poudre : Apis, Berberis, Canthar., Coccus, Daucus, Helleborus, Lithium, Mang. met., Pareira, Thlaspi, Uva ursi ââ 4, Apocynum, Lespedeza, Scilla, Solidago ââ 1°X + oligoélément K dans Vittel grande source ou Contrex.
Le matin : 2 gr Canthar. 5 (jours pairs) et 2 gr Merc. cor. 5 (jours impairs).
A 10, 16 et 18 h : 2 gr Apis 4 ; 1/2 h après : 2 gr Pareira composé.
Le midi et le soir, 1/2 h avant les repas : 30 gouttes de la formule : Adonis, Pilosella, Scilla ââ TM dans Vittel grande source.
On peut ajouter 10 gouttes de la formule : Helleborus Cplx Lehning n° 91 + Juniperus Cplx Lehning n° 6 (une semaine) et Cplx Lehning L.8 + Uva ursi Cplx Lehning n° 9 (l'autre semaine, en alternance).
A la fin des repas : tisane Chiendent + queues de Cerises ââ sucrées avec Lactose (ou tisane Rénale LHF ou Uro-tisane au Berberis...).
Au coucher : 2 gr Sulf. 5 (jours pairs) et 2 gr Nux vom. 5 (jours impairs).
Le dimanche, prendre seulement au coucher : 5 gr Lycopodium 5.

On peut ajouter 50 gouttes bourgeons Fagus + Juniperus ââ 1°X (deux fois par jour) et un suppositoire Néphrine 4 (trois soirs par semaine).

❒ SI ANURIE REBELLE :
Chaque matin : ajouter un Aldactazine, ou Lasilix, ou Esidrex.

Régime : déchloruré chez les obèses. Cures d'oignons, vin d'oignons (voir *pleurésie*).

Oligoéléments : K (surtout), I, Li, P, Mn Co, Se, Cu Ni Co et Zn Ni Co.

Anus

❒ ECZÉMA DE L'ANUS :
Au réveil et au coucher, une mesure de la poudre : Fraxinus, Ribes, Chrysis, Viola, Sarsap., Borrago, Dipsacus, Platanus, Solidago, Spiraea, Zea ââ 1°X.
Le matin : 2 gr Graphites 5 (jours pairs) et 2 gr Rhus tox. 5 (jours impairs).
Vers 10 h : 2 gr Arum 5 (jours pairs) et 2 gr Mezer. 5 (jours impairs).
Le midi et le soir, 10' avant les repas : 6 gouttes de la formule Aloe, Croton, Dolichos, Graphites, Lappa, Merc., Pix liq., Rhus tox., Rhus vern., Urtica ââ 4 + deux Boribel 22.

***Anus** (suite) :*

A la fin des trois repas : deux par deux 6 à 10 gr Hépatodraineur.
Vers 18 h : 2 gr Ars. alb. 5 (jours pairs) et 2 gr Nux vom. 5 (jours impairs).
Au coucher, 10' après la poudre : 2 gr Antim. crud. 5 (jours pairs) et 2 gr Petrol. 5 (jours impairs).
Le dimanche, prendre seulement au réveil : 5 gr Psor. 5.

Localement : huile d'amandes douces ou Dermacide ou pommade composée (crème au Calendula + Doctancyl + Cicaderma + Glyc. ââ qsp 1 pot) ou pommade Aesculus composé.

❒ FISSURE ANALE : éviter la constipation.
Au réveil et au coucher, une mesure de la poudre : Aesculus, Aloe, Berberis, Capsicum, Collinsonia, Ferrum ph., Hamamelis, Ignatia, Nux vom., Paeonia, Ratanhia, Sedum ââ 3, Solidago, Chrysis ââ 1°X.
Le matin : 2 gr Nitricum 5 (jours pairs) et 2 gr Graphites 5 (jours impairs).
Vers 10 h : 2 gr Sedum 5 (jours pairs) et 2 gr Ratanhia 5 (jours impairs).
Le midi et le soir, 10' avant les repas : 2 gr Sepia composé + deux Boribel 27 (une semaine) et 2 gr Aesculus composé + deux Boribel 22 (l'autre semaine, en alternance).
A la fin des repas : deux par deux quelques gr Hépatodraineur.
Vers 18 h : 2 gr Berberis 5 (jours pairs) et 2 gr Paeonia 5 (jours impairs).
Au coucher, 10' après la poudre : 2 gr Nux vom. 5 (jours pairs) et 2 gr Aesculus (jours impairs).
Le dimanche, prendre seulement :
– Au réveil : 5 gr Silicea 5.
– Au coucher : 5 gr Thuya 7 (dimanches pairs) et 5 gr Fluoricum 7 (dimanches impairs).
Pommades Aesculus composé ou Cicaderma.

❒ FISTULE ANALE : éviter la constipation. Mêmes formules que précédemment, poudre et granules midi et soir.
Au réveil : 2 gr Nitricum 5 (jours pairs) et 2 gr Fluoricum 5 (jours impairs).
Vers 10 h : 2 gr Silicea 5 (jours pairs) et 2 gr Hydrastis 5 (jours impairs).
Vers 18 h : 2 gr Calc. sulf. 5 (jours pairs) et 2 gr Berberis 5 (jours impairs).
Au coucher : 2 gr Hepar sulf. 5 (jours pairs) et 2 gr Ars. alb. 5 (jours impairs).
Le dimanche, prendre seulement :
– Au réveil : 5 gr Lycopodium 5.
– Au coucher : 5 gr Graphites 7 (dimanches pairs) et 5 gr Thuya 7 (dimanches impairs).

Localement : pommade au Cyrtop. ou Onguent K.L.C.
En cas d'échec, faire opérer.

❒ HÉMORROIDES : voir ce mot.

***Anus** (suite) :*

❒ Incontinence anale (ou pertes involontaires des matières) :
Au réveil : 2 gr Gelsemium 5 (jours pairs) et 2 gr Arg. nitr. 5 (jours impairs).
Vers 10 et 16 h : 2 gr Aloe 4.
Le midi et le soir, 10' avant les repas : 10 gouttes (ou 2 gr) Aloe composé.
A 18 h : 2 gr Oleand. 5.
Au coucher : 2 gr Caust. 5 (jours pairs) et 2 gr Mur. acid. 5 (jours impairs).

❒ Prurit anal :
Au réveil : 2 gr Fluoricum 5 (jours pairs) et 2 gr Staphys. 5 (jours impairs).
Au réveil et au coucher : deux Boribel 22 (une semaine) et deux Saponaria composé (l'autre semaine, en alternance).
A 10 et 16 h : 2 gr Aloe 4 ; 1/2 h après : 2 gr Dolichos 4.
Le midi et le soir, 10' avant les repas : 10 gouttes (ou 2 gr) Hydrastis composé 2°X (une semaine) et 2 gr Aesculus composé (l'autre semaine, en alternance).
Au coucher : 2 gr Aesculus 5 (jours pairs) et 2 gr Chelid. 5 (jours impairs).
Le dimanche, prendre seulement au réveil : 5 gr Sulf. 7 (dimanches pairs) et 5 gr Thuya 7 (dimanches impairs).

Localement : savon de Marseille ou Dermacide, pommade Aesculus composé ou Homéoplasmine. Suppositoire Aconit. 2°X à 5 %. Penser aux *oxyures.*

Anxiété

Voir *angoisses* et *hyperémotivité.*

2 gr Boribel 3, 13, 31 et 41 + tisanes sédatives (Boribel 8) (deux à trois fois par jour).
Le soir, avant le repas : 20 à 50 gouttes Quitaxon.
Au coucher : un suppositoire Thyréostimuline 5 CH, 7 CH ou 9 CH selon les cas (trois soirs par semaine).

Oligoéléments : Mn Cu, Zn Cu, Cu Au Ag + vit. E (si pas de tonus), Mn et I (si trop de tonus), Al et Li (dans tous les cas).

Aortite

Rechercher et soigner l'étiologie. Voir *angine de poitrine* et *artériosclérose.*

***Aortite** (suite) :*

Repos absolu. Toujours faire un E.C.G. et un dosage d'urée, cholestérol, acide urique et glucose sanguins.
Consulter un spécialiste qualifié.

Au réveil et au coucher, une mesure de la poudre : Aconit., Adonis, Baryta carb., Cactus, Crataegus, Cupressus, Kalium iod., Ledum, Lilium, Lycopus, Spigelia ââ 3, Avena, Solidago ââ 1°X.
Le matin : 2 gr Aconit. fer. 5 (jours pairs) et 2 gr Baryta carb. 5 (jours impairs).
A 10 et 16 h : 2 gr Sédatif P. C. ; 1/2 h après : 2 gr Glonoïn. 4.
Le midi et le soir, 10' avant les repas : deux Boribel 13 + 10 gouttes Stroph. composé (une semaine) et 10 gouttes Crataegus Cplx Lehning n° 15 (l'autre semaine, en alternance).
A 18 h : 2 gr Naja 4.
Au coucher, 10' après la poudre : 2 gr Arum 5 (jours pairs) et 2 gr Cactus 5 (jours impairs) + un suppositoire Aorte 7 Dolisos (trois soirs par semaine).
Le dimanche, prendre seulement :
– Au réveil : 5 gr Lycopodium 5.
– Au coucher : 5 gr Baryta mur. 7 (dimanches pairs) et 5 gr Plumbum 7 (dimanches impairs).

❒ SI FUMEUR : suppression immédiate et définitive du tabac.
Chaque jour : ajouter 2 gr Caladium 5 et 2 gr Tabacum 5.

Oligoéléments : Mn Co, P et Mg.

Apathie

En rechercher la cause. Voir *tonus.*

❒ SANS RAISON APPARENTE : essayer le traitement suivant :
Au réveil et au coucher : 10 gouttes de la formule : Ph. acid., Magn. ph., Sepia, Avena ââ 1°X (chez les hommes), ou 10 gouttes de la formule : Crataegus, Ignatia, Melissa, Ambra ââ 1°X (chez les femmes).
Le matin : 2 gr Mur. acid. 5 (jours pairs) et 2 gr Picricum 5 (jours impairs).
A 10 et 16 h : Sativol, ou Ph. acid. composé, ou Ferrum Cplx Lehning n° 29 (une semaine) et Biovitamine, ou Scrof. composé (l'autre semaine, en alternance).
Le midi et le soir, 1/2 h avant les repas : 10 gouttes de la formule : Ammon. carb., Calc. carb., China, Cocculus, Kalium ph. ââ 4.
A la fin des repas : 2 gr Hépatodraineur.
Vers 18 h : 2 gr Anacardium 5 ou Alumina 5 (chez les femmes) (jours pairs) et 2 gr Cocculus 5 (chez les hommes) ou Helleborus 5 (chez les vieillards) (jours impairs).

Apathie *(suite) :*

Au coucher, après les gouttes : 2 gr Ambra 5 (jours pairs) et 2 gr Zincum met. 5 (jours impairs) + un Périactine (si en plus anorexie et insomnie).
Le dimanche, prendre seulement :
– Au réveil : 5 gr Silicea 7 (dimanches pairs) et 5 gr Baryta carb. 7 (dimanches impairs).
– Au coucher : 5 gr Ph. acid. 9 (chez les hommes) ou Ignatia 9 (chez les femmes).

Deux traitements de l'apathie

❖ **Premier traitement :**
Au réveil et au coucher : deux Boribel 3 (une semaine) et Boribel 31 (l'autre semaine, en alternance).
Le midi et le soir, 1/2 h avant les repas : deux Boribel 43 (une semaine) et Boribel 47 (l'autre semaine, en alternance).

❖ **Second traitement :**
Au réveil : un Guronsan dans un verre d'Evian.
A 10 et 16 h : un Biomag ou une gorgée Tonique végétal.

Oligoéléments : Cu Au Ag, Mn Cu Co, Zn Cu et Mn Cu.

Aphasie

Perte de la mémoire, des signes au moyen desquels l'homme échange ses idées avec ses semblables, en particulier le langage.

En attendant d'en avoir précisé l'étiologie (apoplexie, embolie, hypertension, hystérie, hémorragie ou ramollissement cérébral, spasme vasculaire cérébral, peur...), on peut essayer le traitement suivant :
Au réveil et au coucher : 10 gouttes Soludor.
Le matin : 2 gr Gelsemium 5.
A 10 et 16 h : 2 gr Bothrops 4 ; 1/2 h après : 2 gr Secale corn. 4 ; 1/2 h après : 2 gr Kalium brom. 4.
Le midi et le soir, 10' avant les repas : 6 gouttes de la formule : Anacardium, Arnica, Aurum, Baryta, Cocculus, Cupressus, Kalium iod., Kalium ph., Lach., Nux vom. ââ 3, Avena, Solidago ââ 1°X (une semaine) et 10 gouttes Cplx Lehning L.72 (l'autre semaine, en alternance).
A la fin des repas : tisane espèces de Mélisse.
Au coucher, après Soludor : 2 gr Lach. 5.
Le dimanche, prendre seulement au réveil : 5 gr Ignatia 9.

Oligoéléments : Li et Al.

Aphonie

Perte plus ou moins complète de la voix.

❒ EN L'ABSENCE DE LÉSIONS ÉTIOLOGIQUES, faire le traitement suivant :
Au réveil et au coucher, une mesure de la poudre : Arnica, Iodum, Kalium bich., Mang. met., Merc. cyan., Rhus tox., Stannum, Stillingia ââ 4 Verbascum, Solidago, Avena ââ 1°X.
Le matin : 2 gr Arum 5 (jours pairs) et 2 gr Arg. nitr. 5 (jours impairs).
A 10 et 16 h : 2 gr Gelsemium 5 ou Aconit. composé.
Le midi et le soir, 10' avant les repas : 10 gouttes de la formule : Erysimum, Pop. cand. ââ TM ou deux Boribel 10 (ou Arum composé).
A la fin des repas : tisane Laryngée Amieux (Agrimon., Apium, Erysimum, Euphrasia, Malva, Verbascum ââ 1 partie, Veronica 3 parties).
A 18 h : 2 gr Plumbum 5 (jours pairs) et 2 gr Caust. 5 (jours impairs).
Au coucher, 10' après la poudre : 2 gr Hepar sulf. 5 (jours pairs) et 2 gr Ars. alb. 5 (jours impairs).
Le dimanche, prendre seulement :
– Au réveil : 5 gr Bryonia 7.
– Vers midi : 5 gr Eupat. 7.
– Vers 18 h : 5 gr Drosera 7.
– Au coucher : Stannum 7 (dimanches pairs) et Aconit. 7 (si froid sec) ou Mang. met. 7 (si froid humide) (dimanches impairs).

Sucer des pastilles Homéovox ou des pâtes Baudry ou pâtes Sambucus ou réglisses au Calendula.

❒ CHEZ L'ENFANT APHONE : toujours se méfier du croup. Si rien d'anormal, ajouter 2 gr toutes les 1/2 h en alternant Spongia 4 et Samb. 4 + bains de pieds chauds.

❒ CHEZ L'ADULTE APHONE : toujours se méfier de troubles nerveux (hystérie), ou d'un début de cancer (des fumeurs).

❒ APHONIE PAR FATIGUE VOCALE (orateurs, chanteurs, professeurs...) :
A 10 et 16 h : 2 gr Arnica 4 ; 1/2 h après : 2 gr Arg. 4 ; 1/2 h après : 2 gr Selenium 4 (deux fois par jour).

❒ APHONIE APRES FRAYEUR : ajouter 2 gr Thebaïcum 4 ; 1/2 h après : Gelsemium 4 ; 1/2 h après : Hyoscyamus 4 (deux fois par jour).

❒ APHONIE APRES FROID SEC : ajouter Aconit. nap. 4 *(idem).*

❒ APHONIE APRES FROID HUMIDE : Mang. met. 4 et Dulcam. 4 *(idem).*

❒ APHONIE PENDANT LES REGLES : ajouter Heliot. 4 et Ignatia 4.
Faire des inhalations (voir ce mot).

Oligoéléments : Bi, As, Mn Cu, Cu Au Ag, S.

Aphonie *(suite) :*

Indications particulières suivant les symptômes
(Fiches homéopathiques de Boiron)

Argentum metallicum : enrouement ou aphonie avec sensation de plaie dans le larynx ; aggravation en toussant, en avalant ou en parlant. La toux peut rapporter des mucosités épaisses, grisâtres et visqueuses.
Argentum nitricum : sensation d'une écharde dans la gorge ou le larynx. L'enrouement ou l'aphonie provoquent un besoin perpétuel de se racler la gorge.
Arnica montana : enrouements traumatiques, par fatigue excessive des cordes vocales ; aphonie après avoir trop parlé, trop crié, trop chanté, etc.
Arum triphyllum : enrouement avec voix bitonale ; le timbre varie constamment, tantôt clair, tantôt voilé selon le ton. Il existe souvent parallèlement une vive irritation des muqueuses aériennes supérieures.
Arum triphyllum composé : très efficace dans affections aiguës des voies respiratoires supérieures, notamment les laryngites ou les toux sèches croupales.
Causticum : enrouement pire le matin, amélioré en buvant une gorgée d'eau froide. Sensation de larynx à vif.
Drosera composé : par ses différents constituants, cette formule est particulièrement utile dans les toux spasmodiques ou coqueluchoïdes.
Graphites : enrouement pendant les règles.
Homéovox : enrouement, extinction de voix, congestion des cordes vocales, laryngites.
Magnesia carbonica : enrouement avant les règles.
Manganum metallicum : enrouement par froid humide ou par fatigue des cordes vocales. Amélioration en fumant ou en se couchant.
Pâtes Baudry : toux, laryngite, trachéite, grippes, enrouement.
Pâtes Sambucus : laryngites, coryza, toux.
Phosphorus : enrouement aggravé le soir au crépuscule.
Rhus toxicodendron : convient aux enrouements qui se manifestent au début du discours ou du chant, qui s'améliorent ensuite progressivement et qui réapparaissent avec la fatigue.

Aphtes

Voir *gingivites.*

Eruption vésiculeuse siégeant sur la muqueuse buccale et laissant après elle des ulcérations superficielles.
Le matin, le midi et le soir, 10' avant les repas : 6 gouttes de la formule : Apis, Canthar., Capsicum, Cinnam., Eupat., Hepar sulf., Kalium chlor., Merc. cyan., Merc. sol., Mezer., Sulfuricum ââ 4, Solidago 1.
Le matin : 2 gr Merc. cyan. 5.
A 10 et 16 h : 2 gr Borax 4 ; 1/2 h après : 2 gr Nitricum 4 ; 1/2 h après : 2 gr Sulfuricum 4.
Au coucher : 2 gr Mur. acid. 5 ou Magn. carb. 5.

Aphtes *(suite) :*

Gargarismes avec 1 cuill. café de la formule : Calendula, Echinacea, Hamamelis ââ TM dans un verre d'eau.
Le dimanche, prendre seulement :
– Au réveil : 5 gr Psor. 5.
– Au coucher : 5 gr Graphites 7.

Bains de bouche avec Veybirol-Tyrothricine, badigeonnages au Négatol.

Oligoéléments et **vitamines :**
Au réveil : Bi.
Le midi et le soir : vit. B6 (Bécilan) + vit. C (Pyridoscorbine) + vit. B2 (Béflavine).
On peut ajouter chaque jour, trois à huit Imudon ou Lyso-6 à sucer lentement. Voir *pyorrhée.*

Aponévroses rétractées

Ou rétractions aponévrotiques, telle la rétraction de l'aponévrose palmaire ou maladie de Dupuytren : très difficile à guérir.

❐ DANS TOUS LES CAS : 2 gr Cuprum met. 4 (deux fois par jour).
Essayer 2 gr Ammon. mur. 4 (par exemple à 10 et 16 h) ; 1/2 h après : 2 gr Caust. 4 ; 1/2 h après : 2 gr Cimex 4 ; 1/2 h après : 2 gr Iris 4 ; 1/2 h après : 2 gr Guaïacum 4 (deux fois par jour).
Au réveil : 2 gr Antim. crud. 5 (jours pairs) et 2 gr Rhus tox. 5 (jours impairs).
Au coucher : 2 gr Cupressus 5 (jours pairs) et 2 gr Kalium iod. 5 (jours impairs).
Le dimanche, prendre seulement au réveil : 5 gr Plumbum 7 (dimanches pairs) et 5 gr Baryta mur. 7 (dimanches impairs).

❐ EN CAS D'ÉCHEC (fréquent) : consulter un chirurgien spécialisé dans ces sortes d'affections.

Oligoéléments : P, Cu, Mn Cu, Cu Au Ag et Mg.
Vitamines : A, B1, B2, C, D et E surtout.

Apoplexie

Voir *hémorragie cérébrale.*

2 gr Laurocer. 4 (tous les 1/4 h).

Appendicite

Il n'y a pas de traitement médical de l'appendicite aiguë. Opérer de suite.

***Appendicite** (suite) :*

Dans l'appendicite chronique, on a le temps de préparer le malade à l'opération, avec le traitement suivant, qui vaut pour toutes les interventions chirurgicales.

❒ AVANT L'OPÉRATION :
Au réveil et au coucher, une mesure de la poudre : Belladonna, Cocculus, Ferrum ph., Ipeca, Kalium carb., Nux vom., Sulf. iod. ââ 4, Avena, Solidago ââ 1°X.
Le matin : 2 gr Pyrog. 5.
Le midi et le soir, 10' avant les repas : 10 gouttes Adénocynésine.
A la fin des trois repas : deux par deux quelques gr Hépatodraineur.
Vers 18 h : 2 gr Ars. alb. 5 (jours pairs) et 2 gr Naja 5 (jours impairs).
Au coucher, 10' après la poudre : 2 gr Coloc. 5.
A 10 et 16 h, et la nuit, si réveil : 2 gr Sédatif P. C. ; 1/2 h après : 2 gr Arnica 4 ; 1/2 h après : 2 gr China 4 (on peut ajouter Belladonna 4 et Ferrum ph. 4, si fièvre).
Le dimanche, prendre seulement :
– Au réveil : 5 gr Bryonia 7.
– A midi : 5 gr Eupat. 7.
– Au coucher : 5 gr Lycopodium 5.

❒ APRES L'OPÉRATION : continuer ce traitement dix jours en y ajoutant, pour éviter des adhérences :
Chaque jour : 2 gr Iris 5 (pendant deux mois) + un Ephynal.

❒ SI COLIQUES : 2 gr Coloc. 4 toutes les 10', puis espacer.

Oligoéléments : Cu Au Ag et Mn Cu Co.

Appétit

❒ EXCES : voir *boulimie.*

❒ MANQUE : voir *anorexie.*

Vitamines : B11 (Carnitine Arkopharma), B12 (Cobanzyme).

Arriération mentale

Au réveil et au coucher, une mesure de la poudre : Aethusa, Amanita, Alumina, Arg., Bufo, Bovista, Cocculus, Conium, Ferrum ph., Gelsemium, Helleborus, Kalium brom., Magn. ph., Mang. met., Ph. acid., Physostigma, Phytolacca, Plumbum, Zincum met. ââ 4, Céréales germées 1°X + 4 gouttes Adégic et 20 gouttes Uvestérol.
Le matin : 2 gr Ailanthus 5 (jours pairs) et 2 gr Ferrum picr. 5 (jours impairs).

Arriération mentale *(suite) :*

Le midi et le soir, 1/2 h avant les repas : 30 gouttes bourgeons Alnus, Acer, Abies, Buxus, Cercis, Quercus + semences Betula ver. ââ 1°X + 10 gouttes Cocculus Cplx Lehning n° 73 (une semaine) et Lobelia Cplx Lehning n° 74 (l'autre semaine, en alternance).
A la fin des trois repas : 2 gr Hépatodraineur.
Vers 18 h : 2 gr Aestus (jours pairs) et 2 gr Calc. carb. 5 (jours impairs).
Au coucher, après la poudre + Adégic et Uvestérol : 2 gr Plumbum 5 (jours pairs) et 2 gr Baryta carb. 5 (jours impairs) + un suppositoire Thymus. 4 (jours pairs) et Cerebrinum 4 (jours impairs).
Le dimanche, prendre seulement :
– Au réveil : 5 gr Baryta carb. 7.
– Vers midi : 5 gr Phosph. triiod. 5.
– Au coucher : 5 gr Natr. mur. 7 (dimanches pairs) et 5 gr Silicea 7 (dimanches impairs) + un suppositoire Spécyton Cerveau-Moelle.
On peut aussi donner 2 gr Acidum composé, ou Jénovérine, ou Actebral, ou Clérégil, ou Cogitum ou Cérébrol... (deux fois par jour).

Oligoéléments : Zn Cu, Cu Au Ag, Li, Mg, Mn, Au et, dans tous les cas, Al, Si Zn (retard intellectuel).
Diététique :
Au réveil et au coucher : deux Minérola.
Le midi et le soir, au début des repas : deux Phosrola.

Artériosclérose et **artérite**

Epaississement scléreux de la tunique interne des vaisseaux, avec tendance à l'oblitération des petits vaisseaux. Voir *angiospasmes* et *spasmes des vaisseaux.*

Au réveil et au coucher : un B. O. P. (une semaine) et un Cardiocynésine (l'autre semaine, en alternance).
Le matin : 2 gr Cupressus 5 (jours pairs) et 2 gr Kalium iod. 5 (jours impairs).
A 10 et 16 h : deux cachets Sclérocalcine (une semaine) et deux Boribel 38 (l'autre semaine, en alternance).
Le midi et le soir, 1/2 h avant les repas : 10 gouttes Biocarde, ou Scléro-drainol (une semaine) et Crataegus Cplx Lehning n° 15 + Kalium iodatum Cplx Lehning n° 84 (l'autre semaine, en alternance).
Au début des repas : un verre à bordeaux de la formule du Dr Leclerc : extrait fluide de tilleul (50 g), Hydrolat de tilleul (450 g), sirop des 5 racines (500 g).
A la fin des repas : tisane espèces de Saule + Uro-tisane au Berberis mélangées et 2 gr Hépatodraineur.

Artériosclérose *et* ***artérite*** *(suite) :*

Au coucher, après le comprimé : 2 gr Aurum 5 (jours pairs) et 2 gr Baryta carb. 5 (jours impairs) + un suppositoire Aorte 7 Dolisos (trois soirs par semaine).
Le dimanche, prendre seulement :
– Au réveil : 5 gr Plumbum 7 (dimanches pairs) et 5 gr Baryta mur. 7 (dimanches impairs).
– Au coucher : 5 gr Sulf. 7 (dimanches pairs) et 5 gr Cholesterinum 7 (dimanches impairs).

❒ SI HYPERCHOLESTÉROLÉMIE :
Chaque jour : ajouter 10 gouttes Cholesterolum Cplx Lehning n° 112 (deux fois par jour).
Le midi : un Lipanthyl.

❒ SI HYPERURICÉMIE :
Chaque jour : ajouter 10 à 30 gouttes Pilosella TM (trois fois par jour) ou un Zyloric.

❒ SI URÉMIE :
Chaque jour : ajouter 10 à 30 gouttes Lespedeza TM ou Lespénéphryl (trois fois par jour), et tisane Polyvalente Lahoder.

❒ SI SPASMES VASCULAIRES : voir ce mot. Compléter avec Praxilène, Soluritine, Trivastal, Hydergine, Iskédyl, Vasodistal... selon les cas (si besoin).

Oligoéléments : Co (spasmes artériels) et Mn Co, Li, Baryum, I, Stront., Mg.
Vitamines : E, B3.

❒ ARTÉRITE JUVÉNILE (maladie de Buerger) : bourgeons Cercis (arbre de Judée) : mac. glyc. 1°X.

Artérite oblitérante

C'est souvent l'aboutissement de l'artériosclérose méconnue ou mal soignée. On s'inspirera donc du traitement précédent, en complétant comme suit, selon les cas :

❒ SI CLAUDICATION INTERMITTENTE : Anacardium 4, Nux vom. 4 (traîne les pieds), Hypericum 4.

❒ SI CRAMPES :
Chaque jour : 2 gr Cuprum met. 4, Hypericum 4 et Actaea 4.

❒ SI, EN PLUS, IL Y A DE LA CYANOSE : 2 gr Carbo veg. 4 (deux fois par jour) + Hydrocyan., Laurocer.

❒ SI DOULEURS CALMÉES PAR LE FROID : Secale corn. 4 et Ledum 4 (si prédominance aux membres inférieurs), Kalmia 4 (aux membres supérieurs), Secale corn. 4, Glonoïn. 4 et Aurum 4 (si prédominance à la tête).

***Artérite oblitérante** (suite) :*

❒ SI DOULEURS CALMÉES PAR LA CHALEUR : 2 gr Ars. alb. 4 (deux fois par jour).

❒ SI SPASMES : Magn. ph. 4 (crampes fulgurantes).

❒ SI STRICTION : Aconit. 4 et Cactus 4.

❒ SI THROMBOSES : Aurum, Belladonna, Bothrops, Crotalus, Flor de Piedra, Plumbum, Pyrog.

Traitement par la gemmothérapie (Dr Tétau)

Il s'agit alors de bourgeons de plantes : 30 gouttes de chaque, selon les cas, loin des repas (deux fois par jour).
– SI HYPERTENSION ARTÉRIELLE + ARTÉRIOSCLÉROSE + HYPERCHOLESTÉROLÉMIE : bourgeons Olea 1°X.
– SI MEMES INDICATIONS, MAIS EN PLUS, SON ÉC. INT., RAC. EST INDIQUÉE QUAND IL Y A AUGMENTATION DU TAUX DE PROTHROMBINE SANGUIN. ANTICOAGULANT : bourgeons Prunus amygd. 1°X.
– SI AGISSENT PLUS SPÉCIALEMENT SUR LES ARTERES CORONAIRES (ANGINES DE POITRINE ET TOUS SYNDROMES CORONARIENS) : bourgeons Syringa 1°X.
– SI ARTÉRITE DU MEMBRE INFÉRIEUR : bourgeons Pop. nig. 1°X.
– SI ARTÉRITE JUVÉNILE : bourgeons Cercis 1°X.
– SI ANTICOAGULANT, INDIQUÉ QUAND LE TEST À L'HÉPARINE EST AUGMENTÉ : bourgeons Cornus 1°X.
– SI ANTICOAGULANTS INDIQUÉS LORSQU'IL Y A AUGMENTATION DU TAUX DE FIBRINOGENE SANGUIN : bourgeons Citrus (+ éc. int. de tige ââ 1°X).
– SI ANTICOAGULANT PLUTOT INDIQUÉ DANS LES PHLÉBITES : bourgeons Tamarix 1°X.

❒ DANS LES CAS GRAVES (ictus) : faire en plus chaque jour une IM Soluritine papavérine (trois fois par jour, si besoin). Après amélioration, chaque jour trois comprimés du même médicament ou Vasodistal, ou Calciparine sous-cutanée.

❒ SI BESOIN, ajouter :
– UN ANTICOAGULANT : Aesculus, Bothrops, Dioparine collyre, Pindione, Sintrom, Troméxane.
– UN ANTISPASMODIQUE CÉRÉBRAL : Aurum, Glonoïn., Hydergine, Hypericum, Iskédyl, Secale corn.
– UN ANTI-ISCHÉMIQUE : Praxilène, Vastarel 20.

❒ DANS TOUS LES CAS : consulter un médecin spécialisé et faire hospitaliser dans un service compétent pour tous examens utiles.

Oligoéléments : Co (spasmes artériels), Mn Co, I, Cu Au Ag et S.
Vitamines : B3, C2, I, J et P.

Arthrites, arthritisme, arthroses

Noms génériques de toutes les inflammations aiguës ou chroniques qui frappent les articulations, d'où la difficulté d'établir un traitement passe-partout. Voir *chondrites, goutte, polyarthrite* et *rhumatismes.*

Au réveil et au coucher, une mesure de la poudre : Ribes, Pareira, Curcuma, Cynara, Uva ursi, Raphanus, Solidago, Sarsap., Fraxinus, Spiraea, Orthosiphon, Pilosella ââ 1°X + 1 cuill. café Urarthone dans un verre de Vittel.
Le matin à jeun : 2 gr Bryonia 5 (jours pairs) et 2 gr Rhus tox. 5 (jours impairs).
A 10 et 16 h : 2 gr Rhus tox. composé ; 1/2 h après : 2 gr Cuprum met. 4 (si crampes).
Le midi et le soir, 10' avant les repas : 6 gouttes de la formule : Apis, Benzoicum, Cuprum met., Coloc., Colchicum, Kalium iod., Kalium carb., Ledum, Lithium, Ranunc. bulb., Antim. crud., Magn. ph., Oxalicum, Urtica, Rhodod. ââ 4 + 10 gouttes Arthro-drainol (une semaine) et Homéogène 41 (l'autre semaine, en alternance).
A la fin des repas : Uro-tisane au Berberis, et deux par deux 6 à 10 gr Hépatodraineur.
Au coucher, 10' après Urarthone et la poudre : 2 gr Nux vom. 5 (jours pairs) et 2 gr Sulf. 5 (jours impairs).
Le dimanche, prendre seulement :
– Vers midi : 5 gr Lycopodium 5.
– Au coucher : 5 gr Thuya 7 (dimanches pairs) et 5 gr Natr. sulf. 7 (dimanches impairs).
Massage avec un liniment approprié + chaleur locale (ouate thermogène, thermolactyl).

❐ ON PEUT ÉGALEMENT AJOUTER :
– SI HYPERCHOLESTÉROLÉMIE : Cholesterolum Cplx Lehning n° 112.
– SI URICÉMIE : Pilosella + Sarsap. ââ TM ou Urtica Cplx Lehning n° 82.
– SI AMÉLIORATION EN BOUGEANT : Rhus tox. composé.
– SI AGGRAVATION EN BOUGEANT : Bryonia 4.
– SI PRÉDOMINANCE AUX MEMBRES INFÉRIEURS : Ledum Cplx Lehning n° 81.
– SI PRÉDOMINANCE AUX MEMBRES SUPÉRIEURS : Ranunculus Cplx Lehning n° 79.
– SI AIGU : Boribel 23.
– SI CHRONIQUE : Boribel 24.

❐ DANS TOUS LES CAS :
Chaque jour, au début des repas : un à deux Céphyl pour calmer les douleurs (si besoin).

❐ DANS LES CAS SURAIGUS : Cortisone Roussel momentanée (une IM Kenacort retard).

Régime : rien d'animal le soir.

Oligoéléments :
Au début : Cu, S et Mn (si arthrite aiguë), Mn Cu (si arthrite chronique), K (si oligurie), Sb et Mg (si névrite).
Une fois installée : Mn Cu Co, Cu Au Ag, Si et Fl (si décalcification).
Dans tous les cas : alterner Mn Cu (jours pairs), Mn Co (jours impairs) et Cu Au Ag (le dimanche).
Selon les cas, insister sur : K (chez les gros), P (chez les maigres), Fl (chez les fluets à hyperlaxité ligamentaire : entorses à répétition), S (chez tous les arthritiques) ou Mn Cu en bains de bouche puis avaler (arthrites dentaires).
Vitamines : avant tout B12 par la bouche (Vibalgan, Glutadouze) ou en IM (Dibencozan, Névrizide, Novobédouze...), B1, B6, B12 (Bétrimax) et B5, B6, B10 (Collagénan). Signalons les Nébulisats Herbaxt Prêle : Harpag., Vergerette du Canada, Reine-des-Prés, Saule blanc, Aubier de tilleul.

Traitement par la gemmothérapie (Dr Tétau)

Au réveil : 50 gouttes sève de bouleau 1°X (mac. glyc.) dans un grand verre d'eau d'Evian ou de Vittel.
Le midi, 1/2 h avant le repas : 50 gouttes bourgeons Ribes + Quercus (+ glands) + radicelles Betula pub. ââ 1°X (+ éc. int., rac.) (mac. glyc.).
Le soir, 1/2 h avant le repas : 50 gouttes bourgeons Pinus 1°X (mac. glyc.).
Au coucher : un suppositoire Cartilage, Moelle osseuse, Ligaments ââ 4 CH ou un suppositoire Cartilago 7 alterné avec Meduloss 7 (trois soirs par semaine).
Tous les soirs : 50 gouttes bourgeons Vitis 1°X (mac. glyc.).

– POUR L'ARTHROSE CERVICALE : un suppositoire Disci cervicales 7 CH (trois soirs par semaine).
– POUR L'ARTHROSE LOMBAIRE : un suppositoire Disci lumbales 7 CH (trois soirs par semaine).

Le Dr Tétau préconise une ampoule perlinguale le soir :
– DANS L'ARTHROSE GÉNÉRALISÉE : Feldspath quadratique D 8 (soirs pairs) et Calcaire de Versailles D 8 (soirs impairs).
– DANS L'ARTHRITE INFLAMMATOIRE : Feldspath quadratique D 8 (soirs pairs) et Chalcopyrite D 8 et Azurite D 8 (soirs impairs).
– DANS L'OSTÉOPOROSE SÉNILE : Calcaire de Versailles D 8 (un soir sur deux).
– DANS LA DÉCALCIFICATION DES JEUNES : Feldspath quadratique D 8 (soirs pairs) et Diopside D 8 (soirs impairs).

Principaux médicaments de l'arthrose

❖ **Remèdes classiques :**
Rhus tox. 4-5 CH : aggravé par les premiers mouvements ; amélioré par le mouvement prolongé.
Bryonia 4-5-7 CH : aggravé par le moindre mouvement ; amélioré par la pression forte.
Natr. sulf. 4-5-7 CH : très nette aggravation par l'humidité.

Arthrites, arthritisme, arthroses *(suite) :*

Caust. 4-5-7 CH : amélioration paradoxale par temps humide; aggravation par temps sec et beau.
Ranunc. bulb. 4-5 CH : aggravation par l'humidité, le mouvement et l'orage. Douleur aiguë de la partie supérieure du corps : remède des algies intercostales.
Kalmia 4-5 CH : douleurs en éclairs de type névralgique à la partie supérieure du corps.
Ledum 4-5 CH : douleurs siégeant aux genoux et aux orteils.
Actaea 4-5 CH : arthrose cervicale.
Colchicum 4-5 CH : rhumatismes de l'hyperuricémie.
Aconit. 4-5 CH : aggravation par la bise.

❖ **Remèdes à pathogénésie récente :**
Asarum 4-5 CH : sciatalgie améliorée par le repos, mais encore plus par la marche.
Hippuricum 4-5 CH : coxarthrose droite.
Agave 4-5 CH : douleur sacro-iliaque.
Aristolochia 4-5 CH : douleurs articulaires améliorées par le mouvement.
Indium 4-5 CH : cervicalgies et dorsalgies.
Nepenthes 4-5 CH : torticolis.

Arythmie

Irrégularités du rythme cardiaque. Avant tout, en rechercher la cause et la traiter.
Au réveil et au coucher : 10 gouttes Soludor (une semaine) et Biocarde (l'autre semaine, en alternance).
Le matin à jeun : 2 gr Digitalis 5 (jours pairs) et 2 gr Cactus 5 (jours impairs).
A 10 et 16 h : 2 gr Spigelia 4 (si tachycardie : cœur rapide) ou Kalmia 4 (si bradycardie : cœur lent).
Le midi et le soir, 10' avant les repas : 10 gouttes Crataegus Cplx Lehning n° 15 ou Stroph. composé ou Boribel 13 ou Aconit., Adonis, Ars. alb., Aurum, Cactus, Crataegus, Kalium iod., Lach., Ledum, Lilium, Spigelia, Spongia, Stroph. ââ 3, Apocynum, Solidago, Avena ââ 1°X (selon les cas).
A la fin des repas : tisane espèces de Mélisse et de Saule.
Au coucher, 10' après Biocarde ou Soludor : 2 gr Naja 5 (jours pairs) et 2 gr Ars. alb. 5 (jours impairs).
Le dimanche, prendre seulement :
- Au réveil : 5 gr Phosph. 5.
- Au coucher : 5 gr Aconit. fer. 7 (dimanches pairs) et 5 gr Cactus 7 (dimanches impairs).

❒ COMPLÉTER CE TRAITEMENT PAR : Cardiocalm, Longacor, Quinidurule, Rythmodan, Cardioquine, Bradyl 250... selon l'avis du cardiologue (si besoin).

***Arythmie** (suite) :*

❒ DANS TOUS LES CAS : faire un E.C.G.

Oligoéléments : Mn Co et Co. Mn, Li et I si arythmie émotive.

Ascaris

Voir *parasites intestinaux.*

Après déjeuner : 5 gouttes Solaskil 30 (chez les adultes), ou 3 mg/kg (chez les enfants).

Ascite

Accumulation de sérosité dans la cavité péritonéale. Voir *anurie, diurétiques, hydropisie* et *œdèmes.*

Au réveil et au coucher, une mesure de la poudre : Apocynum, Chrysis, Curcuma, Cynara, Pareira, Raphanus, Sarsap., Solidago, Taraxacum, Uva ursi, Fraxinus, Ribes, Spiraea, Scilla ââ 1°X + oligoélément K dans Vittel.
Le matin : 2 gr Aceticum 5 (jours pairs) et 2 gr Digitalis 5 (jours impairs).
A 10 et 16 h : 2 gr Apis 4.
Le midi et le soir, 10' avant les repas : 20 gouttes de la formule : Oxydendrum, Scilla, Juniperus, Samb., Adonis ââ TM + 6 gouttes de la formule : Adonis, Apis, Ars. iod., Canthar., Carduus mar., Convallaria, Crataegus, Ethyl., Helleborus, Merc. cor., Quercus, Ranunc. bulb. ââ 4, ou 10 gouttes Helleborus Cplx Lehning n° 91 (une semaine) et Juniperus Cplx Lehning n° 6 (l'autre semaine, en alternance).
A la fin des repas : tisane Urosiphon ou Uro-tisane au Berberis.
Ensuite deux par deux 6 à 10 gr Hépatodraineur.
Vers 18 h : 2 gr Nux vom. 5.
Au coucher, 10' après la poudre : 2 gr Ars. alb. 5 (jours pairs) et 2 gr Canthar. 5 (jours impairs).
Le dimanche, prendre seulement :
– Au réveil : un Eunéphran.
– Au coucher : 5 gr Phosph. triiod. 5.

Régime : cures d'oignons, de citrons, de choux crus.

Oligoéléments : K surtout, Li, Mn, Mn Co, P, I et S.

Traitement par la gemmothérapie (Dr Tétau)

Au réveil : 30 gouttes sève de bouleau 1°X.
Le midi et le soir, 1/2 h avant les repas : 30 gouttes bourgeons Fagus + Juniperus ââ 1°X.
Au coucher : 30 gouttes bourgeons Quercus, radicelles Secale corn. ââ 1°X.

Asphyxie

Insuffisance de l'oxygénation des tissus. Voir *acrocyanose.*

Au réveil : 2 gr Antim. tart. 5 (jours pairs) et 2 gr Grindelia 5 (jours impairs) (si origine pulmonaire), ou 2 gr Laurocer. 5 (jours pairs) et 2 gr Digitalis 5 (jours impairs) (si origine cardiaque).
A 10 et 16 h : 2 gr Carbo veg. 4 (si cyanose).
Le midi et le soir, 10' avant les repas : 10 gouttes Adonis, Leonurus ââ TM + deux Boribel 13 (si cœur), deux Boribel 11 ou 12 (si poumons), ou Biocarde (une semaine) et Soludor (l'autre semaine, en alternance).
A 18 h : 2 gr Caust. 5 (jours pairs) et 2 gr Kalium carb. 5 (jours impairs) (si origine pulmonaire), ou 2 gr Cactus 5 (jours pairs) et 2 gr Aconit. 5 (jours impairs) (si origine cardiaque). Remplacer Cactus par Lilium 5 (si les cavités droites du cœur sont intéressées).
Au coucher : 2 gr Ars. alb. 5 (jours pairs) et 2 gr Anemone 5 (jours impairs) (si peau violette). Remplacer Anemone par Secale corn. 5 (si hémorragie).
Le dimanche, prendre seulement :
– Au réveil : 5 gr Phosph. 5.
– Vers midi : 5 gr Lycopodium 5.
– Au coucher : 5 gr Aceticum 7 (dimanches pairs) et 5 gr Stannum 7 (dimanches impairs).

Oligoéléments : K, Mn, S et Cu Au Ag.

Asthénie

Voir *tonus.*

Au réveil et au coucher : 10 gouttes Céréales germées TM.
Le matin : 2 gr Aceticum 5 (jours pairs) et 2 gr Kalium ph. 5 (jours impairs).
A 10 h : 2 gr Ferrum 5 (jours pairs) et 2 gr Arg. 5 (jours impairs).
A 10 et 16 h : un Biomag (une semaine) et une gorgée Tonique végétal (l'autre semaine, en alternance). Remplacer Tonique végétal par Vinicard, ou Kario (si hypotension).
Le midi et le soir, 1/2 h avant les repas : 10 gouttes (ou 2 gr) Ph. acid. composé (une semaine) et Scrof. composé (l'autre semaine, en alternance).
Ou, selon les cas : Jénovérine, Sativol, Boribel 43 et 49 (chez les enfants) ou 47 (chez les adultes).
A la fin des repas : tisane Céréales.
A 18 h : 2 gr Aestus (jours pairs) et 2 gr Calc. carb. 5 (jours impairs) (chez les enfants décalcifiés), ou 2 gr Ars. alb. 5 (jours pairs) et 2 gr Cocculus 5 (jours impairs) (chez les adultes).
Le soir : un Périactine (si insomnie).

***Asthénie** (suite) :*

Au coucher : 2 gr Mur. acid. 5 (jours pairs) et 2 gr Picricum 5 (jours impairs).
Le dimanche, prendre seulement :
– Au réveil : 5 gr Phosph. triiod. 5 (chez les enfants), ou 5 gr Phosph. 5 (chez les adultes).
– Au coucher : 5 gr Natr. mur. 7 (dimanches pairs) et 5 gr Silicea 7 (dimanches impairs) (chez les enfants), ou 5 gr Zincum met. 7 (dimanches pairs) et 5 gr Stannum 5 (dimanches impairs) (recommandé chez les pulmonaires) (chez les adultes).

Oligoéléments et **vitamines :** Cu Au Ag et Mn Cu Co.
Si asthénie matinale isolée : Mn.
Si asthénie vespérale : Mn Cu.
Si asthénie globale : Mn Co (surtout dans l'âge mûr).
Si asthénie cyclique : Zn Cu, Zn Ni Co (surtout si hypoglycémie).
Si asthénie intellectuelle : Al (surtout si insomnie due au surmenage intellectuel).
Si asthénie de 17 h : Zn Ni Co.
Si asthénie post-antibiotique (voir anémie) : vit. A (Arovit Roche), B3 (Acidum nicot.), B4 (Adénine), B9 (Foldine), B12 (Cobalamine), B13 (acide orotique), C (Acidum ascor.) et E (Tocophérol Bayer)[2].

Traitement par la gemmothérapie

Au réveil : 30 gouttes mac. glyc. bourgeons Quercus ped. + Ribes ââ 1°X pour stimuler la formation des hématies.
Le matin et le soir : 30 gouttes semences Betula ver. 1°X. (Chez les étudiants, insister sur ces semences, pour la mémoire.) Y ajouter :
– CHEZ LES ENFANTS DÉCALCIFIÉS : 30 gouttes bourgeons Abies pect. 1°X.
– CHEZ LES VIEILLARDS : 30 gouttes bourgeons Sequoia 1°X.
Au coucher : 30 gouttes radicelles Vitis 1°X pour régulariser la lignée blanche (leucocytose, lymphocytose...). Y ajouter :
– DANS L'ASTHÉNIE CÉRÉBRALE : un suppositoire Cerebrinum 4 (trois soirs par semaine).

Asthénopie

Fatigue oculaire anormale. Vérifier acuité visuelle, fond d'œil.

❒ SI MYOPIE FAIBLE : enlever les lunettes pour voir de près.

❒ SI MYOPIE FORTE : verres plus faibles pour voir de près que pour voir de loin.

2. Voir le chapitre « Traitement des troubles provoqués par certains médicaments » dans *Vitamines et vitaminothérapie* (du même auteur) (Dangles ; 1981).

***Asthénopie** (suite) :*

❒ SI ASTIGMATISME OU PRESBYTIE : verres appropriés.
Au réveil et au coucher, une mesure de la poudre : Arnica, Caust., Conium, Euphrasia, Gelsemium, Ledum, Lilium, Physostigma, Ruta, Secale corn., Sepia, Staphys., Tabacum ââ 3, Avena, Solidago ââ 1°X.
Le matin : 2 gr Lilium 5 (jours pairs) et 2 gr Conium 5 (jours impairs).
A 10 et 16 h : 2 gr Arnica 4 ; 1/2 h après : 2 gr Euphrasia 4 (si rougeur et larmoiement) ; 1/2 h après : 2 gr Ruta 4 ; 1/2 h après : 2 gr Sédatif P. C. (si douleurs, migraines...).
Le midi et le soir, 10' avant les repas : 10 gouttes (ou 2 gr) Spécifique Boribel 5 (une semaine) et Euphrasia Cplx Lehning n° 115 (l'autre semaine, en alternance).
A la fin des repas : tisane Relaxe Sergent.
Vers 18 h : 2 gr Staphys. 5 (jours pairs) et 2 gr Physostigma 5 (jours impairs).
Au coucher, 10' après la poudre : 2 gr Aurum 5 (jours pairs) et 2 gr Ledum 5 (jours impairs).
Le dimanche, prendre seulement :
– Au réveil : 5 gr Natr. mur. 7 (dimanches pairs) et 5 gr Silicea 7 (dimanches impairs).
– Au coucher : 5 gr Phosph. 5 (Phosph. triiod. 5 chez les enfants).

❒ DANS CHAQUE ŒIL : 2 gouttes collyre Vita 3 ou collyre Uvéline (photophobie) (une à trois fois par jour) et pommade oculaire polyvitaminée ACD (le soir) (si besoin).

Asthme

❒ TRAITEMENT D'URGENCE : 2 gr toutes les 10' en alternant : Ipeca 4, Moschus 4, Samb. 4, Sédatif P. C. et Spongia 4.
La nuit : ajouter Ethyl sulf. 4.

❒ DANS TOUS LES CAS : essayer Dyspné-inhal, ou Bécotide, ou Ventoline, ou Tersigat.

❒ TRAITEMENT DE FOND : chez les fumeurs, suppression immédiate et définitive du tabac ; chez les gros mangeurs, restrictions alimentaires ; en particulier, rien d'animal le soir et maigrir (en supprimant le pain).
Au réveil et au coucher, une mesure de la poudre : Aceticum, Aconit., Antim. tart., Grindelia, Hyoscyamus, Ipeca, Kalium iod., Lobelia, Moschus, Rumex, Samb., Senega, Spongia, Stannum, Sticta ââ 4, Avena, Solidago ââ 1°X + 10 gouttes Santaherba (une semaine) et Pulmo-drainol (l'autre semaine, en alternance).
Le matin : 2 gr Sulf. 5 (jours pairs) et 2 gr Kalium iod. 5 (jours impairs).
Vers 10 h : 2 gr Crataegus 5 (jours pairs) et 2 gr Senega 5 (jours impairs).

***Asthme** (suite) :*

Le midi et le soir, 10' avant les repas : 10 gouttes Boribel 12 (une semaine) et Biocarde ou Adonis TM (asthme cardiaque) ou Solidago TM (asthme de l'urémique) ou Equisetum TM (oppression des tuberculeux) (l'autre semaine, en alternance).
A la fin des repas : deux par deux 6 à 10 gr Hépatodraineur.
Vers 18 h : 2 gr Aviaire 5 (jours pairs) et 2 gr Psor. 5 (si alternances d'asthme et d'éruptions) ou Tubercul. 5 (si terrain tuberculinique) (jours impairs).
Au coucher, 10' après la poudre : 2 gr Ars. alb. 5 ou Spongia 5 (jours pairs) et 2 gr Nux vom. 5 (Ignatia 5 chez les femmes nerveuses) (jours impairs). Pommade nasale Boribel 1 (si nez bouché).
Le dimanche, prendre seulement :
– Au réveil : 5 gr Phosph. 5.
– Vers midi : 5 gr Drosera 7.
– Vers 18 h : 5 gr Antigrippine à l'aspirine 9 (dimanches pairs) et 5 gr Influenz. 9 (dimanches impairs) (seulement l'hiver).
– Au coucher : 5 gr Thuya 7 ou Stannum 7 (dimanches pairs) et 5 gr Natr. sulf. 7 ou Aceticum 7 (Lach. 7 chez les femmes en ménopause) (dimanches impairs) + un suppositoire Pulmine Dolisos 7 (trois soirs par semaine).

❒ SI CRISE D'ASTHME : ajouter un comprimé + un suppositoire Pneumogéine (vieux) ou suppositoire Hypnasmine, ou Bricanyl.

❒ SI ASTHME EXPIRATOIRE : Eupnéron et un comprimé + un suppositoire alternés avec Toplexil ou Tédralan (au coucher). Dans les cas graves, faire une IM Kenacort retard 1 cg, ou Tedarol, ou Synacthène.

❒ SI ASTHME CARDIAQUE : Laurocer.

❒ POUR FAVORISER L'EXPECTORATION : 30 gouttes Chanvre sauvage TM + Marrube blanc TM sur un morceau de sucre ou dans tisane pectorale (trois à cinq fois par jour).

Traitement par la gemmothérapie et l'organothérapie diluée

Au réveil : 30 gouttes bourgeons Ribes 1°X.
Le matin : une ampoule Pneumogastrique 9 CH, Bronche totale 7 CH ââ qsp 1 ml (trois fois par semaine).
Le midi et le soir, 1/2 h avant les repas : 30 gouttes bourgeons Carpinus, Corylus, Vibur. ââ 1°X.
Au coucher : 30 gouttes bourgeons Tilia 1°X.

Et, tous les deux soirs, un suppositoire en alternant les trois formules :
– Poumon + Bronche alvéolaire ââ 7 CH : ââ qsp un suppositoire.
– Parasympathique + Hypoth. ââ 9 CH : ââ qsp un suppositoire.
– Cœur + Reins + Artères coronaires ââ 5 CH : ââ qsp un suppositoire.

Asthme *(suite) :*

❐ CHEZ LES NOURRISSONS : éviter une pièce trop chauffée. Faire des bains de pieds chauds dans atmosphère humide et chaude (faux croup).

Oligoéléments : Mn et S (si allergie), Mn Cu et As (asthme avec bronchite chronique et hyposthénique), Cu (si grippe), P et Mg (si spasmes respiratoires), Mn et S (si rhinites spasmodiques), Mn Co (si asthme cardiaque).
Vitamine : la B10 est antidyspnéique.

❐ AUTRE TRAITEMENT DE L'ASTHME CHEZ L'ADULTE :
Au réveil et au coucher, une mesure de la poudre : Aceticum, Aconit., Antim. tart., Ipeca, Kalium iod., Lobelia, Moschus, Samb., Senega, Spongia, Stannum ââ 4, Solidago 1 + 10 gouttes Santaherba (une semaine) et Pulmo-drainol (l'autre semaine, en alternance).
Le matin : 2 gr Sulf. 5 (jours pairs) et 2 gr Kalium iod. 5 (jours impairs) + 1 cuill. café Pneumogéine (après le petit déjeuner).
A 10 et 16 h : 10 gouttes Biocarde (une semaine) et Soludor (l'autre semaine, en alternance).
Le midi et le soir, 1/2 h avant les repas : 10 gouttes de la formule : Grindelia, Histaminum, Hyoscyamus, Napht., Rumex, Sanguin. nitr., Sticta ââ 3, Hedera TM. Ensuite 2 gr de chaque médicament : Aconit. composé + Drosera composé (une semaine) et Arum composé + Ipeca composé (l'autre semaine, en alternance).
A la fin des trois repas : 2 gr Hépatodraineur.
Au coucher, après la poudre et les gouttes : 2 gr Nux vom. 5 + un suppositoire Pulmine Dolisos (jours pairs) et 2 gr Senega 5 + un suppositoire Hypnasmine (jours impairs).
Le dimanche, prendre seulement :
– Au réveil : 5 gr Drosera 7.
– Vers midi : 5 gr Phosph. 5.
– Au coucher : 5 gr Thuya 7 (dimanches pairs) et 5 gr Natr. sulf. 7 (dimanches impairs).

❐ DANS LES ASTHMES REBELLES : ajouter au traitement de fond :
Le soir, avant le repas : un comprimé et un suppositoire (en alternant pour éviter l'accoutumance et aussi pour remarquer ce qui agit le mieux) : Butobarbital Dipharma, Eupnéron, Méprophylline, ou un à deux Toplexil, Tédralan, Bricanyl, Bisolvon, ou Butobarbital Dipharma.
Pendant la crise : aspirer une à deux bouffées Dyspné-inhal (ou Ventoline, Bécotide, ou Tersigat).
Faire une piqûre (à ne pas utiliser au-dessous de 15 ans) ; donner alors 0,20 mg/kg/jour sirop Ventoline ou 1 cuill. café sirop Calmixène (si besoin).

❐ DANS LES CAS GRAVES : on peut exceptionnellement faire une piqûre IM Kenacort retard, ou Tedarol, ou Synacthène ou équivalent... Se méfier alors de l'accoutumance lorsqu'il s'agit de corticoïde.

***Asthme** (suite) :*

❒ DANS LES ASTHMES ET EMPHYSEMES CHRONIQUES ET REBELLES : on peut employer de la Pneumogéine (asthme pulmonaire ou cardio-rénal) en solutions, suppositoires, perles ou gouttes (ampoules dans les cas graves).

❒ CHEZ LES ARTHRITIQUES : vit. B5, B6, B10 (alternances asthme, rhumatismes, éruptions).

Asthme infantile

Au réveil et au coucher, une mesure de la poudre : Agraphis, Amygdalus, Corallium, Drosera, Euphorbia, Ferrum ph., Iodum, Kalium mur., Merc. sol., Merc. cyan., Phytolacca, Baryta carb. ââ 4, Céréales germées, Chrysis, Equisetum, Solidago ââ 1°X dans un peu d'eau + 10 gouttes Uvestérol + 1 cuill. café sirop Alvityl.
Et/ou 10 gouttes contre l'asthme : Grindelia, Histaminum, Hyoscyamus, Napht., Rumex, Samb., Sanguin. nitr., Senega, Spongia, Sticta ââ 3, Hedera ââ TM.
Et/ou 10 gouttes Santaherba (une semaine) et Pulmo-drainol (l'autre semaine, en alternance).
Le matin : un Ostéocynésine et 2 gr Anemone 5 (jours pairs) et 2 gr Sulf. iod. 5 (jours impairs) + oligoélément Mn Cu (mardis et vendredis).
Le midi et le soir, 1/2 h avant les repas (ou au moins 10') : 2 gr Boribel 11 + 12 (une semaine) et 2 gr Arum + Drosera composés (l'autre semaine, en alternance).
Vers 18 h : 2 gr Aviaire 5 (soirs pairs) et 2 gr Psor. 5 (soirs impairs).
Au coucher : un Fluor Crinex + 2 gr Ferrum ph. 5 (soirs pairs) et 2 gr Cistus 5 (soirs impairs) + eau de Rose 30 cc bouchon compte-gouttes nasal dans le nez (si crise d'asthme).
Le dimanche, prendre seulement :
– Au réveil : oligoélément Cu Au Ag + 5 gr Silicea 7 (dimanches pairs) et 5 gr Natr. mur. 7 (dimanches impairs).
– Vers midi : 5 gr Drosera 7.
– Vers 18 h : 5 gr Phosph. triiod. 5.
– Au coucher (l'hiver) : 5 gr Influenz. 9 (dimanches pairs) et 5 gr Antigrippine à l'aspirine 9 (dimanches impairs).

❒ SI CRISE D'ASTHME :
De suite : 1 cuill. café sirop Calmixène ou Ventoline + un suppositoire enfant ou bébé Trentadil (ou Coquelusédal, ou Algotropyl à la prométhazine...).

Astigmatisme

Œil ovale, par défaut de courbure des milieux réfrigérants, rendant impossible la convergence des rayons homocentriques en un seul point, et provoquant une fatigue rapide par efforts trop prononcés d'accommodation.

Au réveil et au coucher, une mesure de la poudre : Arnica, Ledum, Ruta, Staphys., Gelsemium, Euphrasia ââ 4, Avena, Solidago ââ 1°X.
Le matin : 2 gr Physostigma 5 (jours pairs) et 2 gr Sepia 5, Nux vom. 4, Sulf. 3 (jours impairs).
A 10 et 16 h : 2 gr Lilium 4 ; 1/2 h après : 2 gr Sédatif P. C. (si douleurs ou migraines oculaires).
Le midi et le soir : 2 gr Boribel 5 (une semaine) et Euphrasia Cplx Lehning n° 115 (l'autre semaine, en alternance).
Au coucher, 10' après la poudre : 2 gr Tabacum 5 (jours pairs) et 2 gr Aurum 5 (jours impairs). Collyres Vita 3 et Uvéline.
Pommade oculaire polyvitaminée ACD.
Lunettes appropriées.

Asystolie

Défaillance cardiaque ; intervention médicale urgente.

❒ Si urgence :
Au réveil et au coucher, une mesure de la poudre : Aconit., Adonis, Ars. alb., Aurum, Cactus, Crataegus, Digitalis, Iberis, Kalium iod., Lach., Laurocer., Ledum, Lilium, Naja, Spigelia, Stroph. ââ 4, Avena, Solidago 1°X.
Le matin : 2 gr Aconit. fer. 5 (jours pairs) et 2 gr Cactus 5 (jours impairs).
A 10 et 16 h : 2 gr Crataegus 4 ; 1/2 h après : 2 gr Sédatif P. C. ; 1/2 h après : 2 gr Digitalis 4 ; 1/2 h après : 2 gr Stroph. 4.
Le midi et le soir, 10' avant les repas : 10 gouttes Adonis, ou Boribel 13 ou 10 gouttes Biocarde (ou Soludor, Stroph. composé ou Crataegus Cplx Lehning n° 15 selon les cas).
A la fin des repas : tisane Relaxe Sergent ou Boribel 3.
Au coucher, 10' après la poudre : 2 gr Aurum 5 (jours pairs) et 2 gr Latrod. 5 (jours impairs).
Le dimanche, prendre seulement :
– Au réveil : 5 gr Phosph. 5.
– Au coucher : 5 gr Baryta carb. 7.

Faire un E.C.G. et compléter alors ce traitement selon besoin après avis du cardiologue.

Oligoéléments : Co, Mn Co, P, K et Mg.

Ataxie locomotrice

Incoordination motrice dans les mouvements volontaires, contrastant avec l'intégrité de la force musculaire.
Faire une B. W.

Au réveil et au coucher, une mesure de la poudre : Arg. nitr., Alumina, Baryta, Caust., Cocculus, Conium, Heloderma, Kalmia, Lathyrus, Physostigma, Plumbum ââ 4, Solidago 1.
Le matin : 2 gr Arg. nitr. 5 (jours pairs) et 2 gr Conium 5 (jours impairs).
A 10 et 16 h : 2 gr Gelsemium 4 ; 1/2 h après : 2 gr Lathyrus 4.
Le midi, 1/2 h avant le repas : 2 gr Cocculus 5 (jours pairs) et 2 gr Caust. 5 (jours impairs).
Le soir, 1/2 h avant le repas : 2 gr Plumbum 5 (jours pairs) et 2 gr Alumina 5 (jours impairs).
Le midi et le soir, 10' avant les repas : 10 gouttes Cocculus Cplx Lehning n° 73 ou Boribel 4 (une semaine l'un, une semaine l'autre).
Au coucher, 10' après la poudre : 2 gr Nux vom. 5 (jours pairs) et 2 gr Physostigma 5 (jours impairs).
Le dimanche, prendre seulement au réveil : 5 gr Conium 7 (dimanches pairs) et 5 gr Baryta carb. 7 (dimanches impairs).

Oligoéléments : Cu Au Ag, Mn Cu Co, Si, Mg et P.

Athéromes et athérosclérose

Durcissement des artères (sclérose, plaques calcaires, ou cholestéroliniques...). Voir *angine de poitrine, artériosclérose* et *infarctus.*

Au réveil : 2 gr Cupressus 5 (jours pairs) et 2 gr Kalium iod. 5 (jours impairs).
Au réveil et au coucher : 10 gouttes Scléro-drainol (une semaine) et Kalium iodatum Cplx Lehning n° 84 (l'autre semaine, en alternance).
Vers 10 h : 2 gr Aconit. fer. 5 (jours pairs) et 2 gr Cactus 5 (jours impairs).
Le midi et le soir, 10' avant les repas : deux Sclérocalcine (une semaine) et deux Boribel 38, ou Cholesterolum Cplx Lehning n° 112 (si hypercholestérolémie) (l'autre semaine, en alternance).
Vers 16 h : 2 gr Naja 4.
Au coucher : 2 gr Aurum 5 (jours pairs) et 2 gr Baryta carb. 5 (jours impairs).
Le dimanche, prendre seulement :
– Au réveil : 5 gr Baryta mur. 7 (dimanches pairs) et 5 gr Plumbum 7 (dimanches impairs).
– Au coucher : 5 gr Calc. fl. 7 ou Thuya 7 (dimanches pairs) et 5 gr Natr. iod. 7 ou Cholesterinum 7 (dimanches impairs).

***Athéromes** et **athérosclérose** (suite) :*

On peut ajouter la formule du Dr Leclerc :
Le midi et le soir, 1/2 h avant les repas : un verre à bordeaux de la formule : extrait fluide de tilleul (50 g), Hydrolat de tilleul (450 g), sirop des 5 racines (500 g), en y ajoutant 50 gouttes Viola tri. TM + Viscum TM par litre + Trivastal, Praxilène, et Trophobolène (si besoin).
Voir un spécialiste.

Oligoéléments : Cu Au Ag, Mn Cu Co, S, Li et I.

Athésie ou **athétose**

Mouvements involontaires et incoordonnés, avec exagération de l'amplitude et extrême lenteur qui les distinguent de la chorée.

Au réveil et au coucher, une mesure de la poudre : Amanita, Ailanthus, Alumina, Baryta carb., Bufo, Caust., Cicuta, Cuprum met., Hyoscyamus, Lathyrus, Magn. ph., Secale corn., Strych. ââ 4, Solidago ââ 1°X dans espèces de Mélisse.
Le matin : 2 gr Conium 5 (jours pairs) et 2 gr Physostigma 5 (jours impairs).
A 10 et 16 h : 2 gr Sédatif P. C. (ou Nervopax, ou Neurocynésine).
Le midi et le soir, 1/2 h avant les repas : 10 gouttes Boribel 4 (une semaine) et Amanita Cplx Lehning n° 75 ou Cplx Lehning L.72 (l'autre semaine, en alternance).
Au coucher, 10' après la poudre : 2 gr Ledum 5 (jours pairs) et 2 gr Nux vom. 5 ou Zincum met. 5 (jours impairs). De plus, un suppositoire Cerebellum 7 ou Spécyton Cerveau-Moelle (trois soirs par semaine).
Le dimanche, prendre seulement au réveil : 5 gr Plumbum 7 (dimanches pairs) et 5 gr Strych. 7 (dimanches impairs).

Oligoéléments : Mg, Zn Cu, P, Co, Ca et Si.

Athrepsie

Etat de dénutrition extrême chez les nourrissons.

Au réveil et au coucher : 10 gouttes Uvestérol ou 3 gouttes Stérogyl ou Adégic (une semaine) et 10 gouttes Céréales germées 1°X (l'autre semaine, en alternance).
Le matin : 2 gr Aestus (jours pairs) et 2 gr Calc. carb. 5 (jours impairs).
A 10 et 16 h : 2 gr Abrot. 4 ou Scrof. composé.
1/2 h avant les biberons : 10 gouttes Plasma de Quinton + 5 gouttes Cinnam. TM (1/2 h avant le biberon de midi) et 5 gouttes Adénocynésine (1/2 h avant le biberon du soir).

***Athrepsie** (suite) :*

Après tous les biberons : 2 gr Hépatodraineur (ou les mettre dans les biberons).
Au coucher, 10' après les gouttes du réveil et du coucher : 2 gr Baryta carb. 5 (jours pairs) et 2 gr Aethusa 5 (jours impairs).
Le dimanche, prendre seulement :
– Au réveil : 5 gr Natr. mur. 7 (dimanches pairs) et 5 gr Silicea 7 (dimanches impairs).
– Au coucher : 5 gr Phosph. triiod. 5.

Oligoéléments : Fl, Mn Cu, Cu Au Ag, Co et Si.

Atonie

Manque de forces. Voir *adynamie* et *tonus.*

Au réveil et au coucher, une mesure de la poudre : Aceticum, Conium, Ferrum, Mang. met., Thebaïcum, Picricum, Plumbum, Stannum, Selenium, Zincum met. ââ 4, Céréales germées 1°X.
Le matin à jeun : 2 gr Alumina 5 ou Conium 5 (jours pairs) et 2 gr Calc. fl. 5 ou Cocculus 5 (jours impairs).
A 10 et 16 h : un Biomag ou 2 gr Scrof. composé (une semaine) et 2 gr Acidum composé (l'autre semaine, en alternance).
Le midi et le soir, 1 h avant les repas : 1 cuill. café Boribel 3 (une semaine) et 1 cuill. soupe Tonique végétal ou 30 gouttes bourgeons Sequoia + semences Betula ver. ââ 1°X (l'autre semaine, en alternance).
Au coucher, 10' après la poudre : 2 gr Ambra 5 (jours pairs) et 2 gr Mur. acid. 5 (jours impairs).
Le dimanche, prendre seulement :
– Au réveil : 5 gr Phosph. triiod. 5.
– Au coucher : 5 gr Mang. met. 7 (dimanches pairs) et 5 gr Zincum met. 7 (dimanches impairs).

❐ ATONIE DIGESTIVE : 20 gouttes Rosmarin. TM (trois fois par jour).

Oligoéléments et **vitamines :**
Si atonie cérébrale : Al.
Si atonie sexuelle : Zn Cu, vit. E.
Si atonie musculaire : Zn, Zn Cu, Mn Cu, Cu Au Ag et Mn Cu Co.
Dans tous les cas : vit. B2, B15, C et E.
Diététique :
Le midi et le soir : deux P.O.P. ou deux Lécitone.

Atrophie musculaire

Au réveil : 2 gr Plumbum 5 (jours pairs) et 2 gr Physostigma ou Caust. 5 (jours impairs).
Le midi, 1/2 h avant le repas : 2 gr Secale corn. 5 (jours pairs) et 2 gr Kalium ph. 5 ou Selenium 5 (jours impairs).
Le soir, 1/2 h avant le repas : 2 gr Ars. alb. 5 (jours pairs) et 2 gr Mang. met. 5 (jours impairs).
Le dimanche, prendre seulement :
– Au réveil : 5 gr Phosph. triiod. 5.
– Au coucher : 5 gr Plumbum 7 (dimanches pairs) et 5 gr Mang. met. 7 (dimanches impairs).

❐ LORSQU'IL Y A, EN PLUS, DES PERTES DE L'ÉQUILIBRE (par faiblesse des membres inférieurs), on peut ajouter :
Vers 16 h : 2 gr Ledum 5 (jours pairs) et 2 gr Conium 5 (jours impairs).

❐ LORSQU'IL Y A ÉPUISEMENT PHYSIQUE, on peut ajouter :
Au réveil et au coucher : 10 gouttes de la formule : Alumina, Arg., Cocculus, Conium, Ledum, Mur. acid., Ph. acid., Stannum, Zincum met. ââ 4, Céréales germées 1°X, bourgeons Acer 1°X.
Vers 10 h : 2 gr Arg. 5 (jours pairs) et 2 gr Mur. acid. 5 (jours impairs).
Le midi et le soir : un Ephynal, ou Biomag, ou Biovitamine, ou Tonique végétal, ou Bécozyme... + un Bécilan, ou Stryadine, Uteplex, Clérégil, Guronsan ou Pollant. (le matin, si besoin).

Oligoéléments : Cu Au Ag, Mn Cu Co, Mg et surtout Zn.
Vitamines : B1, B6, B12, D, E, et surtout B11 ou O.
Si atrophie optique : B12 (Cobalamine) et A (Rétinol).
Si myopathie : vit. B6 (Bécilan), E et M (hypotonie musculaire).
Si dystrophie : B6, B11 et E.

Atrophie des organes génitaux (femmes ménopausées)

Au réveil et au coucher : 10 gouttes de la formule : Aletris, Anemone, Asperula, Avena, Helonias, Hydrastis, Ignatia, Kreosotum, Sarsap., Sepia, Solidago, Ovarinum, Follic. ââ 3°X, bourgeons Viscum et Rubus ââ 1°X.
Le matin à jeun : 2 gr Lilium 5 (jours pairs) et 2 gr Conium 5 (jours impairs).
A 10 et 16 h : un Amphosca à l'ovarine (une semaine) et deux Boribel 47 (l'autre semaine, en alternance).
Le midi et le soir, 10' avant les repas : 10 gouttes de chaque : Gynécodrainol + Lachesis Cplx Lehning n° 122 (une semaine) et deux Boribel 32 + Cplx Lehning L.25 (l'autre semaine, en alternance).
A la fin des repas : tisane Féminine Sergent ou Boribel 12 + un Ephynal.

***Atrophie des organes génitaux** (femme ménopausée) (suite) :*

Au coucher, 10' après la poudre : 2 gr Caust. 5 (jours pairs) et 2 gr Lach. 5, Sanguin. 4, Sulf. 3 (jours impairs).
Le dimanche, prendre seulement :
– Au réveil : 5 gr Thuya 7 (dimanches pairs) et 5 gr Alumina 7 (dimanches impairs).
– Au coucher : un suppositoire Ovarinum 4 (en cas de besoin, on peut en prescrire trois par semaine).

❒ SI TROUBLES PSYCHIQUES :
Le dimanche soir : ajouter 5 gr Ignatia 9 (chez les femmes blondes) et 5 gr Sepia 9 (chez les femmes brunes).

Oligoéléments : Mn Co, Zn Cu et Se.
Vitamine : E.

Atrophie des seins

Voir *seins.*

Au réveil et au coucher, une mesure de la poudre : Sabal, Mamel., Avena, Alfalfa ââ 1°X.
Le matin à jeun : 2 gr Iodum 5 (jours pairs) et 2 gr Silicea 5 (jours impairs).
Le midi et le soir, au début des repas : un Fénugrène (une semaine) + 2 gr Scrof. composé (ou Boribel 19, ou Sabal composé) (l'autre semaine, en alternance).
Au coucher, 10' après la poudre : 2 gr Alumina 5 (jours pairs) et 2 gr Chimaphila 5 (jours impairs) + un suppositoire Mamel. 4 CH (trois soirs par semaine).

Onctions douces avec Progestogel.

Oligoéléments : Mn Co et Zn Cu.

Atrophie des testicules

Voir *azoospermie.*

Au réveil et au coucher, une mesure de la poudre : Cuprum met., Mang. met., Zincum met., Kalium ph., Selenium ââ 4, Orchitinum 1°X.
Le matin à jeun : 2 gr Silicea 5 (jours pairs) et 2 gr Iodum 5 (jours impairs).
Le midi et le soir, 1/2 h avant les repas : deux Boribel 47 (une semaine) et un Amphosca à l'orchitine (l'autre semaine, en alternance).
A la fin des repas : tisane Virile Sergent + un Ephynal.
Au coucher, 10' après la poudre : 2 gr Aurum 5 (jours pairs) et 2 gr Selenium 5 (jours impairs) + un suppositoire Ant'hypophyse, Orchitinum, Surrénale, Thyroïde ââ 4 CH (trois soirs par semaine).

***Atrophie des testicules** (suite) :*

On pourrait aussi ajouter :
A 10 et 16 h : deux Selenium Cplx Lehning n° 99 (une semaine) et deux Kalium phosphoricum Cplx Lehning n° 100 (l'autre semaine, en alternance).
A 18 h : un Ephynal (vit. E).

Oligoéléments : Zn Cu, Mn Cu, I, S, Se et Mg (antisénescent).
Vitamines : E surtout, B1, B6, B10 et B12.

Attaque d'apoplexie

❐ EN ATTENDANT L'ARRIVÉE D'UN MÉDECIN :
De suite : 5 gr China 4 ; 10' après : 5 gr Thebaïcum 5 et faire 20 cc autohémothérapie, et une IV ou IM Soluritine papavérine.
Trois à cinq fois par jour : continuer 2 gr China 4.

❐ CHAQUE JOUR :
Au réveil : 2 gr Glonoïn. 5.
Vers 10 h : 2 gr Thebaïcum 5.
Vers 16 h : 2 gr Arnica 5.
Vers 18 h : 2 gr Ethyl. 5.
Au coucher : 2 gr Aconit. 5.

Ce traitement peut être employé à titre préventif.
Faire un E.E.G. et hospitalisation.

Oligoéléments : Cu Au Ag, Li et Mn Co.

Attention

Manque d'attention et fatigabilité de l'attention.

Chaque jour : 2 gr Gelsemium 5.

Oligoéléments : Mn Cu et Al.

Auto-intoxication

Voir *allergies.*

Oligoéléments : Mg, Mn et S.

Automobile (ou mal des voitures)

❒ EN MONTANT EN VOITURE : un Cocculine ; le renouveler toutes les heures.

❒ LES JOURS PRÉCÉDENTS :
Au réveil : 2 gr Cocculus 5 (amélioré couché, aggravé en bougeant et au grand air).
A 10 et 16 h : 2 gr Ipeca 4.
Le midi, 1/2 h avant le repas : 2 gr Petrol. 5 (amélioré en mangeant).
Au coucher : 2 gr Tabacum 5 (amélioré au grand air).

Avion (mal d')

Voir aussi *claustrophobie.*

Comme pour le mal des voitures, avec en plus :
– SI AGGRAVATION EN DESCENDANT : 2 gr Borax 4 (toutes les 1/2 h).
– SI TRAC : 2 gr Gelsemium 4 (toutes les 1/2 h).
– SI VOMISSEMENTS : alterner avec 2 gr Ipeca 4 (toutes les 1/2 h).

❒ MAL DE MER : ajouter 2 gr Ignatia 4.

❒ MAL DU MÉTRO : Sulf. 4 et Tabacum 4.

❒ DANS TOUS LES CAS :
A 10 et 16 h : ajouter 10 gouttes Soludor sur un morceau de sucre.

Avitaminoses

❒ AVANT TOUT : fruits et légumes frais et crus, ou leurs jus frais et crus ; lait frais entier non bouilli ; pain et riz complets, huile de foie de morue ou flétan ; beurre frais et toutes les crudités. La Levure de bière contient toutes les vitamines. Les Algues marines contiennent tous les oligo-éléments (Algues marines laminaires).

❒ DANS TOUS LES CAS : on peut prescrire en général :
Au réveil et au coucher : 10 gouttes Céréales germées TM + 10 gouttes Uvestérol ou 1 cuill. café sirop Alvityl (ou un comprimé), ou un Carencyl, ou Quotivit O. E. ou Survitine (on peut les alterner).
Le midi et le soir : 10 gouttes Hydrosol Polyvitaminé (ou un comprimé).

❒ CHEZ LES ENFANTS :
Le matin : ajouter un Ostéocynésine.
Le soir : ajouter un Fluor Crinex.

Cures : héliomarines.

❒ BÉRIBÉRI : ajouter vit. B1 (Bénerva, Bévitine), total B (Bécozyme, Levure de bière).

Avitaminoses *(suite) :*

Oligoéléments et **vitamines** : B1 (béribéri), B3 (pellagre), vit. C (scorbut), A et D (rachitisme), vit. E et Zn Cu (impuissance), vit. B, I, J et N (alcoolisme), A, vit. B (tabagisme) et C (scorbut des fumeurs).
Quotivit O. E. et Survitine associent vitamines et oligoéléments.
N.B. : l'oligoélément Mg s'oppose à la déperdition des vitamines, en particulier de la vit. E ; tous deux sont anticancérigènes[3].

Avortement

❒ MENACE D'AVORTEMENT : repos absolu au lit. Voir un médecin car danger de grossesse extra-utérine.
En attendant, faire de suite une IM Progestérone-Retard Pharlon, et avaler chaque jour un à trois Ephynal. Sucer toutes les 10' (puis toutes les 1/2 h, en alternant) : Coloc. 4, Arnica 4, China 4, Secale corn. 4, Sabina 4, Plumbum 4 et Sédatif P. C., puis continuer ce traitement chaque jour tant que persistera la menace d'avortement, en y ajoutant 10 gouttes Vibur. TM dans un peu d'eau (trois fois par jour).

❒ L'AVORTEMENT A EU LIEU : prendre la température et, à la moindre élévation thermique, appeler un chirurgien qui jugera si un curetage doit être pratiqué + antibiothérapie.
Au réveil et au coucher : 2 gr Pyrog. 4.
Toutes les 1/2 h : alterner 2 gr Arnica 4 + 2 gr China 4.

❒ SI LUMBAGO APRES FAUSSE COUCHE :
A 10 h : 2 gr Helonias 5.
A 16 h : 2 gr Kalium carb. 5.

❒ POUR COMBATTRE LA TENDANCE À L'AVORTEMENT : éviter toute fatigue et faire 12 h de lit et 3 h de sieste chaque jour.
Chaque semaine : une IM Progestérone-Retard Pharlon.
Chaque jour : deux Ephynal.
A 10 et 16 h : 2 gr Coloc. 4 ; 1/2 h après : 2 gr Sédatif P. C. ; 1/2 h après : 2 gr Magn. ph. 4.

❒ SI HÉMORRAGIES (au cours de la grossesse ou après avortement) : ajouter 6 gouttes de la formule : Arnica, China, Crotalus, Erigeron, Millefol., Trillium ââ 4, Drymis, Thlaspi, Ustilago ââ 1°X (cinq fois par jour) et 2 gr Crotalus 5 (chaque jour) + 20 gouttes Drymis TM dans un verre d'eau et 1 cuill. café toutes les 1/2 h (à défaut, remplacer par Méthergin) (si besoin).

3. Voir le livre *Vitamines et vitaminothérapie* (du même auteur) (Dangles ; 1981).

***Avortement** (suite) :*

❒ FAUSSES COUCHES À RÉPÉTITION : oligoélément Zn Cu et vit. E.

Oligoéléments : Cu Au Ag, Mn Cu et Zn Cu.
Vitamines : E, C et K.

Azoospermie

Voir *atrophie des testicules* et *impuissance.*

Au réveil et au coucher : 10 gouttes Céréales germées TM (une semaine) et 10 gouttes bourgeons Sequoia 1°X (l'autre semaine, en alternance).
Le matin : 2 gr Baryta carb. 5 (jours pairs) et 2 gr Ph. acid. 5 (jours impairs).
A 10 et 16 h : un Eleuthérocoque.
Le midi et le soir, au début des repas : un Amphosca à l'orchitine (une semaine) et Ephynal (l'autre semaine, en alternance).
A la fin des repas : tisane Virile Sergent avec 10 gouttes Damiana, Ginseng ââ TM.
Au coucher : 2 gr Aurum 5 (jours pairs) et 2 gr Onosmodium 5 + un suppositoire Ant'hypophyse, Orchitinum, Surrénale, Thyroïde ââ 4 CH (jours impairs).
Chaque mois : une IM Androtardyl.

Oligoélément : Zn Cu dans tous les cas.
Vitamine : E dans tous les cas.

Traitement par l'organothérapie

Au réveil : une ampoule à absorption perlinguale Cortex cérébral 9, Hypoth. 7, Orchitinum 4.
Au coucher : un suppositoire Corps caverneux, Corps spongieux, Vésicule séminale ââ 4 CH qsp 10 gouttes (jours pairs) et Muqueuse nasale, Rein (cortex), Rein (médullaire) ââ 4 CH qsp 10 gouttes (jours impairs).

Azotémie

Voir *urémie.*

B

Bains

❒ Amélioration par les bains : 2 gr Apis 4, Anemone 5, Lithium 4 et Ammon. mur. 4 (deux fois par jour).

❒ Troubles causés par des bains froids :
Au réveil : 2 gr Sulf. 5.
Le midi et le soir, 10' avant les repas : 6 gouttes de la formule : Ammon. carb., Antim. crud., Ars. alb., Calc. carb., Caust., Kreosotum, Magn. ph., Rhus tox., Sulf. ââ 4.
Au coucher : 2 gr Antim. crud. 5.
Le dimanche, prendre seulement au réveil : 5 gr Natr. sulf. 7.

❒ Désir exagéré des bains (« le malade à la baignoire » du Dr Borianne) : 2 gr Ammon. mur. 4 (deux à trois fois par jour).

❒ Répulsion pour les bains : 2 gr Ammon. carb. 4 et 2 gr Sulf. 4 (deux fois par jour).

Balanite

Au réveil : 2 gr Pyrog. 5.
Vers 10 h : 2 gr Sulf. 5.
Vers 16 h : 2 gr Merc. cor. 5.
Vers 18 h : 2 gr Croton 5.
Au coucher : 2 gr Nitricum 5.

Localement : lotions avec 10 gouttes Calendula TM dans un verre d'eau ou Physohex + pommade Homéoplasmine, ou Synalar Néomycine, ou Betneval Néomycine, ou Cutisan.

Ballonnements (ou flatulences)

Voir *aérocolie.*

Au réveil et au coucher, une mesure de la poudre : Pareira, Curcuma, Cynara, Chrysis, Uva ursi, Raphanus, Solidago, Sarsap., Hydrastis, Taraxacum, Fraxinus, Ribes, Spiraea, Pilosella ââ 1°X.
Le matin : 2 gr Sulf. 5 (jours pairs) et 2 gr Carbo veg. 5 (jours impairs).
A 10 et 16 h : 2 gr Raphanus 4.

***Ballonnements** (ou flatulences) (suite) :*

Le midi et le soir, 10' avant les repas : 6 gouttes de la formule : Abies nig., Asa, Baptisia, China, Cocculus, Kalium carb., Leonurus, Magn. mur., Nux mosch., Raphanus, Ptelea, Coloc., Chelid., Carduus mar. ââ 4 + deux Homéogène 20.
A la fin des repas : 1 cuill. café Magnésie composée Lehning dans tisane Boribel 4 ou 7 et deux par deux 6 à 10 gr Hépatodraineur, et toutes les 1/2 h jusqu'à la fin de la digestion (si besoin).
Au coucher, 10' après la poudre : 2 gr Nux vom. 5 (jours pairs) et 2 gr Cocculus 5 (jours impairs).
Le dimanche, prendre seulement :
– Au réveil : 5 gr Lycopodium 5.
– Au coucher : Sepia 5.

On peut aussi prendre :
Au début des repas : 30 gouttes Alchemilla, Acorus, Leonurus, Yucca ââ TM dans une infusion Marjolaine ou un peu d'eau sucrée.
Au cours du repas : un Pereflat dissout dans un verre d'eau.
Au coucher : un Météoxane.

Saupoudrer les aliments avec Réaldyme.
De plus, éviter la constipation et la sédentarité. Dépuratum, Rex ou Boribel 48 (si besoin).

❒ INDICATIONS COMPLÉMENTAIRES SI BALLONNEMENT :
– HAUT SITUÉ : 2 gr Carbo veg. 4 (quatre à cinq fois par jour).
– BAS SITUÉ : Lycopodium 4 *(idem).*
– GÉNÉRALISÉ : China 4 *(idem).*
– SOULAGÉ PAR L'EXPULSION DE GAZ : 2 gr Lycopodium 4 et 2 gr Cocculus 4 (deux fois par jour en alternant).
– NON SOULAGÉ PAR L'EXPULSION DE GAZ : 2 gr Asa 4, Carbo veg. 4 et Chamomilla 4 (deux fois par jour en alternant).
– ET COLIQUES : Coloc. 4 (soulagé par la pression et en se courbant) et Dioscorea 4 (soulagé en se redressant).
– SOULAGÉ PAR LA SELLE : Podoph. 4 (la diarrhée qui soulage).
– NON SOULAGÉ PAR LA SELLE : Calc. carb. 4.
– DOULOUREUX APRES OPÉRATION : 2 gr toutes les 1/2 h en alternant : Coloc. 4 + Raphanus 4 + Magn. ph. 4.

Oligoéléments : Mn Co, Ni Co et S.

Bartholinites

❒ NON MURES : compresses chaudes et :
Au réveil : 2 gr Silicea 5 (jours pairs) et 2 gr Kreosotum 5 (jours impairs).
Vers 10 h : 2 gr Pyrog. 5.

Bartholinites *(suite) :*

Vers 16 h : 2 gr Medorrh. 5.
Vers 18 h : 2 gr Anemone 5 (jours pairs) et 2 gr Ars. alb. 5 (jours impairs).
Au coucher : 2 gr Merc. cor. 5 (jours pairs) et 2 gr Hydrastis 5 (jours impairs).

❐ MURES : inciser.
Vers 18 h : remplacer Anemone 5 par Hepar sulf. 5.
Antibiothérapie (si besoin).

Oligoéléments : Mn Cu et Cu Au Ag (deux fois par jour chacun).

Basedow

Voir *goitres* (et notamment *goitre exophtalmique*) et *hyperthyroïdie (palpitations, tachycardie* et *tremblements).*

Au réveil et au coucher, une mesure de la poudre : Hypophysine, Leonurus, Avena ââ 1°X, Bromum, Calc. carb., Calc. iod., Iodum, Lapis, Spongia ââ 3, Solidago 1.
Le matin : 2 gr Iodum 5 (jours pairs) et 2 gr Bromum 5 (jours impairs).
Vers 10 h : 2 gr Aestus ou, à défaut, Silicea 5 (jours pairs) et 2 gr Thyroïde 5 (jours impairs).
Le midi et le soir, 10' avant les repas : 6 gouttes de la formule : Aconit. fer., Ars. iod., Gelsemium, Ignatia, Phosph., Kalium bich., Lycopus, Spigelia, Mang. met., Thyroïde, Viscum ââ 3 + deux Boribel 27.
A la fin des repas : 10 gouttes Soludor dans tisane espèces de Mélisse ou tisane Boribel 10.
Vers 18 h : 2 gr Spongia 5 (jours pairs) et 2 gr Lapis 5 (jours impairs).
Au coucher, 10' après la poudre : 2 gr Spigelia 5 (jours pairs) et 2 gr Lycopus 5 (jours impairs).
Le dimanche, prendre seulement :
– Au réveil : 5 gr Phosph. triiod. 5.
– Au coucher : Ignatia 9.

De plus, ajouter :
Deux à cinq fois par jour, et la nuit, si réveil : 2 gr Sédatif P. C.

❐ DANS LES CAS GRAVES :
Avant les deux repas : ajouter un Hémato-Ethyroïdine (une boîte par mois).

Oligoéléments : I, P, Mn, Mg et Zn.

Bébés braillards

Toutes les 1/2 h, en alternant : 2 gr Sédatif P. C. et Chamomilla 4.
Dans chaque biberon : un Gastropax.

❒ SI INSOMNIE OU CRIS NOCTURNES : 25 gouttes Cplx Lehning L.72 ou Passifl. composé dans le biberon du soir + 2 gr Chamomilla 5. On peut aussi employer un suppositoire bébé Ballotyl, ou 2 gouttes Théralène, ou 1 cuill. café Calcibronat sirop 13,3 % ou Neurocalcium ou Sédobébé, ou un suppositoire bébé Algotropyl à la prométhazine (en alternant pour éviter l'accoutumance).

❒ SI COLIQUES : Coloc. 4.
Surveiller les « rototos » (aérophagie des bébés).
Gélopectose (diarrhée et vomissements des bébés) (si besoin).

Bécégite

Nom donné par le Dr Chavanon aux suites pathologiques de la vaccination par le B. C. G.

Au réveil : 2 gr Anemone 5 (jours pairs) et 2 gr Sulf. iod. 5 (jours impairs).
Au réveil et au coucher : 10 gouttes Uvestérol + 1 cuill. café sirop Alvityl (ou un comprimé).
A 10 h : 2 gr B. C. G. 5 (jours pairs) et 2 gr Tubercul. 5 (jours impairs).
Vers 18 h : 2 gr Aestus (jours pairs) et 2 gr Calc. carb. 5 (jours impairs).
Au coucher : 2 gr Arum 5 (jours pairs) et 2 gr Rhus tox. 5 (jours impairs).
Le dimanche, prendre seulement :
– Au réveil : 5 gr Drosera 7.
– Vers midi : 5 gr B. C. G. 7.
– Au coucher : 5 gr Natr. mur. 7 (dimanches pairs) et 5 gr Silicea 7 (dimanches impairs).

N.B. : il est conseillé de donner ce traitement à titre préventif dix jours avant le B. C. G. et de le continuer ensuite pendant deux mois et plus, selon besoin.

Oligoéléments : Mn, S, Mn Cu, Cu Au Ag et Au surtout.
Vitamines : A, C, D, E et total B.

Cures : héliomarines (surtout si *adénopathie,* voir ce mot).

Bégaiement

En plus de la rééducation, faire le traitement ci-dessous, sans se décourager, en songeant que le bégaiement apparemment guéri peut réapparaître momentanément sous l'influence d'une vive émotion. Démosthène s'est guéri de son bégaiement en prononçant des discours dans le bruit d'une mer agitée et avec de petits cailloux dans la bouche.

***Bégaiement** (suite) :*

Au réveil : 2 gr Arg. nitr. 5 (jours pairs) et 2 gr Gelsemium 5 (jours impairs).
Le midi et le soir, 10' avant les repas : 6 gouttes de la formule : Bovista, Kalium brom. ââ 4, Avena 1°X + 10 gouttes Quitaxon (si besoin).
Vers 18 h : 2 gr Bufo 5 (jours pairs) et 2 gr Kalium brom. 5 (jours impairs).
Au coucher : 2 gr Baryta carb. 5 (jours pairs) et 2 gr Stram. 5 (jours impairs).

❒ AJOUTER :
– SI BÉGAIEMENT EN CHANTANT : 2 gr Euphrasia 4.
– SI BÉGAIEMENT APRES COIT : 2 gr Cedron 4.
– SI BÉGAIEMENT APRES ÉMOTION : 2 gr Caust. 4.

Benzolisme

Au réveil : 2 gr Benzol. 5 (jours pairs) et 2 gr Sulf. 5 (jours impairs).
Le midi et le soir, 10' avant les repas : 6 gouttes Hydrastis composé 2°X.
Au coucher : 2 gr Nux vom. 5 (jours pairs) et 2 gr Kalium carb. 5 (jours impairs).
Le dimanche, prendre seulement au réveil : 5 gr Phosph. triiod. 5.

Béribéri

Voir *avitaminoses.*

Ajouter vit. B1 (Bénerva, Bévitine), B (Bécozyme, Levure de bière).

Besoins impérieux d'uriner

Voir *cystites* et *prostate.*

2 gr Petrosel. 4 ; 1/2 h après : 2 gr Equisetum 4 (deux fois par jour).

Bière

❒ DÉSIR IMMODÉRÉ DE BIERE : 2 gr Kalium bich. 4 (deux fois par jour) et tisane Céréales.

❒ TROUBLES APRES INGESTION DE BIERE : 2 gr toutes les 1/2 h en alternant : Cocculus 4, Kalium bich. 4, Nux vom. 4 et Rhus tox. 4.

❒ SI DIARRHÉE APRES INGESTION DE BIERE : ajouter aux précédents :
Au réveil : 2 gr Antim. crud. 5.
Au coucher : 2 gr Ars. alb. 5.

Bistouri des homéopathes

2 gr Myristica 4 (trois fois par jour) provoque l'ouverture spontanée et le drainage des abcès, furoncles, mal blanc, anthrax...
Au coucher : 2 gr Hepar sulf. 5 (jours pairs) et 2 gr Ars. alb. 5 (jours impairs).

Blennorragie

Il est à noter que l'homéopathie réussit souvent là où l'allopathie a échoué, particulièrement dans le traitement des blennorragies chroniques et résistantes aux antibiotiques et aux vaccins.
Surtout, toujours soigner en même temps le ou la partenaire.

❐ Avant tout : consulter un médecin et ne pas essayer de se soigner tout seul (risques de complications tardives dans blennorragies mal soignées).

❐ Blennorragie récente : antibiothérapie adaptée.

❐ Les deux mois suivants, pour éliminer les toxines résiduelles :
Au réveil et au coucher, une mesure de la poudre : Aconit., Anemone, Canthar., Capsicum, Merc. cor. ââ 3, Sarsap., Solidago, Chrysis ââ 1°X.
Au réveil : oligoélément Ag.
Le matin : 2 gr Canthar. 5 (jours pairs) et 2 gr Merc. cor. 5 (jours impairs).
A 10 et 16 h : 2 gr Medorrh. 4 ; 1/2 h après : 2 gr Canthar. 4 ; 1/2 h après : 2 gr Merc. cor. 4 (si douleurs).
Le midi et le soir, 1/2 h avant les repas : 10 gouttes (ou deux comprimés ou 2 gr) de chaque : Juniperus Cplx Lehning n° 6, Chrysis 4, Formica composé, Pareira composé et deux Boribel 18 (chez les hommes) ou deux Boribel 19 (chez les femmes).
Au début des trois repas : deux Mictasol bleu.
A la fin des trois repas : tisane Boribel 11.
Au coucher, après la poudre : oligoélément Cu Au Ag et 2 gr Arg. nitr. 5 (jours pairs) et 2 gr Clematis er. 5 (jours impairs).
Le dimanche, prendre seulement :
– Au réveil : une dose Medorrh. 7 CH.
– Au coucher : 5 gr Thuya 7 (dimanches pairs) et 5 gr Natr. 7 (dimanches impairs).

❐ Blennorragie ancienne : antibiothérapie adaptée.
Pendant trois mois faire le traitement :
Au réveil et au coucher, une mesure de la poudre : Aconit., Anemone, Canthar., Capsicum, Clematis er., Formica, Juniperus, Merc. cor., Petrosel. ââ 4, Chrysis, Sarsap., Solidago ââ 1°X.
Le matin : oligoélément Ag puis à jeun 2 gr Medorrh. 5 (jours pairs) et 2 gr Colibacil. 5 (jours impairs).

***Blennorragie** (suite) :*

A 10 h : 2 gr Hydrastis 5 (jours pairs) et 2 gr Psor. 5 ou Kalium bich. 5 (jours impairs).
Le midi et le soir, 1/2 h avant les repas : 10 gouttes (ou deux comprimés) de chaque : Juniperus Cplx Lehning n° 6 + Santalum Cplx Lehning n° 30 + Thuya Cplx Lehning n° 37 (une semaine) et Uva ursi Cplx Lehning n° 9 + Boribel 18 et 42 (l'autre semaine, en alternance). Remplacer Boribel 18 par Boribel 19 chez les femmes.
Au début des trois repas : deux Mictasol bleu ou deux Ultraflore.
A la fin des trois repas : Uro-tisane au Berberis + Boribel 11 mélangées avec 2 à 5 gouttes Thuya TM.
A 16 h : 2 gr Nitricum 5 (jours pairs) et 2 gr Fluoricum 5 (jours impairs).
Au coucher, après la poudre : 2 gr Canthar. 5 (jours pairs) et 2 gr Merc. cor. 5 (jours impairs) + oligoélément Cu Au Ag.
Le dimanche, prendre seulement :
– Au réveil : une dose Medorrh. 7.
– Au coucher : 5 gr Thuya 7 (dimanches pairs) et 5 gr Natr. sulf. 7 (dimanches impairs).

❒ SI CYSTITE :
Chaque jour : ajouter 2 gr Formica composé (deux à trois fois par jour, loin des repas).
Pendant trois mois : pas d'alcool, pas de tabac, pas de femme. Eviter la fatigue. Ne pas se toucher les yeux avec des mains souillées par contacts génito-urinaires.

❒ CHEZ LES FEMMES : ajouter ovules aux antibiotiques.

Oligoéléments : Mn Cu, Cu Au Ag, et surtout Ag en plus dans tous les cas.

Blépharites et **blépharospasmes**

Au réveil et au coucher, une mesure de la poudre : Apis, Caust., Conium, Euphrasia, Hepar sulf., Ipeca, Merc. cyan., Rhus tox., Sepia, Silicea, Spigelia ââ 4, Cineraria, Sarsap., Chrysis ââ 1°X + 10 gouttes Euphrasia Cplx Lehning n° 115.
Le matin : 2 gr Arg. nitr. 5 (jours pairs) et 2 gr Anemone 5 (jours impairs).
A 10 et 16 h : 2 gr Magn. ph. 4.
Le midi et le soir, 10' avant les repas : 6 gouttes de la formule : Aethusa, Ars. iod., Calc. carb., Calc. iod., Graphites, Hamamelis, Merc. sol., Mezer., Phytolacca, Sulf. iod. ââ 3, Solidago, Viola tri. ââ 1°X + deux Boribel 5.
Vers 18 h : 2 gr Ars. alb. 5 (jours pairs) et 2 gr Amanita 5 (jours impairs).
Au coucher, 10' après la poudre : 2 gr Zincum mur. 5 (jours pairs) et 2 gr Staphys. 5 (jours impairs).

***Blépharites** et **blépharospasmes** (suite) :*

Le dimanche, prendre seulement : 5 gr Graphites 7 (dimanches pairs) et 5 gr (ou une dose) Psor. 7 (dimanches impairs).

2 gouttes Collyre bleu Laiter ou Néomycine/Hydrocortisone (deux fois par jour). Le soir, pommade oculaire corticoïde ou polyvitaminée ACD sans insister s'il se produit de l'irritation. Bains d'yeux avec Euphrasia TM pure ou diluée, ou Dacryosérum.

Oligoéléments : Mn Cu, Cu Au Ag, Au et Mg.
Vitamines : B3 et total B, A et C.

Blessures

Voir *contusions, coupures, ecchymoses, plaies* et *traumatismes.*

De suite : alterner 2 gr Arnica 4 et China 4 (toutes les 1/2 h).
Au réveil : 2 gr Pyrog. 5.
Le midi et le soir : Levure de bière ou Hydrosol Polyvitaminé.
Au coucher : 2 gr Calendula 5.

Localement : crème au Calendula ou Cicaderma, pommade Cutisan.

Bleus et **bosses**

Voir *contusions* et *ecchymoses.*

2 gr toutes les 1/2 h en alternant : Bellis 4 et Hamamelis 4.

❒ SI DOULEURS : ajouter Arnica 4.

Bouffées de chaleur

2 gr de la formule du Dr Borianne : Lach. 5, Sanguin. 4, Sulf. 3, particulièrement efficace en période de ménopause (deux fois par jour).

❒ ON PEUT AJOUTER CHAQUE JOUR :
– SI NERFS, FEMME BLONDE, SENTIMENTALE : 2 gr Ignatia 5.
– SI PALPITATIONS : 2 gr Spigelia 5 + 2 gr Lycopus 5.
– SI FEMME BRUNE, TRISTE ET RENFERMÉE : 2 gr Sepia 5.
– SI HYPERTENSION ET ANGOISSE : 2 gr Aconit. 5 + 2 gr Glonoïn. 5.

❒ DANS TOUS LES CAS : 30 gouttes Sanguisorba TM dans 1 cuill. soupe de vin rouge ou de décoction de riz grillé (trois à cinq fois par jour).

Bougeotte (impatiences dans les membres)

Voir *agitation.*

Au réveil : 2 gr Mygale 5 (jours pairs) et 2 gr Rhus tox. 5 (jours impairs).
A 18 h : 2 gr Sumbul 5 (jours pairs) et 2 gr Moschus 5 (jours impairs).
Au coucher : 2 gr Zincum met. 5 (jours pairs) et 2 gr Ars. alb. 5 (jours impairs).
A 10 et 16 h, au coucher et la nuit, si réveil : 2 gr Sédatif P. C. (ou Nervopax, Neurocynésine ou Homéogène 46).
Tisane Relaxe Sergent + 10 gouttes Cplx Lehning L.72 (plusieurs fois par jour).

Boule œsophagienne

Au réveil : 2 gr Hyoscyamus 5 (jours pairs) et 2 gr Asa 5 (jours impairs).
A 10 et 16 h : Sédatif P. C. comme précédemment dans la bougeotte.
Le midi et le soir, 10' avant les repas : 6 gouttes de la formule : Ignatia, Kalium brom., Magn. mur., Moschus, Sumbul ââ 4, Avena 1°X.
A la fin des repas : tisane Relaxe Sergent, ou tisanes Boribel 8 (Sédative Sergent) ou 12 (Féminine Sergent).
Au coucher : 2 gr Ignatia 5 (jours pairs) et 2 gr Ambra 5 (jours impairs).
Le dimanche, prendre seulement :
– Au réveil : 5 gr Thuya 7 (dimanches pairs) et Lach. 7 (dimanches impairs).
– Au coucher : 5 gr Ignatia 9.

Boulimie

Voir *fringale.*

Au réveil : 2 gr Ant'hypophyse 5 (jours pairs) et 2 gr Anacardium 5 (jours impairs).
Le midi et le soir, 10' avant les repas : 6 gouttes de la formule (ou une mesure de poudre) : Abrot., All. sat., Calc. carb., Chelid., Chin. ars., Cina, Iodum, Kalium mur., Oleand., Petrol. ââ 4, Solidago 1.
Au coucher : 2 gr Antim. crud. 5 (jours pairs) et 2 gr Nux vom. 5 (jours impairs) + un suppositoire Hypoth. 9 (trois soirs par semaine).
Le dimanche, prendre seulement au réveil : 5 gr Thuya 7 (dimanches pairs) et 5 gr Natr. sulf. 7 (dimanches impairs).

❐ SI FAIM : biscuits Staral, Katobézol ou Microlunch trempés dans tisane, calment la faim, ou 2 à 3 cuill. café Décorpa coupent l'appétit (1 h avant les repas).

❐ SI FAIM LA NUIT :
Chaque jour : 2 gr Psor. 4 et 2 gr Anacardium 4.
Le dimanche : ajouter 5 gr Lycopodium 5.

Bourdonnements d'oreilles

Voir *surdité.*
Faire un examen labyrinthique (si besoin). Vérifier urémie, cholestérolémie, glycémie.

Au réveil et au coucher, une mesure de la poudre : Agraphis, Baptisia, Belladonna, Cedron, Chin. ars., Chin. sulf., Elaps, Ferrum ph., Graphites, Ignatia, Kalium mur., Nux vom., Podoph., Acidum sal. ââ 3, Solidago 1.

❒ SI HYPERTENSION :
Le matin : 2 gr Cupressus 5 (jours pairs) et 2 gr Kalium iod. 5 (jours impairs) + un B. O. P. (une semaine) et un Sclérocalcine (l'autre semaine, en alternance).
A 10 et 16 h : 2 gr Chin. sulf. 4 ; 1/2 h après : 2 gr Cedron 4 (bourdonnements après Quinine) ; 1/2 h après : 2 gr Glonoïn. 4 ; 1/2 h après : 2 gr Spécifique Boribel 7.
Le midi et le soir, 1/2 h avant les repas : 30 gouttes bourgeons Betula pub., Tilia, Viscum ââ 1°X + 10 gouttes Kalium iodatum Cplx Lehning n° 84 et Bromum Cplx Lehning n° 119 ou, à défaut, Dissolvurol (une semaine) et Iodum Cplx Lehning n° 118 et Scléro-drainol (l'autre semaine, en alternance).

❒ SELON LES CAS, AJOUTER A CETTE FORMULE :
– SI HYPERTENSION ARTÉRIELLE : Olea et Prunus ââ 1°X, ou un Cardiocynésine.
– SI HYPOTENSION ARTÉRIELLE : Quercus 1°X.
– SI VIEILLESSE : Sequoia 1°X.
– SI FATIGUE : semences Betula ver. 1°X.
A la fin des trois repas : 2 gr Hépatodraineur.
Au coucher, 10' après la poudre : 2 gr Aurum 5 (jours pairs) et 2 gr Baryta carb. 5 (jours impairs). Essayer les suppositoires auriculaires Boribel 5 (trois soirs par semaine).
Le dimanche, prendre seulement :
– Au réveil : 5 gr Thuya 7 (ou Baryta mur. 7 si hypertension) (dimanches pairs) et 5 gr Natr. sulf. 7 (ou Plumbum 7 si hypertension) (dimanches impairs).
– Au coucher : 5 gr Phosph. triiod. 5.

Oligoéléments : Mn Co, Mg, Mn et I.
Vitamines : A et E (Rovigon = bourdonnements d'oreilles après Streptomycine), B3, C2 et P.
Allopathie : Carlytène, Rovigon, Soluritine papavérine, Sureptil, Duxil, Sermion...

Boutons

Voir *acné, eczéma, éruptions* et *urticaire.*

Bradycardie

Pouls lent permanent.

Au réveil et au coucher, une mesure de la poudre : Abies, Aconit. fer., Arnica, Chelid., Digitalis, Kalmia, Iberis, Laurocer., Myrica, Sepia, Stram. ââ 4, Apocynum, Solidago ââ 1°X.
Le matin : 2 gr Bryonia 5.
Vers 10 h : 2 gr Digitalis 4.
Le midi : 10 gouttes Kalmia Cplx Lehning n° 18.
A la fin des repas : 2 gr Hépatodraineur.
1 h après les repas : 1 cuill. soupe Vinicard au Cascar.
Vers 16 h : 2 gr Kalmia 4, ou Laurocer. 4 (si asthme cardiaque) + deux Boribel 13 (deux à trois fois par jour).
Au coucher, 10' après la poudre : 2 gr Apocynum 5.
Le dimanche, prendre seulement au réveil : 5 gr Bryonia 7.

Oligoéléments : Mn Co, Cu Au Ag, Li, I et S.
Allopathie : Atropine (très prudemment), Hept-a-myl...

Bras engourdis

– Droit : 2 gr Sanguin. 4.
– Gauche : 2 gr Cactus 4 (deux à trois fois par jour).

Bronchites aiguës

Au réveil : 5 gr Bryonia 5 ; 1/2 h après : 5 gr Gelsemium 5 ; 1/2 h après : 5 gr Phosph. 5 (Phosph. triiod. 5 chez les enfants) (tant que dure la phase aiguë).
A 10, 16 et 18 h : 2 gr Ferrum ph. 4 ; 1/2 h après :
– Si frissons (phase de début de toute affection pulmonaire) : 2 gr Aconit. 4 (la fièvre qui grelotte), ou Aconit. composé + Arum composé ensemble.
– Si transpiration : 2 gr Belladonna 4 (la fièvre qui transpire fait habituellement suite à la précédente), et Drosera composé + Ipeca composé ensemble.
Ce traitement est à répéter chaque jour tant que dure la fièvre. On peut ajouter 10 gouttes Santaherba si oppression ou Homéogène 14 (deux fois par jour) et deux Boribel 11 (trois à cinq fois par jour) (affections pleuropulmonaires aiguës) et, selon les cas, Pulmo-drainol (laryngites, bronchites, trachéites).

❒ Si éternuements : 2 gr All. cepa composé (cinq à dix fois par jour).

❒ Si toux rauque : 2 gr Samb. 4 et 2 gr Spongia 4 (trois fois par jour en alternant) + bains de pieds très chauds.

Bronchites aiguës *(suite) :*

❐ Si toux seche : Aconit. composé et Arum composé *(idem)* ou Homéogène 12.

❐ Dans tous les cas : 10 gouttes Bryonia TM (trois fois par jour).
De plus, un suppositoire Pulmine 7 CH (trois soirs par semaine), ou Coquelusédal (si quintes), ou Ozothine à la diprophylline (si oppression) ou Trophirès composé (si fièvre) ou Eucalyptine.

❐ Chez les enfants : suppositoire Coquelusédal enfants ou bébés.
Atmosphère humide et chaude : faire bouillir dans la chambre du malade de l'eau contenant des bourgeons de sapins et des feuilles d'eucalyptus. Bien entendu, pas de tabac. Frictions du thorax avec des liniments et révulsifs. Bains de pieds chauds particulièrement efficaces chez les poupons et les jeunes enfants.
Ajouter vit. A et C : Laroscorbine, Magnoscorbol, Vitascorbol, Citrons pressés et chlorure de magnésium (Biomag) + miel. sirop Stodal et tisanes pulmonaires (Boribel 2), pâtes Pectosan.

❐ Si menaces de complications : antibiothérapie.

❐ Si toux nocturne :
A 18 h et au coucher : un Toplexil, ou Eupnéron, ou Tédralan (si oppression).

Oligoéléments (dans tous les cas) **:**
Le matin : Cu.
Le midi : Mg.
Le soir : Mn.

Bronchites chroniques

Avant tout, rechercher la cause et la traiter (tabac, asthme, emphysème, silicose). Se méfier de la tuberculose pulmonaire larvée dans toute bronchite qui traîne (amaigrissement, asthénie, sueurs nocturnes, fièvre vespérale) et du cancer.

Au réveil et au coucher, une mesure de la poudre : Aceticum, Aconit., Antim. tart., Arum, Crataegus, Coccus, Drosera, Ferrum ph., Ipeca, Kalium iod., Lobelia, Samb., Senega, Spongia, Squilla, Stannum ââ 4.
Le matin : 2 gr Aceticum 5 (jours pairs) + 2 gr Stannum 5 (jours impairs) (chez les adultes) et 2 gr Anemone 5 (jours pairs) + 2 gr Sulf. iod. 5 (jours impairs) (chez les enfants).
A 10 et 16 h : un Biomag ou 10 gouttes de la formule : Grindelia, Histaminum, Hyoscyamus, Napht., Rumex, Sanguin. nitr., Sticta ââ 3, Hedera TM.

Bronchites chroniques *(suite) :*

❒ Si toux rebelle : on peut boire 10 gouttes de cette formule toutes les heures.
Le midi et le soir, 1/2 h avant les repas : 10 gouttes (ou 2 gr) : Drosera composé ou Cetraria Cplx Lehning n° 61 ou Pulmo-drainol ou Boribel 12 (une semaine) et Ipeca composé ou Kreosotum Cplx Lehning n° 62 ou Boribel 27 (l'autre semaine, en alternance).

❒ Si retentissement cardiaque : remplacer par Crataegus Cplx Lehning n° 15 ou Biocarde et Soludor.

❒ Si oppression : 10 à 20 gouttes Santaherba (deux fois par jour) + vit. B10.

❒ Pour favoriser l'expectoration : 30 gouttes Chanvre sauvage + Marrube blanc TM sur un morceau de sucre ou dans tisane pectorale (trois à cinq fois par jour).

❒ Si terrain tuberculinique :
Vers 18 h : 2 gr Hydrastis 5 (jours pairs) + 2 gr Kalium bich. 5 (jours impairs) (si bronchorrhée abondante) et 2 gr Ars. alb. 5 (jours pairs) + 2 gr Ammon. carb. 5 (jours impairs) (si emphysème).
Au coucher, après la poudre : 2 gr Antim. tart. 5 (jours pairs) et 2 gr Senega 5 (jours impairs) + un suppositoire Pulmine 7 (trois soirs par semaine). Remplacer par 2 gr Baryta carb. 5 (jours pairs) et 2 gr Cistus 5 (jours impairs) (chez les enfants).
Le dimanche, prendre seulement :
– Au réveil : 5 gr Bryonia 7.
– A midi : 5 gr Phosph. 5 (Phosph. triiod. 5 chez les enfants).
– Au coucher : 5 gr Drosera 7.

❒ Chez les vieillards, ajouter :
Chaque jour : 2 gr Caust. 5, Laurocer. 5 et Naja 4.

❒ A titre préventif :
Le midi et le soir, 1/2 h avant les repas : 30 gouttes de la formule : bourgeons Carpinus, Corylus, Vibur. ââ 1°X.
Le dimanche, prendre seulement (de la Toussaint à Pâques) :
– Au réveil : 5 gr Antigrippine à l'aspirine 9 (dimanches pairs) et 5 gr Influenz. 9 (dimanches impairs).
– A midi : 5 gr Phosph. 5 (Phosph. triiod. 5 chez les enfants).
– Au coucher : 5 gr Drosera 7.

Oligoéléments :
A titre préventif : Mn Cu (mardis et vendredis matins) et Cu Au Ag (dimanches matins).
A titre curatif : Mn Cu (au réveil et au coucher) et Cu Au Ag (le midi et le soir, au début des repas).
Ajouter : S (si allergie) ou Granions As et Se (dans les cas chroniques).

Bronchites chroniques *(suite) :*

Traitement par la gemmothérapie

Au réveil : 30 gouttes bourgeons Betula pub. ââ 1°X (+ éc. int., rac., radicelles) dans un peu d'eau.
Le midi, 1/2 h avant le repas : 30 gouttes bourgeons Ribes, Quercus ââ 1°X (+ glands).
Le soir, 1/2 h avant le repas : 30 gouttes bourgeons Corylus 1°X.
Au coucher : 30 gouttes bourgeons Juglans reg. 1°X, et une ampoule Pneumogastrique 9 CH, Bronche totale 7 CH, ââ qsp 1 ml (un soir sur deux).

❒ BRONCHITES DES ENFANTS : voir ci-dessus et, en plus, voir *amygdales, adénopathie trachéo-bronchique* et *végétations.*

❒ BRONCHITES DES VIEILLARDS : avant tout, se méfier de la pneumonie lobaire torpide des vieillards.
Au réveil et au coucher : 10 gouttes Pulmo-drainol (une semaine) et Santaherba (l'autre semaine, en alternance).
Le matin : 2 gr Caust. 5 (jours pairs) et 2 gr Ammon. carb. 5 (jours impairs).
A 10 et 16 h : 2 gr Senega 5 ; 1/2 h après : 2 gr Carbo veg. 4 (si oppression) ; 1/2 h après : 2 gr Antim. tart. 4 (si glaires) ; 2 gr Antim. sulf. 4 (si congestion passive du poumon gauche) ; 1/2 h après : 2 gr Ferrum ph. 4 ; 1/2 h après : 2 gr Belladonna 4 (si fièvre) + 10 gouttes Soludor ou Biocarde sur un sucre pour soutenir le cœur (si besoin).
Le midi et le soir, 10' avant les repas : 10 gouttes Cetraria Cplx Lehning n° 61 + deux Boribel 11 (si aigu) (une semaine) et deux Homéogène 14 + deux Boribel 12 (si chronique) (l'autre semaine, en alternance).
A la fin des repas : tisane pulmonaire.
A 18 h : 2 gr Naja 4 (si tachycardie) et Laurocer. 4 (si bradycardie et oppression, asthme cardiaque).
Au coucher, 10' après Pulmo-drainol ou Santaherba : 2 gr Baryta carb. 5 (jours pairs) et 2 gr Ars. alb. 5 (jours impairs).
Le dimanche, comme pour la *bronchite chronique.*

❒ SI CŒUR FAIBLE :
Chaque jour : ajouter 2 gr Naja 4 ou Laurocer. 4 (selon les cas) et 2 gr Boribel 13 (deux fois par jour).
Voir *cœur pulmonaire.*

Oligoéléments : Mn (aigu), Mn Cu (chronique), S (allergie), Cu (grippe), Cu Au Ag, As et Se.
Vitamines : B10 (Antidyspnéique) et B5, B6 (Paraminan).

Broncho-pneumonie

Devant les résultats spectaculaires de l'antibiothérapie, il est préférable de réserver l'homéopathie pour un *traitement de convalescence* (ci-dessous) qui aide l'organisme à se débarrasser de ses toxines et contribue à consolider la guérison et à éviter la rechute :

Au réveil : 2 gr Sulf. 5 (jours pairs) et 2 gr Anemone 5 (jours impairs).
Le midi et le soir, 1/2 h avant les repas : un Biomag.
A la fin des repas : deux par deux 6 à 10 gr Hépatodraineur.
Vers 18 h : 2 gr Rhus tox. 5 (jours pairs) et 2 gr Crataegus 5 (jours impairs).
Au coucher : 2 gr Arum 5 (jours pairs) et 2 gr Ars. iod. 5 (jours impairs).
Le dimanche, prendre seulement :
– Au réveil : 5 gr Phosph. 5.
– Vers midi : 5 gr Drosera 7.
– Au coucher : 5 gr Natr. mur. 7 (dimanches pairs) et 5 gr Silicea 7 (dimanches impairs).

Brucelloses

Voir *mélitococcie.*

Oligoéléments : Cu Au Ag, Mn Cu et Mg.

Bruits (hypersensibilité aux)

Hyperacousie douloureuse.

Au réveil et au coucher, une mesure de la poudre : Aconit., Belladonna, Coffea, Ignatia, Moschus, Natr. carb., Nux vom., Thebaïcum, Sumbul, Theridion ââ 4, Avena, Solidago ââ 1°X.
Le matin : 2 gr Theridion 5 (jours pairs) et 2 gr Moschus 5 (jours impairs).
A 10 et 16 h : 2 gr Coffea 4.
Au coucher, 10' après la poudre : 2 gr Nux vom. 5 (jours pairs) et 2 gr Ignatia 5 (jours impairs).
Le dimanche, prendre seulement :
– Au réveil : 5 gr Theridion 7.
– Au coucher : Ignatia 9.

Boules Quiès dans les oreilles pour dormir au milieu du bruit.

Oligoéléments : Mn Co, Li et Al.

Brûlures

Nettoyer soigneusement.

❒ SI PAS DE VÉSICULES : pansement simple avec tulle gras ou Néo-Biogaze + Homéoplasmine.

❒ SI VÉSICULES FERMÉES : ne pas les ouvrir de peur de transformer une plaie fermée en une plaie ouverte avec tous les risques d'infection que cela comporte. Et pansement comme précédemment.

❒ SI VÉSICULES OUVERTES : enlever les lambeaux d'épiderme en les coupant (ne pas les arracher de peur d'étendre la plaie). Puis mettre pommade Boribel 11 (ou crème au Calendula, Cicaderma, Mitosyl ou Cutisan) et recouvrir de tulle gras (ou Néo-Biogaze, ou Madécassol tulgras).

Au réveil : 2 gr Pyrog. 5.
A 10 et 16 h : 2 gr Arnica 4 ; 1/2 h après : 2 gr Canthar. 4 ; 1/2 h après : 2 gr Apis 4 ; 1/2 h après : 2 gr Urtica 4. Si vésicules, ajouter 1/2 h après : 2 gr Echinacea 4 ; 1/2 h après : 2 gr Calendula 4.
Le midi et le soir, 10' avant les repas : 10 gouttes de la formule : Bismuth., Canthar., Carbol. acid., Picricum, Rhus tox., Terebint., Urtica ââ 3, Solidago, Chrysis ââ 1°X.
A la fin des repas : deux par deux 6 à 10 gr Hépatodraineur.
Au coucher : 2 gr Rhus tox. 5.

Vitamines : A, C et E (polyvitaminée, Lactacyd PH 52) et Alvityl, Carencyl, Hydrosol, Quotivit O. E.

❒ SI BRULURES CHIMIQUES :
– ALCALINE (SOUDE, POTASSE...) : neutraliser de suite par une solution légèrement acide, par exemple de l'eau vinaigrée 1/10.
– ACIDE : neutraliser de suite par une solution légèrement alcaline (eau de Vichy, eau bicarbonatée...).

❒ SI BRULURES OCULAIRES : laver l'œil à grande eau si possible, sous le robinet, et bains d'yeux avec Dacryosérum, collyres Vita 3 ou Biocidan.

❒ SI DOULEURS VIVES : collyres Novésine. Après avoir bien nettoyé (sous les paupières, en particulier dans les brûlures par caustiques chimiques), pansement légèrement compressif pour éviter le frottement des paupières contre le pansement, avec pommade oculaire polyvitaminée ACD ou équivalente.

Cinq à dix fois par jour en alternant toutes les 1/2 h : 2 gr Euphrasia Cplx Lehning n° 115 et 2 gr Boribel 5 (ou boire 10 gouttes).

Oligoéléments : Mn Co, Mn Cu, Cu Au Ag, Li et Mg.
Mn Cu en pulvérisations locales accélère la cicatrisation, mais cela pique. Ne pas en mettre dans les yeux.
Vitamines : A, B1, B3, B5, B8, C et E.

Brûlures par le soleil

❒ Coups de soleil : 2 gr toutes les 1/2 h en alternant : Glonoïn. 4, Belladonna 4 et Thebaïcum 4.

Localement : Homéoplasmine, crème Vita-dermacide.
Si vésicules, voir *brûlures avec vésicules.*

❒ A titre préventif : 2 gr Myristica 4 (trois fois par jour) + Homéoplasmine.

Localement : antisolaire Givaudan, crème Paraminan ou pommade Gougerot en pot (Sulfate de Quinine 2 g, Antipyr., Cold Cream ââ 10 g), ambre solaire + lunettes teintées, ou les produits Boiron : crème, mousse ou huile solaire Brunella.

❒ A titre curatif : Parfenac, Oxyplastine.

Diététique :
Au réveil : une ampoule Revigor avant soleil.
Le midi et le soir : une à deux capsules de carottes Biorex (vit. A).

C

Café (troubles causés par abus de)

Au réveil et au coucher et 10' avant les repas : 6 gouttes de la formule : Aletris, Chamomilla, Coffea, Cyclamen, Gelsemium, Gratiola, Nux vom., Phelland., Thuya ââ 4, Avena, Solidago ââ 1°X.
A la fin des repas : deux par deux quelques gr Hépatodraineur.
Au coucher : 2 gr Thuya 5 (jours pairs) et 2 gr Phelland. 5 (jours impairs).

❒ SI BESOIN, ajouter : : 2 gr toutes les 1/2 h en alternant : Coffea 5, Chamomilla 4, Gelsemium 4 et Nux vom. 4.
– SI NAUSÉES : Aletris 4.
– SI DYSPEPSIE : Gratiola 4.

Employer du café décaféiné (café Calmette, café Calmia) (si besoin). Les nourrices doivent éviter de boire plus de deux tasses de café par jour car les bébés sont hypersensibles au café bu par leurs nourrices (insomnies, cris et parfois même convulsions).

Calculs

❒ BILIAIRES ET RÉNAUX : voir *lithiase.*

❒ SALIVAIRES : voir *grenouillette.*

Calmants

Calmants homéopathiques qui apaisent sans droguer : 20 gouttes de chaque : Eschscholtzia, Tilia ââ TM (ou 1°X) ; Passifl., Valeriana ââ TM (ou 1°X) ; Lotus, Humulus ââ TM (ou 1°X), une à deux fois par jour en alternant (un jour l'un, un jour l'autre), de préférence au coucher. Ajouter 2 gr Sédatif P. C., Neurocynésine, Nervopax, Homéogène 46.

Cals osseux

2 gr Symphytum 4, Ruta 4 et Hekla 5 (deux fois par jour en alternant).

Calvitie

Voir *alopécie.*

Oligoéléments : Zn Cu, S, Mn et Mg.
Vitamines : B2, B5 et B8.

Cancers

Causes prédisposantes du cancer : on soupçonne :
– Les maladies vénériennes (la blennorragie des 20 ans favoriserait, pour certains, l'apparition du cancer de la cinquantaine).
– Le tabac (les nombreux cancers des fumeurs : langue, bouche, gorge, larynx, poumons...).
– L'alcoolisme et les excès de toutes sortes (cancers du foie, de l'estomac...).
– Les irritations répétées (cancer du ramoneur...).

En plus de toutes indications médico-chirurgicales, dont les médecins traitants restent les seuls juges, en plus de la radiothérapie, de la cobaltothérapie, etc., les traitements suivants donnent parfois de bons résultats **mais seulement comme traitements complémentaires.**

Au réveil et au coucher, une mesure de la poudre : Abrot., Asterias, Chelid., Cistus, Condur., Conium, Crataegus, Hydrastis, Nux vom., Ornith., Phytolacca ââ 3, Solidago 1.
Le matin : un Chlorure de magnésium desséché 0,50 (ou mieux Biomag) et ensuite 2 gr Hydrastis 5 ou Gelsemium 5 (jours pairs) et 2 gr Sepia 5, Nux vom. 3, Sulf. 3 (jours impairs).
Le midi et le soir, 1/2 h avant les repas : 10 gouttes de la formule : Conium Cplx Lehning n° 36 + Thuya Cplx Lehning n° 37 (une semaine) et Kalium muriaticum Cplx Lehning n° 41 + Stront. composé (l'autre semaine, en alternance) + 10 gouttes de la formule : Calc. oxal., Carbo an., Cinnabaris, Clematis er., Euphorbia, Kalium ars., Lach., Parathyroïde, Phosph., Rate, Surrénale, Rubid., Sarsap., Epiphyse ââ 4. Ajouter 10 gouttes (ou 2 gr) Scrof. composé (le midi) et 10 gouttes (ou deux comprimés) Adénocynésine (le soir).
A la fin des trois repas : deux par deux 6 à 10 gr Hépatodraineur.
Au coucher, 10' après la poudre : 2 gr Ars. alb. 5 ou Kalium ars. 5 (jours pairs) et 2 gr Lach. 5, Sanguin. 4, Sulf. 3 (jours impairs).
Le dimanche, prendre seulement :
– Au réveil : 5 gr Thuya 7 (dimanches pairs) et 5 gr Conium 7 (dimanches impairs).
– Vers midi : 5 gr Phosph. triiod. 5 (un dimanche par mois, on remplacera par une dose Cortisone Roussel 9 CH).
– Au coucher : 5 gr Carbo veg. 7 (dimanches pairs) et 5 gr Natr. sulf. (dimanches impairs).

❒ SI DOULEURS : ajouter le matin 2 gr toutes les 1/2 h en alternant : Arnica 4, Magn. ph. 4, Chamomilla 4, Sédatif P. C. et Coffea 4.

❒ CHEZ LES FUMEURS : avant tout, suppression totale du tabac.
Chaque jour : ajouter 2 gr Caladium 5 (jours pairs) et 2 gr Phytolacca 5 (jours impairs).

Cancers *(suite) :*

❒ CANCERS DIGESTIFS : le Dr Borianne conseillait de donner chaque mois, 5 gr Condur. 7, 5 gr Condur. 4 (le lendemain) et, une dose Psor. 7 (le surlendemain) et de continuer cela indéfiniment.
Au réveil : 2 gr Arg. nitr. 5 (jours pairs) et 2 gr Sepia 5, Nux vom. 3, Sulf. 3 (jours impairs).
Vers 10 h : 2 gr Baryta carb. 5 (jours pairs) et 2 gr Ornith. 5 (jours impairs).
A la fin des repas : 10 gouttes Condur. + Thuya ââ TM dans tisane Boribel 6 ou dans un vin doux.
Vers 16 h : 2 gr Rubid. 5 (jours pairs) et 2 gr Selenium 5 (jours impairs).
Vers 18 h : 2 gr Conium 5 (jours pairs) et 2 gr Aceticum 5 (jours impairs).
Au coucher : 2 gr Sulfuricum 5 (jours pairs) et 2 gr Cadmium 5 (jours impairs).
De plus, ajouter la poudre et les gouttes des cancers en général, sans parler du traitement allopathique.

❒ CANCERS GÉNITAUX ET ANO-RECTAUX : insister sur Phytolacca 5 et Arg. met. 5.
Contre les hémorragies : 2 gr de chaque : Ustilago 4, Thlaspi 4, Crotalus 5 et China 4 (deux fois par jour). Le dimanche, ajouter au réveil 5 gr Phosph. 5.

❒ CANCER ET HYPERTENSION : ajouter 10 gouttes Viscum TM (deux fois par jour).

❒ CANCER ET CACHEXIE : Kreosotum 5 et Abrot. 5, Ph. acid. 5 et Aceticum 5, Mur. acid. 5 et Sulfuricum 5 : alterner les uns les jours pairs, les autres les jours impairs.
Le midi et le soir, 1/2 h avant les repas : 10 gouttes Scrof. composé.

❒ CANCERS DU SEIN : Clematis er. 5 et Asterias 5 (sein gauche), Phelland. 5 et Phytolacca 5 (sein droit), Conium 5 et Sarsap. 5, Hydrastis 5 et Lapis 5.

❒ CANCERS DE L'UTÉRUS : Arg. met. 5 et Aurum mur. 5, Conium 5 et Phytolacca 5, Crotalus 5 et Lach. 5.

❒ CANCERS ULCÉRÉS : Nitricum 5 + Fluoricum 5, Bufo 5 et Carbo an. 5, Rhus tox. 5 et Mezer. 5 (jours pairs) et Kalium ars. 5 + Cistus 5, Arg. met. 5 et Lach. 5, Kreosotum 5 et Hydrastis 5 (jours impairs).

❒ MÉTASTASES : Abrot. 5 + Thuya 5.

Traitement simplifié du cancer

Au réveil et au coucher, une mesure de la poudre : Abrot., Asterias, Cadmium, Chelid., Cistus, Clematis er., Condur., Crataegus, Nux vom., Ornith., Phytolacca, Rubid., Selenium ââ 4.

***Cancers** (suite) :*

Le matin : 2 gr Granions de sélénium (jours pairs) et 2 gr Radium 5 (ou Chrysis 5) (jours impairs) et Granions d'uranium.
Le midi et le soir, 1/2 h avant les repas : 2 gr (ou 10 gouttes) de chaque : Stront. composé + Conium Cplx Lehning n° 36 (une semaine) et Thuya Cplx Lehning n° 37 + Kalium muriaticum Cplx Lehning n° 41 (l'autre semaine, en alternance).
A la fin des trois repas : 2 gr Hépatodraineur. Uro-tisane au Berberis + 10 gouttes Condur. + Thuya ââ TM (cancer gastrique).
Au coucher, après la poudre : 2 gr Kalium ars. 5 et Granions d'or (soirs pairs) et 2 gr Teucrium scor. 5 et Microsol platine (soirs impairs).
Le dimanche, prendre seulement :
– Au réveil : oligoélément Cu Au Ag.
– Au coucher : Thuya 7 (dimanches pairs) et Conium 7 (dimanches impairs).

Le Dr Tétau préconise chaque semaine, trois ampoules perlinguales Monazite D8 ou en IM. Certains auteurs mettent de grands espoirs dans la vit. B9, l'acide folique (Foldine) puisqu'il est capable d'améliorer certaines tumeurs chez la souris (Leriche).

Aliments anticancérigènes (Dr Pommier) : oignon, ail, persil, céleri, betterave rouge, carotte crue râpée, épinards crus hachés, fruits frais et jus de fruits et de légumes frais.
Oligoéléments et **vitamines :** tous les traitements du cancer doivent s'accompagner d'oligoéléments Mg, Cu, Se, Au et U et de vit. E. L'argent renforce l'or dans la destruction des ganglions lymphatiques inaccessibles par d'autres moyens. Le cuivre sensibilise les tissus néoplasiques aux radiations, renforce la résistance des tissus sains, et active la cicatrisation. L'uranium complète l'action désinfiltrante du cuivre, agissant sur les proliférations cellulaires (Granions).
Cu Au Ag, Mn Cu Co, As, P, Au, Pt, Cu Ni Co et Pb. Granions de cuivre, or, sélénium et uranium.

Cancroïdes

Au réveil : 2 gr Radium 5, ou Antim. crud. 5 (jours pairs) et 2 gr Thuya 5 (jours impairs) + prendre un flacon Hydroxydase.
A 10 et 16 h : 2 gr Cinnabaris 4.
Le midi et le soir, 10' avant les repas : 10 gouttes Saponaria composé (une semaine) et Chrysis 3°X (l'autre semaine, en alternance).
Au coucher : 5 gr Hydrastis 5 (jours pairs) et 5 gr Ars. alb. 5 (jours impairs).
Le dimanche, prendre seulement :
– Au réveil : 5 gr Phosph. triiod. 5.
– Au coucher : 5 gr Thuya 7 (dimanches pairs) et 5 gr Natr. sulf. 7 (dimanches impairs).

Candidoses

Fungizone, Daktarin, Mycostatine, Fazol...

Cardialgie

❒ INFANTILE : 10 gouttes Leonurus TM (une à trois fois par jour) ; est aussi utile chez les vieillards avec flatulence et emphysème.

❒ FÉMININE : 10 gouttes Lilium TM (une à trois fois par jour) ; irradiations dans le bras droit.

❒ MASCULINE : 10 gouttes Cactus TM (une à trois fois par jour) ; irradiations dans le bras gauche, ou Aconit. fer. chez hypertendus avec point de côté.

N.B. : cette classification est toute relative.

Caries (dentaires et osseuses)

❒ CARIES DENTAIRES :
Au réveil et au coucher : 10 gouttes Uvestérol et un Fluor Crinex.
Le matin : 2 gr Aestus (jours pairs) et 2 gr Calc. carb. 5 (jours impairs).
Le midi et le soir, 1/2 h avant les repas : 30 gouttes bourgeons Abies pect. 1°X.
Au début des repas : un Calc. composé 3°X et Triphosphates composé 3°X.
Aux trois repas : ajouter une pincée (la pointe d'un couteau) de Poudre recalcifiante de Robin dans les aliments (chez les enfants très décalcifiés).
Vers 18 h : 2 gr Silicea 5 (jours pairs) et 2 gr Mezer. 5 (jours impairs).
Au coucher, 10' après Fluor Crinex et Uvestérol : 2 gr Kreosotum 5 (jours pairs) et 2 gr Hekla 5 (jours impairs).
Le dimanche, prendre seulement :
– Au réveil : 5 gr Silicea 7 (dimanches pairs) et 5 gr Natr. mur. 7 (dimanches impairs).
– Au coucher : 5 gr Phosph. triiod. 5.

❒ CARIES OSSEUSES : même traitement, mais donner en plus, et selon les cas :
Au réveil et au coucher, une mesure de la poudre : Angustura, Asa, Corallium, Fluoricum, Hekla, Mezer., Ph. acid., Theridion ââ 4, Avena, Alfalfa, Calc. fl., Calc. ph., Silicea ââ 1°X.
Vers 10 h : 2 gr Baryta carb. 5 (jours pairs) et 2 gr Symphytum 5 (jours impairs).
Le midi et le soir : un Ostéocynésine + deux Boribel 26 et 43 (une semaine) et deux Boribel 27 et 49 (l'autre semaine, en alternance).
Vers 16 h : 2 gr Angustura 5 (jours pairs) et 2 gr Staphys. 5 (jours impairs).

***Caries** (dentaires et osseuses) (suite) :*

Régime : boire du lait cru.

Oligoéléments : Fl, Mn Cu et Si.
Diététique : Minérola, P.O.P., Algues marines laminaires, Farine d'os, Prêle...

Cures : héliomarines à Berck-Plage.

Catalepsie

En attendant d'en avoir trouvé la cause, le Dr Pommier conseille le traitement suivant :

❒ DE SUITE : 2 gr Moschus 4 ; 1/2 h après : 2 gr Thebaïcum 5 ; 1/2 h après : 2 gr Curare 4 et instiller 1 goutte Curare 6 CH dans chaque œil.

❒ TRAITEMENT PRÉVENTIF ET CURATIF :
Au réveil et au coucher, une mesure de la poudre : Anacardium, Arnica, Cocculus, Gelsemium, Glonoïn., Kalium ph., Lach., Nux vom., Thebaïcum, Moschus, Curare ââ 4, Avena, Solidago ââ 1°X.
A 10 et 16 h : on peut ajouter un Ephédrine Houdé.
Le midi et le soir, 1/2 h avant les repas : 10 gouttes Lobelia Cplx Lehning n° 74.
A la fin des repas : tisane Relaxe Sergent.
A 10, 16 et 18 h, au coucher et la nuit, si réveil : 2 gr Sédatif P. C.

Cataracte

Au réveil et au coucher, une mesure de la poudre : Aurum, Baryta carb., Calc. fl., Calc. ph., Ledum, Lilium, Merc., Natr. mur., Phosph., Silicea, Sulf. ââ 4, Cineraria, Euphrasia, Solidago, Juglans ââ 1°X.
Le matin : 2 gr Napht. 5. Prendre ensuite Trisolvit, Phakan ou Ophtadil.
Le midi et le soir, 1/2 h avant les repas : 10 gouttes de chaque médicament : Euphrasia Cplx Lehning n° 115 + bourgeons Juglans reg. 1°X (une semaine) et 2 gr Boribel 5 + Cineraria TM (l'autre semaine, en alternance).
Au début des repas : ajouter un Difrarel E (une semaine) et un Cyclorel, ou Tocomine 100 (l'autre semaine, en alternance).
A la fin des repas : 2 gr Hépatodraineur.
A 18 h : 2 gr Caust. 5 (jours pairs) et 2 gr Magn. carb. 5 (jours impairs).
Au coucher, après la poudre : 2 gr Secale corn. 5 (jours pairs) et 2 gr Conium 5 (jours impairs) et, un suppositoire Cristallin 4 CH ou mieux Sérocytol cristallin (trois soirs par semaine).
Le dimanche, prendre seulement :
– Au réveil : 5 gr Thuya 7 (dimanches pairs) et 5 gr Conium 7 (dimanches impairs).

***Cataracte** (suite) :*

– Vers midi : 5 gr Phosph. triiod.
– Vers 18 h : 5 gr Lycopodium 5.
– Au coucher : 5 gr Natr. mur. 7 (dimanches pairs) et 5 gr Silicea 7 ou Cholesterinum 7 (dimanches impairs).

❒ SELON LES CAS, on peut modifier ce traitement d'après les résultats de divers examens de laboratoire : urémie, uricémie, cholestérolémie, glycémie, prothrombinémie, albuminurie... Ainsi :
– SI CATARACTE DES MYOPES ARTÉRIOSCLÉREUX : Trisolvit et Phakan.
– SI RÉTINOPATHIES, MYOPIES, HESPÉRANOPIES, OPACITÉS CRISTALLINIENNES : Difrarel E.
– SI SÉNESCENCE CRISTALLINIENNE : Catarstat.
– SI INSUFFISANCE CIRCULATOIRE CHORIO-RÉTINIENNE : Ophtadil.
– SI CATARACTE CHEZ LES DIABÉTIQUES : Thiamine ascorbique.

Oligoéléments : Cu Au Ag, Mn Cu Co, Mg, Si et Fe.
Vitamines : A, B2, C, D et E.

Catarrhes

❒ AIGU OU CHRONIQUE DES VOIES RESPIRATOIRES SUPÉRIEURES :
Au réveil et au coucher, une mesure de la poudre du Dr Borianne (n° 5561) : Aconit., All. cepa, Arnica, Ars. alb., Bryonia, Caust., China, Nux vom., Sanguin., Sulf. ââ 3.
Le matin : 2 gr Hydrastis 5 (si glaires), ou 2 gr Bryonia 5 (si fièvre), ou 2 gr Sticta 5 (si toux spasmodique sèche).
Vers 10 h : 2 gr Kalium bich. 5 (si glaires), ou 2 gr Rumex 5 (si toux sèche incessante).
Le midi et le soir, 10' avant les repas : 10 gouttes de la formule : Anemone, Antim. tart., Arum, Coccus, Drosera, Ferrum ph., Ipeca, Kalium sulf., Merc. sol., Spongia ââ 3, Erysimum TM.
Vers 18 h : 2 gr Verbascum 5 ; 1/2 h après : Arum 5 (si enrouement).
Au coucher, 10' après la poudre : 2 gr Corallium 5 ou Antim. tart. 5 (si glaires).
Le dimanche, prendre seulement :
– Au réveil : 5 gr Drosera 7.
– Au coucher : 5 gr Phosph. triiod. 5.
Parfois, on peut simplifier en prenant 2 gr de chaque en alternant (cinq fois par jour) :
– Au début : Aconit. et Arum composés (toux sèche).
– Par la suite : Drosera et Ipeca composés (toux grasse).

Inhalations avec, dans eau chaude : un Sulfuryl et 1/2 cuill. café de la formule : Menthol, Eucalyptol ââ 2 gr, essence de thym 4 g, teinture de benjoin 90 g (res-

***Catarrhes** (suite) :*

pirer 10' par le nez; éviter le froid la 1/2 h qui suit chaque inhalation). Si besoin, Biphédrine huileuse dans le nez, ou Balsamorhinol ou équivalent. Pommade nasale Boribel 1.

❒ CATARRHE TUBAIRE : en plus des inhalations et des gouttes dans le nez :
Au réveil et au coucher, une mesure de la poudre : Agraphis, Anemone, Asarum, Caust., Kalium bich., Merc. dulc., Petrol., Capsicum, Aurum, Hydrastis, Kalium mur., Ferrum ph. ââ 4.
Le matin : 2 gr Agraphis 5 (jours pairs) et 2 gr Kalium mur. 5 (jours impairs) + oligoélément Mn Cu (mardis et vendredis).
A 10 et 16 h : 2 gr Ferrum ph. 4.
Le midi et le soir, 1/2 h avant les repas : deux Boribel 7 et 8.
Au coucher : 2 gr Aurum 5 (jours pairs) et 2 gr Ars. alb. 5 (jours impairs).
Le dimanche, prendre seulement :
– Le matin : 5 gr Drosera 7 et oligoélément Cu Au Ag.
– Le soir : 5 gr Phosph. triiod. 5.

Oligoéléments : Mn Cu, Cu Au Ag, Mg, Se et S.

❒ CATARRHE BRONCHIQUE : voir *bronchites* et *grippes.*

❒ TRAITEMENT EXPRESS DE TOUS LES CATARRHES :
De suite : 5 gr Eupat. perf. 9.
Au réveil : 5 gr Bryonia 5; 1/2 h après : 5 gr Gelsemium 5; 1/2 h après : 5 gr Phosph. 5.
A 10, 16 et 18 h : 2 gr Belladonna 4; 1/2 h après : 2 gr Ferrum ph. 4; 1/2 h après : All. cepa composé (si éternuements); 1/2 h après : 2 gr Aconit. composé (toux sèche).
Le midi et le soir, 1/2 h avant les repas : 2 gr Arum composé et Drosera composé.
Au coucher : 2 gr Aurum 5 (jours pairs) et 2 gr Ars. alb. 5 (jours impairs) + inhalations ci-dessus (si nez bouché).

❒ PRÉVENTIVEMENT TOUS LES HIVERS, prendre :
Le dimanche matin, de la Toussaint à Pâques : 5 gr Antigrippine à l'aspirine 9 et 5 gr Influenz. 9 (en alternant).

Oligoéléments : Mn Cu (si chronique, surdité), Cu (si aigu), Cu Au Ag (si anergie) et S dans tous les cas avec Mg et Se.
Ou bien :
Au réveil et au coucher : Cu Au Ag.
Le midi et le soir, au début des repas : Mn Cu.
Au coucher : un suppositoire Algotropyl à la prométhazine.

Cauchemars

Le matin, le midi et le soir, 1/2 h avant les repas : 2 gr Boribel 3 (une semaine) et Boribel 41 (l'autre semaine, en alternance).
Vers 18 h : 2 gr Cyprip. 5 (soirs pairs) et 2 gr Coffea 5 (soirs impairs).
Au coucher : 2 gr Stram. 5 (soirs pairs) et 2 gr Kalium brom. 5 (soirs impairs).
Au coucher et la nuit, si réveil : deux Sédatif P. C. ou Nervopax (soirs pairs) et deux Homéogène 46 ou Neurocynésine (soirs impairs).

❒ SI INSOMNIE : ajouter 20 à 30 gouttes Cplx Lehning L.72, ou Eschscholtzia, Tilia ââ TM, ou Passifl., Valeriana ââ TM, ou Passifl. composé (ou 2 gr) dans une tisane sédative (Boribel 8 ou Sergent ou Tilleul + fleur d'Oranger)... + un Donormyl, ou un suppositoire Insomnyl... tout cela en changeant chaque soir, de préférence, pour éviter l'accoutumance (si besoin).

❒ CHEZ LES ENFANTS : on peut ajouter 2 gr Chamomilla 5 + 1 cuill. café Enfarola (terreurs nocturnes), ou sirop Méréprine.

❒ A LA MÉNOPAUSE : 2 gr Lach. 5 et ajouter :
Le midi : deux Ervorola.
Le soir, avant le repas : un à trois Nymphéa.
Au coucher : tisane Boribel 8 ou équivalente (Tilleul + fleurs d'Oranger).

❒ CHEZ LES APATHIQUES : 2 gr Ambra 5 et ajouter :
A 10 et 16 h : un Reinagel.
Le midi, avant le repas : un Nergine.
Le soir, au cours du repas : trois bouchons doseurs de Nénuphilor dans un verre de boisson, ou tisane sédative.

Cellulite

Voir *obésité* et *œdèmes.*

Un seul repas par jour : à midi (c'est le repas du soir qui fait grossir).
Au réveil et au coucher, une mesure de la poudre : Antim. crud., Berberis, Fucus, Graphites, Nux vom., Thyroïde ââ 4, Solidago 1.
Le matin : 2 gr Graphites 5 (jours pairs) et 2 gr Sulf. 5 (ou Rhus tox. 5 si arthrose) (jours impairs) et déjeuner de tisane Amaigrissante Sergent ou Boribel 9 seule + un biscuit Staral, ou Katobézol, Microlunch ou Pseudophage (si faim).
Le midi et le soir, 10' avant les repas : 50 gouttes de la formule : Fucus, Phytolacca, Pilosella, Sarsap. ââ TM et Badiaga Cplx Lehning n° 47 + Fucus Cplx Lehning n° 111 (une semaine) et Boribel 39 + 32 (chez les femmes) ou 47 (chez les hommes) (l'autre semaine, en alternance).
A la fin des repas : tisane Rafraîchissante Sergent + Séné selon besoin (il vaut mieux être relâché que resserré), ou tisane Amaigrissante Boribel 9 mélangée à tisane laxative Boribel 4.

***Cellulite** (suite) :*

Au coucher, 10' après la poudre : 2 gr Nux vom. 5 (jours pairs) et 2 gr Arnica 5 (jours impairs).
Le dimanche, prendre seulement au coucher : 5 gr Thuya 7 (dimanches pairs) et 5 gr Natr. sulf. 7 (dimanches impairs).

Employer un savon à base d'IK (iodure de potassium Oberlin).

❐ SI JAMBES ENFLÉES :
Au réveil : oligoélément K.
Vers 10 h : un Réparil, ou Relvène.
Masser avec Hirucrème, ou Thiomucase, ou Réparil, ou Relvène ou Triacana de bas en haut.
De plus, chaque jour une bouteille de Vittel ou de Contrexéville avec 1 cuill. café Urarthone, ou Dissolvurol, ou Lespénéphryl ou Pilosuryl... selon les cas.

Régime : sans sel.

Oligoéléments :
Le matin : K.
Le soir (selon la diathèse) : Li, Mn, Ni, Cu Ni Co, ou Zn Cu (si adiposo-génital), ou Mn Co (ménopause), ou I (myxœdème).

Céphalées

Il y a de multiples causes de céphalées ou de migraines. Le traitement, ici comme partout, varie selon l'étiologie. Penser toujours à une affection hépatique ou à un excès d'urée, de cholestérol, d'acide urique, de glycémie, de prothrombine... constipation, hyper- ou hypotension, fatigue, troubles oculaires.

❐ DANS TOUS LES CAS IMPRÉCIS, on peut essayer les traitements ci-dessous :
Au réveil et au coucher, une mesure de la poudre : Histaminum, Iris, Menyanthes, Sanguin., Silicea, Spigelia, Urtica ââ 4, Alfalfa, Avena, Chrysis, Menisp., Solidago ââ 3°X.
Le matin à jeun : 2 gr Sulf. 5 (jours pairs) et 2 gr Sepia 5 (jours impairs).
Le midi et le soir, 1/2 h avant les repas : 6 gouttes de la formule : Aconit., Belladonna, Capsicum, Carduus, Cedron, Chelid., Coffea, Ferrum ph., Gelsemium, Kalium brom., Ptelea, Rhus tox. ââ 3 et 20 gouttes Nigella TM + Origanum TM ââ.
A 10, 16 et 18 h, au coucher et la nuit, si réveil : deux Sédatif P. C. ; 1/2 h après : deux Neurocynésine (si besoin) ; 1/2 h après : deux Nervopax ou Homéogène 46 (si besoin).

Céphalées *(suite) :*

❐ Chez les hépatiques : ajouter 2 gr Chelid. composé ou Vibtil, ou 10 gouttes Iris ver. TM ou 6 gouttes Feltauryl que l'on peut alterner (une semaine l'un, une semaine l'autre).
Ou, selon les cas, les Boribel 1, 3, 15, 31, 41, 45... ou Cplx Lehning L.72, Nux vomica Cplx Lehning n° 49 ; à la ménopause, Cplx Lehning L.25, et Lachesis Cplx Lehning n° 122 ou Boribel 32.
Au coucher, après la poudre : 2 gr Nux vom. 5 (jours pairs) et 2 gr Ignatia 5 (jours impairs).
Le dimanche, prendre seulement :
– Au réveil : 5 gr Lycopodium 5.
– Vers midi : 5 gr Phosph. triiod. 5.
– Au coucher : 5 gr Thuya 7 (dimanches pairs) et 5 gr Natr. sulf. 7 (dimanches impairs).

Ttraitement par la gemmothérapie

Au réveil : 30 gouttes bourgeons Rosa 1°X.
A 10 et 16 h : 30 gouttes Nigella + Origanum ââ TM dans tisane Marjolaine.
Le midi, 1/2 h avant le repas : 30 gouttes bourgeons Betula pub. ââ 1°X (+ radicelles, éc. int., rac.).
Le soir, 1/2 h avant le repas : 30 gouttes bourgeons Ribes + Quercus ââ 1°X (+ glands).
Au coucher : 30 gouttes bourgeons Tilia + semences Betula ver. ââ 1°X + bourgeons Sequoia 1°X (si fatigue).

❐ Céphalée des jeunes gens, particulièrement des jeunes filles en puberté (formule du Dr Borianne) : Anemone, Arnica, Belladonna, Ferrum, Gelsemium, Iris, Sabadilla, Sanguin., Spigelia, Silicea, Tabacum ââ 4, Céréales germées 1°X.

❐ Céphalée des adultes, particulièrement en période de ménopause (formule du Dr Borianne) : Bryonia, Cedron, Ferrum ph., Ignatia, Lach., Sanguin., Sepia, Spigelia, Sulf., Stram., Theridion ââ 4, Solidago 1.
De plus, compresses froides sur le front avec 30 gouttes de la formule : Arnica, Belladonna, Bryonia ââ TM.

Quelques types de céphalées

❐ Céphalée alternante : 2 gr Lac can. (deux fois par jour).

❐ Céphalée bilatérale : Iris ver. 4.

❐ Céphalée droite : Magn. ph. 4 et Sanguin. 4 (en alternant).

❐ Céphalée gauche : Cyclamen 4 et Spigelia 4 *(idem).*

❐ Céphalée frontale : Cocculus, Iris, Lycopus, Naja, Sanguin., Spigelia, Tabacum, Menyanthes.

***Céphalées** (suite) :*

❒ CÉPHALÉE OCCIPITALE : Bellis, Bryonia, Cocculus, Gelsemium, Graphites, Menyanthes, Petrol., Silicea, Juglans cin.

❒ CÉPHALÉE ET REGLES : 10 gouttes Alchemilla TM (trois à cinq fois par jour).
– AVANT : Cauloph., Cyclamen, Kreosotum, Platina.
– PENDANT : Actaea, Anemone, Glonoïn., Naja.
– APRES : Anemone, China, Lilium, Sepia.
Si la céphalée cesse pendant les règles et réapparaît après : All. cepa, Lach., Zincum met.

❒ CÉPHALÉE DE LA MÉNOPAUSE : Lach., Sanguin., Sulf., Sepia, Ignatia, Gynergène caféiné.

❒ CÉPHALÉE DES ÉCOLIERS ET ÉTUDIANTS SURMENÉS : d'abord dormir 8 h par nuit, au minimum.
Au réveil : 2 gr Gelsemium 5 (jours pairs) et 2 gr Ferrum picr. 5 (jours impairs).
A 10 et 16 h : 2 gr Arnica 4 ; 1/2 h après : 2 gr Sédatif P. C.
Le midi et le soir, 1/2 h avant les repas : 2 gr Acidum composé (une semaine) et Scrof. composé (l'autre semaine, en alternance).
A la fin des trois repas : 2 gr Hépatodraineur.
Au coucher : 2 gr Cocculus 5 (jours pairs) et 2 gr Kalium ph. 5 (jours impairs).
Le dimanche, prendre seulement :
– Au réveil : 5 gr Phosph. triiod. 5.
– Au coucher : 5 gr Natr. mur. 7 (dimanches pairs) et 5 gr Silicea 7 (dimanches impairs).

❒ CÉPHALÉE CALMÉE PAR UNE ÉPISTAXIS : Melilot. 4 et Glonoïn. 4.

❒ CÉPHALÉE DES COIFFEURS (causée par les odeurs bonnes ou mauvaises) : Phosph. 5.

❒ CÉPHALÉE ET NAUSÉES :
– CALMÉE EN PLEIN AIR : 2 gr Tabacum 5 (tous les matins).
– CALMÉE AU REPOS : 2 gr Cocculus 5 et 2 gr Iris 4 (deux fois par jour en alternant).
– CALMÉE EN MANGEANT :
Au réveil : 2 gr Petrol. 5.
Le midi : 2 gr Anacardium 5.
Au coucher : 2 gr Nux vom. 5 (chez les hommes) ou Ignatia 5 (chez les femmes).

❒ CÉPHALÉE PRÉCÉDÉE DE TROUBLES VISUELS : vérifier l'acuité visuelle et 2 gr de chaque en alternant : Gelsemium 4, Kalium bich. 4, Podoph. 4 et Natr. mur. 4 (une à deux fois par jour).

Céphalées *(suite) :*

❒ CÉPHALÉE SUIVIE DE TROUBLES VISUELS : Arnica 4 et Silicea 4.

❒ CÉPHALÉE CALMÉE PAR LA CONSTIPATION :
Chaque jour : 2 gr Calc. carb. 5.

❒ CÉPHALÉE CALMÉE PAR LA DIARRHÉE : Podoph. 5 *(idem).*

❒ CÉPHALÉE DU RÉVEIL : Bryonia (augmentée en bougeant), Cedron (anciens coloniaux), Conium, Graphites (obèses), Kalium iod. (arthritiques et allergiques), Lach. (ménopause), Rhus tox. (calmée en bougeant).

❒ CÉPHALÉE DU MIDI : Kalmia, Stram., Theridion (augmentée par le bruit).

❒ CÉPHALÉE DU SOIR : Arnica (fatigue), Ars. (faiblesse), Aurum (pléthore).

❒ CÉPHALÉE CHAQUE JOUR À LA MEME HEURE : Cedron, China, Kalium bich., Nux vom., Sulf. et Bromum (céphalée gauche de 15 à 16 h).

❒ CÉPHALÉE AVEC MARTELEMENT DANS LA TETE : Aconit., Belladonna, Aurum, Ferrum, Glonoïn., Mang. met., Primula.

❒ CHEZ LES HYPERTENDUS ARTÉRIOSCLÉREUX :
Le matin : 2 gr Cupressus 5 (jours pairs) et 2 gr Kalium iod. 5 (jours impairs).
Le midi et le soir : deux Boribel 38.
Au coucher : 2 gr Aurum 5 (jours pairs) et 2 gr Baryta carb. 5 (jours impairs).
Le dimanche, prendre seulement au réveil : 5 gr Plumbum 7 (dimanches pairs) et 5 gr Baryta mur. 7 (dimanches impairs).

❒ CÉPHALÉE PÉRIODIQUE : Silicea 7 (5 gr tous les dimanches).

❒ ALTERNANCE DE CÉPHALÉES ET D'ÉRUPTIONS : Zincum met., Arum, Rhus tox.

❒ ALTERNANCE DE CÉPHALÉES ET DE RHUMATISMES : Ledum, Magn. ph., Rhus tox.

❒ CÉPHALÉE DES VIEILLARDS : comme céphalée avec martèlement dans la tête des hypertendus artérioscléreux et ajouter :
Vers 16 h : 2 gr Caust. 5 (jours pairs) et 2 gr Plumbum 5 (jours impairs).

❒ CÉPHALÉE APRES CHOC : 2 gr toutes les 10′ en alternant, puis espacer progressivement : Arnica 4 + China 4 + Hypericum 4. Si convulsions, ajouter Cicuta 4 et faire une radiographie de la tête et un E.E.G.

Régime : frugal (rien d'animal le soir).

Oligoéléments : Mn, S, Mn Co et surtout Co.
Vitamines : B3, C2, K et P.

***Céphalées** (suite) :*

Quelques indications de céphalées ou migraines

(Fiches homéopathiques de Boiron)

Origine dystonique ou asthénique

❒ REMEDES SYMPTOMATIQUES :

Kalium phosphoricum : céphalées des écoliers et étudiants surmenés. Souvent, désirs sexuels augmentés qui contribuent à aggraver leur fatigue.

Phosphoricum acidum : céphalées des sujets jeunes, fatigués par une croissance trop rapide, une maladie aiguë débilitante, des chagrins importants, des excès de travail ou de plaisir.

Zincum metallicum : pour les malades fatigués nerveusement, agitant continuellement les pieds et les jambes. Intolérance particulière pour le vin et l'alcool.

Anacardium orientale : céphalées des étudiants surmenés intellectuellement. Sujets irascibles, enclins à la grossièreté ou à insulter malgré eux ceux qu'ils aiment ou estiment. Amélioration des symptômes en mangeant.

Ignatia amara : remède des hypersensibles, des hyperexcitables aux manifestations cliniques paradoxales ou hystériformes. Sensation d'un clou enfoncé dans la tête.

❒ REMEDES DE FOND :

Natrum muriaticum : enfant ou adolescent fatigué par les études, maigre tout en mangeant bien. Attirance pour le sel, et soif inextinguible. Les céphalées débutent souvent vers 10 h du matin. Aggravation générale par un séjour à la mer.

Calcarea phosphorica : enfants ou adolescents qui grandissent trop vite et se plaignent de douleurs épiphysaires ou dorsales.

Silicea : individus faibles, déminéralisés, aux ongles tachés de blanc. Hypersensibles au froid, ils transpirent facilement de la tête aux pieds. Céphalées chroniques, améliorées en s'enveloppant chaudement la tête.

Acidum phosphoricum composé : surmenage, psychasthénie, fatigue intellectuelle.

Calcarea composé : reconstituant, recalcifiant, reminéralisant.

Céréales germées : asthénies, anorexies.

Passiflora composé : états dystoniques et troubles du sommeil.

Céphalées et migraines avec troubles circulatoires

❒ REMEDES SYMPTOMATIQUES :

Belladonna : phénomènes de congestion céphalique aiguë, d'apparition brutale, avec douleurs pulsatives, mydriase, photophobie, aggravation par le bruit et les secousses (coup de chaleur, insolation).

Glonoïnum : congestion plus vive encore que Belladonna. Très forts battements artériels (raptus hypertensif).

Melilotus : phénomènes de congestion céphalique améliorés par une épistaxis ou toute autre perte de sang.

Céphalées *(suite) :*

Sanguinaria canadensis : douleurs battantes avec rougeurs circonscrites de joues. Migraines périodiques, surtout droites, tous les sept jours.
Gelsemium sempervirens : céphalées précédées de troubles visuels (diplopie). Malade obnubilé et abruti. Douleurs à prédominance occipitale améliorées la tête haute ou par une abondante émission d'urines.
Veratrum viride : manifestations congestives aiguës des hypertendus (insolations, congestions cérébrales).
Ferrum metallicum : céphalées congestives et martelantes avec bouffées vaso-motrices chez les anémiques ou les hypotendus.
Secale cornutum et **Apis mellifica :** remèdes à prescrire dans les migraines défectives, en fonction de leur action pathogénétique respective : spasme artério-laire et œdème réactionnel.

❒ REMEDES DE FOND :
Sulfur : grand remède d'action polyvalente, il a une polarité vasculaire élective avec des phénomènes de congestion localisés ou généralisés qui alternent avec d'autres affections.
Aurum metallicum : malades pléthoriques avec éréthisme vasculaire hyper-tensif. Facilement anxieux, déprimés, mélancoliques. Amélioration générale par le froid.
Strontium carbonicum : malades à même typologie qu'Aurum, mais amélioration générale par la chaleur.
Lachesis : remède de fond des migraines des femmes à la ménopause (ou des alcooliques des deux sexes).
Céphyl : céphalées, migraines, névralgies, douleurs dentaires et rhumatismales, sciatique, règles douloureuses.
Scléro-drainol : hypertension artérielle, éréthisme cardiaque, angoisses, vertiges.

Céphalées ou migraines d'origine digestive

❒ REMEDES SYMPTOMATIQUES :
Iris versicolor : céphalées ou migraines périodiques, surtout le dimanche ou les jours de repos. Latéralité indifférente. Vomissements abondants, glaireux, filants, souvent acides et brûlants.
Kalium bichromicum : migraines sus-orbitaires, punctiformes, surtout à droite, précédées de troubles visuels et améliorées par la pression locale.
Lac defloratum : céphalées des constipés.
Lac caninum : migraines à bascule, avec une alternance régulière (une fois à droite, une fois à gauche).
Venus mercenaria : céphalées frontales ou sus-orbitaires, migraines droites ou gauches sans modalités caractéristiques autres que d'être associées à des troubles digestifs.

***Céphalées** (suite) :*

❒ REMEDES DE FOND :

Chelidonium composé : toutes les affections du foie et des voies biliaires. Drainage hépatique : 20 gouttes (ou 4 à 5 gr) avant chacun des trois repas.
Hydrastis composé 3°X : dyspepsies gastro-hépatiques. Drainage hépatique : 20 gouttes avant chacun des trois repas.
Lycopodium clavatum : malades hyposthéniques avec tendance à l'insuffisance hépatique et rénale, et à la goutte. Migraines surtout sus-orbitaires droites ou avec hémianopsie verticale droite.
Nux vomica : malades sthéniques, hyperactifs, hyperexcitables mais sédentaires, faisant des excès de table ou de boissons. Somnolences post-prandiales, constipation spasmodique et fluxions hémorroïdaires sporadiques.
Nux vomica composé : troubles dyspeptiques avec brûlures, ballonnements, aigreurs, renvois. Drainage hépatique : 20 gouttes (ou 4 à 5 gr) avant chacun des trois repas.
Psorinum : sujets asthéniques, maigres, à frilosité exagérée, présentant comme Sulf. des manifestations périodiques ou alternantes. Les migraines sont améliorées par des applications chaudes, et accompagnées d'une faim excessive.
Sepia biliaire 3 CH : lithiases biliaires (20 gouttes ou 4 à 5 gr avant chacun des trois repas).
Sepia officinalis : remède de fond le plus souvent des personnes brunes, maigres, tristes, sujettes aux ptôses viscérales multiples, aux troubles hépatiques et à la congestion du petit bassin. Hémicrânies gauches fréquentes mais non exclusives.
Sulfur : sujets congestifs, ayant de nombreuses sensations de brûlures améliorées par le frais. Manifestations périodiques et alternantes entre des phénomènes cutanés, muqueux, séreux, et des troubles internes (hépatiques ou circulatoires).

Céphalées et migraines avec troubles utéro-ovariens

❒ REMEDES SYMPTOMATIQUES :

Actaea racemosa : convient à tous les troubles qui répondent à la modalité générale de sa pathogénésie : aggravation durant les règles. Il est indiqué dans toutes les céphalées ou migraines dont l'intensité augmente pendant les règles et avec le flux.
Cyclamen europaeum : céphalées ou migraines cataméniales, accompagnées et précédées de troubles visuels et de vertiges, avec souvent dysménorrhée membraneuse associée. Elles sont au maximum pendant les règles, aggravées en plein air et par le café.

❒ REMEDES DE FOND :

Anemone pulsatilla : remèdes des jeunes filles ou jeunes femmes blondes ou châtain, au teint clair et aux yeux bleus. Elles sont sujettes aux troubles circulatoires, avec stase veineuse des extrémités, érythro- et acrocyanose, aux irritations chroniques des muqueuses dont les écoulements sont jaunes ou jaune-verdâtre, mais peu ou pas irritants.

Céphalées *(suite) :*

Folliculinum : ce remède sera employé en haute dilution (30 CH) chaque fois que les céphalées seront contemporaines d'un syndrome hyperfolliculinique.
Gynéco-drainol : troubles de la ménopause.
Hamamelis composé : troubles veineux des membres inférieurs et troubles circulatoires diffus de la ménopause.
Lachesis : remède souvent indiqué dans la période pré- ou paraménopausique. Il peut trouver son indication chez la femme plus jeune si les céphalées précataméniales sont améliorées par l'écoulement, ou si les céphalées apparaissent lors d'un écoulement insuffisant.
Sepia composé : troubles circulatoires de la région pelvienne en général, et de la sphère hémorroïdaire en particulier.
Sepia officinalis : remède des femmes maigres, brunes aux yeux noirs, à la peau mate et bistre. Elles montrent des taches brunâtres autour des yeux ou de la bouche. Elles sont sujettes aux ptôses viscérales multiples, aux dyspepsies hépatiques, aux infections uro-génitales chroniques et aux troubles veineux (congestion du petit bassin, hémorroïdes, varices).

Chagrins

Voir *dépression nerveuse* et *neurasthénie*.

❒ DÉPRESSION APRES CHAGRINS :
De suite : une dose Gelsemium 9.
Le lendemain : une dose Arnica 9.
Au réveil et au coucher : 10 gouttes Céréales germées 1°X.
Le matin : 2 gr Gelsemium 5 (jours pairs) et 2 gr Sepia 5 (jours impairs).
A 10 et 16 h : 2 gr Sédatif P. C. (plus souvent, si besoin).
Le midi et le soir, 10' avant les repas : 6 gouttes de la formule : Ambra, Anemone, Arnica, Ars. alb., Aurum, Baptisia, Cocculus, Helleborus, Kalium ph., Lithium, Mica, Nepenthes, Thebaïcum, Rhus tox. ââ 4, Staphys., Solidago 1 ou Boribel 41 ou Cplx Lehning L.72.
A la fin des repas : tisane Relaxe Sergent ou équivalente (Boribel 8).
Au coucher, 10' après Céréales germées : 2 gr Ignatia 5 (jours pairs) et 2 gr Lach. 5 (jours impairs).
A 18 h, au coucher et la nuit, si réveil : 2 gr Sédatif P. C. ; 1/2 h après : 2 gr Kalium ph. 4.
Le dimanche, prendre seulement :
– Au réveil : 5 gr Lycopodium 5.
– Au coucher : 5 gr Ignatia 9 (dimanches pairs) et 5 gr Thebaïcum 9 (dimanches impairs).

❒ SI CHAGRINS D'AMOUR : 20 gouttes Origanum TM dans tisane Marjolaine.

Oligoéléments : Al, Li, Cu Au Ag et Zn Cu.

Chagrins *(suite) :*

Traitement par la gemmothérapie

Au réveil : 20 gouttes bourgeons Betula pub. (+ chatons, radicelles, éc. int., rac.) + bourgeons Sequoia 1°X.
Le midi, 1/2 h avant le repas : 30 gouttes bourgeons Ribes, chatons Quercus ââ 1°X (+ radicelles, éc. int., rac., glands).
Le soir, 1/2 h avant le repas : 30 gouttes bourgeons Tilia + semences Betula ver. ââ 1°X.
Au coucher : 30 gouttes Eschscholtzia + Passifl. ââ TM dans tisane sédative et un ou deux Neurocynésine.

Chalazions

De suite : une dose Staphys. 11 CH.
Au réveil et au coucher, une mesure de la poudre : Aethusa, Ars. iod., Calc. carb., Calc. iod., Graphites, Hamamelis, Merc. sol., Mezer., Phytolacca, Rhodod., Sulf. iod. ââ 3, Solidago 1.
Le matin : 2 gr Thuya 5 (jours pairs) et 2 gr Anemone 5 (jours impairs).
A 10 h : 2 gr Staphys. 5.
Le midi et le soir, 10' avant les repas : 6 gouttes de la formule : Anemone, Arnica, Calc. fl., Calc. picr., Hepar sulf., Platanus, Silicea, Staphys., Thuya ââ 3, Cineraria, Chrysis ââ 1°X + 2 gr Boribel 5.
A 16 h : 2 gr Myristica 5.
A 18 h : 2 gr Rhodod. 5.
Au coucher, 10' après la poudre : 2 gr Pyrog. 5 si le chalazion n'est pas mur, pour le faire avorter, ou 2 gr Hepar sulf. 5 et 2 gr Ars. alb. 5 si le chalazion est mur, pour le vider.
Le dimanche, prendre seulement au réveil : 5 gr Conium 7 (dimanches pairs) et 5 gr Thuya 7 (dimanches impairs).

Localement : pommade au Cyrtop. ou Onguent K.L.C.

Vitamines : D et Levure de bière.

Champignons (empoisonnement par les)

De suite : Sérum antiphallinique et IV vit. C + Ercéfuryl par la bouche (chaque jour au moins huit gélules, pendant quatre jours).
Si possible, faire manger trois cervelles et trois estomacs de lapins, vidés et essuyés, non lavés, hachés crus et ingérés crus, à prendre dans de la confiture ou du sucre en poudre, suivis d'eau sucrée froide.
Et **hospitalisation dans tous les cas.**

Chancres

Voir *syphilis.*
Mous et syphilitiques, ils relèvent d'un traitement général par antibiotiques.

Localement : pommades Triantibiotique, Auréomycine, etc.

Charbon

Au réveil : 2 gr Anthrac. 5.
Vers 10 h : 2 gr Pyrog. 5.
Le midi et le soir, 10' avant les repas : 6 gouttes de la formule : Canthar., Croton, Merc., Graphites, Pix liq., Lappa, Rhus tox., Rhus vern., Urtica ââ 4, Chrysis, Sarsap., Viola tri., Solidago ââ 3°X.
Vers 18 h : 2 gr Ars. alb. 5 (jours pairs) et 2 gr Lach. 5 (jours impairs).
Au coucher : 2 gr Tarent. cub. 5.

Localement : Exoseptoplix et pommades antibiotiques + Néo-Biogaze (si besoin).

Chéloïdes

Au réveil : 2 gr Graphites 5 (jours pairs) et 2 gr Caust. 5 (jours impairs).
Au réveil et au coucher : 10 gouttes Conium Cplx Lehning n° 36.
Le midi et le soir, 1/2 h avant les repas : 10 gouttes Thuya Cplx Lehning n° 37.
Au coucher : 2 gr Fluoricum 5 (jours pairs) et 2 gr Silicea 5 (jours impairs).
Le dimanche, prendre seulement au réveil : 5 gr Thuya 7.

Cheveux

Voir *alopécie.*

❒ CHEVEUX BLANCS PRÉCOCEMENT, essayer :
Au réveil et au coucher : un Biomag.
Le midi : un Paraminan.
Le soir : un Bécozyme.
Le dimanche : 5 gr Lycopodium 5 (dimanches pairs) et 5 gr Phosph. triiod. 5 (dimanches impairs).
Lotions : solution Bépanthène à 5 % (jours pairs) et Tonicapillaire Médiker (jours impairs).

❒ CHEVEUX GRAS : lotion 208 Brisson.

❒ CHEVEUX SECS ET CASSANTS : vit. C, B10, B12 et I.

***Cheveux** (suite) :*

❒ Cheveux ternes : vit. A.

❒ Cheveux + pellicules : lotions Panthène, Povinor, Traital.

Oligoélément : Zn Cu.

Chevilles faibles

Voir *entorses* et *laxité ligamentaire.*

❒ Tendance aux entorses :
Au réveil : 2 gr Calc. fl. 5 (jours pairs) et 2 gr Natr. carb. 5 (jours impairs).
Au coucher : 2 gr Sulfuricum 5 (jours pairs) et 2 gr Silicea 5 (jours impairs).
Le dimanche, prendre seulement au réveil : 5 gr Mang. met. 7 (dimanches pairs) et 5 gr Fluoricum 7 (dimanches impairs).

❒ Laxité ligamentaire : oligoéléments Fl, Mn, Mn Cu et Si.

Chlorose

Voir *anémie.*

Chocs opératoires

Voir *opérations chirurgicales.*

❒ Le matin de l'intervention : 5 gr Aconit. nap. 7.

❒ Préventivement : 1 h avant l'opération 5 gr Arnica 4 ; 10' après : 5 gr China 4 ; 10' après : 5 gr Gelsemium 5 ; 10' après : 5 gr Phosph. triiod. 5, 10' après : 5 gr Stront. carb. 4.

❒ Apres l'opération : continuer toutes les 1/2 h en alternant : Arnica 4, China 4 et Stront. carb. 4. + Coloc. 4 (si coliques).

❒ Contre la douleur : 2 gr Sédatif P. C. (toutes les 2 h).

❒ Contre la menace d'infection :
Chaque jour : 2 gr Pyrog. 5.

Chocs et traumatismes

2 gr Arnica 4 toutes les 10', puis espacer progressivement.

❒ Si hémorragie : alterner avec China 4.

❒ Si bleus et bosses : ajouter Bellis 4 et Hamamelis 4.

Chocs *et* ***traumatismes*** *(suite) :*

❐ SI MENACE D'INFECTION : ajouter 2 gr Calendula 4 (trois fois par jour) + 2 gr Pyrog. 5 (chaque jour) et surtout Sérum antitétanique si pas de vaccin préventif (ou trop ancien), dans toutes les plaies ouvertes.

Cholécystite

Voir *insuffisance hépatique* et *lithiase biliaire.*

Au réveil, à 10, 16 et 18 h, aux repas et au coucher, prendre comme eau de boisson : dans chaque bouteille de Vichy ou d'Hépar, 1 cuill. café Pilosuryl et 1 cuill. café Urarthone, ou 1 cuill. café Dissolvurol, ou Lespénéphryl, ou un sachet Foncitril 4000.

Au réveil et au coucher, une mesure de la poudre que l'on pourra mettre dans les deux verres précédents : Chrysis, Curcuma, Cynara, Fraxinus, Lespedeza, Orthosiphon, Pareira, Pilosella, Raphanus, Ribes, Sarsap., Solidago, Spiraea, Taraxacum, Uva ursi ââ 1°X + deux Oddibil (une semaine) et deux Relaxoddi ou Transoddi (l'autre semaine, en alternance).

Le matin à jeun : 2 gr Sepia 5 (jours pairs) et 2 gr Hépatine 5 (jours impairs). Ensuite une ampoule en changeant chaque semaine : Hépagrume, Ornitaïne, Raphanus, Hépacholine-Sorbitol dans tisane Centaurée, et recommencer ainsi de suite.

A 10 et 16 h : deux Boribel 45 ou Billerol ou Cplx Lehning L.114 (on peut les alterner : une semaine l'un, une semaine l'autre).

Le midi et le soir, 1/2 h avant les repas : 6 gouttes (ou 2 gr) de chaque : Feltauryl + Chelid. composé (une semaine) et Ricinus composé + 20 gouttes Lithiabyl (l'autre semaine, en alternance).

Vers 18 h : ajouter un sachet Héparexine (une semaine) et Mégabyl (l'autre semaine, en alternance) dans le verre de Vichy ou Hépar (si besoin).

A la fin des trois repas : 2 gr Hépatodraineur et Uro-tisane au Berberis ou Hépatoflorine + Rafraîchissante Sergent (mélangées) (si besoin) et Dépuratum, Rex, Boldolaxine, Poconeol 54 ou Boribel 48... au choix (si constipation).

Au coucher, après la poudre et les deux comprimés : 2 gr Nux vom. 5 (jours pairs) et 2 gr Bilinum 5 (jours impairs).

Le dimanche, prendre seulement :

– Au réveil : 5 gr Lycopodium 5.
– Vers midi : 5 gr Sepia 7 (dimanches pairs) et 5 gr Calculi biliarii 7 (dimanches impairs).
– Au coucher : 5 gr Phosph. 5.

Cholécystite *(suite) :*

❐ EN CAS DE CRISE : ajouter deux Sédatif P. C. toutes les heures ; sinon, Hepatoum (ou Schoum) et un à deux suppositoires Buscopan + une IM Buscopan ou équivalent (si besoin).

Oligoéléments : Zn Ni Co, Mn Cu Co, Au, C, S, Si, Ni et Cu Ni Co.
Vitamines : B, I et J.

Traitement par la gemmothérapie

Au réveil : 30 gouttes bourgeons Juniperus 1°X.
Le midi, 1/2 h avant le repas : 30 gouttes radicelles Secale cer. 1°X.
Le soir, 1/2 h avant le repas : 30 gouttes Betula pub. + Ribes + Quercus ââ 1°X.
Au coucher : 30 gouttes bourgeons Rosmarin. ââ 1°X (+ jeunes feuilles).

Cholémie

Voir *insuffisance hépatique* et le traitement de la *cholestérolémie* par la gemmothérapie.

Choléra

L'hospitalisation d'urgence est indispensable.

Au réveil et coucher, une mesure de la poudre : Aloe, Ars. alb., Camphora, China, Coloc., Cuprum met., Ph. acid., Podoph., Veratr. alb. ââ 4, Rheum, Solidago ââ 1.
Le matin : 2 gr Arg. nitr. 5.
A 10 et 16 h : 2 gr China 4 ; 1/2 h après : 2 gr Cuprum ars. 4 ; 1/2 h après : 2 gr Camphora 4 ; 1/2 h après : 2 gr Veratr. alb. 4 ; 1/2 h après : 2 gr Coloc. 4.
Le midi et le soir, 10' avant les repas : deux Boribel 17 (une semaine) et 10 gouttes Cplx Lehning L.114 + deux Boribel 46 (l'autre semaine, en alternance).
Chaque jour : y ajouter 6 gouttes de la formule : Abrot., Arg. nitr. Dioscorea, Dulcam., Acidum lact., Aceticum, Chamomilla, Magn. carb., Magn. ph., Merc. sol., Momord., Myrtillus, ââ 3, Vacc. vitis 1°X.
Au coucher, 10' après la poudre : 2 gr Ars. alb. 5.
Le dimanche, prendre seulement au réveil : 5 gr Phosph. 5.

❐ DANS LES CAS REBELLES : essayer Hordénol, ou Ercéfuryl... ou tout simplement un cachet Poudre charbon végétal 0,50 + Carbonate de bismuth 0,25 (trois à cinq fois par jour). Essayer l'argile.

❐ POUR CALMER LES DOULEURS : 2 gr Coloc. 4 et Dioscorea 4 (toutes les 10' en alternant) ou tout simplement les vieilles pilules extrait de Thebaïcum à 2 cg (cinq à dix fois par jour).

Cholestérolémie

Chaque jour : diluer dans une bouteille de Vichy, de Vittel ou d'Hépar un sachet Questran (ou Sorbitol Delalande), ou 1 cuill. soupe Pilosuryl... (on peut les alterner, une semaine l'un, une semaine l'autre). Boire une bouteille par jour.
Dans les verres du matin et du soir : ajouter 10 à 20 gouttes Dissolvurol.
Le matin : une ampoule en changeant chaque semaine : Ornitaïne, Raphanus, Hépagrume ou Hépacholine-Sorbitol dans tisane Hépatoflorine, ou Centaurée, ou Boribel 7... Ensuite 2 gr Sepia 5 (jours pairs) et 2 gr Hépatine 5 (jours impairs).
Le midi et le soir, 1/2 h avant les repas : 2 gr Ricinus composé + 6 gouttes Feltauryl (une semaine) et 2 gr Chelid. composé + 20 gouttes Lithiabyl (l'autre semaine, en alternance). Ajouter un Lipanthyl (le midi) et un Béfizal (ou Mediator selon disponibilités) (le soir).
A la fin des repas : quelques gr Hépatodraineur après Uro-tisane au Berberis.
Vers 18 h : un sachet Mégabyl (une semaine) et un sachet Héparexine (l'autre semaine, en alternance) dans un grand verre d'eau de la bouteille.
Au coucher, en s'endormant : 2 gr Nux vom. 5 (soirs pairs) et 2 gr Bilinum 5 (soirs impairs).
Le dimanche, prendre seulement :
– Au réveil : 5 gr Phosph. 5.
– Au coucher : 5 gr Cholesterinum 7 (dimanches pairs) et 5 gr Sepia 7 (dimanches impairs).

❐ ON PEUT AUSSI AJOUTER :
Dans les verres du matin et du soir, une mesure de la poudre : Chrysis, Curcuma, Cynara, Lespedeza, Orthosiphon, Pareira, Pilosella, Ptelea, Raphanus, Solidago, Taraxacum ââ 1°X.
A 10 et 16 h : un Harpag. (une semaine) et un Lécithine de soja (ou huile de carthame) (l'autre semaine, en alternance).

❐ DANS LES CAS GRAVES : faire une IM Solvostérol dix jours par mois.

Régime : dans tous les cas, suppression des graisses animales et employer du beurre végétal (Fruidor), de l'huile de maïs (Diétex) et de tournesol (Diétébach). Eviter les viandes jeunes (veau), abats, gibier, chocolat, fromages... Eviter aussi la sédentarité et, au repas du soir, ne rien manger d'animal.

Traitement par la gemmothérapie

Le matin, le midi et le soir, 1/2 h avant les repas : 30 gouttes bourgeons Olea, Ribes, Tamarix, Betula pub. (+ radicelles, éc. int., rac., chatons), Quercus ââ 1°X (+ radicelles, éc. int., rac., chatons, glands).
A 10 et 16 h : 30 gouttes bourgeons Corylus, Juniperus, Rosmarin. + radicelles Secale corn. ââ 1°X.

***Cholestérolémie** (suite) :*

Traitement simplifié

– POUR FAIRE BAISSER LE TAUX DU CHOLESTÉROL SANGUIN :
Au début des repas : 50 gouttes jeunes feuilles Rosmarin. + bourgeons Olea ââ 1°X.

Cures thermales : Berthemont-les-Bains, Contrexéville, Saint-Aré, Thonon-les-Bains, Vichy.

Ordonnance type d'hypercholestérolémie + urémie + uricémie

Dans chaque bouteille d'Hépar, 1 cuill. café Urarthone et une 1 cuill. café Pilosuryl ; en boire au réveil, à 10, 16 et 18 h et aux repas, etc. Ajouter 1/2 cuill. café Lespénéphryl ou une ampoule Hépanéphrol (dans le verre du matin), 1/2 cuill. café Dissolvurol (dans les verres de 10 et 16 h) et un sachet Foncitril 4000 (dans le verre du soir).
Au réveil et au coucher, une mesure de la poudre : Chrysis, Curcuma, Cynara, Fraxinus, Lespedeza, Orthosiphon, Pareira, Pilosella, Ribes, Sarsap., Solidago, Spiraea, Taraxacum, Uva ursi, Céréales germées ââ 1°X + un B. O. P.
Le matin : 2 gr Ammon. carb. 5 (jours pairs) et 2 gr Sepia 5 (jours impairs).
A 10 et 16 h : 2 gr Rhus tox. composé (une semaine) et 2 gr Pareira composé (l'autre semaine, en alternance) après le verre d'eau.
Le midi et le soir, 1/2 h avant les repas : 50 gouttes Pilosella, Sarsap. ââ TM + 10 gouttes (ou 2 gr) Boribel 18 (ou 19 chez les femmes) + Juniperus Cplx Lehning n° 6 + deux Canol (une semaine) et Boribel 45 + Urtica Cplx Lehning n° 82 + deux Chophytol (l'autre semaine, en alternance).
A la fin des trois repas : Uro-tisane au Berberis + 2 gr Hépatodraineur (2 gr toutes les 1/2 h, si besoin).
Au coucher, après la poudre et le B. O. P. : 2 gr Nux vom. 5 (jours pairs) et 2 gr Uricum 5 et un Zyloric (jours impairs).
Le dimanche, prendre seulement :
– Au réveil : un Eunéphran.
– Vers midi : 5 gr Phosph. 5.
– Au coucher : 5 gr Sepia 7 (dimanches pairs) et 5 gr Cholesterinum 7 (dimanches impairs).

Régime : rien d'animal le soir ; à midi remplacer la viande par du poisson (deux jours par semaine).

Oligoéléments : Mn Cu Co, S et K.
Vitamines : I, A, B et E (Levure de bière).

Chondrites

Inflammation des cartilages. Voir *arthroses* et *rhumatismes.*

Au réveil et au coucher : 10 gouttes de la formule : Pinus, Fraxinus exc., Ribes, Spiraea, Solidago ââ 1°X (une semaine) + 1 cuill. café Arthro-

Chondrites *(suite) :*

drainol (l'autre semaine, en alternance) + 1 cuill. café Urarthone dans un citron pressé + miel + Vittel.
Le matin : 2 gr Bryonia 5 (jours pairs) et 2 gr Rhus tox. 5 (jours impairs).
A 10 et 16 h : 2 gr Sédatif P. C. ; 1/2 h après : 2 gr Arnica 4 (si douleurs).
Le midi et le soir, 1/2 h avant les repas : 10 gouttes (ou 2 gr) Boribel 23 (aigu) ou 24 (chronique) ou Homéogène 41 ou Rhus tox. composé ou Arthro-drainol, selon les cas. On peut les alterner et les combiner (une semaine l'un et une semaine l'autre).
A la fin des repas : tisanes Urosiphon et Boribel 1.
Au coucher, 10' après Urarthone et les 10 gouttes : 2 gr Ruta 5 (jours pairs) et 2 gr Symphytum 5 (jours impairs).
Le dimanche, prendre seulement :
– Au réveil : un Eunéphran.
– Au coucher : 5 gr Thuya 7 (dimanches pairs) et 5 gr Natr. sulf. 7 (dimanches impairs).

❐ SI FIEVRE : ajouter 2 gr Belladonna 4 et Ferrum ph. 4 (deux fois par jour).

❐ DANS LES CAS AIGUS : Cortisone Roussel par la bouche ou en infiltrations locales.

Massages avec Inongan, Dolcynème, Rudistrol, Liniment LHF.

Oligoéléments : Mn, K, Mg, Cu Au Ag et Mn Cu.

Traitement par la gemmothérapie

Au réveil : 30 gouttes sève de bouleau 1°X ââ dans 200 g d'eau d'Evian.
Le midi, 1/2 h avant le repas : 30 gouttes bourgeons Ribes, Quercus ââ 1°X (+ glands).
Le soir, 1/2 h avant le repas : 30 gouttes bourgeons Pinus 1°X.
Au coucher : 30 gouttes bourgeons Betula pub. 1°X + un suppositoire Cartilago, Moelle osseuse, Ligaments ââ 4 CH (trois soirs par semaine).

Chorée

Au réveil et au coucher : 30 gouttes de la formule : Galium TM + Valeriana TM dans Vichy ou infusion Oranger, Melissa ou Tilleul (cinq fois par jour) + une mesure de la poudre : Amanita, Belladonna, Hyoscyamus, Ignatia, Moschus, Sumbul, Tarent., Zincum met. ââ 4, Alfalfa, Avena, Solidago, Tilia ââ 1°X.
Le matin : 2 gr Amanita 5 (jours pairs) et 2 gr Tarent. 5 (jours impairs).
Le midi et le soir, 10' avant les repas : 10 gouttes Tarentula Cplx Lehning n° 71 (une semaine) et Lobelia Cplx Lehning n° 74 (l'autre semaine, en alternance).
Au début des repas : un Bénerva 10 + deux Boribel 4.

Chorée *(suite) :*

A la fin des repas : tisane Boribel 8.
Au coucher, 10' après la poudre : 2 gr Ignatia 5 (jours pairs) et 2 gr Ars. alb. 5 (jours impairs).
A 10, 16 et 18 h, au coucher et la nuit, si réveil : 2 gr Sédatif P. C. ; 1/2 h après : un Nervopax (si besoin) ; 1/2 h après : un Neurocynésine (si besoin).
Le dimanche, prendre seulement au réveil : 5 gr Mygale 7 (dimanches pairs) et 5 gr Kalium brom. 7 (dimanches impairs).

Choroïdite

Dans tous les cas, consulter un médecin ophtalmologiste (homéopathe si possible).

Au réveil et au coucher, une mesure de la poudre : Arnica, Bryonia, Duboisia, Euphrasia, Glonoïn., Kalium iod., Lach., Merc. sol., Naja, Pilocarpinum, Santoninum, Senega ââ 4, Solidago, Cineraria ââ 1°X.
Le matin : 2 gr Bryonia 5.
A 10 h : 2 gr Arnica 5.
Le midi et le soir : deux Boribel 5 (une semaine) et 10 gouttes Euphrasia Cplx Lehning n° 115 (l'autre semaine, en alternance).
A 16 h : 2 gr Santoninum 5.
A 18 h : 2 gr Pilocarpinum 5.
Au coucher, 10' après la poudre : 2 gr Senega 5 (jours pairs) et 2 gr Merc. cor. 5 (jours impairs) + Sérocytol cristallin ou Cristallin 4 CH (une semaine sur deux).
Le dimanche, prendre seulement au réveil : 5 gr Phosph. triiod. 5.

Localement :
– Chaque jour : 2 gouttes collyre Cineraria ou collyre Néomycine/Hydrocortisone (deux à trois fois par jour).
– Au coucher : collyre Pilocarpine Martinet 2 % et pommade oculaire Myosine (si hypertension oculaire).

Oligoéléments : S, Mn Cu et Au.

Choux (troubles digestifs après avoir mangé du)

De suite : 5 gr Bryonia 5 ; 1 h après : 5 gr Petrol. 5 ; 1 h après : 5 gr Lycopodium 5, et 2 gr Hépatodraineur toutes les 1/2 h jusqu'à la fin de la digestion.
Au coucher : 5 gr Nux vom. 5.

Chute des cheveux

Voir *alopécie.*

Vitamines : B2, B5 et B8.

Cicatrices

❒ POUR HATER LA CICATRISATION :
Au réveil : 2 gr Arnica 5.
A 10 h : 2 gr Symphytum 5.
A 18 h : 2 gr Calendula 5.
10 gouttes Anagallis TM (trois fois par jour).

Oligoéléments : Mn Cu en applications locales et par la bouche + Cu Au Ag, Si et S.
Vitamines : A, B, C, D, E, K et P. Pommades polyvitaminées, Troformone...

❒ POUR ÉVITER DES ADHÉRENCES, ajouter :
Chaque jour : 2 gr Iris 4 (deux fois par jour).
Au réveil : un Ephynal.
Le midi, 1/2 h avant le repas : 2 gr Drosera 5.

❒ CICATRICES DOULOUREUSES : 6 gouttes de la formule : Arnica, Caust., Conium, Fluoricum, Graphites, Hypericum, Ledum, Silicea, Staphys., Sulf., Urtica ââ 4, Avena, Solidago ââ 1°X (trois à cinq fois par jour).

❒ CICATRICES CHÉLOIDIENNES : voir *chéloïdes* et *moignons douloureux.*

Cils

❒ POUR ARRETER LA CHUTE DES CILS :
Au réveil et au coucher, une mesure de la poudre : Anemone, Arg. nitr., Aurum, Graphites, Lach., Magn. carb. et mur., Ph. acid., Urtica, Ustilago ââ 4, Solidago 1.
Le matin : 2 gr Thallium ac. 5 (jours pairs) et 2 gr Selenium 5 (jours impairs).
Le midi et le soir, 10' avant les repas : 6 gouttes de la formule : Aethusa, Ars. iod., Calc. carb., Calc. iod., Hamamelis, Merc. sol., Mezer., Phytolacca, Staphys., Sulf. iod. ââ 3 + deux Boribel 5.
A 18 h : 2 gr Aurum 5 (jours pairs) et 2 gr Ph. acid. 5 (chez les hommes) ou Lach. 5 (chez les femmes) (jours impairs).
Au coucher, 10' après la poudre : 2 gr Rhus tox. 5 (jours pairs) et 2 gr Fluoricum 5 (jours impairs).
Le dimanche, prendre seulement au réveil : 5 gr Graphites 7.

Cils *(suite) :*

Collyre Maxidex, pommade Ciliotrope, crème capillaire Borамélis ou, à défaut, pommade de Fabiani : essence de lavande (6 gouttes), huile de ricin (4 g), Acidum gall. (1 g), Vaseline (10 g) en onctions douces au coucher avec du coton imbibé.

Cirrhoses

Au réveil et au coucher, une mesure de la poudre : Apocynum, Scilla, Pareira, Curcuma, Cynara, Chrysis, Uva ursi, Raphanus, Solidago, Sarsap., Taraxacum ââ 1°X dans citron pressé + miel + Hépar.
Le matin : oligoélément K + 2 gr Ethyl (jours pairs) et oligoélément S + 2 gr Quercus gland. 5 (jours impairs).
A 10 et 16 h : un Hépalidine (une semaine) et un Billerol (l'autre semaine, en alternance).
Le midi et le soir, 10' avant les repas : 10 gouttes Chelid. composé (une semaine) et 10 gouttes Yucca Cplx Lehning n° 110 ou deux Boribel 45 (l'autre semaine, en alternance).
Chaque jour : y ajouter 6 gouttes de la formule : China, Canthar., Ptelea, Coloc., Chelid., Carduus mar., Asarum, Ledum, Sulfuricum, Gelsemium, Apis, Digitalis ââ 4 + 1 cuill. soupe de Levure de bière.
A la fin des repas : deux par deux 6 à 10 gr Hépatodraineur + tisane Boribel 7 + 5 gouttes Chelid. TM.
Vers 18 h : 2 gr Merc. cor. 5 (jours pairs) et 2 gr China 5 (jours impairs).
Au coucher, 10' après la poudre : 2 gr Nux vom. 5 + deux Magné-B_6 et 2 gr Ars. alb. 5.
Le dimanche, prendre seulement :
– Au réveil : 5 gr Phosph. triiod.
– Au coucher : Sepia 5.
De plus, pour dégoûter du vin, 3 gouttes Capsicum TM dans chaque litre de vin.

❒ SI ASCITE : ajouter 2 gr Apis 4, Canthar. 4 et Digitalis 4 (deux fois par jour en alternant) + 5 gouttes Adonis TM dans Uro-tisane au Berberis à la fin des repas ou entre les repas. Voir *diurétiques.*

N.B. : il existe d'autres cirrhoses que les cirrhoses alcooliques : par exemple, les cirrhoses des gens qui ont pris trop d'Aspirine... Donc avant tout supprimer la cause de la maladie. Et ne jamais faire d'abus de quoi que ce soit, y compris de médicaments.

Régime : strictement déchloruré, lait écrémé seul pendant un jour chaque semaine, puis bouillons de légumes, purées, pâtes sans œufs, foie de veau, fruits... et jus de fruits frais. Cures de citrons, choux et oignons.
Régime polyvitaminé : levure de bière, fruits et légumes crus.

Cirrhoses *(suite) :*

Oligoéléments : Cu Ni Co, Zn Ni Co, K, Sb, S, Li, I, J, P, Se et Mn Co.

Traitement par la gemmothérapie et **l'organothérapie**

Le matin, le midi et le soir, 1/2 h avant les repas : 30 gouttes bourgeons Ribes, Betula pub. ââ 1°X (+ radicelles, éc. int., rac.), Quercus (*idem* + glands).
A 10 et 16 h, et au coucher : 30 gouttes bourgeons Corylus, Juniperus, Rosmarin. + radicelles Secale corn. ââ 1°X.
Un soir sur deux : un suppositoire Foie, Vésicule, Poumon ââ 7 CH (trois par semaine).

Claustrophobie

Au réveil et au coucher, une mesure de la poudre : Aconit., All. cepa, Antim. crud., Apis, Ars. alb., Cactus, Carbo veg., Carb. sulf., Coccus, Dioscorea, Gelsemium, Lach., Magn. carb., Sabadilla ââ 4.
Le matin : 2 gr Arg. nitr. 5 (jours pairs) et 2 gr Sulf. 5 (jours impairs) + 2 gr Sédatif P. C. toutes les 1/2 h, lorsqu'on est en atmosphère confinée (si besoin).
Au coucher, 10' après la poudre : 2 gr Bromum 5 (jours pairs) et 2 gr Tabacum 5 (chez les hommes) ou Anemone 5 (chez les femmes) (jours impairs).
Le dimanche, prendre seulement :
- Au réveil : 5 gr Lycopodium 5.
- Au coucher : 5 gr Phosph. triiod. 5.

Clignotement oculaire

Voir *tics.*

Au réveil, au coucher et 10' avant les repas, une mesure de la poudre : Amanita, Anacardium, Belladonna, Bryonia, Euphrasia, Hyoscyamus, Ignatia, Lycopodium, Magn. ph., Mezer., Natr. mur., Paris, Stram., Zincum met. ââ 4, Avena, Solidago ââ 1°X.
Le matin : 2 gr Amanita 5 (jours pairs) et 2 gr Zincum met. 5 (jours impairs).
A 10 et 16 h : 2 gr Euphrasia 4; 1/2 h après : 2 gr Belladonna 4 (si besoin).
Le midi et le soir : deux Boribel 4 et 5.
Au coucher, 10' après la poudre : 2 gr Ars. alb. 5 (Ignatia 5 chez les femmes) (jours pairs) et 2 gr Stram. 5 (jours impairs).
Le dimanche, prendre seulement :
- Au réveil : 5 gr Bryonia 7.
- Vers midi : 5 gr Lycopodium 5.

Clignotement oculaire *(suite) :*

– Au coucher : 5 gr Mygale 7 (dimanches pairs) et 5 gr Kalium brom. 7 (dimanches impairs).

❒ Si clignotement droit : 2 gr Paris 4 (deux fois par jour).

❒ Si clignotement gauche : 2 gr Mezer. 4 (deux fois par jour).

❒ Si clignotement tantot d'un œil tantot de l'autre : Lac can. 4.

Oligoéléments : P, Mg et Co.

Coagulants

Voir *épistaxis, hématémèse, hémophilie, hémoptysies, hémorragies, hémorragies utérines, purpura,* etc.
Transfusion sanguine en milieu hospitalier (si besoin).

❒ De suite : 5 gr Phosph. triiod. 5 ou Phosph. 5. Ensuite 2 gr toutes les 10', en alternant, Arnica 4 et China 4.

❒ Si sang rouge (artériel) : en dehors des ligatures, tamponnements, etc., et des granules précédents, 6 gouttes de la formule : Aconit., Erigeron, Ferrum, Ipeca, Ledum, Millefol., Phosph., Sabina, Sulfuricum, Terebint., Trillium ââ 4 (cinq fois par jour).

❒ Si sang noir (veines) qui se coagule : 6 gouttes de la formule : Ammon. carb., Bovista, Cactus, Crocus, Daboia, Secale corn., Thlaspi ââ 4 (cinq fois par jour).

❒ Si sang noir incoagulable : 5 gouttes de la formule : Crotalus, Elaps, Hamamelis, Secale corn., Ustilago, Vip. ââ 4 (cinq fois par jour).

❒ Dans tous les cas (particulièrement dans les hémorragies utérines) : 20 gouttes Drymis TM dans un verre d'eau + 1 cuill. café toutes les 1/2 h (plus souvent, si besoin).
A défaut : 10 gouttes Méthergin (cinq fois par jour).

❒ Faire une IM ou une IV Reptilase ou Méthergin (si besoin).

Oligoéléments coagulants : Sb, Mn Cu, Ca, Fl, Si et P.
Vitamines coagulantes : K surtout (voir *hémorragies*), A, C2, D et P.

Coccygodynie

Voir *arthroses, névralgie* et *rhumatisme.*

❒ Apres chute sur le coccyx : 2 gr toutes les 1/2 h en alternant : Arnica 4, Sédatif P. C., Hypericum 4 et Ruta 4.

❒ Rhumatismes :
Au réveil et au coucher : 1 cuill. café Urarthone dans Vittel.

***Coccygodynie** (suite) :*

Le matin : 2 gr Bryonia 5 (jours pairs) et 2 gr Rhus tox. 5 (jours impairs).
A 10 et 16 h : ajouter aux médicaments de la chute sur le coccyx : 2 gr en alternant : Actaea 4, Magn. ph. 4 et Paris 4 (si douleurs).
Le midi et le soir, 10' avant les repas : 10 gouttes de la formule : Arthro-drainol, ou deux Rhus tox. composé, ou deux Boribel 23 (aigu) ou 24 (chronique), ou Homéogène 41.
A la fin des repas : Uro-tisane au Berberis.
Au coucher, 10' après Urarthone : 2 gr Caust. 5 (jours pairs) et 2 gr Coloc. 5 LHF (jours impairs).
Le dimanche, prendre seulement au réveil : 5 gr Lach. 7 (dimanches pairs) et 5 gr Natr. sulf. 7 (dimanches impairs).

Gaines en thermolactyl. Massages avec Rudistrol, ou Liniment LHF (ou équivalent).

Oligoéléments : Mn Co, Mn Cu et K.

Cœur

Voir *arythmie, asystolie, bradycardie, tachycardie* et *tonicardiaques.*

❐ CŒUR FATIGUÉ :
Au réveil et au coucher, une mesure de la poudre : Apocynum, Adonis, Aurum, Ars. alb., Crataegus, Kalium iod., Lach., Laurocer., Ledum, Stroph. ââ 4, Solidago 1.
Le matin : 2 gr Cactus 5 (jours pairs) et 2 gr Aconit. fer. 5 (jours impairs).
A 10 et 16 h : 10 gouttes Biocarde sur un sucre (une semaine) et Soludor (l'autre semaine, en alternance).
Le midi et le soir, 10' avant les repas : 10 gouttes Crataegus et deux Boribel 13 (ou Stroph. composé, ou Crataegus Cplx Lehning n° 15 selon les cas).
Au coucher, 10' après la poudre : 2 gr Naja 5 (jours pairs) et 2 gr Digitalis 5 (jours impairs).
Le dimanche, prendre seulement au réveil : 5 gr Phosph. 7 (cœur droit) (un dimanche) et Sulf. 7 (cœur gauche) (l'autre dimanche, en alternance).

❐ CŒUR PULMONAIRE (ou cœur fatigué par bronchites répétées et sclérose pulmonaire, asthme, emphysème) : tout d'abord, en hiver, 5 gr Antigrippine à l'aspirine 9 CH (dimanches pairs) et 5 gr Influenz. 9 CH (dimanches impairs).
Au réveil : 2 gr Antim. tart. 5 (jours pairs) et 2 gr Hydrastis 5 (jours impairs).
Au réveil et au coucher, une mesure de la poudre : Aceticum, Antim. tart., Arum, Drosera, Hyoscyamus, Lobelia, Kalium iod., Rumex, Samb., Senega, Spongia, Stannum, Sticta ââ 4, Solidago 1.

***Cœur** (suite) :*

A 10 et 16 h : un Tonicorine fructose (une semaine) et un Coramine glucose (l'autre semaine, en alternance) + deux Boribel 12 (chaque jour, si oppression).
Le midi et le soir, 1/2 h avant les repas : 10 gouttes de la formule : Aconit., Adonis, Ars. alb., Aurum, Baryta carb., Cactus, Crataegus, Cupressus, Lach., Ledum ââ 4, Apocynum 1°X + 10 gouttes Biocarde (une semaine) et Soludor (l'autre semaine, en alternance).
Au coucher, après la poudre : 2 gr Kalium bich. 5 (jours pairs) et 2 gr Nux vom. 5 (jours impairs).

❒ SI CRISE D'OPPRESSION SANS HYPERTENSION : un Soluritine papavérine.

❒ SI HYPERSÉCRÉTION PULMONAIRE : faire des inhalations avec, dans eau chaude, un Sulfuryl inhalant et 10 gouttes de la formule : Menthol, Eucalyptol ââ 2 g, essence de thym 4 g, teinture de benjoin 90 g. Respirer 10' par le nez, éviter le froid la 1/2 h qui suit chaque inhalation. Mettre dans la chambre, sur le chauffage central, un récipient contenant dans eau des feuilles d'eucalyptus et des bourgeons de sapin. Aller en vacances dans des endroits où poussent des eucalyptus (Menton) et, si possible, avoir une chambre dont la fenêtre donne sur ces arbres ou faire la sieste sous ces arbres.
Nébulisat de Phytaromasol dans la chambre du malade.
Frictions du thorax avec Bronchodermine ou alcool camphré.

❒ CŒUR FORCÉ (des sportifs, par exemple) : ajouter chaque jour, 2 gr Bromum 4 au premier traitement du cœur fatigué et 2 gr toutes les heures en alternant : Arnica 4, Rhus tox. 4, Crataegus 4. Tisane Boribel 3 + deux Alvityl, ou Carencyl, ou Véliten... on peut les alterner ou les combiner (chaque jour).

❒ CŒUR SERRÉ (impression de) :
– AVEC IRRADIATION DANS LE BRAS DROIT :
Au réveil : 2 gr Phytolacca 5.
Vers 10 h : 2 gr Lilium 5.
Vers 18 h : 2 gr Bromum 5.
– AVEC IRRADIATION DANS LE BRAS GAUCHE :
Au réveil : 2 gr Aconit. fer. 5 (jours pairs) et 2 gr Cactus 5 (jours impairs).
Au coucher : 2 gr Spigelia 5 (jours pairs) et 2 gr Latrod. 5 (jours impairs).
– SI CELA SE PRODUIT AU COURS D'UNE MALADIE, ajouter :
A 10 h : 2 gr Naja 4.
A 18 h : 2 gr Kalmia 4.

❒ CŒUR TRAUMATISÉ (Dr Pommier) :
De suite : 15 gouttes Soludor sur un morceau de sucre + 2 gr tous les 1/4 h en alternant : Arnica 4, China 4, Crataegus 4 et Rhus tox. 4.

***Cœur** (suite) :*

A noter que 30 gouttes Crataegus TM + Melissa TM dans un peu de vin sucré ou tisane sédative calment les cœurs nerveux et l'angoisse des cardiaques (quatre à six fois par jour). A noter aussi que Leonurus TM est indiqué dans toutes les cardialgies infantiles, et que la vit. B1 régularise le cœur et la tension artérielle.

Oligoéléments : Mn Co, Mg et P.

Traitement tonicardiaque
par la gemmothérapie et **l'organothérapie**

Au réveil et au coucher : 30 gouttes de la formule bourgeons Betula pub., Crataegus, Quercus ââ 1°X (+ glands).
Le midi et le soir, 1/2 h avant les repas : 30 gouttes bourgeons Olea, Prunus, Syringa ââ 1°X.
Au coucher : un suppositoire tantôt Cœur droit + alvéoles Pulmon. ââ 4 CH, tantôt Cœur gauche + Aorte + Valvule mitrale ââ 4 CH (trois soirs par semaine, en alternant).

Coït

❒ AVERSION POUR L'ACTE SEXUEL :
Au réveil : 2 gr Sepia 5 (jours pairs) et 2 gr Graphites 5 (jours impairs).
A 10 et 16 h : deux Boribel 47.
Le midi et le soir : un Amphosca à l'orchitine (chez les hommes) ou à l'ovarine (chez les femmes).
Au coucher : 2 gr Caust. 5 (ou Ambra 5 si apathie) (jours pairs) et 2 gr Kalium carb. 5 (ou Onosmodium 5 si impuissance) (jours impairs).
Le dimanche, prendre seulement :
– Au réveil : 5 gr Lycopodium 5.
– Vers midi : 5 gr Phosph. 5.
– Au coucher : 5 gr Natr. mur. 7 (dimanches pairs) et 5 gr Thuya 7 (dimanches impairs).

Oligoélément : Zn Cu.
Vitamine : E (Ephynal).

❒ EXCITATION SEXUELLE :
Au réveil et au coucher, une mesure de la poudre : Anemone, Conium, Fluoricum, Hyoscyamus, Lycopus, Moschus, Spigelia, Stram., Sumbul, Tarent. hisp. ââ 4, Avena 1°X.
Le matin : 2 gr Bufo 5 (jours pairs) et 2 gr Murex 5 (jours impairs).

***Coït** (suite) :*

Le midi et le soir, 10' avant les repas : 6 gouttes de la formule : Amanita, Bromum, Chamomilla, Coloc., Cuprum met., Lach., Magn. ph., Nux vom., Thebaïcum, Sanguin., Zincum met., Canthar. ââ 4.
Au début des repas : un Amphosca à l'orchitine (chez les hommes) ou à l'ovarine (chez les femmes).
A la fin des repas : tisane Virile Sergent (chez les hommes) et tisane Féminine Sergent (chez les femmes).
Au coucher, 10' après la poudre : 2 gr Kalium brom. 5 (jours pairs) et 2 gr Staphys. 5 (jours impairs).
A 10, 16 et 18 h, au coucher et la nuit, si réveil : 2 gr Sédatif P. C. ; 1/2 h après : un Nervopax ou Neurocynésine (si besoin).
Le dimanche, prendre seulement :
– Au réveil : 5 gr Origanum 9 (dimanches pairs) et 5 gr Platina 9 (dimanches impairs).
– Vers midi : 5 gr Conium 7.
– Au coucher : 5 gr Ignatia 9.

Oligoéléments : Al et Li. Voir *priapisme.*

❐ IMPUISSANCE (voir ce mot) :
Au réveil et au coucher, une mesure de la poudre : Caladium, Cannelle, Capsicum, Gelsemium, Iodum, Lycopodium, Nepenthes, Onosmodium, Orchitinum, Picricum, Yohimbinum ââ 4.
Le matin : 2 gr Selenium 5 (jours pairs) et 2 gr Conium 5 (jours impairs).
A 10 et 16 h : 2 gr Boribel 47 (une semaine) et un Amphosca à l'orchitine (l'autre semaine, en alternance).
Le midi et le soir, 10' avant les repas : 20 gouttes Ginseng, Damiana ââ TM + 2 gr Ph. acid. composé (une semaine) et Orex ou Eleuthérocoque + 10 gouttes Ant'hypophyse 3, Cinnam. TM (l'autre semaine, en alternance).
A la fin des repas : tisane Virile Sergent.
Au coucher, 10' après la poudre : 2 gr Agnus 5 (jours pairs) et 2 gr Kalium ph. 5 (jours impairs) + une ampoule Orchitinum 4, Hypoth. 7, Cortex cérébral 9 (jours pairs) et un suppositoire Corps caverneux, Corps spongieux, Vésicule séminale ââ 4 (à défaut, un Testostérone base ou équivalent) (jours impairs).
Le dimanche, prendre seulement :
– Au réveil : 5 gr Lycopodium 5.
– Au coucher : 5 gr Phosph. triiod. 5.

Chaque mois : faire une IM Androtardyl.
On peut aussi prendre le soir un suppositoire Ant'hypophyse, Orchitinum, Surrénale, Thyroïde ââ 4 CH (soirs impairs).

Oligoéléments : Mn, Mn Cu, Zn, Zn Cu, Cu Au Ag et Mn Cu Co.
Vitamine : E.

Colère

❒ POUR MODIFIER UN TEMPÉRAMENT COLÉREUX :
Au réveil : 2 gr Coloc. 5.
Le midi, 1/2 h avant le repas : 2 gr Staphys. 5 (colère rentrée).
Au coucher : 2 gr Chamomilla 5.

❒ COLERE DES GENS PALES : Veratr. alb. 5.

❒ COLERE DES GENS CONGESTIFS : Aurum 5 et Stram. 5.

Oligoéléments : Li, Mn Cu, I et S.

Colibacillose

Voir *colibacillurie* et *cystites.*

Chaque jour : ajouter 2 gr Colibacil. 5.

Oligoéléments : Mn Cu, Cu Au Ag mais surtout Ag.

Colibacillurie

Au réveil et au coucher, une mesure de la poudre : Benzoicum, Canthar., Capsicum, Chelid., Clematis er., Coloc., Formica, Juniperus, Merc. cor., Ptelea ââ 4, Chrysis, Sarsap., Solidago, Uva ursi ââ 1°X + oligoélément Cu Au Ag + une ampoule (en changeant chaque semaine) : Ampho-vaccins urinaires, Philentérol, Colitique Astier... et recommencer ainsi de suite au moins pendant trois mois sans interruption.
Le matin à jeun : 2 gr Canthar. 5 (jours pairs) et 2 gr Merc. cor. 5 (jours impairs).
A 10, 16 et 18 h : 2 gr Boribel 42 (une semaine) et 2 gr Boribel 18 (chez les hommes) ou 19 (chez les femmes) (l'autre semaine, en alternance).
Le midi et le soir, 1/2 h avant les repas : oligoélément Mn Cu + 10 gouttes (ou 2 gr) Réno-drainol + Formica composé (ensemble) (une semaine) et 10 gouttes (ou 2 gr) Cplx Lehning L.8 + Pareira composé (ensemble) (l'autre semaine, en alternance).
A la fin des repas : Uro-tisane au Berberis ou Boribel 11 + 2 gr Hépato-draineur.
Au coucher, après la poudre et l'ampoule : 2 gr Colibacil. 5 (soirs pairs) et 2 gr Sepia 5, Nux vom. 4 et Sulf. 3 (soirs impairs).
Au coucher et la nuit, si réveil : deux Sédatif P. C. (si besoin).
Le dimanche, prendre seulement au réveil : 5 gr Thuya 7 (dimanches pairs) et 5 gr Natr. sulf. 7 (dimanches impairs).
Faire ce traitement sans arrêt pendant trois mois, puis des cures de rappel selon besoin, par exemple un mois sur trois, pendant plusieurs années.

Colibacillurie *(suite) :*

❒ SI CRISE REBELLE DE CYSTITE :
Le matin et le soir : ajouter deux Eusaprim, ou Rufol, ou Furadoïne, ou Négram, ou Nibiol, ou Nicène, ou Bactrim, ou Rubitracine pendant cinq à dix jours.

Oligoéléments : Mn Cu, Cu Au Ag et surtout Ag (efficace même contre le gonocoque).

Coliques hépatiques

❒ TRAITEMENT DE FOND : voir *lithiase biliaire.*

❒ POUR CALMER : 2 gr toutes les 10′ en alternant : Coloc. 4, Bryonia 4, Sédatif P. C., Magn. ph. 4, Chelid. 4 et Chamomilla 4.
A 10 et 16 h : 2 gr Ricinus composé ; 1/2 h après : 2 gr Chelid. composé ; 1/2 h après : 2 gr Chrysis, Avena ââ 1°X ; 1/2 h après : deux Boribel 45.
Le midi et le soir : 6 gouttes Feltauryl + 20 gouttes Lithiabyl.
Au coucher : 2 gr Nux vom. 5.
Cataplasmes avec baume tranquille ou Laudanum, compresses chaudes ou froides selon les cas, avec dessus 30 gouttes Berberis, Bryonia, Chelid., Hydrastis ââ TM et suppositoire ou IM Buscopan ou Spasfon ou Viscéralgine. Infusions écorce d'Acacia + Hepatoum (ou Schoum, ou Stago...).

❒ LES COLIQUES HÉPATIQUES ont des irradiations ascendantes (vers l'épaule droite) et réclament l'immobilité.

❒ LES COLIQUES NÉPHRÉTIQUES ont des irradiations descendantes dans le bassin et le membre inférieur du côté du calcul, et bougent sans cesse (coliques néphrétiques = coliques frénétiques).

Régime polyvitaminé : Levure de bière, Algues marines.

Oligoéléments : Mn Cu, Mn Co, S, Mg et C.

Coliques intestinales

En dehors de toutes indications chirurgicales, 2 gr toutes les 1/2 h en alternant :
– SI COLIQUES CALMÉES EN SE COURBANT EN DEUX ET PAR LA PRESSION : Coloc. 4.
– SI COLIQUES CALMÉES EN SE REDRESSANT : Dioscorea 4.
– SI COLIQUES APRES FROID HUMIDE ET SUBI : Dulcam. 4 (froid sec : Aconit.).
– SI DOULEURS ABDOMINALES CRAMPOIDES : Cuprum met. 4 ; Magn. ph. 4 (+ à droite) ; + 2 gr Ars. alb. 5 et Veratr. alb. 5 (si diarrhée) (deux fois

Coliques intestinales *(suite) :*

par jour) et Boribel 46 et 17 + 30 gouttes Sanguisorba TM dans 1 cuill. soupe de vin rouge, en alternant toutes les 1/2 h.

On peut aussi donner une dose Plumbum 9 si menace de sub-occlusion (Volvulus surtout chez les vieillards).

❐ SI INDIGESTION :
De suite : 2 gr Antim. crud. 5 ; 10′ après : 2 gr Nux vom. 5.

❐ SI PRÉDISPOSITION AUX COLIQUES, 6 gouttes de la formule Chamomilla, Coloc., Cuprum met., Dioscorea, Magn. ph., Nux vom., Plumbum ââ 4, Solidago, Chrysis ââ 1°X (trois à cinq fois par jour) ou 20 gouttes Acorus TM (au début des repas).

Oligoéléments : Mn Cu (gauches), Mn Co (droites), C, Mg et S.

Coliques menstruelles et **coliques utérines**

Voir *dysménorrhée.*

Oligoéléments : Zn Cu et Zn Ni Co.

Coliques néphrétiques (ou frénétiques)

De suite : 5 gr Calc. carb. 9 ; 1/2 h après : 5 gr Calculi renalis 9 + 2 gr toutes les 1/2 h en alternant : Pareira 4 (ou mieux Pareira composé), Sédatif P. C., Berberis 4, Magn. bor. 4, Belladonna 4 et Coloc. 4 + tisane Uva ursi ou tisane rénale avec 10 gouttes Pareira TM.

Bains chauds et Boribel 18 (chez les hommes) et 19 (chez les femmes). Uriner dans un vase les jours suivant la crise, pour recueillir le calcul à fin d'analyse (urates, phosphates, oxalates). Et Iso-vaccin. Faire un traitement de fond (voir *lithiase rénale*).

❐ SI DOULEURS TRES VIVES : antibiothérapie.

Oligoéléments : Mn Cu, Li et Se (urates), Cu Ni Co (urates et oxalates) et K.
Vitamines : B6 (oxalates), B13 (urates) et B1.

Coliques de plomb

Voir *saturnisme.*

Chaque jour : ajouter aux médicaments des coliques intestinales : 2 gr Thebaïcum 5 et 2 gr Plumbum 5 (plus souvent, si besoin).

Oligoéléments : S et C.
Vitamines : B1, B3 et C.

Colites

Voir *ballonnements.*

❐ DANS TOUS LES CAS AIGUS : 30 gouttes Sanguisorba TM dans 1 cuill. soupe de vin rouge ou de décoction de riz grillé (toutes les 1/2 h), ou un Dicetel dans un peu d'eau (1/2 h avant chacun des trois repas).

Oligoéléments : Mn Co (droite) ou Mn Cu (gauche).

Collagénoses

Oligoéléments : Cu, Mn Cu et Cu Au Ag.

Collapsus et comas

Relèvent de l'allopathie.

Commotion cérébrale

Faire radiographies de la tête et E.E.G. En attendant, donner :

Au réveil et au coucher, une mesure de la poudre : Aconit., Cicuta, Hypericum, Ignatia, Kalium ph., Lach., Staphys., Veratr. vir. ââ 4, Avena, Solidago ââ 1°X.
Le matin : 2 gr Arnica 5.
Vers 10 et 16 h : 2 gr Glonoïn. 4; 1/2 h après : 2 gr Cicuta 4; 1/2 h après : 2 gr Hypericum 4.
Le midi et le soir, 10' avant les repas : 2 gr Spécifique Boribel 41.
Vers 18 h : 2 gr Gelsemium 5.
Au coucher, 10' après la poudre : 2 gr Thebaïcum 5.
Le dimanche, prendre seulement au réveil : 5 gr Ignatia 9.

Oligoéléments : Al, Li et Cu Au Ag.

Compressions

2 gr Hypericum 4 (deux à cinq fois par jour).

Condylomes

Voir *verrues.*

Au réveil et au coucher, une mesure de la poudre : Antim. crud., Euphrasia, Fluoricum, Sabina, Sepia, Staphys. ââ 4, Solidago 1.
Le matin : 2 gr Caust. 5 (jours pairs) et 2 gr Nitricum 5 (jours impairs).

Condylomes *(suite) :*

A 10 et 16 h : un Biomag.
Le midi et le soir, 10' avant les repas : 10 gouttes Thuya Cplx Lehning n° 37 + Conium Cplx Lehning n° 36.
Vers 18 h : 2 gr Cinnabaris 5 (jours pairs) et 2 gr Calc. fl. 5 (jours impairs).
Au coucher, 10' après la poudre : 2 gr Thuya 5 (jours pairs) et 2 gr Kreosotum 5 (jours impairs).
Le dimanche, prendre seulement :
– Au réveil : 5 gr Medorrh. 5.
– Au coucher : 5 gr Thuya 7 (dimanches pairs) et 5 gr Natr. sulf. 7 (dimanches impairs).

Localement :
– Le matin et le soir : quelques gouttes Thuya, ou Euphorbia ââ TM et laisser sécher, soit extrait de raifort frais en applications locales.

Oligoéléments : S et Mn Cu.

Confusion mentale

Se méfier d'un début d'ictus ou de ramollissement cérébral. Voir *sénescence.*

Au réveil et au coucher, une mesure de la poudre : Aurum, Cocculus, Cupressus, Kalium iod., Lach., Nux vom., Sulf. ââ 4, Solidago 1 + Céréales germées ââ 1°X.
Le matin : 2 gr Hyoscyamus 5 (jours pairs) et 2 gr Thebaïcum 5 (jours impairs).
A 10 et 16 h : 2 gr Ph. acid. composé.
Au début des deux repas : un Bécilan ou Lucidril (les alterner).
Au coucher, 10' après la poudre : 2 gr Lactuca vir. 5 (jours pairs) et 2 gr Baryta carb. 5 (jours impairs).
Le dimanche, prendre seulement :
– Au réveil : 5 gr Phosph. triiod. 5.
– Au coucher : 5 gr Plumbum 7 (dimanches pairs) et 5 gr Baryta mur. 7 (dimanches impairs).

Oligoéléments : Al, Li, Cu Au Ag et Mg (antisénescent).

❒ CONFUSION MENTALE SÉNILE :
Au réveil : une ampoule Débrumyl + 2 gr Arg. nitr. 5 (jours pairs) et 2 gr Glonoïn. 5 (jours impairs).
Le midi et le soir : un Lucidril 250 (ou Nootropyl).
Le midi : ajouter un Soluritine.
Le soir : ajouter un Ephynal.
Au coucher : 2 gr Alumina 5 (jours pairs) et 2 gr Nux vom. 5 (jours impairs).

Vitamines : A, B1, B3, B6, C et E (antisénescente).

Congestion cérébrale

Dans tous les cas, faire un E.E.G. et consulter un spécialiste.

❒ De suite : auto-hémothérapie 20 cc où l'on ajoute une ampoule Soluritine papavérine.
Prendre 2 gr tous les 1/4 h en alternant : Arnica 4, China 4, Ethyl. 4, Glonoïn. 4 et Thebaïcum 4.
Continuer les jours suivants en espaçant de plus en plus les médicaments, à mesure que l'amélioration se précise. Y ajouter chaque jour trois Soluritine papavérine. Ensuite, faire un traitement étiologique de fond pour éviter une récidive.

❒ A titre préventif : lorsqu'on craint une prédisposition à la congestion cérébrale, chez un hypertendu par exemple, on peut donner le traitement du Dr Chavanon : 2 gr de chaque en alternant toutes les heures : Aconit. 4, Glonoïn. 4, Ethyl. 4 + deux à trois dragées Soluritine papavérine (chaque jour).
Lorsque la congestion cérébrale est imminente, croquer immédiatement un Trinitrine.

Congestion hépatique

Au réveil et au coucher, une mesure de la poudre : Pareira, Curcuma, Cynara, Chrysis, Uva ursi, Raphanus, Solidago, Sarsap., Taraxacum ââ 1°X.
Le matin : 2 gr Sepia 5 (jours pairs) et 2 gr Podoph. 5 (jours impairs).
A 10 et 16 h : 10 gouttes Soludor (si foie cardiaque).
Le midi et le soir, 10' avant les repas : 6 gouttes Feltauryl et deux Chelid. composé (ou deux Boribel 45 et Cplx Lehning L.114).
Chaque jour : y ajouter 6 gouttes de la formule : Arnica, Ars. alb., Berberis, Bryonia, Carduus mar., Chelid., Coloc., Conium, Ptelea ââ 4, Alchemilla TM.
A la fin des trois repas : tisane hépatique ou Boribel 7 et deux par deux 6 à 10 gr Hépatodraineur.
A 18 h : 2 gr Hépatine 5 (jours pairs) et 2 gr Bilinum 5 (jours impairs).
Au coucher, 10' après la poudre : 2 gr Nux vom. 5 (jours pairs) et 2 gr Chloroformium 5 (jours impairs).
Le dimanche, prendre seulement au réveil : 5 gr Phosph. triiod. 5.

Régime : lacto-fruito-végétarien pendant cinq jours, puis reprendre progressivement l'alimentation carnée. De toute façon, rien d'animal le soir.

Oligoéléments : Mn Cu, Mn Co, S et C.

Congestion portale

Comme *congestion hépatique* et ajouter :
A 10 et 16 h et à la fin des repas : 20 gouttes Taraxacum TM dans tisane hépatique + 2 gr Sepia composé (deux fois par jour).

Congestion pulmonaire

Voir *bronchites* et *broncho-pneumonie.*

De suite : une dose Oscillococcinum 200 + 5 gr Phosph. 5 (dans tous les cas et le plus tôt possible) + 2 gr Ferrum ph. 4 (deux fois par jour).

❒ SI FRISSONS : ajouter 1/2 h après : 2 gr Aconit. 4 (ou mieux, Aconit. composé).

❒ SI TRANSPIRATION : ajouter 1/2 h après : 2 gr Belladonna 4 ; 1/2 h après : 2 gr Arum composé.

❒ SI TOUX : ajouter 1/2 h après : 2 gr Drosera composé.
Ce traitement, donné précocement, risque de couper net un début de congestion pulmonaire.

❒ TANT QUE DURERA LA MALADIE :
Au réveil : oligoélément Cu Au Ag + 5 gr Bryonia 5. 1/2 h après : 5 gr Gelsemium 5 ; 1/2 h après : 5 gr Phosph. 5.
A 10 et 16 h : 2 gr Ferrum ph. 4 ; 1/2 h après : 2 gr Belladonna 4 ; 1/2 h après : 2 gr Aconit. composé ; 1/2 h après : 2 gr Arum composé.
Le midi et le soir, au début des repas : oligoélément Mn Cu + 2 gr Drosera composé.
Au coucher : oligoélément Cu Au Ag + 5 gr Ars. alb. 5 + un suppositoire Algotropyl à la prométhazine (même pour les adultes).

❒ AJOUTER : 2 gr Boribel 11 (bronchites aiguës) ou 12 (chroniques) : ils se renforcent l'un l'autre (deux à trois fois par jour, si besoin). On peut ajouter également Cplx Lehning L.52 (grippe), Cetraria Cplx Lehning n° 61, Kreosotum Cplx Lehning n° 62 et Myosotis Cplx Lehning n° 63, Drosera Cplx Lehning n° 64 et Ipeca Cplx Lehning n° 65 (on peut les alterner ou les combiner selon les cas).

❒ SI FIEVRE : ajouter en plus une autre dose Oscillococcinum 200 deux jours après la première.
Boire beaucoup de tisanes, jus de fruits pressés sucrés avec du miel de sapin et dilué dans Vittel ou Contrexéville (pour uriner beaucoup) + un à deux Laroscorbine effervescent, ou Biomag, Vitascorbol... (chaque jour). Suppositoire Trophirès composé, sirops Stodal ou Toplexil. Nébulisat de Phytaromasol dans la chambre du malade.

❒ DANS LES CAS GRAVES : combiner le traitement homéopathique avec l'allopathie (Céphyl, antibiotiques, Cortisone Roussel...) dont le médecin traitant reste le seul juge.

Congestion pulmonaire *(suite) :*

Régime polyvitaminé : Alvityl, Carencyl... Levure de bière, Algues marines. Quotivit O. E. et Survitine associent les vitamines et les oligoéléments.

Oligoéléments : Mg, Mn, S, Cu ou mieux, Mn Cu et Cu Au Ag (dans tous les cas).

Conjonctivites

❒ AIGUES :
Au réveil et au coucher, une mesure de la poudre : Anemone, Apis, Belladonna, Euphrasia, Duboisia, Merc. sol., Rhus tox. ââ 3, Solidago 1.
Le matin : 2 gr Arg. nitr. 5.
A 10 et 16 h : 2 gr Apis 4 ; 1/2 h après : 2 gr Belladonna 4 ; 1/2 h après : 2 gr Euphrasia 4 ; 1/2 h après : 2 gr Merc. cyan. 5.
Le midi et le soir, 1/2 h avant les repas : 10 gouttes Euphrasia Cplx Lehning n° 115 + deux Boribel 5.
Au coucher, 10' après la poudre : 2 gr Anemone 5.
Collyre bleu Laiter, compresses d'eau bidistillée Hamamelis et, au coucher, pommade oculaire Pénicilline, ou polyvitaminée ACD, ou Corticoïde. Collyre Vita 3, ou Cébémyxine (collyre et pommade oculaires). Bains d'yeux avec Dacryosérum.

❒ ALLERGIQUES : collyres Médrysone Faure, Martigène...

❒ CHRONIQUES :
Au réveil et au coucher, une mesure de la poudre : Alumina, Arg. nitr., Ars. alb., Atropinum, Aurum mur., Calc. carb., Kalium bich., Ranunc. bulb., Spigelia, Rhus vern., Thuya ââ 3, Solidago 1.
Le matin : 2 gr Nitricum 5 (jours pairs) et 2 gr Fluoricum 5 (jours impairs).
A 10 et 16 h : 2 gr Spécifique Boribel 5.
Le midi et le soir, 1/2 h avant les repas : 10 gouttes Euphrasia Cplx Lehning n° 115.
Au coucher, 10' après la poudre : 2 gr Hepar sulf. 5 (jours pairs) et 2 gr Anemone 5 (jours impairs).

❒ PRINTANIERES : collyre Corticoïde et Vitabact + une dose Pollant. 9 CH.
Chaque jour : 2 gr Apis 4, Euphrasia 4, Urtica 4 (trois fois par jour en alternant).
Le midi et le soir, 1/2 h avant les repas : 10 gouttes Euphrasia Cplx Lehning n° 115.
A 10 et 16 h : 2 gr All. cepa composé.

❒ PHLYCTÉNULAIRES : 2 gr Apis 4, Ipeca 4, Rhus vern. 4 et Spigelia 4 (trois fois par jour en alternant).
Solucort ophtalmique, pommades oculaires Pénicilline-Sulfamide et Corticoïde.

Oligoéléments : S et Cu (grippe), Mn Cu et Mn (allergie, rhume des foins), Mg.

Constipation

Les traitements varient selon chaque personne.
Au réveil et au coucher, une mesure de la poudre : Hydrastis, Taraxacum, Solidago ââ 1°X, Nux vom., Alumina, Bryonia ââ 4.
Le midi et le soir, au début des repas : soit un cachet Poudre de bile 0,30, Poudre de duodénum 0,20 ; soit 10 gouttes Nux vomica Cplx Lehning n° 49 (flatulence des pléthoriques) ; soit 10 gouttes Senna TM ou Rheum TM, ou 30 gouttes Iris TM + Cent. TM + Taraxacum TM.
A la fin des repas : tisanes Laxatives (Amieux, Boribel 4, Centaurée, LHF, LHM, Lehning, Sergent...) + Levure de bière (1 cuill. soupe).
Au coucher : Boldolaxine, Boribel 48, Laxomo, Homéolaxyl, pilules Delpech, Pursennide, Vulcase, Rex, Dépuratum, Laxatif LHF (s'il y a atonie intestinale), Taxol + une dose suppositoire muqueuse Côlon 4 CH ou Natuvit, Bioson ou Drénarola (un soir sur deux) (si besoin).
Le dimanche, prendre seulement :
– Au réveil : 5 gr Plumbum 9 (dimanches pairs) et 5 gr Thebaïcum 9 (dimanches impairs).
– Au coucher : 5 gr Lycopodium 5.

❒ AJOUTER SELON LES CAS :
– SI ATONIE : 2 gr Alumina 4 et 2 gr Ammon. mur. 4 (deux à trois fois par jour en alternant) + Laxatif LHF et suppositoire Eductyl, ou Rectopanbiline, ou Microlax.
– CHEZ LES OBESES : infusions et follicules Séné + feuilles de Bourdaine.
– CHEZ LES ENFANTS : 2 gr Geranium 4 (trois fois par jour). Sirop pomme de reinettes du Dr Manceau, Lansoÿl gelée...
– SI CONSTIPATION DES VIEILLARDS : Caust. 5, Jamylène, Rheum TM.
– SI PARESSE INTESTINALE : 2 gr de chaque en alternant : Aloe 5, Alumina 5, Graphites 4, Thebaïcum 5 (deux fois par jour).
– SI CONSTIPATION DES SÉDENTAIRES : 2 gr Nux vom. 3 (trois fois par jour).
– SI CONSTIPATION EN VOYAGE : 2 gr Platina 4 (trois fois par jour).
– SI CONSTIPATION AVEC COLIQUES SECHES : 2 gr Plumbum 5 et 2 gr Coloc. 4 (deux fois par jour).
– SI CONSTIPATION SPASMODIQUE : 2 gr Nux vom. 4 et 2 gr Sulf. 5 + Laxatif antispasmodique LHF (deux à trois fois par jour en alternant).
– MIEUX SI CONSTIPÉ :
Chaque jour : 2 gr Calc. carb. 5.
– LE CONTRAIRE : 2 gr Podoph. 4 (deux fois par jour). Podoph. est toujours soulagé par la défécation (le contraire : Ars. alb. et Calc. carb.).
– SI AUTO-INTOXICATION DES CONSTIPÉS :
Au réveil : 2 gr Indolum 5.
Le midi : 2 gr Nux mosch. 5.
Au coucher : 2 gr Colibacil. 5.
– DANS TOUS LES CAS :
A la fin des trois repas : deux par deux 6 à 10 gr Hépatodraineur.

***Constipation** (suite) :*

Oligoéléments : Co, Mn Cu Co, C, Ni Co, Zn Cu (atonie), Mg (spasmodique), Li (nerveux), Mn Co (patraques digestifs), S et Mn Cu (constipation avec débâcles).

Cures thermales : Châtelguyon (si atonie) et Plombières-les-Bains (si spasmes).

Constriction

❐ DU CŒUR : voir *cœur serré.*

❐ DU LARYNX (voir ce mot) : se produit souvent à la ménopause.
Chaque jour : 2 gr Sédatif P. C. (deux à cinq fois par jour).
Au réveil : 2 gr Cuprum met. 5 (jours pairs) et 2 gr Sulf. 5 ou Plumbum 5 (selon les cas) (jours impairs).
Le midi et le soir, 10' avant les repas : 6 gouttes de la formule : Aconit., Amanita, Belladonna, Bromum, Coccus, Corallium, Hyoscyamus, Laurocer., Senega, Spongia, Stillingia, Sumbul ââ 4, Avena 1°X.
A la fin des repas : tisane sédative Boribel 8.
Au coucher : 2 gr Ignatia 5 (jours pairs) et 2 gr Nux vom. 5 (jours impairs).
A 10, 16 et 18 h, au coucher et la nuit, si réveil : 2 gr Sédatif P. C.
Le dimanche, prendre seulement :
– Au réveil : 5 gr Phosph. triiod. 5.
– Vers midi : 5 gr Drosera 7 ou Lycopodium 7 selon les cas.
– Au coucher : 5 gr Lach. 7 (dimanches pairs) et 5 gr Mang. met. 7 (dimanches impairs).

❐ DE LA TAILLE :
Au réveil : 2 gr Lach. 5.
Au coucher : Cactus 5.

❐ DE LA TETE :
Au réveil : 2 gr Sulf. 5 (jours pairs) et 2 gr Bryonia 5 (jours impairs).
A 10 et 16 h : 2 gr Sédatif P. C.
Le midi et le soir, 10' avant les repas : 6 gouttes de la formule : Ammon. carb., Lach., Merc., Nitricum, Rhus tox., Spigelia ââ 4, Avena, Solidago ââ 1°X.
Au coucher : 2 gr Cactus 5 (jours pairs) et 2 gr Gelsemium 5 (si réactions méningées) ou Glonoïn. 5 (si hypertension) (jours impairs).

❐ DU THORAX : Asa, Belladonna, Cuprum met.

Oligoéléments : Li et Mg.

Contestataires

Le dimanche, prendre seulement en alternant : 5 gr Sulf. 9, Tubercul. 9, Psor. 9 et Phosph. 9.

Continence

Troubles dus à la continence. Voir *excitation sexuelle.*

Au réveil : 2 gr Conium 5.
Le midi et le soir, au début des repas : un Amphosca à l'orchitine (chez les hommes) ou à l'ovarine (chez les femmes).
A la fin des repas : tisane Virile Sergent (chez les hommes) et Féminine Sergent (chez les femmes).
Au coucher : 2 gr Orchitinum 5 (chez les hommes) ou Follic. 5 (chez les femmes).
A 10, 16 et 18 h, au coucher et la nuit, si réveil : 2 gr Sédatif P. C. (si besoin).
Le dimanche, prendre seulement :
– Au réveil : 5 gr Thuya 7 (dimanches pairs) et 5 gr Mang. met. 7 (dimanches impairs).
– Au coucher : un suppositoire Orchitinum 4 (chez les hommes) ou Ovarinum 4 (chez les femmes).
Tisane Marjolaine + 20 gouttes Origanum TM.

Contractures

Voir *crampes* et *spasmophilie.*

Chaque jour : prendre 2 gr Cuprum met. 4, Phytolacca 4, Ruta 4 et Magn. ph. 4 (deux fois par jour, en alternant).

❒ CHEZ LES VIEILLARDS : ajouter 2 gr Caust. 4 (deux fois par jour).

Oligoéléments : Li, Mg, Co, Si, Zn et Mn Co.
Vitamines : A, B2 (total B), I, J et M.

Contusions, coups

❒ DANS TOUS LES CAS : avant tout 2 gr Arnica 4 (deux à cinq fois par jour).

❒ SI ECCHYMOSES : ajouter 2 gr Bellis 4 et 2 gr Hamamelis 4 (deux fois par jour en alternant).

❒ SI HÉMORRAGIES, ajouter 1/2 h après Arnica : 2 gr China 4 chaque fois et, 5 gr Phosph. 5 une seule fois (si besoin).

❒ SI CONTUSION DES SEINS, ajouter 1/2 h après Arnica : 2 gr Conium 4; 1/2 h après : 2 gr Bellis 4.

***Contusions, coups** (suite) :*

❒ SI CONTUSION DES YEUX (œil au beurre noir), ajouter après Arnica : 2 gr Ledum 4.

❒ SI CONTUSION MUSCULAIRE, ajouter après Arnica : 2 gr Ruta 4 et Rhus tox. 5.

❒ SI CONTUSION DES NERFS, ajouter à Arnica : 2 gr Hypericum 4.

❒ SI CONTUSION OSSEUSE, ajouter à Arnica : 2 gr Symphytum 4.

❒ SI CONTUSION DE LA TETE, ajouter à Arnica et à Symphytum : 2 gr Cicuta 4.

❒ SI COUP DE POMPE : infusions feuilles de Noyer.

❒ DANS TOUS LES CAS : Calendula 4 en granules et Calendula TM en compresses aident à la cicatrisation rapide.

Eviter les compresses chaudes et les bains chauds dans les hématomes. Le froid est préférable car il contracte les vaisseaux et les empêche ainsi de saigner et de provoquer des hématomes (vessies de glace).

Convalescence

Au réveil et au coucher, une mesure de la poudre : Céréales germées 1°X ou Poudre reconstituante Lahoder.
Le matin : 2 gr Anemone 5 (jours pairs) et 2 gr Sulf. iod. 5 (jours impairs).
A 10 et 16 h : un Biomag, ou Biovitamine, ou deux Boribel 43 ou 49.
Le midi et le soir, 1/2 h avant les repas : 10 gouttes de la formule : Angelica, Avena, Cinnam., Gentiana, Menyanthes ââ TM, ou 1 cuill. soupe Tonique végétal, ou 1 cuill. café Jénovérine, ou Sativol.
A la fin des trois repas : 2 gr Hépatodraineur.
Au coucher, 10' après la poudre : 2 gr Ars. iod. 5 (jours pairs) et 2 gr Kalium ph. 5 (Aestus chez les enfants) (jours impairs).
Le dimanche, prendre seulement :
– Au réveil : 5 gr Phosph. triiod. 5.
– Au coucher : 5 gr Natr. mur. 7 (dimanches pairs) et 5 gr Silicea 7 (dimanches impairs).

Une autre formule donne de bons résultats : Aceticum, Chin. ars., Mur. acid., Ph. acid., Picricum, Sulfuricum, Selenium, Stannum, Zincum met. ââ 4, Alfalfa, Avena, Solidago ââ 1°X (10 gouttes 10' avant les repas).

❒ CHEZ LES VIEILLARDS :
A 18 h : ajouter 2 gr Ferrum picr. 5 (jours pairs) et 2 gr Plumbum 5 (jours impairs).

Oligoéléments : Cu Au Ag, Mn Cu Co + Granions d'arsenic et de fer.

Convulsions

En dehors de l'épilepsie. Si convulsions consécutives à un traumatisme : hospitalisation d'urgence.

❒ TRAITEMENT CURATIF :
De suite : 10 gouttes Passifl. TM ou un Nervopax.
Ensuite, toutes les 10' en alternant : prendre 2 gr Belladonna 4, Chamomilla 4, Cicuta 4, Cuprum met. 4 et Œnanthe 4.
Bains chauds, atmosphère calme et silencieuse, lumières tamisées.
– SI SPASME DE LA GLOTTE (FAUX CROUP) : alterner 2 gr Spongia 4 et 2 gr Samb. 4.
– SI VERS : alterner Cina 4 (2 gr) et Boribel 16.

❒ TRAITEMENT DE FOND :
Voir *dents, encéphalite, épilepsie, méningite* et *tétanie.*
Au réveil et au coucher, une mesure de la poudre : Belladonna, Chamomilla, Cina, Cuprum met., Ignatia, Magn. ph. ââ 4, Stram., Theridion, Solidago, Avena ââ 1°X + 2 gouttes de chacun des trois : Poconeol 2, 31 et 32 dans une infusion espèces de Mélisse.
Le matin : 2 gr Arg. nitr. 5 (jours pairs) et 2 gr Metaldeh. 5 (jours impairs).
A 10 et 16 h : 2 gr Sédatif P. C. (plus souvent, si besoin). Selon les cas, on peut remplacer ou ajouter Neurocynésine, Nervopax, Soludor.
Le midi et le soir, 1/2 h avant les repas : 6 gouttes de la formule : Absinthium, Aethusa, Amanita, Cicuta, Hyoscyamus, Lach., Œnanthe, Bufo, Silicea, Sol. tuber. ââ 4, Solidago 1. Y ajouter : 20 gouttes Cocculus Cplx Lehning n° 73 + deux Boribel 41 + Œnanthe crocata Cplx Lehning n° 78 (une semaine) et Cplx Lehning L.72 + deux Boribel 3 + Lobelia Cplx Lehning n° 74 (l'autre semaine, en alternance).
A la fin des repas : tisane Relaxe Sergent ou Sédative Sergent (Boribel 8) avec 1 cuill. soupe sirop fleurs d'oranger ou 20 gouttes extrait de fleurs d'oranger.
Vers 18 h : 2 gr Amanita 5 (jours pairs) et 2 gr Hyoscyamus 5 (jours impairs).
Au coucher, 10' après la poudre et les trois Poconeol : 2 gr Œnanthe 5 (jours pairs) et 2 gr Cicuta 5 (jours impairs).
Le dimanche, prendre seulement :
– Au réveil : 5 gr Coriara 9 (dimanches pairs) et 5 gr Kalium brom. 9 (dimanches impairs).
– Au coucher : 5 gr Ignatia 9.

Oligoéléments : Mg et Li, P, Al et Si.
Vitamines : B6 (convulsions pyridoxino-sensibles et pyridoxino-dépendantes), Levure de bière et Algues marines (bains) et B2.

Coqueluche

De suite : une dose Pertus. 7 à titre préventif et curatif.
Au réveil et au coucher : 10 gouttes de la formule : Arnica, Arum, Belladonna, Cina, Coccus, Corallium, Cuprum met., Drosera, Ferrum ph., Hydrastis, Ipeca, Kalium bich., Samb. ââ 3, Castanea, Hedera ââ TM + 10 gouttes Pulmo-drainol, ou Pertussi-drainol ou Drosera composé.
Le matin : 2 gr Anemone 5 (jours pairs) et 2 gr Sulf. iod. 5 (jours impairs).
Le midi et le soir, 1/2 h avant les repas : 10 gouttes de chaque : Drosera Cplx Lehning n° 64, Ipeca Cplx Lehning n° 65 et deux Boribel 11 + Ipeca composé (si vomissements).
Au début des repas : un Vitascorbol 500, ou Magnoscorbol, ou Magné-spasmyl.
A la fin des repas : tisane Boribel 2 ou Relaxe Sergent + extrait de fleurs d'oranger.
Vers 18 h : 2 gr Drosera 5 (jours pairs) et 2 gr Cuprum met. 5 (jours impairs).
Au coucher, 10' après les gouttes : 2 gr Pertus. 5 (jours pairs) et 2 gr Mephitis 5 (ou Chamomilla 5) (jours impairs) + suppositoire Coquelusédal et Coquelicones.
A 10 et 16 h et la nuit, si réveil : 2 gr Sédatif P. C. ; 1/2 h après : 2 gr Belladonna 4 ; 1/2 h après : 2 gr Coccus ; 1/2 h après : 2 gr Samb. 4.
Le dimanche, prendre seulement :
– Au réveil : 5 gr Pertus. 7.
– Au coucher : 5 gr Coccus 7 (si toux humide) ou 5 gr Drosera 7 (si toux sèche).

Vaccin Dérode Sergent contre la coqueluche, Sérocoq, Immunoglobines, Bronchocilline.

Oligoéléments : Mn Cu, Cu Au Ag et S (allergie), Cu (grippe), Mg et P (spasmes respiratoires).
Vitamines : A, C, B5, B10, D et E. La vit. B10 est antidyspnéique.

Indications particulières suivant les symptômes

(Fiches homéopathiques de Boiron)

❐ PÉRIODE DE DÉBUT :
Allium cepa : coryza fluent avec de nombreux éternuements. Ecoulement nasal irritant, excoriant le pourtour des narines et la lèvre supérieure. Larmoiement doux. Toux rauque, sèche et spasmodique.
Belladonna : toux sèche, aboyante, violente, surtout nocturne. Enfant fébrile, avec face rouge parfois baignée de sueurs.

***Coqueluche** (suite) :*

Carbo vegetabilis : indiqué en début d'épidémie, chez un enfant d'état général médiocre, fatigué par son incubation, pour dissiper la maladie ou faire apparaître les symptômes du remède curateur de la période d'état.
Sulfur : remède centrifuge de même indication que le précédent, mais chez un enfant sthénique habituellement en bonne forme.

❒ PÉRIODE D'ÉTAT :
Arnica montana : remède indiqué lorsque les quintes entraînent un endolorissement des muscles du thorax. L'intensité des quintes peut provoquer des petites éruptions purpuriques du visage.
Coccus cacti : toux quinteuse par chatouillement laryngé, avec expectoration de mucus filant, visqueux, pendant en longs fils, avec parfois des efforts de vomissements. Les accès ont un maximum le soir avant minuit et le matin au réveil. Aggravation dans une chambre chaude. Amélioration au frais ou en buvant une gorgée d'eau froide.
Corallium rubrum : toux violente, spasmodique, explosive, que le malade ne peut empêcher. L'air inspiré semble froid et provoque l'accès. Le malade se met sous ses couvertures pour essayer de limiter les accès explosifs de sa toux.
Cuprum metallicum : toux spasmodique sèche, avec suffocation intense et cyanose de la face. Parfois spasmes laryngés ou spasmes du sanglot. Ebauches de crises d'aspect tétaniforme, le pouce fléchi dans le poing fermé. Amélioration en buvant une gorgée d'eau froide.
Drosera : toux sèche, rapide, déchirante, spasmodique, aboyante, aggravée le soir ou la nuit vers 2 h du matin. La toux entraîne des douleurs abdominales ou costales que le petit malade soulage par pression des mains.
Ipeca : toux spasmodique avec suffocation, coloration bleuâtre de la face, accompagnée de nausées et de vomissements glaireux, avec une langue propre ou peu chargée.
Mephitis putorius : toux suffocante qui bloque l'expiration. Le visage se cyanose. Catarrhe peu abondant.

❒ SUITES LOINTAINES :
Allium cepa composé : éternuements (10 gouttes ou 2 gr trois à cinq fois par jour).
Arum triphyllum composé : affections aiguës des voies respiratoires supérieures, laryngites et toux sèches croupales. Ajouter Spongia 4 et Sambucus 4.
Les quintes sont aggravées tête basse chez :
– Drosera et Sambucus : pas d'expectoration.
– Coccus et Mephitis : avec expectoration.
Drosera composé : toux spasmodiques et coqueluchoïdes.
Pertussinum : biothérapique à employer dans les toux coquelichoïdes faisant suite aux refroidissements chez les enfants qui ont eu une coqueluche antérieure. Il sera souvent associé à une haute dilution de Drosera. L'emploi de Pertussinum à titre préventif n'est pas toujours sans inconvénient.

Coronarite

Faire de suite un E.C.G. et hospitalisation dans un service spécialisé. Voir *angine de poitrine.*

Oligoéléments : P, Mn Co et Mg.
Si angoisses : ajouter Al et Li.
Si menace de crise : Co toutes les 1/2 h en attendant l'hospitalisation.

Traitement par la gemmothérapie et **l'organothérapie**
(A faire après la crise)

Au réveil et au coucher : 30 gouttes bourgeons Buxus, Betula pub., Syringa, Crataegus ââ 1°X.
A 10 et 16 h : deux Boribel 13.
Le midi et le soir, 1/2 h avant les repas : 30 gouttes bourgeons Cornus, Prunus (+ éc. int., rac.), Citrus ââ 1°X (+ éc. int. de tige).
Au coucher : un suppositoire Artère coronaire 4 CH (trois soirs par semaine).

Corps étrangers

❐ SOUS LA PEAU : 2 gr Silicea 3°X aident à leur expulsion spontanée (toutes les 2 h).

❐ DANS L'ŒIL : voir un ophtalmologiste pour extraction précoce. Sinon, risque de taies cicatricielles.

Cors

Bains de pieds prolongés (chaque jour aller pêcher la crevette pendant un mois).

Au réveil : 2 gr Radium 5 (à défaut Thuya 5).
A 10 et 16 h : 2 gr Antim. crud. 5 ; 1/2 h après : 2 gr Hypericum 4.
Le midi et le soir, 10' avant les repas : 6 gouttes de la formule : Antim. crud., Arnica, Berberis, Caust., Kreosotum, Lycopodium, Napht., Staphys., Thuya ââ 3, Solidago 1.
Tous les soirs : 2 gr Cinnabaris 5.
Le dimanche, prendre seulement :
– Au réveil : 5 gr Lycopodium 5.
– Au coucher : 5 gr Thuya 7 (dimanches pairs) et 5 gr Conium 7 (dimanches impairs).

Localement :
– Le matin et le soir : pansements avec une feuille de lierre macérée dans du vinaigre.
– Au coucher : badigeonnages avec Thuya TM et laisser sécher puis mettre : Chelid., Euphorbia, Thuya ââ TM 0,50, collodion élastique 15 g (ou Nitrol, ou Diable).

***Cors** (suite) :*

Ou tout simplement coller sur le cor en permanence du sparadrap en toile aussi longtemps que besoin est.

Oligoéléments : Mn Cu et Zn.

Corticothérapie (trouble de la formule sanguine après)

Voir *anémie.*

❒ DANS TOUS LES CAS : Levure de bière et Algues marines.

N.B. : la Cortisone Roussel est l'antivitaminique majeur. On peut donc l'employer dans tous les cas d'hypervitaminose (choc thiamique de la B1, par exemple).

Coryza aigu

❒ DE SUITE : 2 gr Aconit. 4 et Camphora 4 efficaces surtout si froid sec (toutes les heures en alternant).
Au réveil et au coucher : 2 gr All. cepa composé (toutes les heures si éternuements) + 1/2 h après : 2 gr Aconit. composé.
Le matin : 2 gr Eupat. 5.
Vers 10 h : 2 gr Gelsemium 5.
Le midi et le soir, 10' avant les repas : un Coryzalia + Boribel 8 ou + 20 gouttes Cplx Lehning L.52 (on peut les prendre jusqu'à cinq fois par jour dans les cas aigus), en alternant toutes les heures.
Vers 16 h : 1 gr Lycopodium 5.
Vers 18 h : 2 gr Ars. alb. 5.
Au coucher, 10' après All. cepa et Aconit. composés : 2 gr Nux vom. 5.

❒ SI NEZ BOUCHÉ : localement Biphédrine huileuse ou Aturgyl ou Balsamorhinol (la tête en bas pour que cela remonte dans la racine du nez) + 2 gr Samb. et 2 gr Ammon. carb. 4 (deux fois par jour).

❒ SI NEZ SEC ET BRULANT : 2 gr Sinapis 4 (deux à cinq fois par jour).

Oligoéléments : Cu, Mn, S et Bi.

Indications particulières suivant les symptômes

(Fiches homéopathiques de Boiron)

❒ DÉBUT :
Aconitum napellus : après un coup de froid vif et brusque, fièvre à début brutal, avec frissons, grande soif, peau sèche, agitation et anxiété.

Coryza aigu *(suite) :*

Allium cepa : éternuements spasmodiques, rhinorrhée irritante et larmoiement doux. Amélioration à l'air frais.
Belladonna : début brusque, avec congestion céphalique, sueurs abondantes et sécheresse des muqueuses.
Euphrasia officinalis : éternuements spasmodiques aggravés par la chaleur, avec larmoiement irritant et écoulement nasal doux.
Nux vomica : début brusque par des frissons. Le malade fébrile tremble et n'arrive pas à se réchauffer, comme Aconitum napellus.

❒ ETAT :
Ammonium carbonicum : obstruction du nez surtout la nuit vers 2 ou 3 h du matin, avec toux et dyspnée. Sécrétions nasales très épaisses. Individus gras, mous, apathiques, sédentaires, somnolents.
Anemone pulsatilla : écoulement jaune, non irritant, aggravé à la chaleur et amélioré à l'air frais. Frissons constants. Perte du goût et de l'odorat.
Hydrastis canadensis : mucus jaune, épais, adhérent.
Kalium bichromicum : mucus épais, filant, visqueux, jaune ou jaune-verdâtre, formant parfois des croûtes épaisses dans les fosses nasales. Parfois, écoulement sanguinolent.
Kalium iodatum : douleur au niveau des sinus frontaux. Ecoulement aqueux, abondant, brûlant, non excoriant.
Mercurius solubilis : narines irritées, ulcérées par un écoulement excoriant, jaunâtre, purulent, brûlant, aggravé dans une chambre chaude. Peau moite, surtout la nuit. Frissons à fleur de peau.
Sticta pulmonaria : coryza sec, avec douleur à la racine du nez qui paraît obstruée. Le malade cherche en vain à se moucher. Céphalée frontale.

Coryza chronique

Au réveil et au coucher, une mesure de la poudre : All. cepa, Anemone, Ars. iod., Calendula, Hepar sulf., Hydrastis, Lycopodium, Kalium iod., Kalium mur., Merc. sol., Penthorum sedoides, Gelsemium, Sanguin. ââ 3, Solidago 1.
Le matin : 2 gr Anemone 5 (jours pairs) et 2 gr Sanguin. 5 ou Penthorum sedoides 5 (jours impairs).
Dans la journée : un Sinuspax (quatre fois par jour), ou 40 gouttes Cplx Lehning L.52 (quatre fois par jour), ou Boribel 8 ; on peut les alterner ou les combiner.
Le midi et le soir, 1/2 h avant les repas : deux Mercurius solubilis Cplx Lehning n° 39 + 20 gouttes Arnica Cplx Lehning n° 1.
Au coucher, 10' après la poudre : 2 gr Hepar sulf. 5 (jours pairs) et 2 gr Ars. alb. 5 (jours impairs).
Le dimanche, prendre seulement au réveil : 5 gr Lycopodium 5.

***Coryza chronique** (suite) :*

Désinfection nasale : inhalations avec 10 gouttes dans eau chaude de : Menthol, Eucalyptol ââ 2 g, essence de thym (4 g), teinture de benjoin (90 g). Respirer 10' par le nez, éviter le froid la 1/2 h après chaque inhalation (ou Aromasol, ou Paysan savoyard). Et Nébulisat de Phytaromasol dans la chambre du malade.

❐ AJOUTER SELON LES CAS :
– SI CORYZA AUGMENTÉ EN PLEIN AIR :
Chaque jour : 2 gr Hydrastis 5.
– SI CORYZA AMÉLIORÉ EN PLEIN AIR :
Chaque jour : 2 gr Anemone 5 et 2 gr Napht. 5.
Les bourgeons Ribes 1°X sont antiallergiques (30 gouttes deux fois par jour dans les rhinites spasmodiques, rhumes des foins...).
– SI RHINORRHÉE ABONDANTE :
A 18 h : 2 gr Hydrastis 5 (jours pairs) et 2 gr Kalium bich. 5 (jours impairs).
– SI CATARRHE TUBAIRE : ajouter 2 gr de chaque en alternant : Kalium mur. 4, Agraphis 4, Ferrum ph. 4 et Penthorum sedoides 4.

Oligoéléments : en plus de Bi, Cu, Mn et S, ajouter : Sb, Mn Cu et Cu Au Ag.

Coryza spasmodique

Au réveil et au coucher, une mesure de la poudre : All. cepa, Aralia, Ars. alb., Euphorbia, Euphrasia, Gelsemium, Histaminum, Hydrastis, Kalium iod., Lach., Napht., Nux vom., Sabadilla ââ 4, Solidago 1.
Vers 10 h : 2 gr All. cepa 5 et 2 gr Napht. 5.
Le midi et le soir, 1/2 h avant les repas : 2 gr All. cepa composé + 20 gouttes Euphrasia Cplx Lehning n° 115.
Vers 16 h : 2 gr Sanguin. nitr. 5.
Vers 18 h : 2 gr Kalium iod. 5.
Au coucher, 10' après la poudre : 2 gr Sabadilla 5.
Le dimanche, prendre seulement :
– Au réveil : 5 gr Euphrasia 7 (dimanches pairs) et 5 gr All. cepa 7 (dimanches impairs).
– Vers midi : 5 gr Phosph. triiod. 5.
– Au coucher : 5 gr Pollant. 9 si rhume des foins ; sinon la dilution homéopathique de l'agent causal du coryza spasmodique.

❐ SI ÉTERNUEMENTS : 2 gr All. cepa composé (cinq à dix fois par jour).

Oligoéléments : Mn, S, Mn Cu et Mg (si chronique).

Coryza spasmodique *(suite) :*

Indications particulières suivant les symptômes
(Fiches homéopathiques de Boiron)

Allium cepa : éternuements avec écoulement nasal irritant et larmoiement doux. Amélioration au grand air et par le frais.
Ammonium muriaticum : coryza aqueux, abondant, excoriant, avec anosmie et impression de nez bouché malgré le coryza fluent.
Anemone pulsatilla : nez sec et obstrué la nuit, avec écoulement non irritant le matin et la journée. Amélioration à l'air frais. Aggravation dans une chambre chaude. Muqueuse nasale congestionnée, de teinte violacée.
Arsenicum album : coryzas spasmodiques alternant avec dermatoses.
Badiaga : coryza aqueux abondant, avec éternuements. Amélioration par la chaleur (à l'inverse d'Allium cepa). Toux spasmodique suivie d'éternuements.
Dulcamara : obstruction nasale dès qu'il s'expose au froid humide ou à la pluie, suivie d'un coryza abondant (rhume des foins à la fin du mois d'août). Amélioration en respirant de l'air chaud.
Euphrasia officinalis : éternuements avec larmoiement irritant et écoulement nasal doux. Amélioration dans l'obscurité.
Naphtalinum : écoulements irritants au niveau du nez et des yeux.
Nux vomica : éternuements spasmodiques le matin au réveil. Hyperosmie avec grande sensibilité aux odeurs et aux parfums. Coryza sec la nuit, et fluent le jour.
Phleum pratense : enchifrènement nasal et irritation oculaire sans gros écoulements.
Pollantinum : isothérapique de pollens divers.
Sabadilla officinarum : éternuements spasmodiques avec rhinorrhée abondante et démangeaison particulière du voile du palais, telle que le malade est obligé de le frotter avec la langue. Hypersensibilité à l'odeur des fleurs et de l'ail.
Sanguinaria canadensis : sensation de muqueuse nasale brûlante, comme si elle était fendillée. Association fréquente à des phénomènes congestifs vasomoteurs.
Sanguinaria nitrica : coryzas spasmodiques consécutifs à des polyposes nasales.

Tous ces remèdes symptomatiques devront être associés aux remèdes de fond dictés par les symptômes généraux, psychiques, et l'évolution générale des symptômes morbides dans le temps (maladie chronique : psore, sycose, luèse).

Coup de chaleur

De suite : 10 gouttes Soludor.
Ensuite, toutes les 10' en alternant : prendre 2 gr Belladonna 4, Gelsemium 4, Glonoïn. 4, Lach. 5, Natr. carb. 5 et Thebaïcum 5.

Localement : Homéoplasmine, ou pommade Boribel 11 (si besoin).

❒ SI AGITATION : ajouter 2 gr de chaque en alternant : Aconit. 4, Chamomilla 5, Sédatif P. C. et Spécifique Boribel 3 (deux fois par jour).

❒ DANS LES CAS GRAVES : insister surtout sur Thebaïcum, Glonoïn., Belladonna, et ajouter 2 gr Veratr. vir. 4 (deux fois par jour).

Coup de fouet laryngien

Au réveil : 2 gr Arg. nitr. 5.
A 10 et 16 h : 2 gr Arnica 4 ; 1/2 h après : 2 gr China 4.
Au coucher : 2 gr Calendula 5.

Coup de fouet du mollet

En attendant le médecin, de suite immobilisation du membre en position surélevée avec un léger pansement imbibé de Calendula TM ou d'eau de Philae.
Prendre toutes les 1/2 h en alternant : 2 gr Arnica 4, China 4, Bellis 4, Hamamelis 4 + 2 gr Hamamelis composé (cinq fois par jour).

Coup de soleil

Voir *coup de chaleur.*

❒ DE SUITE : 10 gouttes Soludor sur un sucre.

❒ SI VÉSICULES : ajouter 2 gr Canthar. 4 (deux fois par jour).

❒ SI ŒDEME : ajouter 2 gr Apis 4 (deux fois par jour).

❒ SI IRRITATION OCULAIRE : 2 gr toutes les heures, en alternant : Ruta 5, Arnica 4, Lilium 5 et Staphys. 5 + 2 gouttes collyre Uvéline et collyre Novésine en alternant, dans chaque œil (chaque heure tant que durera la douleur).
20 gouttes Euphrasia Cplx Lehning n° 115 (trois fois par jour).

❒ SUR LA PEAU (préventif et curatif) : Actisève oléat, crème, mousse et huile solaires Brunella, pommade Boribel 11, ambre solaire, Dermocuivre ou ma formule : Glyc., Cicaderma, crème au Calendula, Dectancyl ââ qsp 1 pot.

Diététique :
Le midi et le soir : deux capsules de carotte Biorex (vit. A).

Couperose

Au réveil et au coucher, une mesure de la poudre : Pareira, Curcuma, Cynara, Chrysis, Uva ursi, Raphanus, Solidago, Hydrastis, Sarsap., Taraxacum, Vitis quinq., Origanum, Fumaria ââ 1°X.
Le matin : 2 gr Hamamelis 5 (jours pairs) et 2 gr Calc. fl. 5 (jours impairs).
A 10, 16 et 18 h : 2 gr Hamamelis composé.

Couperose *(suite) :*

Le midi et le soir, 10' avant les repas : 6 gouttes Boribel 22 + 6 gouttes de la formule : Ferrum, Sulfuricum, Ptelea, Carduus mar., Aesculus, Euphorbia, Nux vom., Ledum, Eugenia ââ 4.
A la fin des repas : tisane Boribel 10 + 2 gr Hépatodraineur.
Au coucher, 10' après la poudre : 2 gr Anemone 5 (jours pairs) et 2 gr Lach. 5 (jours impairs).
Dermacide liquide et Vita-dermacide, eau de Philae, pommade Boribel 3.
Le dimanche, prendre seulement :
– Au réveil : 5 gr Radium 7 ou Graphites 7 (dimanches pairs) et 5 gr Sulf. iod. 7 (dimanches impairs).
– Au coucher : 5 gr Thuya 7 (dimanches pairs) et 5 gr Natr. sulf. 7 (dimanches impairs).

Remplacer le savon de toilette par lait et eau de guimauve. Actisève lotion, pommade Boribel 3.

Coupures

Voir *blessures.*

❒ COUPURES NETTES (couteau, bistouri...) : 2 gr de chaque en alternant toutes les 1/2 h : China 4, Arnica 4 et Staphys. 4 + 2 gr Calendula 4 (deux fois par jour).

❒ SI PAS BESOIN D'AGRAFES OU DE POINTS DE SUTURE : affronter les lèvres de la plaie avec du Leucoplaste après avoir bien désinfecté à l'alcool ou au Mercurochrome + sérum antitétanique (si besoin).

Courbatures

Au réveil : 5 gr Rhus tox. 5.
A 10 et 16 h : 2 gr Arnica 4 ; 1/2 h après : 2 gr Ruta 4.

Massages.

❒ SI TENDANCE AUX CRAMPES : ajouter 2 gr Cuprum met. 4 (deux fois par jour).

❒ SI DOULEURS PROFONDES ET PERSISTANTES : ajouter 5 gr Eupat. 7 (deux fois par semaine).

Oligoéléments : Mg, S et Mn Cu Co.

Coxarthrose

Voir *arthroses.*

Au réveil et au coucher : 1 cuill. café Urarthone dans un verre Vittel et Berberis Cplx Lehning n° 83 (10 gouttes).

Le matin : 2 gr Sulf. 5 (jours pairs) et 2 gr Bryonia 5 (jours impairs).

A 10 et 16 h : 10 gouttes (ou 2 gr) Rhus tox. composé et Boribel 23 (si aigu) (une semaine) et Ledum Cplx Lehning n° 81 et Boribel 24 (si chronique) (l'autre semaine, en alternance).

Le midi et le soir, 10' avant les repas : 10 gouttes Arthro-drainol (+ deux Boribel 26 si coxalgie) (une semaine) et 10 gouttes Urtica Cplx Lehning n° 82 (+ Boribel 49 si décalcification) (l'autre semaine, en alternance). A défaut, 10 gouttes de la formule : Antim. crud., Apis, Benzoicum, Colchicum, Cuprum met., Ledum, Lithium, Magn. ph., Guaïacum, Kalium carb., Kalium iod., Oxalicum, Urtica, Rhus tox., Rhodod. ââ 4.

A la fin des trois repas : deux par deux 6 à 10 gr Hépatodraineur + tisane Urosiphon ou Uro-tisane au Berberis.

Au coucher, 10' après Urarthone et Berberis Cplx Lehning n° 83 : 2 gr Rhus tox. 5 (jours pairs) et 2 gr Nux vom. 5 (jours impairs).

Le dimanche, prendre seulement :

– Au réveil : 5 gr Caust. 7.

– Au coucher : 5 gr Thuya 7 (dimanches pairs) et 5 gr Natr. sulf. 7 (dimanches impairs).

❐ SI OBÉSITÉ : cure d'amaigrissement (un seul repas par jour : à midi). Vérifier uricémie, urémie, cholestérolémie, vitesse de sédimentation.

❐ DANS TOUS LES CAS : 2 gr toutes les 1/2 h en alternant : Sédatif P. C. et Arnica 4 + massages avec un baume analgésique + Céphyl (si besoin). De plus, un suppositoire Cartilage coxo-fémoral, Ligaments coxo-fémoraux, Moelle osseuse ââ 4 CH (trois soirs par semaine).

Oligoéléments : K, S, Cu Au Ag, Mn Cu Co, Mn Co, Mg, Fl et Si.
Le Dr Tétau préconise une ampoule perlinguale Orpiment D 8 (le soir).

Traitement par la gemmothérapie

Au réveil : 30 gouttes sève de bouleau 1°X.

Le midi et le soir, 1/2 h avant les repas : 30 gouttes bourgeons Ribes, Quercus ââ 1°X (+ glands).

Au coucher : 30 gouttes Pinus 1°X.

– SI URICÉMIE : ajouter 30 gouttes bourgeons Fraxinus exc. 1°X (tendance goutteuse) (deux fois par jour).

De plus, 30 gouttes Sarsap. TM et Pilosella TM (qui font rapidement baisser le taux de l'acide urique du sang) (deux fois par jour).

– SI DOULEURS : ajouter 30 gouttes bourgeons Vitis + Ampel. ââ 1°X, loin des repas (deux fois par jour).

Crampes

❐ DANS TOUS LES CAS : 2 gr Cuprum met. 4 (deux fois par jour). On peut ajouter, au réveil et au coucher : 40 gouttes teinture hamamélis, noix vomique ââ TM pendant huit jours, et comme traitement de fond en alternant jours pairs, jours impairs (si besoin) :
Au réveil : 2 gr Coloc. 5 ou Sulf. 5.
Vers midi : 2 gr Phytolacca 5 ou Nux vom. 5.
Vers 18 h : 2 gr Caust. 5 (chez les vieillards).
Au coucher : 2 gr Plumbum 5 ou Cuprum met. 5.

❐ CRAMPES D'ESTOMAC : voir *acidité gastrique.*
A volonté : Gastropax.
Toutes les 10' : 2 gr Cuprum ace. 4 jusqu'à soulagement et 2 gr de chaque en alternant : Boribel 15, Magn. carb. 4, Bismuth. 4, Iris ver. 4 et Robinia 4 (deux fois par jour) (si besoin).
A la fin des repas, et au moment des crises : 1 cuill. café Magnésie composée Lehning ; à défaut Neutroses à volonté, ou Jécopeptol, Acidrine, Polysilane dans tisane Boribel 6.

❐ CRAMPES DES ÉCRIVAINS ET, EN GÉNÉRAL, DES MEMBRES SUPÉRIEURS :
Chaque jour : 2 gr de chaque en alternant : Cuprum met. 4, Magn. ph. 4, Caust. 4 et Plumbum 4 (deux fois par jour).
Au réveil et au coucher : un Biomag.
Le midi et le soir : vit. B (un Bécilan, Bécozyme, Béflavine ou Bénerva...) (deux fois par jour).
Voir *tétanie.*

❐ CRAMPES DES MEMBRES INFÉRIEURS :
Au réveil et au coucher : un Biomag ou Sel Rex.
2 gr de chaque en alternant : Cuprum met. 4, Coloc. 4, Magn. ph. 4, Phytolacca 4 et Ledum 4 (deux fois par jour).
Le midi et le soir : vit. B.

❐ CRAMPES DE LA GROSSESSE : sont dues à des compressions. S'étendre et changer souvent de position.

❐ CRAMPES DES SPORTIFS : 2 gr de chaque en alternant : Cuprum met. 4, Arnica 4, Ruta 4 et Rhus tox. 4 (deux fois par jour) + vit. B3, B2 et B15.

❐ CRAMPES UTÉRINES : 30 gouttes Aubier + Saule ââ TM (trois à cinq fois par jour).

❐ CRAMPES DE LA VESSIE :
2 gr de chaque en alternant : Canthar. 4, Merc. cor. 4 et Clematis er. 4 (deux fois par jour).
10 gouttes Uva ursi Cplx Lehning n° 9, ou Sabal composé ou Boribel 19 (chez les femmes) ou Boribel 18 (chez les hommes) (trois à cinq fois par jour, loin des repas).

Crampes *(suite) :*

Oligoéléments : Cu, Zn, Mg, Si, S, Mn Co, P, Mn Cu et Cu Au Ag.
Vitamines : B2 (Béflavine), B6 (Bécilan), B3 (artérites séniles), B15 (sportifs), M (raideurs), A et D.

Craquements articulaires

Chaque jour : 2 gr en alternant : Benzoicum 5, Ledum 5, Nitricum 5, Rhus tox. 5 et Sulf. 5.

Crevasses

❒ EN GÉNÉRAL :
Au réveil : 2 gr Anemone 5 (jours pairs) et 2 gr Graphites 5 (jours impairs).
Le midi et le soir : deux Boribel 22 + Scabiosa Cplx Lehning n° 87.
Au coucher : 2 gr Antim. crud. 5 (jours pairs) et 2 gr Petrol. 5 (jours impairs).

Localement : Glyc. tous les soirs.

❒ DU BOUT DES DOIGTS : 2 gr Castor 4 et 2 gr Ranunc. bulb. 4 (deux fois par jour).

Localement : Glyc. + Castor 1°X.

❒ LANGUE :
Au réveil : 2 gr Fluoricum 5 (jours pairs) et 2 gr Nitricum 5 (jours impairs).
Le midi et le soir : un Biomag.
Vers 18 h : 2 gr Caladium 5 (jours pairs) et 2 gr Tabacum 5 (jours impairs) (si fumeurs) et arrêter le tabac.
Au coucher : 2 gr Silicea 5 (jours pairs) et 2 gr Phytolacca 5 (jours impairs).
Le dimanche, prendre seulement :
– Au réveil : 5 gr Graphites 7.
– Au coucher : 5 gr Lues. 5.

Se laver les dents matin et soir avec Sanogyl, ou pâte gingivale Spécia ou Signal et ne pas se rincer la bouche.
Dans les cas rebelles : Collunovar sec et Iversal : chaque jour cinq pastilles à laisser fondre lentement dans la bouche en alternant, dont une de chaque en s'endormant.
Lysopaïne O. R. L. (si douleurs).

❒ LEVRES :
Au réveil : 2 gr Antim. crud. 5 (chez les enfants) + 2 gr Condur. 5 (chez les adultes).
Vers 10 h : 2 gr Selenium 5 (lèvre supérieure) et 2 gr Anemone 5 (lèvre inférieure).

Crevasses *(suite) :*

Vers 18 h : 2 gr Nitricum 5 (jours pairs) et 2 gr Fluoricum 5 (jours impairs) (si crevasses interminables du coin des lèvres).
Au coucher : 2 gr Arum 5 (chez les enfants).
Le dimanche, au réveil : 5 gr Natr. mur. 7 (une semaine) et 5 gr Silicea 7 (l'autre semaine, en alternance).

Localement : Glyc. ou Cicaderma.

❐ SEINS (crevasses des nourrices) :
Au réveil : 2 gr Petrol. 5 (jours pairs) et 2 gr Phytolacca 5 (jours impairs).
A 10 et 16 h : 2 gr Castor 4.
Le midi et le soir, 10' avant les repas : 6 gouttes de la formule : Phelland., Ratanhia, Croton, Merc., Graphites, Pix liq., Lappa, Rhus tox., Rhus vern., Ranunc. bulb. ââ 4.
Au coucher : 2 gr Arum 5 (jours pairs) et 2 gr Antim. crud. 5 (jours impairs).

Localement : Glyc. + Castor 1°X (ou Homéoplasmine, Cicaderma, Kératocynésine ou Alkènide...). Laver les mamelons avec du coton imbibé de 1/2 cuill. café Kératocynésol dans un verre d'eau bouillie tiède ou d'eau d'Evian tiède.

Oligoéléments : S, Mg, Co et Mn Cu en compresses locales sur le sein.
Vitamines : A, B et C (Levure de bière).

Croissance

❐ SI INSUFFISANTE OU RETARDÉE :
Voir *arriération mentale.*
Au réveil : oligoélément Zn Cu + 2 gr Anemone 5 (jours pairs) et oligoélément Si + 2 gr Sulf. iod. 5 (jours impairs).
Au réveil et au coucher : un Ostéocynésine + 10 gouttes Uvestérol + un Alvityl.
Le midi et le soir, 10' avant les repas : deux Agnus castus Cplx Lehning n° 2 + Acidum phosphoricum Cplx Lehning n° 5 + Silicea Cplx Lehning n° 11 (ou 10 gouttes) (chez les garçons) et deux Agnus castus Cplx Lehning n° 2 + Pulsatilla Cplx Lehning n° 60 + Rosmarinus Cplx Lehning n° 24 (ou 10 gouttes) (chez les filles). Ou, pour les deux sexes, les Boribel 26 et 43 (une semaine), 27 et 49 (l'autre semaine, en alternance).
Aux trois repas : ajouter une pincée de Poudre recalcifiante de Robin dans les aliments.
Vers 18 h : 2 gr Ferrum ph. 5 (jours pairs) et 2 gr Calc. carb. 5 (jours impairs).
Au coucher : 2 gr Baryta carb. 5 (soirs pairs) et 2 gr Cistus 5 (soirs impairs) + un suppositoire Thymus. 4 (tous les deux soirs).

***Croissance** (suite) :*

Le dimanche, prendre seulement au réveil : 5 gr Natr. mur. 7 (dimanches pairs) et 5 gr Silicea 7 (dimanches impairs).

❒ SI CROISSANCE EXAGÉRÉE, faire le traitement du Dr Pommier : tous les quinze jours, une dose tantôt Ant'hypophyse 9 CH, tantôt Conchiolinum 9 CH.

Oligoéléments : Mg, Fl, Zn Cu, Al (intelligence), Fe, Cu, Mn, Zn et les Granions d'arsenic (lymphatisme rachitique des enfants à croissance retardée). On conseille :
La semaine : Zn Cu (jours pairs) et Mn Cu (jours impairs).
Le dimanche : Cu Au Ag.
Vitamines : régime polyvitaminé, en particulier A, B, C, D et E.
Diététique : Nergine, P.O.P., Minérola.

Croup

Hospitalisation immédiate. De toute façon, isolement absolu. Sérum antidiphtérique. Depuis la vaccination systématique contre la diphtérie, le croup suffocant et asphyxique devient de plus en plus rare.

❒ DANS LES CAS SURAIGUS : avec menace de mort par asphyxie, la trachéotomie d'urgence s'impose, au besoin avec une paire de ciseaux ordinaire si on n'a rien d'autre sous la main. Sinon tubage et canule selon les cas.

❒ DE SUITE : 2 gr Hepar sulf. 5 ; 1/4 h après : 2 gr Bromum 5 ; ensuite 2 gr tous les 1/4 h en alternant : Aconit. nap. 4, Samb. 4 et Spongia 4. On espacera peu à peu à mesure que l'amélioration se produira.

❒ DE PLUS : 2 gr de chaque en alternant : Merc. cyan. 5, Kalium bich. 5, Senega 4, Hydrastis 5 et Boribel 10 (deux fois par jour) + 2 gr en alternant : Aceticum 5, Arum 5, Kalium iod. 5 (chaque jour).

Atmosphère humide et chaude (faire bouillir en permanence dans de l'eau des bourgeons de sapin et des feuilles d'eucalyptus) ; lumières tamisées ; silence ; bains chauds à 40 °C. Nébulisat de Phytaromasol. Tisane Laryngée LHF ou Amieux. Gargarismes avec Phytolacca TM. Les jours suivants, 6 gouttes de la formule : Aceticum, Aconit., Arum, Bromum, Cuprum met., Hepar sulf., Kalium bich., Kalium iod., Merc. cyan., Samb., Senega, Spongia ââ 4, Chrysis, Avena, Solidago, Tilia ââ 1°X (cinq fois par jour).

❒ PRÉVENTIVEMENT, en période d'épidémie, chaque dimanche une dose Diphterotoxinum 7 ou équivalent ; mais surtout se faire vacciner contre la diphtérie en temps utile. Se méfier des sujets sains, vaccinés et porteurs de germes (bacilles de Lœffler).

Croûtes de lait (gourme, impétigo)

Voir *dartres, gourme, impétigo* et *pityriasis.*

De suite : une dose Antim. tart. 11 CH.
Au réveil et au coucher, une mesure de la poudre du Dr Borianne : Croton, Merc., Graphites, Pix liq., Lappa, Rhus tox., Rhus vern., Urtica ââ 4, Viola tri., Sarsap., Chrysis, Solidago ââ 3°X.
Le matin : 2 gr Graphites 5 (jours pairs) et 2 gr Rhus tox. 5 (jours impairs).
Vers 10 h : 2 gr Arum 5 (jours pairs) et 2 gr Mezer. 5 (jours impairs).
Le midi et le soir, 10' avant les repas : 10 gouttes Saponaria composé (ou Dermo-drainol) ou deux Boribel 22.
A la fin des repas ou des biberons : 2 gr Hépatodraineur.
Vers 18 h : 2 gr Ars. alb. 5 (jours pairs) et 2 gr Nux vom. 5 (jours impairs).
Au coucher, 10' après la poudre : 2 gr Antim. crud. 5 (jours pairs) et 2 gr Petrol. 5 (jours impairs).
Le dimanche, prendre seulement :
– Au réveil : 5 gr Psor. 5.
– Au coucher : 5 gr Graphites 7 (dimanches pairs) et 5 gr Calc. carb. 7 (dimanches impairs).

Localement : nettoyer avec du coton imbibé d'eau de Philae pure ou diluée, ou eau d'Alibour. Mettre un peu de pommade Boribel 6 (tous les soirs).

Surveiller la constipation (sirop du Dr Manceau, Lansoÿl gelée...). Jus de fruits frais, jus de carottes. Eviter la suralimentation. Tisane Boribel 10 avec 5 gouttes Vinca TM.

Oligoéléments : Mn Cu Co, Cu Au Ag, S et Mn Cu par la bouche et localement. Levure de bière et Algues marines.

Cryptorchidies

Oligoéléments : Zn Cu, Mn ou Mn Cu.
Opothérapie : Thyroïde, Hypophysine et Thymus.

Cuir chevelu

❒ CUIR CHEVELU HUILEUX (avec séborrhée grasse) : lotion 208 Brisson et Sanodia et Povinor.
Au réveil : 2 gr Bryonia 5 (jours pairs) et 2 gr Selenium 5 (jours impairs).
Le midi et le soir, 1/2 h avant les repas : 30 gouttes bourgeons Ulmus 1°X.
Au coucher : 2 gr Natr. mur. 5 (jours pairs) et 2 gr Kalium sulf. 5 (jours impairs).

***Cuir chevelu** (suite) :*

❒ CHEVEUX SECS : 2 gr Kalium carb. 4 et 2 gr Ars. alb. 4 (deux fois par jour). Opotrix complet. Lotions Cysti-2, Cystelle ou Bépanthène. Voir *alopécie* et *pellicules.*

Oligoéléments : Zn Cu et S.
Vitamines : B2, B5, B8, A, C et E.

Cyphoses et cypho-scolioses

Au réveil et au coucher : 1 cuill. café Sel Rex (ou Sativol, ou Jénovérine).
Le matin : une ampoule Ostéine, puis 2 gr Calc. composé 3°X (jours pairs) et 2 gr Triphosphates composé 3°X (jours impairs).
Le midi et le soir, 10' avant les repas : un Ostéocynésine (une semaine) et un Ossopan (l'autre semaine, en alternance).
Aux trois repas : ajouter une pincée de Poudre recalcifiante de Robin dans les aliments.
Au coucher : 2 gr Symphytum 5 (jours pairs) et 2 gr Corallium 5 (jours impairs) (en s'endormant) + un suppositoire Osséine 4 CH (trois soirs par semaine).
Chaque jour : 10 gouttes Uvestérol.
Le dimanche, prendre seulement au réveil : 5 gr Natr. mur. 7 (dimanches pairs) et 5 gr Silicea 7 (dimanches impairs).

Régime : jus de fruits pressés, sucrés avec du miel. Laitages frais et crus.

Oligoéléments : Fl, Si, S et Algues marines.
Vitamines : A, D et Levure de bière.
Diététique : Minérola, Farine d'os.

Cures : héliomarines.

Cystites

Voir *blennorragie* et *colibacillurie.*

De suite : une dose Canthar. 9 CH puis 10 gouttes de chaque : Cplx Lehning L.8 et Réno-drainol + une ampoule Ampho-vaccins ou Colitique (en alternant les boîtes) (matin et soir).
A 10, 16, 18 h : 2 gr Formica composé.
Le midi et le soir : deux Boribel 18 (chez les hommes) ou 19 (chez les femmes).
De plus : 2 gr en alternant les tubes toutes les 1/2 h : Canthar. 4, Merc. cor. 4 et faire un prélèvement urétral ou une analyse cytobactériologique des urines pour déceler le plus rapidement possible le germe pathologique en cause : le plus souvent, colibacille ou gonocoque. Instituer alors une thérapeutique appropriée.

***Cystites** (suite) :*

❒ SI LA CYSTITE NE CEDE PAS RAPIDEMENT AU TRAITEMENT CI-DESSUS : ne pas hésiter à employer Rufol, Furadoïne ou Nibiol, etc. (si colibacillosurie), ou Eusaprim, Pyostacine, Bactrim forte, Céporexine, Vibramycine ou Bristamox... Une fois la cystite « blanchie », ne pas la croire guérie pour autant, mais faire le traitement de fond ci-dessous qui débarrassera l'organisme des toxines résiduelles, sinon il y aura des rechutes et des complications précoces ou tardives.
Dans tous les cas, voir un urologue.
Au réveil et au coucher, une mesure de la poudre : Chrysis, Fraxinus, Lespedeza, Orthosiphon, Pareira, Pilosella, Ribes, Sarsap., Solidago, Uva ursi ââ 1°X (une semaine) et une ampoule Ampho-vaccins et Colitique (l'autre semaine, en alternance).
Le matin : 2 gr Canthar. 5 (jours pairs) et 2 gr Merc. cor. 5 (jours impairs).
A 10, 16 et 18 h : 2 gr Formica composé (une semaine) et 2 gr Pareira composé (l'autre semaine, en alternance).
Le midi et le soir, 1/2 h avant les repas : 10 gouttes de la formule : Betula, Canthar., Capsicum, Clematis er., Formica, Juniperus, Merc. cor. ââ 4 et 10 gouttes (ou 2 gr) Juniperus Cplx Lehning n° 6 + Uva ursi Cplx Lehning n° 9 (une semaine) et 10 gouttes (ou 2 gr) Boribel 42 et 18 (chez les hommes) ou 19 (chez les femmes) (l'autre semaine, en alternance).

❒ SI GONOCOQUE :
Au coucher : 2 gr Pyrog. 5 (ou Nitricum 5 si pas de pyurie) (jours pairs) et 2 gr Medorrh. 5 ou Colibacil. 5 selon le germe en cause (jours impairs).
Le dimanche, prendre seulement au réveil : 5 gr Thuya 7 (dimanches pairs) et 5 gr Natr. sulf. 7 (dimanches impairs).

❒ SI URICÉMIE : ajouter 30 gouttes Pilosella TM.

❒ SI URÉMIE : 30 gouttes Sarsap. TM + 30 gouttes Lespedeza TM en plus de Pilosella TM.

❒ SI DÉMINÉRALISATION :
Le midi et le soir : 30 gouttes Equisetum + Lamium ââ TM.
A la fin des repas : Uro-tisane au Berberis ou tisane Boribel 11 + 20 gouttes Betula TM dans chaque tasse.

❒ AJOUTER SELON LES CAS :
– SI CYSTITE APRES CALCULS OU CATHÉTÉRISME : 2 gr Petrol. 4 (deux fois par jour) et 10 gouttes (ou 2 gr) Pareira composé (trois fois par jour).
– SI CYSTITE DES JEUNES MARIÉES : 2 gr Staphys. 4 à alterner avec Canthar. 4 (trois fois par jour).
– SI CYSTITE AVEC ORCHITE : 2 gr Kalium mur. 4 (trois fois par jour).
– SI CYSTITE DES PROSTATIQUES : Sabal composé + un Tadenan (chaque jour).

Cystites *(suite) :*

Traitement simplifié

(Chez les hommes et chez les femmes)

Au réveil et au coucher, une mesure de la poudre : Canthar., Capsicum, Clematis er., Formica, Juniperus, Merc. cor., Terebint. ââ 4, Chrysis, Fraxinus, Ribes, Solidago, Spiraea ââ 1°X + une ampoule Ampho-vaccins dans un verre de Vittel ou Contrexéville.
Le matin : oligoélément Mn Cu + 2 gr Canthar. 5 (jours pairs) et oligoélément Cu Au Ag + 2 gr Merc. cor. 5 (jours impairs).
A 10 et 16 h : 2 gr Boribel 19 (chez les femmes) ou 18 (chez les hommes) (une semaine) + 2 gr Boribel 42 (l'autre semaine, en alternance).
Le midi et le soir, 1/2 h avant les repas : 10 gouttes de chaque : Réno-drainol et Cplx Lehning L.8 + 1 cuill. café de la formule : Betula, Equisetum, Lamium, Orthosiphon, Pilosella, Salix, Sarsap. ââ TM 300 cc dans un verre de Vittel ou Contrexéville.
Ensuite 2 gr Formica composé (une semaine) et 2 gr Pareira composé (l'autre semaine, en alternance).
A la fin des trois repas : 2 gr Hépatodraineur + Uro-tisane au Berberis.
Au coucher : Colibacil. 5 (soirs pairs) et Nux vom. 5 (soirs impairs) + oligoélément Ag (tous les soirs).
Le dimanche, prendre seulement :
– Au réveil : oligoélément Cu Ni Co.
– Au coucher : oligoélément Se + 5 gr Thuya 7 (dimanches pairs) et 5 gr Natr. sulf. 7 (dimanches impairs).

Oligoéléments : Mn Cu, Li, K, Cu Au Ag et, en plus, Ag seul chaque jour.

Traitement par la gemmothérapie

Au réveil : 30 gouttes bourgeons Vacc. vitis 1°X dans 200 g d'eau de La Preste.
Le midi, 1/2 h avant le repas : 30 gouttes bourgeons Betula pub. ââ 1°X (+ radicelles, éc. int., rac.) dans un peu d'eau.
Le soir, 1/2 h avant le repas : 30 gouttes bourgeons Quercus ped. ââ 1°X (+ radicelles, éc. int., rac., glands) dans un peu d'eau.
Au coucher : 30 gouttes bourgeons Fagus 1°X + absorber par voie perlinguale une ampoule Col de la vessie, Bassinet, Uretère ââ 4 CH ââ qsp 1 ml (une ampoule n° 12 en sérum physiologique ou en suppositoire) (trois fois par semaine).

D

Dacryocystites

❐ Aigue :
Au réveil : 2 gr Petrol. 5 (jours pairs) et 2 gr Natr. carb. 5 (jours impairs).
A 10 et 16 h : 2 gr Merc. per. 4 ; 1/2 h après : 2 gr Staphys. 4.
Le midi et le soir, 10' avant les repas : 6 gouttes de la formule : Belladonna, All. cepa, Ambrosia, Apis, Arg. nitr., Euphrasia, Guarca, Hepar sulf., Kalium iod., Natr. mur., Sabadilla, Stannum, Staphys. ââ 4.
A 18 h : 2 gr Pyrog. 5.
Au coucher : 2 gr Conium 5 (jours pairs) et 2 gr Anemone 5 (jours impairs).

Collyres borate de soude + Adrenalinum (ou bleu Laiter, rose Laiter, Vita 3, Martigène, Néomycine/Hydrocortisone ou Biocidan).

❐ Chronique :
Au réveil : 2 gr Silicea 5 (jours pairs) et 2 gr Fluoricum 5 (jours impairs).
Au réveil et au coucher : 10 gouttes Euphrasia Cplx Lehning n° 115.
A 10 et 16 h : 2 gr Euphrasia 4.
Le midi et le soir : deux Boribel 5.
Vers 18 h : 2 gr Berberis 4.
Au coucher : 2 gr Petrol. 5 (jours pairs) et 2 gr Anemone 5 (jours impairs).

Collyre Vitaseptol, Dacryosérum. Traiter la cause.

Daltonisme

Confusion des couleurs.
2 gr Tarent. hisp. 4 (deux fois par jour).

Vitamine : B12 (Cobalamine).

Danse de Saint-Guy

Voir *chorée*.

Dartres

Voir *croûtes de lait, gourme, impétigo* et *pityriasis.*

Nettoyer les dartres avec une infusion Fumeterre ou une décoction Asperula odorata.
Au coucher : lotion avec eau de Philae, puis application de la pommade composée : crème au Calendula + Dectancyl + Cicaderma ââ qsp 1 pot, ou pommade Boribel 3.

❐ DARTRES SECHES :
Au réveil : 2 gr Ars. alb. 5 (jours pairs) et 2 gr Sulf. 5 (jours impairs).
Au réveil et au coucher : 10 gouttes Scabiosa Cplx Lehning n° 87.
10 gouttes de la formule : Antim. crud., Ars. iod., Clematis vit., Hepar sulf., Nux vom., Rhus tox., Rhus vern., Sarsap., Sulf. iod. ââ 3, Solidago 1 (trois fois par jour).
Pommade : Calendula TM, Clematis vit. TM, Rhus tox. TM, Sarsap. TM, Sulf. iod. ââ 2 g, excipient qsp 100 g.

❐ DARTRES SUINTANTES :
Au réveil : 2 gr Graphites 5 (jours pairs) et 2 gr Rhus tox. 5 (jours impairs).
Au réveil et au coucher : 10 gouttes Cistus canadensis Cplx Lehning n° 86.
10 gouttes de la formule : Berberis, Croton, Graphites, Merc. sol., Rhus tox. ââ 3, Solidago 1, et la pommade : Oxyde de zinc, Sulf., Graphites ââ 0,4, excipient qsp 100 g (trois fois par jour).

Oligoéléments : S et Mn Cu.

Décalcification

Le matin : un Ostéocynésine + 2 gr Aestus (jours pairs) et 2 gr Calc. carb. 5 (jours impairs).
Aux trois repas : 10 gouttes Uvestérol + un Alvityl et ajouter une pincée de Poudre recalcifiante de Robin dans les aliments.
Le midi et le soir, 10' avant les repas : un Calc. composé 3°X + un Triphosphates composé 3°X.
Chaque jour : 2 à 3 cuill. café de la vieille formule du sirop iodocalcique FMF : Arrhénol 0,20 g, sirop lactophosphate de chaux 150 g, sirop iodotannique phosphaté qsp 300 cc (selon l'âge).
Au coucher : 2 gr Baryta carb. 5 (jours pairs) et 2 gr Symphytum 5 (jours impairs) (en s'endormant) + un Fluor Crinex.
Le dimanche, prendre seulement :
– Au réveil : 5 gr Natr. mur. 7 (dimanches pairs) et 5 gr Silicea 7 (dimanches impairs).
– Au coucher : 5 gr Phosph. triiod. 5.

Décalcification *(suite) :*

Autre formule reminéralisante vitaminée FMF : soluté huileux off. de vit. D (50 gouttes), Acidum ascor. (0,60 g), Poudre de Thyroïde (0,05 g), Fluor de calcium (0,05 g), Vanilline (0,05 g), Poudre de Thymus. (1,5 g), Surrénine (1,50 g), Gluconate de chaux (25 g), sucre pulvérisé (qsp 250 g) : 2 à 3 cuill. café par jour.

Oligoéléments : Fl, Cu Au Ag, Mn Cu Co et Si.
Vitamines : A, C, D, E, B6 et B12.
Diététique : Minérola, P.O.P., Algues marines laminaires.

Cures : héliomarines à Berck-Plage.

Traitement par la gemmothérapie

Au réveil et au coucher : 10 gouttes Uvestérol + une capsule Nébulisat Herbaxt Prêle.
Au début des repas : 50 gouttes bourgeons Abies pect. + Symphytum + Equisetum ââ 1°X.
Le matin : un Ostéocynésine.
Le soir : un Fluor Crinex.

Déchaussement des dents

Voir *alvéolite, gingivite, pyorrhée* et *stomatite.*

Au réveil et au coucher, une mesure de la poudre : Antim. crud., Bismuth., Borax, Iodum, Kreosotum, Magn. ph., Merc. sol., Mezer., Mica, Nitricum, Plumbum ââ 3, Solidago 1.
Le matin : 2 gr Borax 5 (jours pairs) et 2 gr Sulfuricum 5 (jours impairs).
A 10 et 16 h : 2 gr Cannelle 4 ; 1/2 h après : 2 gr Merc. cyan. 4 ; 1/2 h après : 2 gr Iodate de Sr 4.
Le midi et le soir, au début des repas : un Insadol ou deux Imudon + Levure de bière.
A la fin des repas : 2 gr Hépatodraineur.
Au coucher, 10' après la poudre : 2 gr Pyrog. 5 (jours pairs) et 2 gr Aurum 5 (jours impairs).
Le dimanche, prendre seulement :
– Au réveil : 5 gr Lycopodium 5.
– Vers midi : 5 gr Psor. 5.
– Au coucher : 5 gr Thuya 7 (dimanches pairs) et 5 gr Silicea 7 (dimanches impairs).

Bains de bouche avec 10 gouttes Veybirol-Tyrothricine ou Calendula TM pour un verre d'eau. Citrons pressés. Sanogyl pour laver les dents

***Déchaussement des dents** (suite) :*

(ne pas se rincer la bouche ensuite), ou Homéodent, Tonigencyl, Signal + savon de Marseille (trois fois par jour).

Oligoéléments : Fl, S, Mn Cu, Granions Hydrargyre, Au, As, Ag, Bi et Cu Au Ag.

Décollement de rétine

Voir de suite un ophtalmologiste qualifié.

Pour aider et compléter les autres traitements :
Au réveil et au coucher, une mesure de la poudre : Aesculus, Arnica, Belladonna, Duboisia, Glonoïn., Hamamelis, China, Crotalus, Apis, Gelsemium ââ 4.
Le matin : 2 gr Cupressus 5 (jours pairs) et 2 gr Kalium iod. 5 (jours impairs).
Le midi et le soir, au début des repas : un Béflavine + deux Boribel 5.
Au coucher, 10' après la poudre : 2 gr Aurum 5 (jours pairs) et 2 gr Baryta carb. 5 (jours impairs).
Le dimanche, prendre seulement au réveil : 5 gr Phosph. triiod. 5.

Dédoublement de la personnalité

Au réveil : 2 gr Anacardium 5 (jours pairs) et 2 gr Alumina 5 (jours impairs).
A 10 et 16 h : 2 gr Baptisia 4 (si cas aigu, typhoïde).
Le midi et le soir, 1/2 h avant les repas : 10 gouttes Lobelia Cplx Lehning n° 74.
Au coucher : 2 gr Stram. 5 (jours pairs) et 2 gr Petrol. 5 (jours impairs).
Le dimanche, prendre seulement au réveil : 5 gr Thuya 7.

❒ Si insomnie : ajouter 2 gr Sédatif P. C. ou Neurocynésine, ou Homéogène 46 (cinq fois par jour).

Oligoéléments : Al et Li.

Défaillances

❒ Sans motif : 10 gouttes Soludor sur la langue ou, à défaut, Crataegus TM ou Stroph. TM.

❒ Si apathie : 2 gr toutes les 10' en alternant Ambra 4 et Ignatia 4.

❒ Si agitation : 2 gr toutes les 10' en alternant Moschus 4 et Sumbul 4.

❒ Si défaillance cardiaque (pâleur) : 10 gouttes Digitalis TM et 2 gr Naja 4 (deux fois par jour) en attendant de faire un E.C.G. (voir *asystolie*).

Défaillances *(suite) :*

❐ Si défaillance pulmonaire (cyanose) : 2 gr Carbo veg. 4 et Hydrocyan. 4 toutes les 10′ en alternant (voir *asthme, emphysème* et *pneumonie*).

❐ Si défaillances intellectuelles : voir *difficultés scolaires, retards scolaires, sénescence...*
Au réveil : une ampoule Cérébrol ou Cogitum (alterner, une semaine l'un, une semaine l'autre) + Débrumyl (mémoire) ou Lucidril (lucidité) (chez les vieillards).
Le midi et le soir, au début des repas : un Actebral 50.

❐ Chez les adultes fatigués (autre traitement) :
A 10 et à 16 h : un Biomag.
Le midi et le soir, au début des repas : une ampoule Panclar (une semaine) ou Clérégil, ou un Sureptil, ou Stivane, ou Surfortan selon les cas (l'autre semaine en alternance).

❐ Si déficiences séniles :
Au réveil : oligoélément Mg + vit. B6 (Bécilan).
Le midi, avant le repas : un Lucidril (ou Urbanyl).
Le soir, avant le repas : un Débrumyl (ou Duxil).
Au coucher : oligoélément Zn Cu + vit. E (Ephynal).

Voir *confusion mentale* et *démence précoce.*

Déformations osseuses

Voir *décalcification.*

Souvent amélioration sans opération avec le traitement de la décalcification. Rechercher les causes et les traiter (hérédo-spécificité, rachitisme, etc.).

Déglutitions incessantes

Deux fois par jour en alternant : 2 gr Ignatia 4 et 2 gr Lac can. 4.

❐ Seuls les aliments liquides passent : 2 gr Baptisia 4 (deux fois par jour).

❐ Seuls les aliments solides passent : 2 gr Hydrocyan. 4 et 2 gr Hyoscyamus 4 (deux fois par jour en alternant).

Délires

❒ AIGUS (avec fièvre, mydriase, faciès cyanosé, battements des carotides) : 2 gr de chaque en alternant : Boribel 3, Belladonna 4 et Sédatif P. C. (deux fois par jour) ; chaque jour, un Nervopax ou Neurocynésine ensemble ou alternés (si besoin), et :
Au réveil et au coucher : 10 gouttes Lobelia Cplx Lehning n° 74.
A 10 et 16 h : un Homéogène 46 + tisane Boribel 8.
Le midi et le soir, 1/2 h avant les repas : 10 gouttes Œnanthe crocata Cplx Lehning n° 78.

❒ AJOUTER, (si besoin) :
– SI DÉLIRE AVEC EXHIBITIONNISME : 2 gr Hyoscyamus 4 et 2 gr Canthar. 4 (deux fois par jour).
– SI DÉLIRE FURIEUX : Stram. 4 *(idem).*
– SI DÉLIRE CALME : Baptisia 4 et Helleborus 4 *(idem).*
– SI DÉLIRE AVEC CARPHOLOGIE : Hyoscyamus 4 et Helleborus 4 *(idem).*
– SI DÉLIRE AVEC LOQUACITÉ : Stram. 4 et Lach. 4 *(idem).*
– SI DÉLIRE AVEC EUPHORIE : Anhalonium 4 *(idem).*
– SI DÉLIRE DE PERSÉCUTION : Hyoscyamus 4 et Lach. 4 *(idem).*
– SI *DELIRIUM TREMENS* DES ALCOOLIQUES : Actaea 4, Absinthium 4, Hyoscyamus 4 et Stram. 4 *(idem).*
– SI DÉLIRE APRES CHOC SUR LA TETE : Cicuta 4 et Arnica 4 en attendant radio, E.E.G. et PL.

Oligoéléments : Al et Li.

Démangeaisons

Voir *allergies, eczéma, prurit, urticaire...*

2 gr toutes les 1/2 h en alternant : Apis 4, Urtica 4 et Dolichos 4.

Localement : pommade.

❒ PRURIT DES VIEILLARDS : 2 gr Caust. 4 (deux fois par jour).

❒ PRURIT DES NERVEUX : Ignatia 4 et Ambra 4 *(idem)* + Sédatif P. C.

Oligoéléments : Mn, S, Ni Co et Li. Le Microsol Li est indiqué dans les psychoprurits.

Démaquillant

Protébiol : solution, lait biologique, shampooing aliment, pain de toilette.
Lactacyd, Dermacide, Physohex...
Produits Phas et Actisève.

Démence précoce

Soigner l'étiologie. Voir *sénescence*.

Au réveil : une ampoule Débrumyl (une semaine) ou Clérégil (l'autre semaine, en alternance) + 2 gr Anemone 5 (jours pairs) et 2 gr Kalium carb. 5 (jours impairs).
Au réveil et au coucher, une mesure de la poudre : Aethusa, Anemone, Bufo, Chamomilla, Cuprum met., Ignatia, Moschus, Natr. mur. Ph. acid., Silicea, Sumbul, Thuya ââ 4, Avena, Alfalfa, Solidago ââ 1°X + 2 gr Ph. acid. composé.
Le midi et le soir, 1/2 h avant les repas : 10 gouttes Cocculus Cplx Lehning n° 73 + un Lucidril (une semaine) et 10 gouttes Lobelia Cplx Lehning n° 74 + un Duxil (l'autre semaine, en alternance).
Au coucher : 2 gr Ailanthus 5 (jours pairs) et 2 gr Bufo 5 (jours impairs) + Oligosol Al (soirs pairs) et Microsol Si (soirs impairs) (si insomnie).
Jeudis et dimanches : 2 gr Silicea 5 et trois suppositoires Cerebrinum 4 (par semaine).
Le dimanche, prendre seulement au réveil : 5 gr Thuya 7 (dimanches pairs) et 5 gr Baryta carb. 7 (dimanches impairs).

Le Dr Pommier conseille une dose à quinze jours d'intervalle les unes des autres : Natr. mur. 7, Silicea 7, Thuya 7 et Tubercul. 7.

Oligoéléments : Al, Li, Cu Au Ag, Mn Cu, Mg, Zn Cu et Zn Ni Co.
Vitamines : B6 et E.

Déminéralisation

Voir *décalcification*.

Au début des repas : 30 gouttes Equisetum TM dans un peu d'eau d'Evian, ou un Nébulisat Herbaxt Prêle.

Dengue

A 10 et 16 h : 2 gr Eupat. 4.

Dents

❒ ACCIDENT DE LA DENTITION CHEZ L'ENFANT :
Dans tous les cas : 2 gr Chamomilla 4 (trois à cinq fois par jour) (diarrhée, otite, éruption, bronchite, convulsions dentaires...) et, 2 à 3 gouttes Chamomilla TM dans eau ou lait (deux à trois fois par jour, si besoin).

Dents *(suite) :*

Localement : baume Thomas, Dolodent et 2 gr de chaque Belladonna 4, Dolichos 4, Sédatif P. C. (deux fois par jour), sirop Delabarre, Sédo-bébé.
Mitosyl, Alkènide, Inotyol, Homéoplasmine, Fluidamande, Physohex... (si érythème fessier).

❒ RETARD DE LA DENTITION CHEZ L'ENFANT :
Au réveil : 2 gr Aestus (jours pairs) et 2 gr Calc. carb. 5 (jours impairs).
Le midi et le soir : un Ostéocynésine et un Fluor Crinex + 10 gouttes Uvestérol.
Au coucher : 2 gr Silicea 5 (jours pairs) et 2 gr Calc. fl. 5 (jours impairs) + vit. A et D surtout (Biovitamine, Multamine).

❒ ACCIDENTS DE LA DENT DE SAGESSE :
Au réveil : 2 gr Pyrog. 5.
Toutes les 1/2 h en alternant : 2 gr Arnica 4, Sédatif P. C. et Chamomilla 5.
Vers 18 h : 2 gr Naja 4.
Au coucher : 2 gr Aurum 5.

❒ CARIES DENTAIRES :
– DE L'ENFANT : ajouter au retard de la dentition chez l'enfant : 1/2 h avant les repas : 20 gouttes bourgeons Abies pect. 1°X.
– DE L'ADULTE : ajouter au précédent vers 18 h : 2 gr Kreosotum 5 (jours pairs) et Staphys. 5 (jours impairs) et supprimer le tabac.
Dans tous les cas, voir *caries dentaires* et *décalcification.*

❒ EXTRACTION DENTAIRE :
Avant et après l'intervention : 2 gr toutes les 1/2 h en alternant : China 4 et Arnica 4.
Chaque jour : 2 gr Naja 4 et 2 gr Pyrog. 5.
Pour éviter une hémorragie dentaire : 5 gr Phosph. 5 (1 h avant l'intervention ou au moment de l'hémorragie).
Pour éviter l'inflammation et l'infection post-opératoire, le Dr Borianne met dans la cavité sanguinolente de la dent arrachée un fragment d'Auréomycine.

❒ FLUXION DENTAIRE : en attendant la décision du dentiste :
Chaque jour : 2 gr toutes les 1/2 h en alternant : Apis 4, Belladonna 4, Spécifique Boribel 4 et 5 gr Pyrog. 5.

Localement : badigeonnages avec Plantago TM. Bains de bouche avec Hamamelis TM pure ou diluée.

❒ ABCES DENTAIRE :
1/2 h avant chaque repas : 2 gr Spécifique Boribel 26.
Le matin : 2 gr Pyrog. 5.

Dents *(suite) :*

A 10 et 16 h : 2 gr Belladonna 4 ; 1/2 h après : 2 gr Myristica 4.
Vers 18 h : 6 gouttes Poconeol 65.
Au coucher : 2 gr Aurum 5.

On peut aussi faire le même traitement allopathique que pour la fluxion dentaire. Mais avant tout, traiter la cause.
Périostite alvéolo-dentaire, fistule dentaire et pyorrhée (voir ces mots) relèvent du spécialiste en odontologie.
Il en est de même pour les névralgies dentaires et les rhumatismes dentaires. Nous déconseillons fortement un essai de traitement sans précision de l'étiologie. Consulter de suite un dentiste compétent.

❒ EN L'ABSENCE DE LÉSIONS, on peut prendre des calmants qui ne sont jamais curatifs, tels que :
– NÉVRALGIES DENTAIRES : 2 gr toutes les 1/2 h en alternant : Arnica 4 et Sédatif P. C. + friction des gencives avec Plantago TM (Dr Borianne).
– SI AGGRAVATION PAR LE CHAUD : ajouter chaque jour : 2 gr en alternant : Anemone 5, Bryonia 5, Chamomilla 5, Coffea 5, Ferrum 5.
– SI AGGRAVATION PAR LE FROID : Antim. crud. 5, Ars. alb. 5, Plantago 5, Rhus tox. 5, Staphys. 4.
A droite : 2 gr Magn. ph. 4 (deux fois par jour).
A gauche : 2 gr Magn. carb. 4 et 2 gr Spigelia 4 (deux fois par jour).
La nuit : Ratanhia 4.

❒ RHUMATISME DENTAIRE (arthrite) : en plus des calmants tels que Arnica, Sédatif P. C., Magn. ph., Chamomilla et même Céphyl : applications de Néorodon. Prendre Lysopaïne O. R. L.
Au réveil : 2 gr Bryonia 5.
Le matin, le midi et le soir, 1/2 h avant les repas : deux Homéogène 41.
Au coucher : 2 gr Rhodod. 5.

❒ DANS TOUS LES CAS : Boribel 4.

❒ DENTIERS :
– POUR FAIRE TENIR UN DENTIER : Corega.
– POUR NETTOYER UN DENTIER : Stéradent.

Dans tous les cas, laver les dents matin et soir avec une pâte dentifrice sans menthol, ni camphre, ni kreosotum qui antidotent tous les médicaments homéopathiques. Employer de préférence un dentifrice homéopathique (Homéodent, Oligodent...).

Oligoéléments : Cu, Bi, Fl, Mn, S et Si.
Allopathie : deux Alphachymotrypsine Choay calme, résorbe l'œdème et facilite le travail du dentiste (trois fois par jour).
Si besoin : Pénicilline et Colimycine IM. Suppositoire Prénoxan si névralgies dentaires.

Dépigmentation

Voir *vitiligo.*

Vitamines : B5 (Bépanthène), B8 (Biotine Roche) et B10 (Paraminan, Collagénan).

Dépression nerveuse

Le traitement varie selon les sujets et les motifs (deuils, échecs, déceptions...). Voir *chagrins* et *neurasthénie.*

Au réveil et au coucher, une mesure de la poudre : Magn. ph., Ph. acid., Avena ââ 1°X, Aethusa, Chamomilla, Coffea, Cyprip., Kalium brom., Sepia ââ 4.
Le matin à jeun : 2 gr Gelsemium 5 (jours pairs) et 2 gr Picricum 5 (jours impairs) (chez les hommes surmenés) ou Anemone 5 (chez les jeunes filles ou chez les femmes douces et réservées).
A 10 et 16 h : un Biomag (une semaine) + 2 gr Ph. acid. composé (l'autre semaine, en alternance).

❒ DANS LES CAS AIGUS : ajouter 2 gr Boribel 3, 31 et 41 en alternant toutes les 1/2 h, ou Boribel 47 à 10 et 16 h (si neurasthénie sexuelle), ou Grindelia Cplx Lehning n° 58 (si idées de suicide).
Le midi et le soir, 10' avant les repas : 6 gouttes de la formule : Arnica, Baptisia, Helleborus, Kalium ph., Lilium, Lithium, Mica, Nepenthes, Rhus tox., Silicea, Zincum met. ââ 4, Solidago, Céréales germées ââ 1°X.
A la fin des repas : deux par deux 6 à 10 gr Hépatodraineur (si anorexie).
Au coucher, 10' après la poudre : 2 gr Cocculus 5 (jours pairs) et 2 gr Ambra 5 (jours impairs) (chez les ratés de la vie) ou Ph. acid. 5 (chez les nerveux qui passent facilement d'un extrême à l'autre).
On peut aussi employer avec succès : Ars. alb. 5 (chez les déprimés agités et angoissés) ; Aurum 5 (chez les congestifs avec tendance au suicide) ; Sepia 5 (chez les femmes brunes, maigres et renfermées) ; Ignatia 5 (chez les femmes blondes et résignées) ; Chamomilla 5 (chez les enfants déprimés et coléreux) ; Cocculus 5 (chez les dépressifs qui restent obstinément cloîtrés dans leur chambre) ; le contraire : Lilium 5 (chez les femmes déprimées et agitées fuyant la solitude de peur de devenir folle ou d'avoir une maladie incurable) ; Gelsemium 5 (timidité, manque de confiance en soi) ; Conium 5 (mélancolie, refoulement sexuel) ; Staphys. 5 (misanthropie, colère rentrée) ; Glauconie D 8 (redonne le goût de la vie et confiance en soi) (trois ampoules par semaine).
Le dimanche, prendre seulement :
– Au réveil : 5 gr Lycopodium 5.
– Vers midi : 5 gr Phosph. triiod. 5.

***Dépression nerveuse** (suite) :*

– Au coucher : 5 gr Thuya 7 (dimanches pairs) et 5 gr Conium 7 (dimanches impairs).

On peut aussi ajouter 2 gr toutes les heures en alternant : Sédatif P. C. et Arnica 4 qui donnent de bons résultats dans certains cas aigus et passagers. Et y adjoindre chaque jour deux Nervopax (ou Neurocynésine) loin des repas si agitation. Ne pas oublier qu'il est parfois nécessaire de changer le malade de milieu pour un certain temps et de l'intéresser à quelque chose.

❒ DANS LES CAS GRAVES : hospitalisation en milieu spécialisé.
Certains auteurs préconisent dans certains cas les Boribel 3, 31, 41, 43 et 47, ou Nux vomica Cplx Lehning n° 49, ou Grindelia Cplx Lehning n° 58, Tarentula Cplx Lehning n° 71, Cocculus Cplx Lehning n° 73 et Lobelia Cplx Lehning n° 74 (par semaine).

Traitement simplifié de la dépression nerveuse

Au réveil et au coucher : deux Boribel 3 + deux Nervopax.
A 10 et 16 h : deux Boribel 31 + deux Neurocynésine.
Le midi et le soir, 1/2 h avant les repas : deux Boribel 41 + deux Sédatif P. C.
Le dimanche, prendre seulement :
– Au réveil : 5 gr Conium 7.
– A midi : 5 gr Phosph. 5.
– Au coucher : 5 gr Ignatia 9.

❒ SI INSOMNIE :
Le soir, avant le repas, et au coucher : ajouter 20 gouttes Cplx Lehning L.72 ou d'extrait de fleurs d'oranger, ou Passifl., Valeriana ââ TM ou Eschscholtzia, Tilia ââ TM dans tisane Boribel 8, ou espèces de Mélisse.

Oligoéléments : Al (soirs pairs) et Li (soirs impairs).

N.B. : songer que souvent le colibacille provoque de la dépression nerveuse. Voir *colibacillose* et *cystite.*

❒ AUTRE TRAITEMENT : 30 gouttes de la formule du Dr Borianne : Avena, Magn. ph., Ph. acid., Sepia ââ 1°X (cinq fois par jour et, toutes les heures, si besoin).

Oligoéléments : Al (insomnie), Li (3e âge), Mn Co (ménopause), Mn Cu Co (anémie), Zn Ni Co (asthénie), Mn (hyperémotivité), Mn Cu (hypersensibilité) et Cu Au Ag (anergie), Zn Cu (désadaptation).
Dépression intellectuelle : Granions d'arsenic.
Dépression des jeunes filles : Li, Zn Cu, Cu Au Ag (mélancolie).
Vitamines : B1, B2, B3, B6, C, D et E (dépression sexuelle) + Levure de bière et Algues marines.

Dépression nerveuse *(suite) :*

Traitement par la gemmothérapie

Au réveil : 50 gouttes bourgeons Sequoia 1°X.
Le midi et le soir : 50 gouttes bourgeons Betula pub. (+ chatons, radicelles, éc. int., rac.) + Quercus ped. (*idem* + glands) + Ficus ââ 1°X.
Au coucher : 50 gouttes semences Betula ver. 1°X dans tisane sédative.
Le Dr Tétau préconise une ampoule perlinguale Lépidolite D 8 (soirs pairs) et Tourmaline lithique D 8 (soirs impairs).

Dépuratifs

Ou draineurs. Ils sont nombreux et varient selon les organes intéressés.

❐ FOIE, REINS, TUBE DIGESTIF :
Au réveil et au coucher, une mesure de la poudre : Chrysis, Curcuma, Cynara, Pareira, Raphanus, Sarsap., Solidago, Taraxacum, Uva ursi, Fraxinus, Orthosiphon, Ribes, Spiraea ââ 1°X dans un peu d'eau de Vittel.
Le midi et le soir : deux Chelid. composé + Avena et Alfalfa 1°X (si maigreur et nervosité).

❐ PEAU :
Au réveil et au coucher, une mesure de la poudre : Borrago, Chrysis, Dipsacus, Fraxinus, Platanus, Ribes, Saponaria, Sarsap., Solidago, Spiraea, Viola tri., Zea ââ 1°X.

Oligoéléments : Mn, S, Zn Ni Co, Mg et Se.

Traitement par la gemmothérapie

Le midi et le soir, 1/2 h avant les repas : 30 gouttes bourgeons Ribes, Betula pub. (*idem* + éc. int., rac., radicelles), Quercus ped. ââ 1°X (*idem* + glands) dans 1/2 verre d'eau de Vittel ; c'est un draineur universel. Ajouter :
– SI RHUMATISMES : sève de bouleau 1°X (le matin), Pinus 1°X (à midi) + Vitis, Ampel. 1°X (le soir).
– SI TROUBLES PULMONAIRES : Carpinus, Corylus, et Vibur. ââ 1°X.
– SI HYPERTENSION ET ARTÉRIOSCLÉROSE : Olea, Prunus et Syringa ââ 1°X.
– SI ARTÉRITE : Pop. nig. 1°X.
– SI VARICES : Sorbus et Aesculus ââ 1°X + Castanea et Juglans reg. ââ 1°X.
– SI BESOIN D'ANTICOAGULANTS : éc. int, rac. Cornus, Prunus et éc. int. de tige Citrus ââ 1°X.
– SI TROUBLES CARDIAQUES : radicelles Crataegus et radicellesZea ââ 1°X.
– SI TROUBLES HÉPATIQUES : Juniperus et radicelles Secale cer. ââ 1°X + Rosmarin. 1°X.
– SI TROUBLES GASTRIQUES ET NÉVROSES : Ficus 1°X.
– SI TROUBLES INTESTINAUX : Vacc. vitis 1°X (agit aussi dans colibacilloses).

Dépuratifs *(suite) :*

– Si migraines : Rosa 1°X.
– Si troubles cérébraux : Alnus, Acer, Zea, Crataegus ââ 1°X.
– Si agitation, insomnie : Tilia 1°X + Eschscholtzia 1°X.
– Si asthénie : semences Betula ver. 1°X (pertes de mémoire).
– Si uricémie : Fraxinus exc. 1°X (gouttes) + Pilosella + Sarsap. ââ TM.
– Si décalcification : Abies pect. 1°X (adénopathies, rachitisme).
– Si lithiase rénale : Fagus 1°X.
– Si oligurie : Juniperus 1°X.
– Si sénescence (prostatisme) : Sequoia 1°X.
– Si dysménorrhées (hyperfolliculine) : Rubus id. 1°X.
– Si troubles cutanés : Cedrus + Ulmus + Juglans reg. ââ 1°X.
– Si allergie (vitesse de sédimentation accélérée) : Ribes 1°X.
– Si diabete : Morus 1°X.
– Si urémie : Pilosella + Sarsap. + Lespedeza ââ TM, etc.

Dermatoses

En dehors de toute étiologie, essayer le traitement passe-partout ci-dessous :

Au réveil et au coucher, une mesure de la poudre : Borrago, Dipsacus, Fraxinus, Platanus, Ribes, Saponaria, Solidago, Spiraea, Zea ââ 1°X.
Le matin à jeun : 2 gr Graphites 5 (jours pairs) et 2 gr Rhus tox. 5 (jours impairs).
Vers 10 h : 2 gr Arum 5 (jours pairs) et 2 gr Mezer. 5 (jours impairs).
Le midi et le soir, 10′ avant les repas : 6 gouttes de la formule du Dr Borianne : Croton, Graphites, Lappa, Mang. met., Merc., Pix liq., Rhus tox., Rhus vern. ââ 4, Chrysis, Sarsap., Viola tri. ââ 3°X.
On peut y ajouter 20 gouttes (ou 2 gr) Dermo-drainol ou Boribel 22 (une semaine) et Saponaria composé (l'autre semaine, en alternance), sauf dimanche.
A la fin des repas : 2 gr Hépatodraineur.
Vers 16 h : 2 gr Psor. 5 (jours pairs) et 2 gr Urtica 5 (si prurit) ou Pyrog. 5 (si pus) (jours impairs).
Vers 18 h : 2 gr Nux vom. 5 (jours pairs) et 2 gr Ars. alb. 5 (jours impairs).
Au coucher, 10′ après la poudre : 2 gr Petrol. 5 (jours pairs) et 2 gr Antim. crud. 5 (jours impairs) + un suppositoire Histaminum 7 (trois soirs par semaine).
Le dimanche, arrêter le traitement et prendre au réveil : 5 gr Psor. 5.
Dans les cas rebelles : avaler un Célestamine, ou Polaramine, ou Périactine (si anorexie).

Dermatoses *(suite) :*

Localement : pommade Homéoplasmine ou Cicaderma, ou ma formule : crème au Calendula, Cicaderma, Dectancyl, Glyc. ââ qsp 1 pot.

On peut d'ailleurs commencer un traitement homéopathique de dermatoses rebelles par l'un de ces médicaments allopathiques qui soulagent rapidement (sans en traiter la cause) ; consulter un médecin compétent. Une fois ces médicaments arrêtés, on peut alors faire un traitement de fond homéopathique et un régime qui traiteront la cause et éviteront les rechutes.

Cures : héliomarines.

Traitement passe-partout par la gemmothérapie

Au réveil et au coucher : 30 gouttes bourgeons Ribes, Betula pub., Quercus ped. ââ 1°X.
Le midi et le soir, 1/2 h avant les repas : 30 gouttes bourgeons Cedrus 1°X (si prurit, eczéma sec), ou Ulmus 1°X (si acné, eczéma suintant), ou Juglans reg. 1°X (tous les états infectieux cutanés : streptomycine, staphylococcinum, suppurations, ulcères variqueux, etc.).

❒ DERMATOSES APRES ANTIBIOTIQUES : 2 gr Monilia 4 (deux fois par jour) + l'antibiotique en cause en 5 CH. Voir *gales professionnelles.*

❒ DERMATOSES PROFESSIONNELLES : les traitements varient selon les cas ; il est toujours indiqué de faire des Iso-vaccins 5 et 7 CH avec l'agent causal.
Localement : pommade Cutisan et, pommade antiallergique (si besoin).

❒ DANS TOUS LES CAS :
Au réveil et au coucher : 20 gouttes Dermo-drainol.
Chaque matin : 2 gr Psor. 5.
A 10 et 16 h : 2 gr Boribel 22.
Le midi et le soir, 1/2 h avant les repas : 2 gr Saponaria composé.
Chaque soir : 2 gr Nux vom. (en s'endormant).

Quelques cas particuliers

– SI DERMATOSE DES BLANCHISSEUSES : 2 gr Antim. crud. 4 (deux à cinq fois par jour).
– SI DERMATOSE DES BOULANGERS : Pothos 4 *(idem).*
– SI DERMATOSE DES CIMENTIERS : *1/2 h avant chaque repas :* 20 gouttes de la formule : Calc. carb., Canthar., Graphites, Petrol., Rhus tox., Silicea ââ 4, et essayer séparément chacun des composants à la 4 ou 5 CH pour trouver ce qui convient le mieux.
– SI DERMATOSE DES ÉPICIERS : Canthar. 4.
– SI DERMATOSE DES PARASITES : Antipyr., Graphites, Primula, Psor., Rhus tox., Sulf., Apis, Urtica ââ 4.

***Dermatoses** (suite) :*

– SI DERMATOSE DES RADIOLOGUES ET DES TRAVAILLEURS « ATOMIQUES » ET DE TOUS CEUX QUI SONT EXPOSÉS À DES IRRADIATIONS ATOMIQUES OU RADIOLOGIQUES : Radium 4.

On peut aussi résumer en disant que les dermatoses d'origine animale relèvent de 2 gr Apis 4 CH (une à cinq fois par jour) et que les dermatoses d'origine végétale relèvent de 2 gr Urtica 4 CH (une à cinq fois par jour), et que pour les dermatoses d'origine indéterminée on peut ajouter à ces deux médicaments 2 gr Dolichos 4 et l'un des divers traitements passe-partout indiqués plus haut.

Localement : nettoyer avec Dermacide ou Lactacyd ou une solution laurylée, saupoudrer avec Poudre T.K.C. et mettre de la crème Fazol.

❒ DERMITE DES PRÉS :
Au réveil : 2 gr Canthar. 4.
A 10 et 16 h : 2 gr Urtica 4 ; 1/2 h après : 2 gr Millefol. 4 ; 1/2 h après : 2 gr Pastinaca 4 ; 1/2 h après : 2 gr Apis 4 (si piqûres d'insectes).
Le midi et le soir, 1/2 h avant les repas : 10 gouttes Saponaria composé et deux Boribel 22.
Au coucher : 2 gr Psor. 4.
A titre préventif : ne pas s'étendre nu sur l'herbe si on est prédisposé à la dermite des prés (après un bain de rivière par exemple).

Oligoéléments : S et Mn (allergie), Li (psycho-dermatoses), Mn Co (herpès), Mn Cu (chronique), Cu Au Ag (psoriasis et équivalents).

Indications particulières suivant les symptômes

(Fiches homéopathiques de Boiron)

❒ DERMATOSES ÉRYTHÉMATEUSES :
Apis mellifica : érythème rose-rouge, piquant, brûlant, amélioré par le froid. Œdème donnant un aspect de peau d'orange.
Belladonna : peau rouge, chaude, pruriante, avec un aspect érythémateux scarlatiniforme ou un aspect inflammatoire, brillant avec douleurs pulsatives.

❒ DERMATOSES VÉSICULEUSES :
Cantharis : dermatoses phlycténulaires avec prurit brûlant. Parfois, phénomènes urinaires associés.
Croton tiglium : dermatoses vésiculeuses siégeant sur les parties génitales, s'ulcérant facilement. Prurit intolérable. Possibilité d'alternance entre dermatose et phénomènes internes (diarrhée ou toux).
Mezereum : petites vésicules contenant un liquide blanchâtre ou jaunâtre d'aspect purulent.

Dermatoses *(suite) :*

Ranunculus bulbosus : vésicules à contenu hématique de couleur violette ou bleutée.
Rhus toxicodendron : petites vésicules comme une tête d'épingle qui repose sur une base érythémateuse pruriante. Elles contiennent un liquide clair, citrin. Prurit aggravé par le grattage, et amélioré par les applications d'eau chaude ou par le mouvement.
Rhus vernix : même aspect anatomique que Rhus toxicodendron, mais modalités différentes.

❒ DERMATOSES SUINTANTES :
Graphites : écoulement jaune d'or, épais, visqueux, collant, comme du miel, coexistant avec des croûtelles transparentes jaunes ou brunes. Prurit amélioré par le frais.
Mezereum : écoulement purulent blanchâtre ou jaunâtre qui sourd sous une croûte épaisse brunâtre recouvrant une ulcération sous-jacente. Remède type des lésions impétiginisées. Aggravation par le lavage.

❒ DERMATOSES FISSURAIRES :
Antimonium crudum : remède des hyperkératoses en général, mais aussi des fissures sur peau kératosique, notamment aux talons, à la plante des pieds, sur la paume ou le bord cubital de la main.
Graphites : fissures des plis, des espaces interdigitaux, de la région rétro-auriculaire, présentant l'écoulement caractéristique du remède.
Nitricum acidum : fissures nettes, comme si elles étaient faites avec un coup d'ongle ou une pointe de canif. Le fond saigne facilement et provoque des sensations de piqûres comme par une écharde ou une épine. Parfois, les téguments adjacents ont une teinte jaune d'or caractéristique. Les fissures siègent souvent aux jonctions cutanéo-muqueuses : commissures des lèvres, anus, vulve, etc.
Petroleum : fissures sur peau sale, principalement aux extrémités des doigts, et à recrudescence hivernale.

❒ DERMATOSES SECHES OU SQUAMEUSES :
Arsenicum album : desquamation fine, furfuracée comme de la farine qui repose soit sur une peau pâle, froide, ridée, soit sur des plaques squameuses épaisses et larges. Prurit brûlant, amélioration par la chaleur.
Arsenicum iodatum : aspect de lichénification ou de desquamation par petites squames intermédiaires entre la fine desquamation furfuracée et les larges plaques d'Arsenicum album.
Berberis vulgaris : dermatose érythémato-squameuse, circinée, qui guérit par le centre et s'étend par voie centrifuge.
Cicaderma : plaies, petites brûlures, ulcères variqueux, démangeaisons, irritation de la peau, rougeurs des bébés.
Dermo-drainol : affections cutanées, eczéma, impétigo, érythème, acné.
Homéoplasmine : affections du nez et de la gorge, petites brûlures, plaies, irritations de la peau. A ne pas utiliser chez les enfants de moins de 30 mois, sauf sur l'érythème fessier des bébés en poussées dentaires.

Dermatoses *(suite) :*

Natrum sulfuricum : desquamation par larges squames très fines, jaunes ou blanches, qui laissent apercevoir un derme sous-jacent rouge, brillant, parfois craquelé, mais sans suintement.
Saponaria composé : appoint précieux au traitement de fond dans toutes les affections dermatologiques.

Diabète hyperglycémique

❒ DANS LES CAS BÉNINS : le régime sans sucre et le traitement homéopathique suffisent en général, mais il ne faut pas les interrompre. Toute sa vie, le diabétique reste un diabétique et doit suivre un régime hypoglycémique.

❒ DANS LES CAS PLUS GRAVES : il faut y associer l'allopathie, soit *per os* (Glucydoral, Glucophage, Daonil, Diamicron, Dolipol, Diabinèse...) soit, si cela ne suffit pas, en piqûres quotidiennes d'insuline, mais toujours après avis médical.
Vérifier souvent l'acuité visuelle ; se méfier de toutes les plaies qui cicatrisent mal chez les diabétiques. N'opérer un diabétique que contraint et forcé.

❒ RÉGIME : avant tout, suppression définitive du sucre et de ses dérivés : miel, bonbons, confitures, pâtisseries... Eviter la suralimentation et l'obésité. Remplacer le sucre par sucrette, sucre Edulcor, Sucaryl (en poudre), Sun-suc, Spun-suc... et tous les dérivés de la saccharine.

❒ TRAITEMENT :
Au réveil et au coucher, une mesure de la poudre : Cephal., Chimaphila, Curcuma, Cynara, Galega, Ficus, Juglans, Morus, Quercus, Syzygium, Solidago, Uva ursi ââ 1°X + 30 gouttes Diabène dans Diatisan ou tisane espèces de Centaurée.
Le matin : oligoélément Zn Ni Co + 2 gr Uranium 5 (jours pairs) et 2 gr Ph. acid. 5 (jours impairs).
A 10, 15 et 18 h : 2 gr Uranium composé.
Le midi et le soir, 1/2 h avant les repas : 10 gouttes de la formule : Acetonum, Allox., Chionanthus, Chin. ars., Helonias, Insul., Pancréas, Ph. acid., Rheum, Senna, Taraxacum, Uranium ââ 4 et 30 gouttes bourgeons Morus, Ficus, Olea, Quercus ââ 1°X (+ glands) (une semaine) et 30 gouttes Alchemilla, Juglans reg., Iris ver. ââ TM (l'autre semaine, en alternance).
A la fin des trois repas : un Diacure + 2 gr Hépatodraineur (Rex ou Boldolaxine, si besoin).
Au coucher, après Diabène et poudre : 2 gr Nux vom. 5 + un Ephynal (soirs pairs) et 2 gr Allox. 5 + un suppositoire Pancréas 4 (soirs impairs).

Diabète hyperglycémique *(suite)* **:**

Le dimanche, prendre seulement :
– Au réveil : 5 gr Glyc. 7.
– Au coucher : 5 gr Thuya 7 (dimanches pairs) et 5 gr Natr. sulf. 7 (dimanches impairs).

Compléter par allopathie après avis médical (si besoin).

Chaque semaine, et parfois même chaque jour (comme cela se fait en service hospitalier), doser glycémie et glycosurie jusqu'à ce que l'on ait trouvé le traitement adéquat de chaque diabétique.

Régime : manger des noix, noisettes, amandes, artichauts, ail, oignons, champignons, pissenlits... et boire eaux de Vichy et de Vals.
Tisanes de feuilles de Mûrier noir, Myrtilles, Noyer sauvage.

Oligoéléments : Zn Ni Co, Ni Co, S, Zn et Mn Co.
Vitamines : A, B1, B2, B3, B12, C, D et E surtout. On peut alterner Glucivit et Carencyl.

Diabète hypoglycémique

Là aussi, régime approprié (hyperglycémique ici).

Au réveil et au coucher, une mesure de la poudre : Acetonum, Belladonna, Bryonia, Chelid., Cuprum ars., Ipeca, Lycopodium, Senna ââ 4, Aethusa, Céréales germées, Chrysis, Solidago, Taraxacum ââ 1°X dans Vichy sucrée.
Le matin : oligoélément Zn Ni Co + 2 gr Thebaïcum 5 (jours pairs) et oligoélément Cu Au Ag + 2 gr Posthypophyse 5 (jours impairs).
A 10 et 16 h : 2 gr Insul. 4 ; 1/2 h après : 2 gr Acetonum 4 ; 1/2 h après : 2 gr Cuprum ars. 4 (dans les cas graves, menaces de crise hypoglycémique, acétonémique ou de coma...).
Le midi et le soir, 1/2 h avant les repas : 2 gr Acidum composé + 10 gouttes de la formule du Dr Pommier : Hypophysine, Corticosurrénale, Thyroïde ââ 6°X.
A la fin des trois repas : 2 gr Hépatodraineur (2 gr toutes les 1/2 h jusqu'à la fin de la digestion lorsqu'elle est pénible, si besoin).
Au coucher : oligoélément Li + 2 gr Nux vom. 5 (soirs pairs) et oligoélément Mg + 2 gr Cocculus 5 (soirs impairs).
Le dimanche, prendre seulement :
– Au réveil : oligoélément Mn et 5 gr Phosph. 5.
– Au coucher : oligoélément S et 5 gr Ignatia 9 (dimanches pairs) ou 5 gr Physostigma 9 (dimanches impairs).

Eau de Vichy sucrée, jus de fruits frais sucrés au miel, betteraves rouges, jus de carottes ou carottes râpées, Levure de bière, et Coramine glucose (si besoin).

Diabète hypoglycémique *(suite) :*

❒ LA CRISE D'HYPOGLYCÉMIE est annoncée par des signes bien connus des malades qui absorbent immédiatement le bout de sucre qu'ils ont toujours sur eux : spasmes et secousses musculaires pouvant aller jusqu'à des convulsions, sueurs et haleine acétoniques, respiration périodique de Kussmaul, hypothermie...

❒ DANS LES CAS GRAVES (menaces de crise hypoglycémique, acétonémique ou de coma...), en plus du morceau de sucre, prendre, en alternant toutes les 1/2 h : 2 gr Insul. 4, Acetonum 4, Cuprum ars. 4... Faire du sérum glucosé hypertonique intraveineux (si besoin).

Cures thermales : Pougues-les-Eaux, Vals-les-Bains...

Diabètes autres

❒ DIABETE INSIPIDE : ajouter, surtout chez les nerveux :
Au réveil : 2 gr Posthypophyse 5 (jours pairs) et 2 gr Gelsemium 5 (jours impairs).
A 10 et 16 h : 2 gr Sédatif P. C.
Le midi et le soir, 10' avant les repas : 20 gouttes Conium, Equisetum, Oxytropis ââ 4, Avena, Lappa ââ TM.
Au coucher : 2 gr Coffea 5 (jours pairs) et 2 gr Ignatia 5 (jours impairs).

❒ ARTÉRITES DIABÉTIQUES : compléter le traitement avec (selon les cas) :
Au réveil et au coucher : un Héparine lipocaïque.
Le matin : 2 gr Cupressus 5 (jours pairs) et 2 gr Kalium iod. 5 (jours impairs).
A 10 et 16 h : un Soluritine papavérine.
Le midi et le soir, au début des repas : un Difrarel 100.
Au coucher, 10' après Héparine lipocaïque : 2 gr Aurum 5 (jours pairs) et 2 gr Baryta carb. 5 (jours impairs).

❒ SI PARALYSIES DIABÉTIQUES : ajouter 2 gr Curare 4 (deux fois par jour).

❒ SI RHUMATISMES DIABÉTIQUES : ajouter 2 gr Lacticum 4 (deux fois par jour).

❒ RÉTINITES DIABÉTIQUES : Fragiprel, Doxium, Flavan (myopies, thromboses, hémorragies), Ophtadil. Difrarel E.

Fortifiants pour diabétiques : Trophobolène.
Oligoéléments : Zn Ni Co (régularise la glycémie), Co, Zn, Mn, S, Ni Co (prédispositions familiales au diabète).

Diarrhées

Avant tout, essayer d'en trouver la cause (dysenterie par exemple). Voir *coliques.*

Au réveil et au coucher, une mesure de la poudre : Aloe, Antim. crud., Ars. alb., Chelid., China, Coloc., Cuprum ars., Ipeca, Merc. sol., Podoph., Ricinus, Sulf., Veratr. alb., ââ 4.
Le matin : 2 gr Arg. nitr. 5 (jours pairs) et 2 gr Podoph. 5 (jours impairs).
A 10 et 16 h : 2 gr China 4 ; 1/2 h après : 2 gr Coloc. 4 (si coliques).
Le midi et le soir, 10' avant les repas : 10 gouttes de la formule : Chin. ars., Hydrastis, Rheum ââ 1°X, Nux mosch. 4 et deux Boribel 17 et deux Aloe composé.
A la fin des repas : 2 gr Hépatodraineur + tisane Polyvalente Lahoder avec 30 gouttes Myrtillus TM.
Vers 18 h : 2 gr Ph. acid. 5 (jours pairs) et 2 gr Camphora 5 (jours impairs).
Au coucher, 10' après la poudre : 2 gr Ars. alb. 5 (jours pairs) et 2 gr Veratr. alb. 5 (jours impairs).
Le dimanche, prendre seulement au réveil : 5 gr Phosph. 5.

❒ CHEZ LES NOURRISSONS : se méfier de la pâleur hyperthermique (voir *toxicose*) : diarrhée, vomissements, déshydratation, 40 °C = hospitalisation immédiate dans un service spécialisé.
Pour la diarrhée banale, faire fondre dans un verre d'eau d'Evian 10 gr de chacun des cinq tubes : Aethusa 4, China 4, Chamomilla 5, Nux mosch. 4 et Ipeca 4, et donner 1 cuill. café tous les 1/4 h + HN 25 Milupa qui réhydrate et nourrit (ou Caril, ou Gélopectose).

❒ DANS LES CAS GRAVES : ajouter Caroba, Gélotanin, Colopten ; mettre le bébé à Arobon et, après guérison, au Bifilac pendant quelques jours (soupe de carottes), ou Modilac.

❒ CHEZ LES ADULTES : Hordénol, Diarsed, Formocarbine, Ganidan, Ercéfuryl, Intétrix, Elixir, Parégorique, au choix et selon les cas.

❒ SI INDIGESTION : 2 gr Coloc. 4 alternés avec 2 gr Antim. crud. 4 (deux à cinq fois par jour).

❒ SI DIARRHÉES POST-ANTIBIOTIQUES : Carbolevure, Ultra-Levure.

❒ SI DIARRHÉE AVEC SANG DANS LES SELLES : ajouter 2 gr Merc. cor. 5 (deux fois par jour).

❒ SI DIARRHÉE ÉMOTIVE : prendre préventivement 2 gr Gelsemium 4 (deux à trois fois par jour), et curativement jusqu'à guérison.

❒ SI DIARRHÉE MICROBIENNE : Intétrix, Ercéfuryl.

❒ SI DIARRHÉES QUI SOULAGENT : Podoph.

❒ SI DIARRHÉES QUI ÉPUISENT : Ars. alb. et Calc. carb.

***Diarrhées** (suite) :*

❒ SI DIARRHÉES MENSTRUELLES : Lach., Zincum met., Duspatalin.
N.B. : ne jamais oublier que, parfois, la diarrhée est une réaction salutaire d'un organisme encrassé.

Régime polyvitaminé : Levure de bière, Ultra-Levure (= B13).

Oligoéléments : S, Mn Co, Mn Cu, Cu Au Ag, C + Argile.

Indications particulières suivant les symptômes

(Fiches homéopathiques de Boiron)

Aconitum napellus 5 : selles glaireuses et verdâtres, avec agitation, anxiété, fièvre sèche, soif d'eau fraîche, abdomen ballonné, chaud et douloureux ; la diarrhée est augmentée par vent froid et sec.
Aethusa cynapium 5 : diarrhée des jeunes enfants et des nourrissons (dents, intolérance au lait, chaleur estivale) ; selles jaune-verdâtre avec parfois mucosités sanguinolentes ; vomissements ; absence de soif et déshydratation.
Aloe 4 et 5 : diarrhée estivale ; abus de fruits verts, rhubarbe, oseille ; selles peu abondantes, aqueuses et involontaires, avec mucosités parfois sanguinolentes et hémorroïdes, borborygmes, faiblesse : 2 gr Aloe composé (cinq fois par jour).
Antimonium crudum 5 : indigestion et suite de bains froids ; selles pâteuses contenant des aliments non digérés, embarras gastriques ; langue blanche ; soif de boissons acidulées.
Arsenicum album 5 : abus d'aliments réfrigérés (crèmes glacées) ; aliments avariés ou pollués ; selles putrides, très irritantes, peu abondantes, couleur jus de pruneaux avec coliques soulagées par la chaleur ; soif ardente de petites quantités d'eau fréquemment répétées et parfois vomissements et prostration ; diarrhée épuisante.
Chamomilla vulgaris 4 et 5 : dents ; abus de crudités ; chaleur excessive ; diarrhée fétide, jaune-verdâtre, irritante ; coliques et soif intense d'eau froide et irritabilité ; troubles de la dentition des bébés.
China 4 et 5 : diarrhée estivale après excès de fruits ; fétide, abondante, jaune clair, contenant des aliments mal digérés, indolore, postprandiale, ou nocturne.
Colocynthis 4, 5 et 9 : coliques soulagées en se pliant en deux, par la pression et la chaleur ; augmentée par refroidissement (air froid et sec), émotion ou colère ; selles fréquentes et peu abondantes.
Croton tiglium 4 et 5 : après les repas, diarrhée soudaine et violente, selles abondantes ; état nauséeux ; abdomen tendu et sensible ; diarrhée après antibiotiques, comme Ultraflore.
Dioscorea villosa : coliques améliorées en se redressant et en se tenant droit.
Ipeca 4 et 5 : changements de température ; abus de fruits crus ou bière ; selles confiture d'abricots avec nausées non soulagées par vomissements, sans soif, langue propre, coliques du côlon transverse.

***Diarrhées** (suite) :*

Mercurius dulcis 5 : temps froid et humide, diarrhée bilieuse, fréquente, à maximum nocturne, ténesme, langue épaisse et saburrale, haleine fétide.
Podophyllum peltatum 4 et 5 : diarrhée estivale due à trop de fruits acides, ou à des bains froids, ou à des troubles dentaires (bébés); abondante, indolore, fétide, matinale, avec débris alimentaires non digérés; coliques soulagées en se penchant en avant ou couché sur le ventre; vide abdominal, grande faiblesse et parfois prolapsus rectal.
Veratrum album 5 : selles peu odorantes, très abondantes, cholériformes, douloureuses, expulsées violemment; avec coliques, vomissements, soif intense d'eau fraîche, épuisement et lypothymie (sueurs froides, frontales, pâleur).

Difficultés scolaires

D'après le Dr Tétau (*Cahiers de Biothérapie,* n° 53) :

❐ DIFFICULTÉS D'ATTENTION ET DE CONCENTRATION INTELLECTUELLE :
– Baryta carb. et Lues. : en particulier, inaptitude aux mathématiques.
– Silicea : l'écolier ne peut pas fixer son esprit ni concentrer son attention.
– Anacardium : il confond tout et s'embrouille.

❐ FATIGABILITÉ INTELLECTUELLE RAPIDE : voir *céphalées.*
– Kalium ph. 4 et 9 : les Kalium sont toujours fatigués.
– Zincum met. 4 : écolier agité et épuisé.

❐ INSTABILITÉ CARACTÉRIELLE :
– Zincum met. : bouge sans cesse pieds et jambes; fatigue cérébrale rapide; fait tout répéter.
– Baryta carb. : enfant très lent dans tout ce qu'il fait; ne termine pas ce qu'il a commencé.
– Arg. nitr. : toujours pressé; ne tient pas en place; bâcle leçons et devoirs pour les avoir plus vite terminés; a toujours peur d'être en retard.
– Fluoricum : enfant instable, ronge ses ongles.

Ces enfants ou adolescents, en proie à des difficultés (qui ne sont que l'extériorisation de malaises plus profonds de type freudien ou pavlovien), vont se réfugier dans des réactions du genre agressif ou replié sur eux-mêmes, telles que :

❐ RÉACTIONS DE TYPE AGRESSIF :
– LA COLERE : Anacardium (grossièretés), Aurum (accès de colère), Bufo (mord), Chamomilla (se rend malade de sa colère), Crocus (soupe au lait), Hepar sulf. (perd la tête et en arrive à vouloir tuer), Merc. (pique des rages et se roule à terre), Lycopodium (susceptible et grossier), Nux vom. (querelleur et méchant, violent et jaloux), Platina (arro-

Difficultés scolaires *(suite) :*

gant, pique sa colère à la moindre contradiction), Staphys. (*idem* + colère rentrée).
– LES CONTESTATAIRES : Sulf., Tubercul., Psor.
– LES INSOLENTS : Platina, Lycopodium, Nux vom., Ars.
– LES JALOUX : Nux vom., Hyoscyamus (des frères et sœurs surtout plus petits), Lach. (des parents).
– LA BOUDERIE : Antim. crud.
– LE CAPRICE : Chamomilla, China (oxyures).
– LE SUICIDE : Anemone (jeune fille voulant se noyer ou avaler un tube d'aspirine), Aurum (obsédé par la mort dont il a peur), Naja (le romantique qui s'ouvre les veines).

❒ RÉACTIONS DE TYPE REPLIEMENT SUR SOI-MEME : Ignatia est le plus grand remède antistress, avec l'oligoélément Mg.
– LE MUTISME (NE PARLE PLUS À PERSONNE) : Arnica (triste, veut rester seul en silence), Fluoricum (rêveur, silencieux), Natr. mur. (prostré), Ignatia et Silicea (les hyperscrupuleux).
– LA PARESSE (NE VEUT PLUS RIEN FAIRE) : Graphites (a horreur de tout travail), Kalium ph. (fatigué par le moindre travail), Chelid. (paresse profonde, fuit tout effort).
– LE MENSONGE : Anemone, Calc. ph., Nux vom. (la sainte-nitouche).
– L'ORGUEIL : Lycopodium, Platina (filles) ou Sulf. (garçons).
– LA SUSCEPTIBILITÉ : Nux vom., Stram.
– LA TIMIDITÉ : Anemone, Gelsemium, Phosph.
– LA CRAINTE : Silicea, Phosph., Arg. nitr.
– LES HYPERSCRUPULEUX : Ignatia et Silicea.

Traitement par la gemmothérapie

Chaque jour 25 à 75 gouttes bourgeons en mac. glyc. 1°X :
– CALMANTS (QUI APAISENT SANS DROGUER) : Eschscholtzia, Lotus, Humulus TM, Tilia, Sequoia ou Passifl. composé.
– ANTISPASMODIQUES : Salix et Ballota.
– TONIQUE (INDIQUÉ DANS ASTHÉNIE AVEC ANOREXIE) : Avena 1°X.
– TONIQUES (QUI FORTIFIENT SANS DOPER) : semences Betula ver. (mémoire), bourgeons Quercus ped. et Ribes ââ 1°X à employer en période de surmenage (même posologie).
– REMARQUABLE FORTIFIANT DU TUBERCULINIQUE (VIRAGE DE CUTI) : Ajuga 1°X.
– MIGRAINES : Tilia 1°X, Betula pub. 1°X, Origanum 1°X, Rosa 1°X et Nigella 1°X.
– ENURÉSIE : Cupressus 1°X.

Dilatation des bronches

Au réveil et au coucher, une mesure de la poudre : Antim. tart., Arum, Carbo veg., Chamomilla, Crataegus, Drosera, Grindelia, Hydrastis, Ipeca, Kalium iod., Rumex, Senega, Sepia, Sticta ââ4, Solidago 1.
Le matin : 2 gr Antim. tart. 5 (jours pairs) et 2 gr Grindelia 5 (jours impairs).
A 10 et 16 h : 10 gouttes Santaherba + 10 gouttes Biocarde (chez les vieillards) et 5 cuill. café par jour sirop Stodal ou deux pilules Stoda (chez les enfants) (si oppression, asthme ou emphysème).
Le midi et le soir, 1/2 h avant les repas : 10 gouttes mélangées de chacun des flacons : Myosotis Cplx Lehning n° 63, Cetraria Cplx Lehning n° 61 ou Pulmo-drainol ou Boribel 12.
Vers 18 h : 2 gr Senega 5 (jours pairs) et 2 gr Silicea 5 (jours impairs).
Au coucher, 10' après la poudre : 2 gr Hydrastis 5 (jours pairs) et 2 gr Kalium bich. 5 (jours impairs) (en s'endormant).
Le dimanche, prendre seulement :
– Au réveil : 5 gr Drosera 7.
– Vers midi : 5 gr Phosph. triiod. 5 (Phosph. 5 chez les vieillards).
– Au coucher : 5 gr Stannum 7 (dimanches pairs) et 5 gr Aceticum 7 (dimanches impairs).

N.B. : supprimer toutes les causes irritantes (tabac...).

❒ CHEZ LES VIEILLARDS :
Vers 10 h : 2 gr Caust. 5.

❒ SI QUINTES : 2 gr Coccus 4 (expectoration difficile à expulser) (deux fois par jour).

❒ DANS TOUTES LES TOUX GRASSES : 2 gr Drosera composé et Ipeca composé (en alternant toutes les 1/2 h, selon besoin). Sirops Bronchokod, Nortussine, Dimétane, Fluisédal ou un Vectarion 50 (midi et soir, si besoin).

Oligoéléments : Mn, S et surtout Mn Cu. Le dimanche : Cu Au Ag.
Vitamines : B10, A et C.

Traitement par la gemmothérapie et l'organothérapie

Au réveil et au coucher : 30 gouttes bourgeons Betula pub., Quercus, Ribes ââ 1°X.
Le midi et le soir, 1/2 h avant les repas : 30 gouttes bourgeons Carpinus, Corylus, Vibur. ââ 1°X.
Six soirs par semaine : un suppositoire Pulmine 7 (soirs pairs) et Poumon Cœur ââ 4 CH Muqueuse bronchique 9 CH (soirs impairs). Ces suppositoires diminuent toujours les sécrétions bronchiques.

Dilatation de l'estomac

Au réveil et au coucher, une mesure de la poudre : Anacardium, Arg. nitr., Bismuth., Cocculus, Mur. acid., Ph. acid., Sulfuricum ââ 4, Solidago 1.
Le matin : 2 gr Carbo veg. 5 (si acidité Arg. nitr. 5) (jours pairs) et 2 gr Sepia 5, Nux vom. 3, Sulf. 3 (jours impairs).
Le midi et le soir, 1/2 h avant les repas : 10 gouttes Gastro-drainol (ou Boribel 15, ou Gastrocynésine).
A la fin des repas : deux par deux 6 à 10 gr Hépatodraineur et, Gastropax (dyspepsie, si besoin).
Au coucher, 10' après la poudre : 2 gr Ignatia 5 (jours pairs) et 2 gr Kalium carb. 5 (jours impairs) + un suppositoire Muqueuse gastrique 4 CH (trois soirs par semaine).
Le dimanche, prendre seulement au réveil : 5 gr Sepia 5.
Alimentation et boisson modérées. Eviter la constipation et sa flatulence. Ne rien boire ni manger entre les repas.

❐ SI AÉROPHAGIE : 1 cuill. café Magnésie composée Lehning dans tisane Boribel 6.

Oligoéléments : Co, Mn Co et C.

Diphtérie

Avant tout, hospitalisation et faire du sérum antidiphtérique. Le traitement homéopathique en renforce l'action, atténue les conséquences pathologiques et évite les complications. Depuis la vaccination préventive systématique, la diphtérie ne se voit pratiquement plus chez les sujets vaccinés. Se méfier des sujets vaccinés porteurs de germes qui sont dangereux pour des sujets non vaccinés.

De suite : une dose du biothérapique Diphterotoxinum 9 CH et, le lendemain, une dose Plumbum 9 CH qui évite les paralysies diphtériques.
Au réveil et au coucher, une mesure de la poudre : Arum, Lycopodium, Baryta carb., Caust., Plumbum, Lach., Capsicum, Nitricum, Merc. sol., Merc. cyan., Phytolacca, Solidago ââ 4 ; 10' après : un Biomag ou 2 gr Spécifique Boribel 4 (au choix selon les cas).
A 10 et 16 h : 2 gr Kalium bich. 5 ; 1/2 h après : 2 gr Merc. cyan. 5.
Le midi et le soir, 1/2 h avant les repas : 10 gouttes Cocculus Cplx Lehning n° 73 + deux Boribel 10.
Vers 17 h : un Laroscorbine 500.
Vers 18 h : un Bénerva.
Au coucher : 2 gr Hydrastis 5.

Diphtérie *(suite) :*

Le dimanche, prendre seulement :
– Au réveil : 5 gr (ou une dose) Diphterotoxinum 7.
– A midi : 5 gr Caust. 7.
– Au coucher : 5 gr Plumbum 7.

Oligoéléments : Bi, Cu, Ag, Mn Cu, Cu Au Ag et Pb.

Diplopie

Au réveil et au coucher, une mesure de la poudre : Amanita, Arg. nitr., Cuprum met., Physostigma, Spigelia, Zincum met. ââ 4.
Le matin : 2 gr Gelsemium 5 (jours pairs) et 2 gr Veratr. vir. 5 (jours impairs).
Le midi et le soir, 10' avant les repas : 6 gouttes de la formule : Alumina, Belladonna, Caust., Cicuta, Conium, Cyclamen, Natr. mur., Oleand., Onosmodium, Plumbum, Stram. ââ 4.
Au coucher, 10' après la poudre : 2 gr Hyoscyamus 5 (jours pairs) et 2 gr Aurum 5 (jours impairs).

❒ SI DIPLOPIE APRES DIPHTÉRIE :
A 10 et 16 h : 2 gr Caust. 4 ; 1 h après : 2 gr Plumbum 4.

❒ SI VERS :
Chaque mois : quatre Povanyl à la nouvelle lune + un Fluvermal à la pleine lune.

❒ SI PALPITATIONS :
De suite : un Spasmosédine ou 2 gr Spigelia 4.

Traitement de la diplopie

(Qui donne des résultats remarquables en deux mois)

Au réveil et au coucher, une mesure de la poudre : Absinthium, Aethusa, Amanita, Belladonna, Cicuta, Cuprum met., Hyoscyamus, Ignatia, Lach., Œnanthe, Bufo, Silicea, Sol. tuber. ââ 4, Solidago 1.
Le matin à jeun : 2 gr Bryonia 5 (jours pairs) et 2 gr Cicuta 5 (jours impairs).
A 10 et 16 h : 2 gr Arnica 4 ; 1/2 h après : 2 gr Ruta 4 ; 1/2 h après : 2 gr Symphytum 4.
Le midi et le soir, 1/2 h avant les repas : 6 gouttes de la formule : Arg. nitr., Calc. carb. Camphora, Cina, Digitalis, Kalium bich., Kalium iod., Lemna, Magn. mur., Magn. ph., Merc., Natr. carb., Nux vom., Plumbum ââ 4, Avena 1°X. + deux Boribel 5 (une semaine) et 2 gr Rhus tox. composé (l'autre semaine, en alternance).
A la fin des trois repas : 2 gr Hépatodraineur.
Au coucher, après la poudre : 2 gr Aurum 5 (jours pairs) et 2 gr Hyoscyamus 5 (jours impairs) + deux Sédatif P. C. (tous les soirs et la nuit, si réveil).

***Diplopie** (suite) :*

Le dimanche, prendre seulement :
– Au réveil : 5 gr Thuya 7 (dimanches pairs) et 5 gr Lach. 7 (dimanches impairs) (remplacer Lach. 7 par Natr. sulf. 7 chez les hommes).
– Au coucher : 5 gr Conium 7 (dimanches pairs) et 5 gr Natr. carb. 7 (dimanches impairs).

Dipsomanie

Voir *alcoolisme.*

Le dimanche, prendre seulement :
– Au réveil : 5 gr Bryonia 7.
– Au coucher : 5 gr Natr. mur. 7.

Dissociation du pouls et de la température

Pouls rapide et peu de fièvre.

En plus du traitement causal :
Au réveil : 2 gr Pyrog. 5.
Vers 16 h : 2 gr Aceticum 5 (si fièvre hectique).
Au coucher : 2 gr Spigelia 5.

Diurétiques homéopathiques

Voir *anurie* et *œdème.*

Selon besoin, 50 gouttes de la formule : Adonis, Alchemilla, Betula pub., Cent., Equisetum, Hieracium, Galium, Eupat. can., Pilosella, Scilla, Levisticum, Olea, Samb., Uva ursi ââ TM (trois fois par jour) et, un suppositoire Néphrine 4 CH (trois soirs par semaine).

Oligoéléments : K + Li, Mn, Mn Co, I, P, Zn Ni Co et Se.

Diverticules coliques

Saupoudrer les aliments avec Réaldyme.

Doigts

❐ Doigts déformés : Plaquenil et Profénid.
Voir *polyarthrite chronique évolutive* et *tophis.*

❐ Doigt écrasé : 2 gr toutes les 1/2 h en alternant : Arnica 4 et Hypericum 4. Pour éviter l'infection secondaire, ajouter 2 gr Pyrog. 4 (deux fois par jour) et voir un médecin le plus rapidement possible.

***Doigts** (suite) :*

❒ DOIGTS FISSURÉS :
Au réveil : 2 gr Graphites 5 (jours pairs) et 2 gr Rhus tox. 5 (jours impairs).
A 10 et 16 h : 2 gr Castor 4.
Le midi et le soir, 10' avant les repas : 6 gouttes de la formule : Croton, Graphites, Lappa, Merc., Pix liq., Ranunc. bulb., Rhus tox., Rhus vern. ââ 4, Chrysis, Sarsap., Viola tri., Solidago ââ 3°X.
Au coucher : 2 gr Petrol. 5 (jours pairs) et 2 gr Arum 5 (jours impairs).

Localement : mettre pommade Castor 1°X, Lanolinum, Glyc. ââ 5 g, Vaseline 25 g en pot (deux à trois fois par jour et, surtout au coucher).

Le dimanche, prendre seulement au réveil : 5 gr Psor. 5.

❒ DOIGTS MORTS : vérifier l'urémie.
Au réveil et au coucher, une mesure de la poudre : Ammon. carb., Apocynum, Ars. alb., Caust., Cuprum met., Pilosella, Secale corn., Senna, Sulf. ââ 4, Chimaphila, Chionanthus, Sarsap., Solidago, Taraxacum ââ 1°X.
Le matin : 2 gr Cupressus 5 (jours pairs) et 2 gr Kalium iod. 5 (jours impairs).
Le midi et le soir, au début des repas : un Hydergine, Soluritine, ou Papavérine Aguettant...
Au coucher, 10' après la poudre : 2 gr Aurum 5 (jours pairs) et 2 gr Baryta carb. 5 (jours impairs).
Le dimanche, prendre seulement au coucher : 5 gr Plumbum 7 (dimanches pairs) et 5 gr Baryta mur. 7 (dimanches impairs).

Oligoéléments :
Chaque jour : Co.
A la ménopause : Mn Co.

Doping homéopathique

Ou mieux, préparation rationnelle aux compétitions sportives, totalement inoffensive.

Au réveil et au coucher, une mesure de la poudre : Aceticum, Arnica, Bryonia, Coca, Cocculus, Crataegus, Cuprum met., Ferrum, Mur. acid., Œnanthe, Ph. acid., Picricum, Ruta, Stannum, Zincum met. ââ 4, Solidago 1 + un Alvityl.
Le matin à jeun : 2 gr Gelsemium 5 (jours pairs) et 2 gr Rhus tox. 5 (jours impairs).
A 10 et 16 h : un Vitascorbol 500 (ou Laroscorbine 500, Magnoscorbol, ou deux Boribel 1 : on peut les combiner ou les alterner).

Doping homéopathique *(suite) :*

Le midi et le soir, 10' avant les repas : 20 gouttes Céréales germées TM + Calendula TM ou une capsule diététique de Levure de bière et une autre d'Algues marines.
A la fin des trois repas : 2 gr Hépatodraineur + tisane Boribel 3.
Au coucher, 10' après la poudre : 2 gr Sarcolact. 5 (jours pairs) et 2 gr Phytolacca 5 (jours impairs).

Bains avec Algues d'Armor ou application locale d'Algofange.

❒ UN JOUR PAR SEMAINE, arrêter tout entraînement sportif et tout traitement et prendre ce jour-là :
Au réveil : 5 gr Phosph. triiod. 5.
Au coucher : 5 gr Silicea 7 (jours pairs) et 5 gr Mang. met. 7 (jours impairs) (Natr. mur. 7 chez les enfants).

❒ 1/2 H AVANT L'EFFORT MUSCULAIRE, 10 gouttes de la formule suivante dans un peu d'eau et, avec la même formule, faire des frictions sur les muscles (Dr Pommier) : Calendula TM (20 g), Bellis, Crocus TM (ââ 5 g), Arnica TM (3 g), Echinacea TM (1 g), Opodeldoch, Rhus.

Oligoéléments : Cu Au Ag, Mn Cu Co et surtout Mg. Bains d'Algues marines.
Vitamines : B15, C (Vitascorbol), B3 (Nicobion), E (Ephynal), B6 (Bécilan), B12 et la formule B1 B2 B3 + Mg (Glutamag vitaminé).

Douleurs

Il y a de nombreux médicaments homéopathiques susceptibles de soulager les douleurs, mais à part Sédatif P. C. et Arnica 4 (2 gr toutes les 1/2 h, en alternant), il n'y a pas de remèdes passe-partout. Chaque cas exige des médicaments particuliers[1].

Indications particulières suivant les symptômes

(Fiches homéopathiques de Boiron)

❒ CALMÉES PAR LA CHALEUR :
Selon les cas, on peut employer 2 gr d'un ou plusieurs des médicaments suivants à 4 CH (cinq fois par jour) en alternant plusieurs remèdes ci-dessous si nécessaire :
Aconitum : névralgies causées par la bise et le froid sec (coup de froid) début de grippe ; peut être parfois aggravé dans une atmosphère trop chaude, mais est tou-

1. Voir *céphalées, névralgies et rhumatismes...* dans le livre du même auteur : *L'Homéopathie pratique* (Dangles ; 1967).

***Douleurs** (suite) :*

jours amélioré en plein air, par le repos et après avoir transpiré (Aconitum = fièvre qui grelotte). A associer souvent à Bryonia. Employer Aconitum composé au début de toute infection.

Actaea racemosa : période menstruelle et ménopause sont les moments particuliers de ce remède : tout trouble nerveux, mental ou spasmodique, névralgique ou douloureux, en rapport avec une dysménorrhée, peut être justiciable d'Actaea racemosa.

Ammonium carbonicum : douleurs des personnes grasses et sédentaires et des éruptions rentrées. Syncopes sans motifs comme Ambra, Ignatia et Mentha.

Ammonium muriaticum : toutes les douleurs sont améliorées par un bain chaud, en particulier les douleurs névralgiques par temps froid et humide, chez personnes grasses et sédentaires.

Arsenicum album : douleurs brûlantes améliorées par la chaleur, chez agités et anxieux.

Belladonna : toutes les douleurs apparaissent et disparaissent brusquement. Céphalée congestive avec battements. Dans la grippe, fait suite à Aconitum (= la fièvre qui grelotte, alors que Belladonna = fièvre qui transpire). Rhumatisme articulaire aigu.

Camphora : troubles nerveux spasmodiques avec prostration ou collapsus et refroidissement de tout le corps. Calmés par l'air chaud et en buvant de l'eau froide.

Causticum : sensation de plaie à vif et de brûlure comme par de la chaux vive. Amélioration par l'air chaud et les temps humides, pluvieux, chauds (chez les vieillards).

Chamomilla vulgaris : intolérance à la moindre douleur (agitation et plaintes). Amélioration par temps chaud et humide (chez les enfants). Douleurs dentaires calmées par eau froide, comme Anemone pulsatilla et Coffea cruda. Calmant des bébés.

Coffea cruda : hypersensibilité améliorée par la chaleur, sauf pour le mal de dent amélioré par eau froide dans la bouche.

Collinsonia canadensis : douleurs rectales et dysménorrhées.

Colocynthis : douleurs névralgiques et crampoïdes (rhumatismes et douleurs abdominales) calmées par la chaleur (bouillotte chaude) et par la pression.

Conium maculatum : traumatismes des organes glandulaires (seins, utérus, testicules).

Dulcamara : névralgies et rhumatismes après froid humide (froid sec = Aconitum), lumbagos.

Formica rufa : douleurs urinaires et digestives sur terrain goutteux et rhumatismal.

Hepar sulfuris calcareum : hypersensibilité à la douleur et au froid, améliorée par temps humide et chaud, les enveloppements chauds de la tête et du corps.

Kalium carbonicum : douleurs aiguës, lancinantes, et piquantes augmentées par le froid et vers 2 h du matin (points de côté base droite, lumbago, migraine).

Magnesia phosphorica : douleurs, crampes, convulsions, spasmes, qui surviennent et disparaissent brusquement (Belladonna).

Nux vomica : spasmes gastro-intestinaux avec congestion portale et irritabilité nerveuse chez sédentaires.

Douleurs *(suite) :*

Phytolacca decandra : douleurs pharynx, seins, ganglions, muscles, périoste et os, améliorés par temps sec et chaud, et air chaud.
Psorinum : hypersensibilité au froid, prurit calmé par la chaleur, adynamie.
Rhus toxicodendron : rhumatismes, courbatures, fatigue physique.
Rumex crispus : douleurs de l'arbre respiratoire et, plus accessoirement, de la peau et du tube digestif.
Sepia officinalis : congestion veineuse portale avec insuffisance hépatique et pesanteur pelvienne et souvent prolapsus utérin. Comparable à Anemone pulsatilla, mais ce dernier aime le froid alors que Sepia officinalis aime la chaleur.
Silicea : débilité et sensibilité physique et mentale, tendance à la suppuration.
Veratrum album : diarrhée avec douleurs abdominales et refroidissement.

❐ Douleurs susceptibles d'etre calmées par le froid :
Aesculus hippocastanum : stase veineuse, hémorroïdes.
Allium cepa : rhinite spasmodique avec éternuement et larmoiement, enrouement avec toux sèche calmée en aspirant de l'air froid.
Aloe : congestion portale avec pléthore abdominale, migraines, lumbago, hémorroïdes... calmés par des compresses froides.
Anemone pulsatilla : congestion veineuse (peau rouge, violacée), comme Sepia officinalis mais Sepia officinalis est calmé par la chaleur, Anemone pulsatilla est amélioré par le froid.
Apis mellifica : inflammations aiguës avec œdème rosé et douleurs piquantes et brûlantes (douleur, rougeur, tumeur, chaleur); piqûres d'insectes.
Bryonia : douleurs aiguës et piquantes avec sécheresse des muqueuses calmées par boissons et compresses froides, augmentées en bougeant.
Fluoricum acidum : douleurs cutanées, veineuses et osseuses, calmées par des applications froides.
Glonoïnum : congestion de la tête calmée par des applications froides.
Iodum : douleurs ganglionnaires et glandulaires avec induration chez cachectiques.
Ledum palustre : rhumatismes aigus et chroniques des membres inférieurs avec tendance aux ecchymoses et aux hémorragies. Piqûres d'insectes (Apis mellifica) et traumatismes (Arnica montana).
Lycopodium clavatum : lithiases biliaire et rénale, calmées par boissons et compresses chaudes et le plein air froid.
Phosphorus : hypersensibilité nerveuse, impression de brûlure intense. A toujours trop chaud, comme Sulfur.
Secale cornutum : action constrictive sur les muscles lisses (utérus, vaisseau, intestin), refroidissement et pâleur avec douleurs brûlantes calmées par le froid. Secale cornutum a toujours froid et recherche le froid.
Thebaïcum : torpeur, atonie, insensibilité, calmées par le froid.

Oligoéléments : Mg, Mn, K (gros), P (maigre) et Mn Co (ménopause).
Vitamines : B1, B2, B3, B5, B6, B10 et surtout B12 (Dibencozan).

Drainage hépatique

❐ DRAINAGE SIMPLE :
Au réveil : 2 gr Chrysis 5.
Au début des repas : 2 gr Chelid. composé + 20 gouttes Lithiabyl (une semaine) et Ricinus composé + 6 gouttes Feltauryl (l'autre semaine, en alternance).
Au coucher : 2 gr Nux vom. 5.
Le dimanche, prendre seulement au réveil : 5 gr Sepia 5.

Duodénite

Au réveil et au coucher, une mesure de la poudre (drainage) : Chrysis, Curcuma, Cynara, Hydrastis, Pareira, Raphanus, Sarsap., Taraxacum, Solidago, Uva ursi, ââ 1°X.
Le matin : 2 gr Arg. nitr. 5 (jours pairs) et 2 gr Sepia 5, Nux vom. 4, Sulf. 3 (jours impairs).
A 10 et 16 h : 30 gouttes bourgeons Betula pub., Ficus, Rosmarin., Quercus, Ribes ââ 1°X.
Le midi et le soir, 10' avant les repas : 6 gouttes de la formule : Bismuth., Carduus mar., Chelid., Coloc., Histaminum, Iris, Kalium bich., Ptelea, Rhus tox., Robinia, Veratr. alb. ââ 4.
A la fin des trois repas : deux par deux 6 à 10 gr Hépatodraineur + tisane Rafraîchissante Sergent renforcée par les follicules de Séné, ou Rex (si besoin).
Au coucher, 10' après la poudre : 2 gr Mur. acid. 5 (jours pairs) et 2 gr Sulfuricum 5 (jours impairs).
Le dimanche, prendre seulement :
– Au réveil : 5 gr Sepia 5.
– Au coucher : Phosph. triiod. 5.

Eviter les aliments acides; remplacer le vinaigre par du citron (dans salade par exemple) et 2 gr Coloc. 4 toutes les 10' (si coliques).

Oligoéléments : Mn Cu, Mn Co et C.

❐ ULCERE DU DUODÉNUM : même traitement et ajouter : Phosphalugel ou Pectigels (un sachet au début des repas pour tapisser les muqueuses digestives) ; à défaut : un cachet Carbonate de bismuth 0,10; Poudre charbon végétal 0,20. Voir également *ulcère duodénal.*

❐ SI HÉMORRAGIE (méléna) :
De suite : 5 gr Phosph. 5 et toutes les 10' en alternant : 2 gr China 4 et Arnica 4. Boire 6 gouttes de la formule : Crotalus, Erigeron, Geranium, Hamamelis, Millefol., Trillium ââ 4 dans eau glacée (toutes les heures) + une IM Laroscorbine ou Cépévit et transfusion sanguine (si besoin).

***Duodénite** (suite) :*

❒ DANS LES CAS TRES GRAVES : intervention chirurgicale d'urgence.

Oligoéléments : Cu Au Ag, Mn Cu, Mn Co et C.

Dupuytren (maladie de)

Voir *aponévroses rétractées.*
Relève de la chirurgie (résultats souvent décevants).
Renforcer chaque jour par 2 gr Rhus tox. 5 et 2 gr Ruta 5.

Oligoéléments : P, Mg, Mn Cu et Cu Au Ag.
Vitamines : A, B1, C, D et E surtout.

Durillons

Au réveil : 2 gr Antim. crud. 5.
A 10 et 16 h : 2 gr Arnica 4.
Vers 18 h : 2 gr Anacardium 5.
Au coucher : 2 gr Calendula 5.

Localement : pansement avec une feuille de lierre macérée dans du vinaigre, ou applications de la crème au Calendula, Euphorbia, Thuya ââ TM.

❒ SI DURILLONS FORCÉS : ajouter au traitement précédent une dose Sticta 7.

Localement : sparadrap en toile en permanence sur le durillon ; le garder, même mouillé.

Dysenteries

Avant tout, dans les cas aigus, employer l'argile et, le traitement devenu classique (si besoin) : Intétrix entre autres, avec les précautions d'usage. Dans les formes chroniques, les traitements homéopathiques obtiennent souvent des résultats remarquables :
– Soit 2 gr Aloe composé (toutes les heures et même, toutes les 1/2 h, si besoin).
– Soit le traitement suivant :
Au réveil et au coucher, une mesure de la poudre : Aloe, Aceticum, Baptisia, Canthar., Capsicum, Coloc., Ipeca, Veronica, Nitricum, Phosph., Podoph., Rheum, Rhus tox., Sulf., Tromb. ââ 4.
Le matin : 2 gr Merc. cor. 5.
A 10 et 16 h : 2 gr China 4 ; 1/2 h après : 2 gr Iris ver. 4 ; 1/2 h après : 2 gr Cuprum met. 4 ; 1/2 h après : 2 gr Dulcam. 4.

***Dysenteries** (suite) :*

Le midi et le soir, 1/2 h avant les repas : 30 gouttes Sanguisorba TM + 10 gouttes China Cplx Lehning n° 107, ou deux Boribel 17 et 46.
A la fin des trois repas : 2 gr Hépatodraineur + tisane Boribel 7 avec 30 gouttes Myrtillus TM.
Vers 18 h : 2 gr Ars. alb. 5.
Au coucher, 10' après la poudre : 2 gr Veratr. alb. 5.
Le dimanche, prendre seulement :
– Au réveil : 5 gr Phosph. 5.
– Vers midi : 5 gr Lycopodium 5.
– Au coucher : 5 gr Thuya 7 (dimanches pairs) et 5 gr Silicea 7 (dimanches impairs).

❒ SI COLIQUES : ajouter 2 gr Coloc. 4 (si soulagé par pression et courbé en deux), ou 2 gr Dioscorea 4 (si soulagé en s'étendant sur le dos ou en se redressant) (deux à cinq fois par jour).

❒ SI HÉMORRAGIE INTESTINALE : 2 gr de chaque en alternant : Crotalus 4 et China 4 (deux à trois fois par jour).

❒ SI INCONTINENCE ANALE : 2 gr Aloe 4, ou mieux Aloe composé (deux à trois fois par jour).

❒ SI TÉNESME : 2 gr de chaque en alternant : Canthar. 4 et Nitricum 4 (deux à trois fois par jour).

Oligoéléments : S, Mn Co, Mn Cu, Cu, I et C.
Vitamines : A, B, B3, D et K.

Dyshidroses

Au réveil et au coucher, une mesure de la poudre : Antim. crud., Arum, Croton, Graphites, Lappa, Merc., Mezer., Petrol., Pix liq., Rhus tox., Rhus vern., Urtica ââ 4, Chrysis, Sarsap., Solidago, Viola tri. ââ 3°X.
Le matin à jeun : 2 gr Rhus tox. 5 (jours pairs) et 2 gr Sulf. 5 (jours impairs).
A 10 et 16 h : 2 gr Anagallis 4 ; 1/2 h après : 2 gr Primula 4.
Le midi et le soir, 10' avant les repas : 10 gouttes Saponaria composé (une semaine) et 10 gouttes Dermo-drainol + 10 gouttes Arthro-drainol et Rhus tox. composé ou Boribel 22 (l'autre semaine, en alternance).
A la fin des repas : tisane Epidermique Sergent + 2 gr Hépatodraineur.
Au coucher, 10' après la poudre : 2 gr Berberis 5 (jours pairs) et 2 gr Nux vom. 5 (jours impairs).
Le dimanche, prendre seulement :
– Au réveil : 5 gr Psor. 5.

Dyshidroses *(suite) :*

– Au coucher : 5 gr Graphites 7 (dimanches pairs) et 5 gr Thuya 7 (dimanches impairs).

Nettoyer les mains avec huile d'amandes douces.

Oligoéléments : S, Mn, Mn Co, I, Zn, S et Mn Cu.

Dyskinésies biliaires

Au réveil à jeun : 1 cuill. café Raphanus TM dans le jus d'un citron, ou une ampoule Raphanus dans tisane Centaurée (ou Hépatoflorine, ou Boribel 7).

Dysménorrhée

Coliques menstruelles et utérines.

Au réveil et au coucher, une mesure de la poudre : Actaea, Arnica, Ars. alb., Cauloph., Chamomilla, Coccus, Coloc., Cuprum met., Kreosotum, Magn. ph., Platina, Plumbum, Vibur., Zincum met. ââ 4, Avena 1°X.
Le matin : 2 gr Anemone 5 (jours pairs) et 2 gr Vibur. 5 (jours impairs).
A 10 et 16 h : ajouter 2 gr Chamomilla 4 ; 1/2 h après : 2 gr Coloc. 4 ; 1/2 h après : 2 gr Magn. ph. 4 ; 1/2 h après : 2 gr Sédatif P. C. (si besoin). Dans les cas pénibles, alterner ces quatre remèdes toutes les 1/2 h.
Le midi et le soir, 10' avant les repas : soit 10 gouttes Gynéco-drainol, ou Helonias composé, ou Boribel 19 et 32, soit 20 gouttes Climaxol ou bourgeons Rubus 1°X ou Alchemilla, Chamomilla, Juniperus, Leonurus, Vibur. ââ TM.
A la fin des repas : tisane Féminine Sergent ou Boribel 12 ou Phlébosédol + tisane Armoise (trois jours avant l'époque présumée des règles) (si aménorrhée ou oligorrhée).
Au coucher, 10' après la poudre : 2 gr Ars. alb. 5 (jours pairs) et 2 gr Lach. 5 CH, Sanguin. 4 CH, Sulf. 3 CH (jours impairs).
Le dimanche, prendre seulement au réveil : 5 gr Lycopodium 5.

❒ SI REGLES EN AVANCE ET DOULOUREUSES : 2 gr Belladonna 4 (toutes les 2 h).

❒ SI REGLES ABONDANTES ET DOULOUREUSES : 2 gr toutes les heures en alternant : China 4, Sabina 4 et Momord. 4.

Oligoéléments : Mn et Cu Au Ag (si allergie), Mn Cu (si hyposthénie), Mn Co (si dystonie à la ménopause), Zn Cu ou Zn Ni Co (si dysménorrhée importante).

Dyspepsies

❒ Chez l'enfant :

Au réveil et au coucher, une mesure de la poudre : Anemone, Arg. nitr., Bismuth., Ipeca, Iris, Ph. acid., Raphanus, Robinia ââ 4, Alfalfa, Avena, Solidago ââ 1°X.

Le matin : 2 gr Aethusa 5 (jours pairs) et 2 gr Sepia 5, Nux vom. 4, Sulf. 3 (jours impairs).

A 10 et 16 h : 2 gr China 4 ; 1/2 h après : 2 gr Iris 4 ; 1/2 h après : 2 gr Robinia 4.

Le midi et le soir, 10' avant les repas : un Ostéocynésine + 10 gouttes Chelid. composé.

A la fin des trois repas : deux par deux 6 à 10 gr Hépatodraineur.

Au coucher, 10' après la poudre : 2 gr Bromum 5 (jours pairs) et 2 gr Antim. crud. 5 (si glouton) ou Chamomilla 5 (si dents ou nerfs) (jours impairs).

Le dimanche, prendre seulement :

– Au réveil : 5 gr Phosph. triiod. 5.

– Au coucher : 5 gr Silicea 7 (dimanches pairs) et 5 gr Natr. mur. 7 (dimanches impairs).

Lactéol ampoules et comprimés à volonté.

❒ Chez l'adulte :

Au réveil et au coucher, une mesure de la poudre : Chrysis, Curcuma, Cynara, Pareira, Raphanus, Ribes, Salvia, Solidago, Taraxacum, Uva ursi ââ 1°X + Belladonna, Ignatia, Lach., Merc. ââ 4 (si dysphagie).

Le matin à jeun : 2 gr Arg. nitr. 5 (jours pairs) et 2 gr Sulfuricum 5 (jours impairs).

A 10 et 16 h : un Gastrocynésine ou 1 cuill. café Gastropax dans eau Vichy tiède, ou 20 gouttes Bryonia TM + Cent. TM.

Le midi et le soir, 10' avant les repas : 10 gouttes Gastro-drainol ou 6 gouttes de la formule : Carduus mar., Chelid., Coloc., Histaminum, Kalium bich., Iris, Mur. acid., Ph. acid., Ptelea, Robinia ââ 4, bourgeons Ficus 1°X.

A la fin des trois repas : deux par deux quelques gr Hépatodraineur.

Au coucher, 10' après la poudre : 2 gr Nux vom. 5 (jours pairs) et 2 gr Mur. acid. 5 (jours impairs).

A 18 h : 2 gr Robinia 5 (jours pairs) et 2 gr Bismuth. 5 (jours impairs).

Le dimanche, prendre seulement :

– Au réveil : 5 gr Lycopodium 5.

– Au coucher : 5 gr Sepia 5 ou Natr. carb. 5 (si dyspepsie des végétariens).

Régime frugal : rien d'animal le soir.

Oligoéléments : Mn et Co (si aérophagie) et Mn Co.

Dyspnée

Voir *asthme, asystolie* et *emphysème.*

– SI DYSPNÉE CARDIAQUE : 20 gouttes de la formule : Adonis + Leonurus + Digitalis ââ TM (deux à cinq fois par jour).
La vit. B10 est antidyspnéique.

Dystonie et dystrophie

Voir *adynamie, atonie* et *atrophie musculaire.*

Vitamines : B6, B11 et E.

Dysurie

Si pas d'obstacles physiques, voir *cystites* et *prostate.*

E

Ecchymoses

Voir *contusions, plaies* et *traumatismes.*

❒ SI ECCHYMOSES SPONTANÉES : voir *fragilité capillaire* et *purpura.* Dans tous les cas, 2 gr de chaque en alternant : Arnica 4, Bellis 4, Hamamelis 4 et Sulfuricum 4 (deux fois par jour).

❒ SI ECCHYMOSES PAR ÉCRASEMENT : ajouter Hypericum 4.
Ledum 4 fait disparaître les ecchymoses (œil au beurre noir, boxeurs).

Eclampsie

Survient chez les femmes enceintes albuminuriques. A différencier des convulsions, épilepsie, hystérie, tétanie, urémie.
Prendre des tranquillisants allopathiques (si besoin).
Dans tous les cas où cela est possible, transport rapide en milieu hospitalier.

En attendant le médecin :
De suite : 2 gr Thebaïcum 5 et, ensuite, 2 gr toutes les 10′ en alternant : Chamomilla 4, Apis 4, Cicuta 4, Cuprum ars. 4, Veratr. vir. 4 et Sédatif P. C.
Le matin, le midi et le soir, 10′ avant les repas : 10 gouttes Lobelia Cplx Lehning n° 74 + un Ostéocynésine.
A 10 et 16 h : ajouter deux Boribel 4 et 19 chez toute personne prédisposée à l'éclampsie (curativement et préventivement).

Oligoéléments : P, Fl, Li, Si, Mg et Se.
Vitamines : B1, B6 et D.

Ecrouelles

Voir *abcès froids* et *adénopathies.*

Et, depuis que les rois de France ne peuvent plus les toucher sous peine d'être taxés d'exercice illégal de la médecine, faire le traitement suivant :

***Ecrouelles** (suite) :*

Au réveil et au coucher, une mesure de la poudre : Ars. iod., Arum, Asa, Euphorbia, Iodum, Phytolacca, Rhus tox., Silicea ââ 3°X, Solidago, Céréales germées, Chrysis, ââ 1°X.
Le matin : 2 gr Anemone 5 (jours pairs) et 2 gr Sulf. iod. 5 (jours impairs).
Vers 10 h : 2 gr Aestus (jours pairs) et 2 gr Calc. carb. 5 (jours impairs).
Aux trois repas : ajouter une pincée de Poudre recalcifiante de Robin dans les aliments.
Le midi et le soir, 10' avant les repas : deux Silicea Cplx Lehning n° 11 + deux Boribel 27 (une semaine) et deux Scrof. composé + deux Saponaria composé (l'autre semaine, en alternance).
A la fin des repas : 2 gr Hépatodraineur + tisane Boribel 10.
Vers 16 h : 2 gr Tubercul. 5 (jours pairs) et 2 gr Pyrog. 5 (jours impairs).
Vers 18 h : 2 gr Arum 5 (jours pairs) et 2 gr Ars. iod. 5 (jours impairs).
Au coucher, 10' après la poudre : 2 gr Baryta carb. 5 (jours pairs) et 2 gr Cistus 5 (jours impairs).
Le dimanche, prendre seulement :
– Au réveil : 5 gr Natr. mur. 7 (dimanches pairs) et 5 gr Silicea 7 (dimanches impairs).
– Au coucher : 5 gr Drosera 7.

Localement : pommade au chlorure d'or 4°X, ou Cicaderma.
Badigeonnages avec Calendula TM ou eau de Philae.

Oligoéléments : Cu Au Ag et I. Surtout Or qui est polyvalent et agit même sur le B. K., comme l'argent sur le gonocoque et l'étain sur le staphylocoque.
Rate et Thymus alternés tous les trois jours.
Traitement polyvitaminé : Algues marines.

Cures : héliomarines (Manche ou Océan).

Ecthyma

Ou pustules des doigts.

Au réveil et au coucher, une mesure de la poudre : Borrago, Chrysis, Dipsacus, Fraxinus, Platanus, Sarsap., Saponaria, Solidago, Ribes, Spiraea, Viola tri., Zea ââ 1°X.
Le matin à jeun : 2 gr Bufo 5 (jours pairs) et 2 gr Rhus tox. 5 (jours impairs).
Vers 10 h : 2 gr Pyrog. 5.
Le midi et le soir, 10' avant les repas : 6 gouttes de la formule : Apis, Aurum, Baryta carb., Canthar., Croton, Cupressus, Graphites, Kalium iod., Lappa, Merc., Pix liq., Primula, Rhus vern., Urtica ââ 4.
A la fin des trois repas : 2 gr Hépatodraineur + tisane Boribel 10.

Ecthyma *(suite) :*

Au coucher, 10' après la poudre : 2 gr Chrysarobinum 5 (jours pairs) et 2 gr Nux vom. 5 (jours impairs).
Le dimanche, prendre seulement :
– Au réveil : 5 gr Psor. 5.
– Au coucher : 5 gr Thuya 7 (dimanches pairs) et 5 gr Natr. sulf. 7 (dimanches impairs).

Localement :
– Le matin et le soir : pommade composée Cicaderma, crème au Calendula, Glyc. ââ qsp 1 pot.

Ectopie testiculaire

Le plus souvent, relève du traitement chirurgical. Cependant, chez les enfants on peut aider à la descente du testicule et éventuellement à la fermeture du canal inguinal avec le traitement suivant, à poursuivre très longtemps, par périodes de trois mois entrecoupées de périodes de repos d'un mois :

Au réveil et au coucher, une mesure de la poudre : Ant'hypophyse, Orchitinum, Surrénale, Thymus. ââ 3°X.
Le matin : oligoélément Zn Cu.
Le midi et le soir, 10' avant les repas : 6 gouttes de la formule : Cuprum met., Iodum, Mang. met., Sulf., Zincum met. ââ 4.
A la fin des repas : tisane Virile Sergent.
Au coucher : un Ephynal + oligoélément Mn Cu.
Le dimanche, prendre seulement au réveil : 5 gr Testicules 5.

De plus, manger 20 g de ris de veau écrasés dans un bouillon de légumes additionné de jus de viande (Dr Pommier) (deux fois par semaine).

Oligoéléments : I, S, Mn Cu et Zn Cu.

Ectropion

Ou renversement de la paupière en dehors.

Au réveil : 2 gr Nitricum 5 (jours pairs) et 2 gr Caust. 5 (jours impairs).
A 10 et 16 h : deux Boribel 5.
Le midi et le soir, 10' avant les repas : 10 gouttes de la formule : Euphrasia Cplx Lehning n° 115 (une semaine) et Mercurius solubilis Cplx Lehning n° 39 (l'autre semaine, en alternance).
A la fin des repas : tisane Boribel 10.
A 18 h : 2 gr Ferrum picr. 5 (jours pairs) et 2 gr Plumbum 5 (jours impairs).
Au coucher : 2 gr Graphites 7 (jours pairs) et 2 gr Petrol. 5 (jours impairs).

***Ectropion** (suite) :*

Le dimanche, prendre seulement :
– Au réveil : 5 gr Phosph. 5.
– Au coucher : 5 gr Graphites 7 (dimanches pairs) et 5 gr Thuya 7 (dimanches impairs).

Laver les yeux avec du coton imbibé de Dacryosérum.
Le soir : gel Bléphaseptil. Bains d'yeux avec Euphrasia TM pure ou diluée.

Eczéma

Voir *acné* et *éruptions.*

Au réveil et au coucher, une mesure de la poudre : Borrago, Chrysis, Dipsacus, Fraxinus, Fumaria, Platanus, Ribes, Saponaria, Sarsap., Solidago, Spiraea, Viola tri., Zea ââ 1°X + 10 gouttes Dermo-drainol.
Le matin à jeun : 2 gr Graphites 5 (jours pairs) et 2 gr Rhus tox. 5 (jours impairs).
Vers 10 h : 2 gr Arum 5 (jours pairs) et 2 gr Mezer. 5 (jours impairs).
Le midi et le soir, 10' avant les repas : 6 gouttes de la formule : Antim. crud., Canthar., Croton, Graphites, Lappa, Magn., Merc., Pix liq., Primula, Rhus tox., Rhus vern., Urtica ââ 4 + Levure de bière.
On peut remplacer cette formule ou ajouter selon les cas : 10 gouttes (ou 2 gr) Saponaria composé alterné avec deux Boribel 22, ou vit. F Grémy (chaque jour, 2 à 6 gouttes pour les bébés). A défaut, Lécithine de soja qui contient de la vit. F. Ajouter Cistus canadensis Cplx Lehning n° 86 (si eczéma suintant) ou Scabiosa Cplx Lehning n° 87 (si eczéma sec).
A la fin des trois repas : 2 gr Hépatodraineur + Rex ou Dépuratum (si constipation).
Vers 16 h : ajouter 2 gr Psor. 4 (dans les cas rebelles).
Vers 18 h : 2 gr Nux vom. 5 (jours pairs) et 2 gr Ars. alb. 5 (jours impairs).
Au coucher, 10' après la poudre : 2 gr Petrol. 5 (jours pairs) et 2 gr Antim. crud. 5 (jours impairs).
Le dimanche, prendre seulement :
– Au réveil : 5 gr Psor. 5.
– Au coucher : 5 gr Thuya 7 (dimanches pairs) et 5 gr Natr. sulf. 7 (dimanches impairs).

Localement : pommade Cicaderma (ou crème au Calendula, Synalar Néomycine, Betneval Néomycine, pommades Boribel 3 et 6...) ou la pommade composée : crème au Calendula, Cicaderma, Dectancyl, Glyc. ââ qsp 1 pot.

Eczéma *(suite) :*

Ce traitement type (général et local) de l'eczéma est valable pour tous les cas d'eczéma. Mais on pourra insister dans certains cas particuliers sur d'autres médicaments, que l'on combinera avec les précédents :

❒ ECZÉMA DE L'ANUS :
Au réveil et au coucher, une mesure de la poudre : Aloe, Collinsonia, Aesculus, Capsicum, Ferrum ph., Hamamelis, Ignatia, Kreosotum, Paeonia, Ratanhia, Sedum ââ 4, Chrysis, Sarsap., Solidago, Taraxacum, Viola tri. ââ 1°X.
Localement : pommade à l'Aesculus composé.

❒ ECZÉMA D'EAU (chez personnes travaillant les mains dans l'eau, tels blanchisseuses, laveuses, marins pêcheurs) : insister sur Antim. crud. 5. Ajouter les deux remèdes conseillés par le Dr Renard dans de tels cas : 2 gr Primula ob. 4 + 2 gr Rhus diversiloba 4 (deux fois par jour).

❒ ECZÉMAS ALLERGIQUES professionnels ou alimentaires (valable aussi pour urticaires) :
– DANS TOUS LES CAS : 30 gouttes de la formule : bourgeons Quercus ped. (+ glands) + bourgeons Ribes ââ 1°X (deux fois par jour) + oligoéléments Mn et S.
– APRES ANTIBIOTIQUES : 2 gr Monilia 4 (deux fois par jour).
– ECZÉMA DU CIMENT :
Chaque jour : 2 gr en alternant : Petrol. 5, Rhus tox. 5, Silicea 5 et Calc. carb. 5.
– ECZÉMA APRES COQUILLAGES D'EAU DOUCE : 2 gr Astacus 4 (deux fois par jour).
– ECZÉMA APRES COQUILLAGES D'EAU DE MER : Homarus 4 *(idem).*
– ECZÉMA DES BOULANGERS (FARINE) :
Chaque jour : 2 gr Pothos 5.
– ECZÉMA APRES FRAISES : 2 gr Fragaria 4 (deux fois par jour).
– ECZÉMA APRES PIQURES ANIMALES (MOUSTIQUES, PUCES, ABEILLES, etc.) : 2 gr Apis 4 (deux à cinq fois par jour).
– ECZÉMA APRES PIQURES VÉGÉTALES (ORTIES) : 2 gr Urtica 4 (deux à cinq fois par jour). En général, on associe Apis 4 et Urtica 4 en alternant, par exemple tous les 1/4 h.
– ECZÉMA SPÉCIFIQUE : 2 gr Mezer. 5 (jours pairs) et 2 gr Lues. 5 (jours impairs).
– ECZÉMA TUBERCULEUX :
Chaque jour : 2 gr Arum 5 (jours pairs) et 2 gr Tubercul. 5 (jours impairs) et oligoélément Au.
Le dimanche : 5 gr Drosera 7.

Eczéma *(suite) :*

– ECZÉMA APRES VACCINS :
De suite : une dose Serum equi Formol 7.
Chaque jour : 2 gr Serum equi 5 et une dose de la dilution à la 5 CH du vaccin.

❒ DANS TOUS LES CAS REBELLES : cortisone *per os* et localement.
Si la cortisone n'agit pas en deux ou trois jours, il peut être plus nuisible qu'utile d'en prolonger la prescription. La cortisone est, en effet, un médicament des cas suraigus ; elle agit de suite ou elle n'agit pas. Un usage prolongé de ce médicament crée l'accoutumance et devient dangereux à la longue.

❒ ECZÉMA FISSURAIRE :
Dans tous les cas : appliquer localement la pommade composée : crème au Calendula, Cicaderma, Cortancyl, Glyc. ââ qsp 1 pot, et 2 gr Nitricum 5 (jours pairs) et 2 gr Fluoricum 5 (jours impairs) + 2 gr Psor. 4 (si peau grasse) et 2 gr Alumina 4, Sulf. 4 et Berberis 4 (si peau sèche).

❒ ECZÉMA DES OREILLES :
Au réveil et au coucher : 2 gr Spécifique Boribel 7.
A 10 et 16 h : 6 gouttes Euphorbium Cplx Lehning n° 88.
6 gouttes dans les oreilles à base de cortisone (Désocort) ou Antibio-Synalar auriculaire, ou oligoélément Mn Cu (trois fois par jour) et on boit le reste de l'ampoule.

❒ ECZÉMA RÉTRO-AURICULAIRE : 2 gr Oleand. 4 (deux fois par jour) + pommade Cutisan.

❒ ECZÉMA VARIQUEUX : Boribel 22 et 40 ou Hamamelis composé + Saponaria composé.

Localement : appliquer la pommade composée : crème au Calendula, crème Rap ââ qsp 1 pot, Cicaderma, Dectancyl, ou pommade Boribel 12 + tisane Boribel 12.

❒ ECZÉMA VÉSICULEUX : ajouter au traitement de l'eczéma en général : 2 gr Canthar. 5 (jours pairs) et 2 gr Bufo 5 (jours impairs).
Chaque jour : 2 gr Croton 4 et 2 gr Ranunc. bulb. 4 (Zona) (deux fois par jour).

❒ ECZÉMA DU DOS DES MAINS : 2 gr Natr. carb. 4 + Pix liq. 4 (deux fois par jour).

❒ ECZÉMA DE LA PAUME DES MAINS : Aethiops mercur. 4, Kalium ars. 4, Ranunc. bulb. 4 et Selenium 4.
Dans les deux cas, prendre le dimanche : 5 gr Calc. fl. 7.

❒ ECZÉMA SÉNILE : 2 gr Ambra 4, Magn. ph. 4, Dolichos 4 et Caust. 4 (deux fois par jour).

***Eczéma** (suite) :*

❐ ECZÉMA SANS MOTIF : Ignatia 4, Dolichos 4, Ambra 4 et Sédatif P. C. *(idem)* + oligoélément Li (le Microsol Li traite les psychodermatoses).

❐ ECZÉMA ET ŒDEME : Apis 4, Tellurium 4 et Canthar. 4 *(idem).*

❐ ECZÉMA PUNCTIFORME : 2 gr Fagopyrum 4 à associer à Urtica 4 et Apis 4 (deux fois par jour).

❐ ECZÉMA REBELLE DU BÉBÉ : à faire une semaine, mais pas plus :
bain de siège de l'enfant chaque jour avec un sachet KMn 04 pendant 10'.
Puis, le bébé étendu nu sur sa planche de toilette, mettre sur une compresse mouillée (ou sur un gant de toilette) un peu de Septivon pour la toilette et le shampooing quotidiens du bébé ; on s'en sert comme savon. Baigner ensuite le bébé dans de l'eau tiède pour bien le rincer.
Sur les fesses, appliquer à chaque changement de couche : Eosine (2 g), eau distillée (100 g).
Matin et soir : Oxyplastine (pommade) ou Cutisan (poudre et pommade).

❐ ECZÉMA VARIQUEUX DU VIEILLARD :
Au réveil et au coucher, une mesure de la poudre : Aesculus, Ambra, Anemone, Canthar., Carduus mar., Caust., Clematis er. et vit., Graphites, Hamamelis, Merc. cor., Mezer., Petrol., Rhus vern., Urtica, Vip. ââ 4, Solidago 1.
Le matin : 2 gr Nitricum 5 (jours pairs) et 2 gr Fluoricum 5 (jours impairs).
Le midi et le soir, au début des repas : un Fragonal + un Pharmaton (une semaine) et un Adényl (l'autre semaine, en alternance).
A la fin des repas : 2 gr Hépatodraineur.
A 18 h : 2 gr Caust. 5 (jours pairs) et 2 gr Dolichos 5 (jours impairs).
Au coucher, 10' après la poudre : 2 gr Rhus tox. 5 (jours pairs) et 2 gr Nux vom. 5 (jours impairs).
Le dimanche, prendre seulement :
- Au réveil : 5 gr Lycopodium 5.
- Vers midi : 5 gr Graphites 7.
- Au coucher : 5 gr Thuya 7 (dimanches pairs) et 5 gr Natr. sulf. 7 (dimanches impairs).

Localement : pommade Aesculus composé + crème au Calendula ou Phlébogénine, ou pommade composée : crème au Calendula, Cicaderma, Dectancyl, Glyc. ââ qsp 1 pot, ou crème Rap (si pas de plaie).

Ajouter 2 gr Sédatif P. C. et Arnica 4 (toutes les 1/2 h, en alternant) (si prurit).

***Eczéma** (suite) :*

Oligoéléments :
Chaque jour : Cu Au Ag et Mn ou Mn Cu (par la bouche et en pulvérisations) (jours pairs) et S (jours impairs).
Si eczémas allergiques et peu infectés : S (jours pairs) et Mn (jours impairs) ou Mg.
Si eczémas chroniques et infectés : Mn Cu (hyposthénie) et Cu Au Ag (cicatrisant).
Si eczémas variqueux et certains eczémas chroniques de la cinquantaine en plaques lichenifiées avec troubles neurovégétatifs : S (jours pairs) et Mn Co (jours impairs).
Si psychodermatoses : Microsol Li (bromure de).

Vitamines : F surtout (Lécithine de soja), A, B (Levure de bière), C, D et E.

Cures : héliomarines.

Traitement par la gemmothérapie
(Pour tous les eczémas en général)

Au réveil et au coucher : 30 gouttes d'une formule de drainage pour l'état général : bourgeons Ribes + Betula pub. (+ radicelles, éc. int., rac.) + Quercus ââ 1°X (*idem* + glands).
A 10 et 16 h : 30 gouttes bourgeons Sorbus + Castanea ââ 1°X (si eczéma variqueux).
Le midi et le soir, 1/2 h avant les repas : 30 gouttes d'une formule intéressant directement la peau : bourgeons Cedrus (eczéma sec) + Ulmus (eczéma suintant, acné) + Juglans reg. ââ 1°X (suppurations surajoutées).

Ejaculations (absence d')

Voir *impuissance.*
Au réveil et au coucher : oligoélément Zn Cu + un Ephynal.
Le matin à jeun : 2 gr Ferrum picr. 5 (jours pairs) et 2 gr Plumbum 5 (jours impairs).
Le midi et le soir, 1/2 h avant les repas : oligoélément Se + 20 gouttes Yohimbinum, Damiana, Ginseng ââ TM + un Eleuthérocoque (une semaine) et un Amphosca à l'orchitine (l'autre semaine, en alternance).
Au coucher, après oligoélément et Ephynal : 2 gr Cannelle 5 (jours pairs) et 2 gr Onosmodium 5 (jours impairs) (en s'endormant).

Ejaculations précoces

❒ SI ASTHÉNIE :
Au réveil : 2 gr Conium 5 (jours pairs) et 2 gr Gelsemium 5 (jours impairs).
A 10 et 16 h : 2 gr China 4.
Au début des repas : deux Boribel 47.

Ejaculations précoces *(suite) :*

A la fin des repas : 20 gouttes Uva ursi TM dans tisane Virile Sergent et Relaxe Sergent.
Au coucher : 2 gr Ph. acid. 5 (jours pairs) et 2 gr Selenium 5 (jours impairs).
Le dimanche, prendre seulement :
– Au réveil : 5 gr Lycopodium 5.
– Vers midi : 5 gr Phosph. triiod 5.
– Au coucher : 5 gr Sulf. 7 (dimanches pairs) et 5 gr Arg. nitr. 7 (dimanches impairs).

Avoir des rapports sexuels fréquents.

Oligoéléments : Cu Au Ag, Mg et P.

❒ SI EXCITATION SEXUELLE (chez les hommes) :
Au réveil et au coucher, une mesure de la poudre : China, Lach., Murex, Ovarinum ââ 4, Chrysis, Solidago ââ 1°X.
Le matin : 2 gr Bufo 5 (jours pairs) et 2 gr Staphys. 5 (jours impairs).
Le midi et le soir, 1/2 h avant les repas : 10 gouttes Humulus TM.
A la fin des repas : 20 gouttes Origanum TM dans tisane Marjolaine.
Au coucher, après la poudre : 2 gr Murex 5 (jours pairs) et 2 gr Platina 5 (jours impairs) + un suppositoire Ovarinum 4 (trois soirs par semaine).
Le dimanche, prendre seulement au réveil : 5 gr Origanum 9 (dimanches pairs) et 5 gr Platina 9 (dimanches impairs).

❒ CHEZ LES HYPERNERVEUX :
Vers 16 h : 2 gr Moschus 5 (jours pairs) et 2 gr Sumbul 5 (jours impairs).
Au coucher : oligoélément Li.

Eléphantiasis

Traiter avant tout la cause de l'œdème des jambes (cœur, reins, varices, fatigue, etc.).

Au réveil et au coucher, une mesure de la poudre : Apocynum, Chimaphila, Pilosella, Sarsap., Scilla, Solidago, Uva ursi ââ 1°X.
Le matin : 2 gr Aceticum 5 (jours pairs) et 2 gr Canthar. 5 (jours impairs). Si varices, remplacer par Vip. 5 et Bothrops 5.
A 10 et 17 h : 30 gouttes bourgeons Fagus, Prunus, Ribes, Rosmarin. ââ 1°X.
Le midi et le soir, 10' avant les repas : 6 gouttes de la formule : Adonis, Apis, Ars. alb., Convallaria, Crataegus, Cresolum, Digitalis, Helleborus, Juniperus, Laurocer., Oxydendrum, Samb., Staphys., Stroph., Urtica ââ 4, ou 10 gouttes Juniperus Cplx Lehning n° 6.

Eléphantiasis *(suite) :*

Au coucher, 10' après la poudre : 2 gr Ars. alb. 5 (jours pairs) et 2 gr Kalium carb. 5 (jours impairs). Massages des jambes de bas en haut avec crème 14, ou Hirucrème, ou Réparil, ou Relvène...
Le dimanche, prendre seulement au coucher : 5 gr Lycopodium 5.

Difrarel, Ercévit, Lasilix, Réparil, Relvène... (si besoin).
Eviter la station debout immobile prolongée.

Oligoéléments : K tous les matins + les autres diurétiques colloïdaux : I, Li, P et Zn Ni Co.

Embarras gastrique

Diète hydrique (Vichy, tisanes Boribel 6, ou Centaurée, ou Laxative LHF selon les cas).

Au réveil et au coucher : 10 gouttes Gastro-drainol.
Le matin : 2 gr Antim. crud. 5.
A 10 et 16 h : deux Homéogène 1 ou Gastrocynésine.
Le midi et le soir, 1/2 h avant les repas : 20 gouttes Carominthe + deux Boribel 15 ou Chelid. composé.
A la fin des repas : deux par deux 6 à 10 gr Hépatodraineur (2 gr toutes les 10', si besoin).
Au coucher, 10' après Gastro-drainol : 2 gr Nux vom. 5.
Le dimanche, prendre seulement :
– Au réveil : 5 gr Lycopodium 5.
– Au coucher : Sepia 5.

❒ SI AÉROPHAGIE : 1 cuill. café Magnésie composée Lehning dans tisane Boribel 6.

❒ SI DYSPEPSIE : 1 cuill. café Gastropax dans Vichy tiède et toutes les 1/2 h en alternant : 2 gr Sédatif P. C. et Homéogène 1.

❒ SI NAUSÉES : ne pas contrarier un vomissement qui souvent soulage.

❒ SI PERSISTANCE DES NAUSÉES APRES VOMISSEMENTS OU AVEC ESTOMAC VIDE : toutes les 1/2 h en alternant : 2 gr Ipeca 4, Cocculus 4 et Tabacum 4.

❒ SI COLIQUES : toutes les 1/2 h : 2 gr Coloc. 4 si soulagement en se pliant en deux ou Dioscorea 4 si soulagement en s'étirant.

Régime frugal : rien d'animal le soir, rien entre les repas.

Oligoéléments : Zn Ni Co, I et J.

Embolies

Avant tout, hospitalisation dans un service spécialisé.

❒ TRAITEMENT D'URGENCE :
De suite : 5 gr Bothrops 5; 1/2 h après : 2 gr Arnica 4; 1/2 h après : 2 gr Pyrog. 5; 1/2 h après : 2 gr Naja 4; 1/2 h après : 2 gr Apis 4.
Immobilisation absolue du malade, et faire, si besoin, une SC Morphine.
Pour calmer, on peut alterner toutes les 1/2 h : 2 gr Sédatif P. C. et Arnica 4.

❒ TRAITEMENT PRÉVENTIF d'un terrain prédisposé aux embolies, ou pour en éviter le retour :
Au réveil et au coucher, une mesure de la poudre : Aconit., Adonis, Apis, Ars. alb., Aurum, Baryta carb., Cactus, Crataegus, Cupressus, Kalium iod., Lach., Ledum, Merc. ââ 4, Solidago, Apocynum ââ 1°X.
Le matin : 2 gr Cupressus 5 (jours pairs) et 2 gr Kalium iod. 5 (jours impairs).
Vers 10 h : 2 gr Bothrops 5.
Le midi et le soir, 1/2 h avant les repas : 30 gouttes de la formule de gemmothérapie : bourgeons Betula pub., Buxus, Cornus, Olea, Ribes, Sorbus, Syringa, Tamarix, Prunus (+ éc. int., rac.), Citrus ââ 1°X (+ éc. int. de tige).
Vers 16 h : 2 gr Naja 4.
Vers 18 h : 2 gr Pyrog. 5.
Au coucher, 10' après la poudre : 2 gr Aurum 5 (jours pairs) et 2 gr Baryta carb. 5 (jours impairs).
Le dimanche, prendre seulement :
– Au réveil : 5 gr Cactus 7 (dimanches pairs) et 5 gr Aconit. fer. 7 (dimanches impairs).
– Au coucher : 5 gr Thuya 7 (dimanches pairs) et 5 gr Cholesterinum 7 (dimanches impairs).

Oligoéléments anticoagulants : Co, I, S et Mn Co.
Vitamines anticoagulantes : B3 surtout, A, C et P.

Traitement par la gemmothérapie

Il y a trois anticoagulants majeurs :
– QUAND LE TEST DE RÉSISTANCE À L'HÉPARINE EST AUGMENTÉ : bourgeons Cornus.
– SI AUGMENTATION DU TAUX DE PROTHROMBINE : éc. int., rac. Prunus.
– SI AUGMENTATION DU TAUX DU FIBRINOGENE SANGUIN : éc. int. de tige Citrus 1°X.

De plus, les bourgeons Betula pub. 1°X ont une propriété antithrombosique artérielle et ceux de Sorbus ont une propriété antithrombosique veineuse.
Y ajouter, selon les cas, les bourgeons 1°X : Syringa (antispasmodique des artères coronaires); Pop. nig. (antispasmodique des artères des membres inférieurs); Cercis

Embolies *(suite) :*

(artérite juvénile); Olea (hypotenseur antiscléreux, normalise le taux de cholestérol sanguin).
Ajouter l'un des anticoagulants classiques : Pindione, Sintrom, Troméxane, etc., pour tenir le taux de prothrombine sanguin au-dessous de 35 % de la normale (si besoin).

Emotivité

Voir *angoisses, palpitations* et *timidité.*

Au réveil et au coucher, une mesure de la poudre : Ambra, Coca, Gelsemium, Ignatia, Melilot., Lycopus, Sepia, Spigelia ââ 4, Solidago, Avena ââ 1°X.
Le matin : 2 gr Arg. nitr. 5 (jours pairs) et 2 gr Sepia 5 (jours impairs).
A 10 et 16 h : 2 gr Gelsemium 4; 1/2 h après : 2 gr Sédatif P. C. (si besoin).
Le midi et le soir, 10' avant les repas : 10 gouttes (ou 2 gr) Ph. acid. composé ou Boribel 41.
Au coucher, 10' après la poudre : 2 gr Ignatia 5 (jours pairs) et 2 gr Nux vom. 5 (jours impairs).
Le dimanche, prendre seulement au réveil : 5 gr Phosph. triiod. 5.

Oligoéléments : Mn Co et Li.

Emphysème

Avant tout, suppression complète, définitive et absolue du tabac. En cas d'urgence, seul le médecin est habilité à prescrire un traitement allopathique. Voir *asthme.*

Au réveil et au coucher, une mesure de la poudre : Aceticum, Aconit. fer. et nap., Antim. tart., Arum, Grindelia, Hydrastis, Hyoscyamus, Ipeca, Moschus, Rumex, Samb., Senega, Spongia, Stannum, Sticta ââ 4 + 10 gouttes Santaherba (une semaine) et Pulmo-drainol (l'autre semaine, en alternance).
Le matin : 2 gr Baryta carb. 5 (jours pairs) et 2 gr Kalium iod. 5 (jours impairs), ou Aceticum 5 et Stannum 5 (si bronchite).
A 10 h : 2 gr Senega 4.
Le midi et le soir, 10' avant les repas : 6 gouttes de la formule : Caust., Coccus, Crataegus, Cupressus, Drosera, Gelsemium, Kalium carb. Laurocer., Leonurus, Lobelia, Nux vom., Quebr., Sulf. ââ 4, Solidago 1 + 10 gouttes Leonurus TM (une semaine) et Cactus TM ou Crataegus Cplx Lehning n° 15 ou Boribel 12 (l'autre semaine, en alternance) (si besoin).

***Emphysème** (suite) :*

A la fin des repas : tisane Pulmonaire Amieux, LHF, LHM, Boribel 2, et deux par deux quelques gr Hépatodraineur.
A 16 h : 2 gr Antim. ars. 4.
A 18 h : 2 gr Caust. 4 (chez les vieillards).
Au coucher, 10' après la poudre : 2 gr Ars. alb. 5 ou Lobelia 5 (jours pairs) et 2 gr Ammon. carb. 5 ou Antim. tart. 5 (jours impairs).
Le dimanche, prendre seulement :
– Au réveil : 5 gr Bryonia 7.
– Vers midi : 5 gr Phosph. triiod. 5.
– Vers 18 h : 5 gr Drosera 7.
– Au coucher : 5 gr Thuya 7 (dimanches pairs) et 5 gr Natr. sulf. 7 (dimanches impairs).

Traitement par la gemmothérapie

On peut remplacer la formule (midi et soir) par 30 gouttes de la formule de gemmothérapie :
1/2 h avant les repas : bourgeons Betula pub., Carpinus, Corylus, Quercus, Ribes, Vibur. ââ 1°X + un suppositoire Bronche alvéolaire, Cœur, Poumon ââ 4 CH (soirs pairs) et un suppositoire Pulmine 7 (soirs impairs).

❒ SI ÉTIOLOGIE ARTHRITIQUE ET TUBERCULEUSE :
Vers 18 h : 2 gr Psor. 5 (jours pairs) (alternances morbides d'oppression et d'éruptions) et 2 gr Aviaire 5 (jours impairs) (terrain tuberculeux).

❒ DANS LES CRISES AIGUES :
Le soir, avant le repas : il y a parfois intérêt à ajouter à ces divers traitements : un Tédralan, ou Toplexil, ou Bisolvon, ou Théolair... ou des comprimés et suppositoires Eupnéron, ou Ozothine à la diprophylline. Parfois même, dans les cas suraigus, faire une IM d'Ozothine à la diprophylline, ou même de Kenacort retard (éviter l'accoutumance) + un suppositoire Hypnasmine (si insomnies).

❒ AUTRE FORMULE QUI DONNE SOUVENT D'EXCELLENTS RÉSULTATS :
Deux à cinq fois par jour : 10 gouttes de la formule : Grindelia, Histaminum, Hyoscyamus, Napht., Rumex, Sanguin. nitr., Sticta ââ 3, Hedera TM.
Toutes les heures et en cas de crise : alterner 2 gr toutes les 10' : Ipeca 4, Moschus 4, Samb. 4 et Spongia 4 (si besoin).

Oligoéléments : Mn, S, Sb, Mn Cu et les Granions d'arsenic. 20 gouttes Marrube blanc TM dans tisane pectorale qui fluidifie les sécrétions bronchiques (trois à quatre fois par jour).
Vitamines : B10 (antidyspnéique).

***Emphysème** (suite) :*

Traitement par la gemmothérapie et **l'organothérapie**

Au réveil et au coucher : 30 gouttes bourgeons Corylus 1°X.
A 10 et 16 h : 10 gouttes Ipeca composé ou Biocarde (une semaine) et Drosera composé ou Santaherba ou Pulmo-drainol (l'autre semaine, en alternance) + 20 gouttes Umcka TM (une semaine) et Equisetum TM (l'autre semaine, en alternance) (chez les tuberculeux).
Le midi et le soir, 1/2 h avant les repas : 30 gouttes bourgeons Carpinus, Vibur. ââ 1°X.
Au coucher : un suppositoire Pulmine 7 CH (un soir sur deux, sauf dimanche).

Empoisonnements

Il y a tellement de poisons qu'il est impossible de donner un traitement général des empoisonnements.
Téléphoner de suite au service des contrepoisons de votre région qui donnera toutes indications utiles. Si possible, hospitalisation immédiate dans un service spécialisé.

❒ DANS TOUS LES CAS : essayer de faire vomir le malade le plus rapidement possible.
– Soit en lui faisant une piqûre SC de chlorhydrate d'Apomorphine (5 mg).
– Soit en lui faisant avaler un à cinq sachets de chlorhydrate d'Apomorphine dans de l'eau tiède (1 mg pour un sachet n° 5).
– Soit en lavement : chlorhydrate d'Apomorphine à dissoudre dans un lavement à garder (2 cg pour un sachet).
– Soit en faisant avaler 10 à 20 gouttes Ipeca TM dans un verre d'eau tiède, ou un sachet de 0,10 g à 0,20 g de Sulfate de cuivre.
– A défaut « titiller la luette », faire boire du lait et trois ou quatre blancs d'œufs en attendant un lavage d'estomac et le contrepoison spécifique qui neutralisera le poison. Et, par la suite, purger le malade pour achever d'éliminer la substance toxique.

❒ EMPOISONNEMENT PAR GAZ D'ÉCLAIRAGE : inhalation d'oxygène.

❒ EMPOISONNEMENT PAR GAZ CARBONIQUE, OXYDE DE CARBONE OU NOYADE : inhalation de carbogène et respiration artificielle.

❒ EMPOISONNEMENT PAR CHAMPIGNONS : faire vomir et sérum antiphallinique. De plus, si possible, faire manger le plus tôt possible trois cervelles et trois estomacs de lapin hachés crus, mélangés à de la confiture ou à du yaourt.

❒ AUTRE TRAITEMENT DE L'EMPOISONNEMENT PAR LES CHAMPIGNONS : compléter avec Ercéfuryl (chaque jour huit gélules) + une IV ou IM Vit. C (Laroscorbine).

Encéphalites épidémiques

Dans tous les cas où cela est possible, hospitalisation du malade, et appeler un médecin.

De suite : une dose Oscillococcinum 200 tout entière et loin des repas (recommencer chaque jour si besoin).
Deux jours après : une dose biothérapique Sérum de Yersin 7 CH (Dr Pommier).

Au réveil : 5 gr Bryonia 5 ; 1/2 h après : 5 gr Phosph. 5 ; 1/2 h après : 5 gr Gelsemium 5.
Le matin et le soir : oligoélément Cu, ou mieux Mn Cu.
Le midi et le soir, 1/2 h avant les repas : deux Mercurius solubilis Cplx Lehning n° 39 et deux Tarentula Cplx Lehning n° 71 + oligoélément Cu Au Ag.
Le midi : 2 gr Naja 4.
A 16 h : 2 gr Helleborus 5.
A 18 h : 2 gr Eupat. 5.
Au coucher et la nuit, si réveil : 2 gr Sédatif P. C.
De plus, deux fois par jour : 2 gr Spécifique Boribel 4 + 2 gr Antigrippine à l'aspirine 5 (jours pairs) et 2 gr Influenz. 5 (jours impairs).
Si cela ne suffit pas, ajouter un corticoïde et un antibiotique selon antibiogramme + une IM Kenacort retard (si besoin).

❒ SI PARALYSIE OCULAIRE :
Chaque jour : 2 gr Caust. 5.

❒ SI CONTRACTURES : ajouter 2 gr Cuprum ars. 4 (deux fois par jour) et 2 gr Zincum cyan. 5 (une fois par jour, loin des repas).
Dans tous les cas, faire une ponction lombaire et, si le liquide céphalo-rachidien est septique, faire des antibiotiques et de la cortisone à fortes doses + 2 gr Pyrog. 5 et 2 gr Ars. alb. 5 (chaque jour).

❒ SI ENCÉPHALITE + COLIBACILLOSE : ajouter 2 gr Colibacil. 5.

❒ SI ENCÉPHALITE + TYPHOIDE : ajouter 2 gr Eberthinum 5 ou Paratyph. 5 (chaque jour) + 2 gr Baptisia 4 (deux fois par jour) + argile.

Encéphalites solaires

❒ DANS LES CAS BÉNINS : 2 gr Glonoïn. 4 et 2 gr Belladonna 4 (deux à trois fois par jour en alternant).

❒ DANS LES CAS PLUS SÉRIEUX : on y ajoute 2 gr Thebaïcum 4 (deux fois par jour).

❒ DANS LES CAS GRAVES : hospitalisation et corticoïdes.

❒ A TITRE PRÉVENTIF : avant tout, Ambre solaire ou produits Brunella, ou équivalents. On peut aussi prendre : 2 gr Myristica 4 (deux fois par jour)

Encéphalites solaires *(suite) :*

ainsi que 1/2 h avant le bain de soleil qui, de toute façon, doit être progressif.
Eviter de rester immobile au soleil.
Les diététiciens conseillent de boire une à deux capsules carottes Biorex (midi et soir, au début des repas).

Encéphalites traumatiques

En attendant les radiographies, ponction lombaire, E.E.G., etc.
De suite : 5 gr Thebaïcum 5 ; 1/2 h après : 5 gr Arnica 5 ; 1/2 h après : 5 gr Hypericum 4.

❒ SI CONTRACTURES, CONVULSIONS OU CRAMPES : ajouter 1/2 h après : 2 gr Cuprum ars. 4 ; 1/2 h après : 2 gr Cicuta 4.

Encéphalites post-vaccinales

Surtout après le vaccin antivariolique.

De suite : une dose Vaccinotox. 7 ; 1/2 h après : une dose Conium 7 ; le lendemain, une dose Thuya 7.
En plus, 2 gr Apis 4 (deux fois par jour) + 2 gr de chacun des tubes : Arum 5, Gelsemium 5, Conium 5, Crotalus 5 et Kalium mur. 5 (chaque jour).

❒ SI ENCÉPHALITE APRES LE VACCIN ANTIDIPHTÉRIQUE + TÉTANIQUE : remplacer Vaccinotox. par Diphterotoxinum + Tétanotoxinum ââ 7 CH ; 1 h après : une dose Formol 7 CH.

Oligoéléments : Al, Au, I, Mg, P, Mn Cu et Cu Au Ag.
Vitamines : B1, B12, C, Levure de bière puis A, B6 (après Rimifon) et B10.

Endocardites

Avant tout, repos au lit. Appeler un médecin d'urgence et hospitalisation du malade.

❒ SI INSOMNIE : 1 à 2 cuill. soupe sirop Phénergan dans tisane Sédative Sergent ou Boribel 8 (ou un comprimé), ou un Valium Roche (le soir).

❒ SI AGITATION OU ANGOISSE : une SC chlorhydrate de Morphine cc ou équivalent. Diète + vessie de glace sur la région précordiale.
Au réveil et au coucher, une mesure de la poudre : Aconit., Adonis, Ars. alb., Aurum, Cactus, Crataegus, Kalium iod., Lach., Ledum, Lycopus, Veratr. vir., Naja, Spigelia ââ 4, Apocynum, Avena, Solidago ââ 1°X + 10 gouttes Stroph. composé + oligoélément Cu Au Ag.

***Endocardites** (suite) :*

Le matin : 2 gr Pyrog. 5 + oligoélément K (si œdème ou oligurie).
Le midi et le soir, 1/2 h avant les repas : 10 gouttes de chaque : Crataegus Cplx Lehning n° 15 et Kalmia Cplx Lehning n° 18 + oligoélément Mn Co.
Vers 18 h : 2 gr Naja 4.
Au coucher : 2 gr Aconit. fer. 5 + oligoélément P.
A 10 et 16 h et la nuit, si réveil : 2 gr Sédatif P. C.

❒ SI CRISE : en plus, toutes les 1/2 h, 2 gr en alternant : Aconit. fer. 4, Cactus 4, Spigelia 4, Stroph. composé, Boribel 13 et tisane Boribel 3 (= tonicardiaque).

❒ DANS LES ENDOCARDITES INFECTIEUSES OU RHUMATISMALES : employer en plus cortisone et antibiotiques en attendant les résultats de l'E.C.G. et l'avis du cardiologue, et Veratr. vir. 4 + Baptisia 4.
Doser urée, cholestérol, acide urique et glucose sanguins et faire une vitesse de sédimentation et prothrombinémie.

Oligoéléments : Cu Au Ag et P (si maigre), ou K (si gras) et Au, Ag, Cu et Mn Cu (anti-infectieux), Mn Co (troubles circulatoires), Al et Li (palpitations).
Vitamines : B1, B12 et E (Levure de bière, Algues marines).

Engelures

Une ampoule Auxergyl en début de chaque hiver.

Au réveil et au coucher, une mesure de la poudre : Antim. crud., Canthar., Clematis vit., Croton, Cuprum met., Hepar sulf., Merc. sol., Nitricum, Rhus tox., Sarsap., Sulf. iod. ââ 4, Solidago 1 + 5 à 10 gouttes Stérogyl.
Le matin : 2 gr Anemone 5 (jours pairs) et 2 gr Sulf. iod. 5 (chez les enfants) ou Graphites 5 (chez les adultes) (jours impairs).
A 10 et 16 h : un Bécozyme fort (ou Alvityl, ou deux Boribel 22).
Le midi et le soir, 10' avant les repas : 10 gouttes Abrot. TM + 10 gouttes Dermo-drainol (une semaine) et Sulfur Cplx Lehning n° 12 (l'autre semaine, en alternance).
A la fin des repas : tisane Epidermique Sergent ou Boribel 10.
A 18 h : oligoélément Mg.
Au coucher, 10' après la poudre : 2 gr Petrol. (jours pairs) et 2 gr Amanita 5 (jours impairs).
Le dimanche, prendre seulement :
– Au réveil : 5 gr Psor. 5.
– Au coucher : Rhus tox. 7.

***Engelures** (suite) :*

❐ SI DÉMINÉRALISATION :
Au réveil et au coucher : ajouter un Calc. composé 3°X + un Triphosphates composé 3°X, et voir *décalcification.*

Localement, chaque jour : pommades polyvitaminées et frictions de Foucaud ou à l'eau de Philae ou, tout simplement, Glyc.

❐ SI ENGELURES ULCÉRÉES : pommade Boribel 10, ou la formule : crème au Calendula, Cicaderma, Dectancyl, Glyc. ââ qsp 1 pot.

❐ SI PAS D'ULCÉRATIONS : bains de pieds rapides dans décoction de feuilles de noyer alternativement chauds et froids, ou bains de pieds chauds avec 1 cuill. café de cristaux d'alun et de soude.

❐ POUR LES ENGELURES DES MAINS : ne pas se laver les mains trop souvent et surtout bien les essuyer et les faire sécher devant une source de chaleur après les avoir essuyées. Faire ce traitement tout l'hiver.

Oligoéléments : Mn Cu, S et Mg.
Vitamines : A, B3, B6, C, D, E (= Levure de bière), F et I.

Engorgement hépatique

A la fin des repas : 10 gouttes Yucca TM dans infusion Hépatoflorine ou Boribel 7.

Engourdissements

Au réveil : 10 gouttes (ou 2 gr) Spécifique Boribel 4 et, ensuite, 2 gr Rhus tox. 5.
Au coucher : 10 gouttes Spécifique Boribel 38 et, ensuite, 2 gr Lach. 5 ou mieux : Lach. 5, Sanguin. 4, Sulf. 3.

❐ SI CRAMPES : ajouter 2 gr Cuprum met. 4 (deux fois par jour). Toujours vérifier s'il n'y a pas une cause locale (vaisseaux, nerfs, compression) ou générale (artériosclérose, ataxie locomotrice, neurasthénie)...

❐ ENGOURDISSEMENT DU BRAS DROIT :
Le midi et le soir, 1/2 h avant les repas : 6 gouttes de la formule : Sanguin., Bromum, Lilium, Phytolacca ââ 4 CH.

❐ ENGOURDISSEMENT DU BRAS GAUCHE :
Le midi et le soir, 1/2 h avant les repas : 6 gouttes de la formule : Aconit., Cactus, Kalmia, Latrod., Naja, Spigelia, Ferrum ââ 4.

❐ ENGOURDISSEMENT DES JAMBES :
Le midi et le soir, 1/2 h avant les repas : 6 gouttes de la formule : Conium, Cupressus, Cuprum met., Ledum ââ 4 CH.

***Engourdissements** (suite) :*

❒ ENGOURDISSEMENT DES MEMBRES :
Le midi et le soir, 1/2 h avant les repas : 6 gouttes de la formule : Aurum, Baryta carb., Conium, Cupressus, Cuprum met., Gnaphalium, Kalium iod., Lach., Ledum, Oxalicum, Rhus tox., Secale corn. ââ 4.

❒ ENGOURDISSEMENT DANS LA POSITION ASSISE :
Le midi et le soir, 1/2 h avant les repas : 6 gouttes de la formule : Ammon. mur., Cyclamen, Oleand., Platina, Zincum met. ââ 4.

Oligoéléments : Mg, P et Mn Co.
Vitamines : A, B6, D et M (raideurs).

Enrouement

Au réveil et au coucher, une mesure de la poudre : Aconit., Arg. nitr., Arnica, Arum, Hepar sulf., Iodum, Pop., Senega, Spongia, Verbascum ââ 4, Solidago 1.
Le matin : 2 gr Arg. nitr. 5 (jours pairs) et 2 gr Arum 5 (jours impairs).
A 10 et 16 h : deux Boribel 10.
Le midi et le soir, 10' avant les repas : 6 gouttes de la formule : Aceticum, Bromum, Caust., Gelsemium, Ignatia, Mang. met., Merc. cyan., Primula, Rhus tox., Secale corn., Selenium, Stannum, Stillingia ââ 4, Erysimum TM + 10 gouttes Arum composé.
Vers 18 h : 2 gr Mang. met. 5 (froid humide) ou Aconit. 5 (froid sec) (jours pairs) et Sulf. iod. 5 (jours impairs).
Au coucher, 10' après la poudre : 2 gr Stannum 5 (jours pairs) et 2 gr Aceticum 5 + tisane Boribel 2 (jours impairs).
Le dimanche, prendre seulement :
- Au réveil : 5 gr Phosph. triiod. 5.
- Au coucher : Drosera 7.

Sucer des pastilles Homéovox, Euphon ou Baudry.
Inhalations : selon besoin, respirer 10' par le nez les vapeurs d'eau chaude avec 1/2 cuill. café de la formule : teinture d'Erysimum (10 g), teinture d'eucalyptus (20 g), teinture de racine d'Aconit. (2 g), eau distillée de laurier-cerise (15 g), alcool à 90° (qsp 120 cc) (FMF).
Bien entendu, éviter de respirer froid la 1/2 h qui suit l'inhalation.

❒ ENROUEMENT DES FUMEURS : suppression systématique, complète et définitive du tabac.
Vérifier soigneusement s'il n'y a pas un début de cancer des fumeurs, et remplacer la poudre du réveil et du coucher par la suivante : Cactus, Caladium, Spigelia, Staphys., Tabacum ââ 4, Plantago 1°X (midi et soir : sans arrêt).

***Enrouement** (suite) :*

A 10 et 16 h, ajouter :
– Si enrouement du matin : 2 gr Caust. 4.
– Si enrouement du soir : 2 gr Phosph. triiod. 4.
– Si enrouement apres bain froid : 2 gr Antim. crud. 4.
– Si enrouement émotif : 2 gr Gelsemium 4.
– Si enrouement apres froid humide : 2 gr Mang. met. 4.
– Si enrouement apres froid sec : 2 gr Aconit. 4 ; 1/2 h après : 2 gr Caust. 4.
– Si enrouement des fumeurs : 2 gr Caladium 4 + Ammon. brom. 4.
– Si enrouement grippal : 2 gr Verbascum 4 (= voix de basse grippale).
– Si enrouement nerveux : 2 gr Ignatia 4.
– Si enrouement par fatigue ou surmenage vocal : 2 gr Arnica 4 ; 1/2 h après : 2 gr Arum 4.
– Si enrouement la veille des regles : 2 gr Lues. 4. Voix rauque : Spongia, Samb., Iodum, Hepar sulf.

N.B. : dans tous les cas, éviter de respirer par la bouche. Si nez sec ou bouché, y mettre une huile ou une pommade ; éviter les gouttes nasales aqueuses dans ces cas-là, car elles ont plutôt tendance à dessécher la muqueuse nasale. Pommade nasale Boribel 1 ou Homéoplasmine.

❒ Enrouement de la ménopause : voir *ménopause* et surtout éviter les hormones mâles qui virilisent la voix.

❒ En hiver : à titre préventif deux Homéogène 9 (deux fois par jour) et chaque jour, deux à trois tasses tisane Laryngée LHF ou Boribel 2.

Oligoéléments : Bi, S et Mn Cu.

Entérites

Voir *diarrhées* et *dysenteries.*

10 à 30 gouttes Myrtillus TM dans tisane Boribel 7 (trois à quatre fois par jour).

Oligoéléments : Mn Cu et Argile.

Entérospasmes

Prendre 6 gouttes de la formule : Arnica, Ars. alb., Chamomilla, Coloc., Cuprum met., Dioscorea, Dulcam., Magn. ph., Nux vom., Thebaïcum, Plumbum, Veratr., alb. ââ 4, Solidago 1 (cinq fois par jour), et toutes les 1/2 h en alternant : 2 gr Coloc. 4, Sédatif P. C. et Boribel 17.

***Entérospasmes** (suite) :*

❒ DANS LES CAS CHRONIQUES AVEC CONSTIPATION :
Le dimanche, au réveil : 5 gr Plumbum 9 (dimanches pairs) et 5 gr Thebaïcum 9 (dimanches impairs).

Entorses

❒ SI DOULEURS : 2 gr Arnica 4 (toutes les 1/2 h).

❒ SI CHEVILLES FRAGILES (tendance aux entorses) :
Au réveil et au coucher : 10 gouttes de la formule : Apis, Arnica, Cuprum met., Hypericum, Ledum, Rhus tox., Stillingia, Symphytum ââ 4, Calendula TM.
Le matin : 2 gr Stellaria 5 (jours pairs) et 2 gr Calc. carb. 5 (jours impairs).
Le midi et le soir, au début des repas : un Ostéocynésine + deux Boribel 1.
Au coucher, 10' après la poudre : 2 gr Silicea 5 (jours pairs) et 2 gr Natr. carb. 5 (jours impairs).
Le dimanche, prendre seulement au réveil : 5 gr Natr. mur. 7 (dimanches pairs) et 5 gr Calc. fl. 7 (dimanches impairs).

Immobilisation absolue; pansements avec crème au Calendula ou Lasonil ou frictions légères avec Arnica TM.

Oligoéléments : Fl, Si et Mn Cu.

Entropion

Au réveil et au coucher, une mesure de la poudre : Aethusa, Ars. iod., Calc. carb., Calc. iod., Euphrasia, Graphites, Hamamelis, Merc. sol., Mezer., Phytolacca, Sulf. iod. ââ 3, Cineraria, Solidago ââ 1°X.
Le matin : 2 gr Arg. nitr. 5 (jours pairs) et 2 gr Merc. cor. 5 (jours impairs).
Le midi et le soir, 10' avant les repas : 6 gouttes de la formule : Anemone, Arnica, Calc. fl., Calc. picr., Hepar sulf., Platanus, Silicea, Staphys., Thuya ââ 3 + deux Boribel 5.
Au coucher, 10' après la poudre : 2 gr Borax 5 (jours pairs) et 2 gr Zincum mur. 5 (jours impairs).

Localement : laver avec du coton imbibé de Dacryosérum... et, de temps en temps pommade oculaire Fludro-cortisone (si poussée aiguë), ou gel Blépharo-septyl, ou collyre Boroclarine, ou pommade oculaire polyvitaminée ACD (le soir).

Enurésie

Au réveil et au coucher, une mesure de la poudre : Absinthium, Arg., Ars. alb., Caust., Cina, Conium, Hypericum, Kalium ph., Kreosotum, Magn. ph., Merc., Plantago, Posthypophyse, Salvia, Sepia, Staphys., Zincum met. ââ 4.
Le matin : 2 gr Anemone 5 (jours pairs) et 2 gr Sulf. iod. 5 (jours impairs).
A 10 et 16 h : deux Homéogène 45 et un Ephynal (on peut les alterner, une semaine l'un, une semaine l'autre).
Le midi et le soir, 1/2 h avant les repas : 10 gouttes Millefolium Cplx Lehning n° 7 (chez les enfants), ou 10 gouttes Uva ursi Cplx Lehning n° 9 (chez les adultes), ou deux Sepia Cplx Lehning n° 20 (chez les jeunes filles), ou deux Poconeol 63 (chez les jeunes hommes), ou deux Boribel 18 et 31 (chez les vieillards).
Vers 18 h : 2 gr Plantago 5 (jours pairs) et 2 gr Calc. carb. 5 (jours impairs).
Au coucher, 10' après la poudre : 2 gr Equisetum 5 (jours pairs) et 2 gr Ferrum ph. 5 (chez les enfants), ou Ignatia 5 (chez les jeunes filles), ou Conium 5 (chez les vieillards) (jours impairs) + un suppositoire Asa (trois soirs par semaine).
Le dimanche, prendre seulement :
– Au réveil : 5 gr Phosph. triiod. 5.
– Au coucher : 5 gr Natr. mur. 7 (dimanches pairs) et 5 gr Silicea 7 (dimanches impairs).

N.B. : ne pas boire après 16 h.

Oligoéléments : Zn Cu, Mn Cu ou Mn Co.
Vitamines : B, E et D.
Opothérapie : Hypophysine, Thyroïde et Thymus.

Autres traitements

❒ DANS TOUS LES CAS :
Le midi et le soir : 30 gouttes de la formule : Cupressus, Uva ursi, Equisetum ââ TM dans Vichy.

❒ CHEZ L'ENFANT (d'après le Dr Borianne) :
Au réveil : 2 gr Plantago 5.
Vers 16 h : 2 gr Anemone 5.
Au coucher : 2 gr Equisetum 5 + un suppositoire Vessie 4 CH (trois soirs par semaine).

❒ CHEZ LE VIEILLARD :
Voir *prostatisme.*
Au réveil : 2 gr Caust. 5.
Le midi et le soir : 2 gr Sabal composé.
Vers 16 h : 2 gr Conium 5.

Enurésie *(suite) :*

Au coucher : 2 gr Equisetum 5 + une dose Lues. 15 (tous les quinze jours).

❒ PERTES INVOLONTAIRES DES URINES CHEZ L'ADULTE (en riant, en toussant, par un faux mouvement, comme chez les vieillards) : Boribel 19 (chez les femmes) ou Boribel 18 (chez les hommes).
– APRES ÉMOTION, FRAYEUR, ajouter :
A 10 h : 2 gr Gelsemium 5.
A 18 h : 2 gr Thebaïcum 5.
– APRES TRAUMATISME (accident, accouchement, opération...), ajouter :
Au réveil : 2 gr Arnica 5.
Vers midi : 2 gr Petrosel. 5.
Au coucher : 2 gr Staphys. 5.
– SI PTOSE VÉSICALE :
Au réveil : 2 gr Sepia 5 (jours pairs) et 2 gr Caust. 5 (jours impairs).
Au coucher : 2 gr Nux vom. 5 (jours pairs) et 2 gr Calc. carb. 5 (jours impairs).

On peut encore employer Enurétine...
Coucher les enfants dans des sacs en molleton imperméable (pour ne pas mouiller le matelas).

Les diététiciens conseillent :
Le matin : 1 cuill. café Minérola.
A 10 et 16 h : un P.O.P.
Au début des repas : 1 cuill. café Levain Prêle et deux dragées Nergine.

Epanchement de synovie

Voir *hydarthroses.*

Boribel 24.

Localement : Bryonia TM.

Ephélides

Pigmentations cutanées dues au soleil, aux rayons UV. Voir *vitiligo.*

Au réveil et au coucher : 10 gouttes Saponaria composé + un Phénoro Roche.
Le matin : 2 gr Arg. nitr. 5 (jours pairs) et 2 gr Sepia 5 (jours impairs).
Le midi et le soir, au début des repas : un Nicobion.
Vers 18 h : 2 gr Tabacum 5 (jours pairs) et 2 gr Caust. 5 (jours impairs).
Au coucher : 2 gr Graphites 5 (jours pairs) et 2 gr Nux vom. 5 (jours impairs) (en s'endormant).

Ephélides *(suite) :*

Eviter bains de soleil.

Localement : Homéoplasmine, pommade Boribel 11, produits Brunella, ou crème Vita-dermacide, crème anti-actinique Mila, antisolaire Givaudan, Ambre solaire, Actidilon comprimé, crème Rap... ou la formule de Gougerot : Sulfate de Quinine (2 g), Antipyr. et Cold Cream (ââ 10 g).
Dans les cas rebelles, on peut employer la Méladinine, mais sous contrôle médical et avec prudence.
Les éphélides de la grossesse disparaissent spontanément après l'accouchement.

Vitamines : A, B1, B3, B5, B8, B10, C et D (Levure de bière).

Epicondylite

Voir *tennis-elbow.*

Au réveil et au coucher : deux Homéogène 1 (une semaine) et deux Homéogène 41 (l'autre semaine, en alternance).
Le matin : 2 gr Bryonia 5.
Vers 9 h : un Vitascorbol 500.
A 10 et 16 h : 2 gr Arnica 4 ; 1/2 h après : 2 gr Sédatif P. C.
Le midi et le soir, 10' avant les repas : 6 gouttes de la formule : Actaea, Arnica, Bryonia, Caust., Cocculus, Cuprum met., Mezer., Rhus tox., Ruta, Sarcolact. ââ 4, Solidago 1 + deux Boribel 1 (une semaine) et deux Boribel 23 (l'autre semaine, en alternance).
Au début des repas : un Magnéspasmyl 50 (une semaine) et un Bétrimax (l'autre semaine, en alternance).
Vers 18 h : 2 gr Rhus tox. 5.
Au coucher, 10' après Homéogène : 2 gr Caust. 5.

Localement : massages avec Inongan, Rudistrol, Cortisal ou Opodeldoch + Rhus + Calendula, et mettre l'articulation dans de la ouate thermogène.
Certains préconisent des ondes courtes sur le membre douloureux, d'autres des infiltrations de Novocaïne ou de Cortisone Roussel.

Oligoéléments : Mn, Cu Au Ag, Mg, Fl et Si.

Epididymite

Voir *orchite.*

Epilepsie

Voir *convulsions.*

Au réveil et au coucher, une mesure de la poudre : Absinthium, Œnanthe, Aethusa, Amanita, Belladonna, Cicuta, Cuprum met., Hyoscyamus, Lach., Bufo, Silicea, Sol. tuber., Zincum met. ââ 4, Avena, Solidago ââ 1°X + 2 gouttes Poconeol 2, 31 et 32 dans tisane espèces de Mélisse ou tisane Relaxe Sergent.
Le matin à jeun : 2 gr Calc. carb. 5 ou Arg. nitr. 5 (jours pairs) et 2 gr Œnanthe 5 ou Secale corn. 5 (chez les vieillards) (jours impairs).
Le midi et le soir, 10' avant les repas : 10 gouttes Lobelia Cplx Lehning n° 74 + 10 gouttes Œnanthe crocata Cplx Lehning n° 78.
A la fin des trois repas : deux par deux quelques gr Hépatodraineur + tisane Boribel 8, Sédative Sergent ou Relaxe Sergent ou espèces de Mélisse.
Vers 18 h : 2 gr Cicuta 5 (jours pairs) et 2 gr Metaldeh. 5 (jours impairs).
Au coucher : 2 gr Nux vom. 5 (jours pairs) et 2 gr Ph. acid. 5 (jours impairs) + un suppositoire Spécyton Cerveau-Moelle (deux soirs par semaine). Les autres soirs, 2 gr Passifl. composé (en s'endormant).
A 10 et 16 h et la nuit, si réveil : 2 gr Sédatif P. C. ou deux Boribel 4 ; 1/2 h après : deux Nervopax (si besoin) ; 1/2 h après : deux Neurocynésine (si besoin).
Le dimanche, prendre seulement :
– Au réveil : 5 gr Phosph. triiod. 5 (chez les enfants), Ignatia 9 (chez les femmes), Gelsemium 9 (chez les hommes), Thebaïcum (chez les vieillards).
– Vers midi : 5 gr Coriara 7.
– Au coucher : 5 gr Kalium brom. 9 (dimanches pairs) et 5 gr Silicea 9 (dimanches impairs).
On peut ajouter 20 gouttes de la formule : Galium TM + Valeriana TM dans Vichy ou infusion Tilleul + fleurs d'Oranger (cinq fois par jour).

❐ DANS LES CAS GRAVES : on peut ajouter un antiépilectique et Magnéspasmyl.

❐ EN CAS D'INSOMNIE OU DE CRISES À PRÉFÉRENCE NOCTURNE : ajouter 50 gouttes de la formule : Avena, Passifl. ââ TM, Coffea, Cyprip., Chamomilla, Kalium brom. ââ 4, ou Eschscholtzia, Tilia ââ TM, ou Cplx Lehning L.72, ou Passifl., Valeriana ââ TM dans tisane Sédative Sergent ou Boribel 8, ou 2 gr de chaque : Boribel 3 et 4 (tous les soirs).

❐ CHEZ LES ENFANTS : penser aux vers intestinaux et à la tétanie (décalcification, spasmophilie...).

Epilepsie *(suite) :*

❒ CHEZ LES POUPONS : penser aux convulsions dentaires.

❒ CHEZ LES FEMMES : penser à la grossesse débutante et à l'éclampsie, l'hystérie...

❒ CHEZ LES HOMMES : penser à l'alcoolisme, à une compression cérébrale, en particulier après un accident.

❒ EPILEPSIE APRES SUPPRESSION DU BROMURE :
Chaque jour : Microsol Li + 2 gr de chaque : Lach. 5, Zincum met. 5 et Phosph. triiod. 5, sans oublier Sédatif P. C., ou Homéogène 46, Nervopax, ou Neurocynésine + Tégrétol (si besoin).

Oligoéléments : Al, Mg, Cu Au Ag, Mn Cu, Mn Co, P, Si, Fl, Co et Li (bromure).
Vitamines : B1, B3 et B6.

Epistaxis

❒ DANS TOUS LES CAS : rester couché sur le dos, immobile et tranquille, en avalant le sang.
De suite : prendre 5 gr Phosph. triiod. 5 (chez les enfants), Phosph. 5 (chez les adultes) ; 1/2 h après : 5 gr Crotalus 5 (si besoin) et, tous les 1/4 h en alternant : 2 gr China 4 et Arnica 4.

Localement : tamponnement avec Coalgan, si indispensable.
Ce traitement est valable dans tous les cas, y compris les interventions chirurgicales du nez où il est recommandé de tamponner le moins possible pour éviter des complications sinusiennes et auriculaires.
Ne pas oublier que souvent l'épistaxis est une soupape à ne pas boucher : chez les hypertendus par exemple (Glonoïn. 4). Ne jamais s'affoler.

❒ SI ÉPISTAXIS AU MOMENT DES REGLES :
Chaque jour : 2 gr Senecio 4 (deux à cinq fois par jour).

❒ SI L'ÉPISTAXIS SOULAGE PAR EXEMPLE UNE MIGRAINE : 2 gr Melilot. 4 (deux à cinq fois par jour, préventivement et curativement).

❒ LES ÉPISTAXIS DES ENFANTS sont souvent supprimés avec :
Chaque jour : 5 gouttes Vinca TM dans un peu d'eau sucrée (pour les adultes, doubler la dose).

❒ SI ÉPISTAXIS RÉCIDIVANT DE LA TACHE NASALE DE KISSELBRECHT : cautériser ladite tache vasculaire de Kisselbrecht avec un porte-coton imbibé d'acide chromique au 1/3 ou au 1/5 selon les cas.

❒ A TITRE PRÉVENTIF, la formule du Dr Amieux donne de bons résultats : 6 gouttes de la formule : Anemone, Antipyr., Arnica, Borax, Cactus, China, Crocus, Erigeron, Hamamelis, Ipeca, Millefol., Secale corn., Trillium ââ 3, Solidago (trois à cinq fois par jour). Ou 10 gouttes de

***Epistaxis** (suite) :*

chaque Cplx Lehning (trois fois par jour) : Millefolium Cplx Lehning n° 7 + Bovista Cplx Lehning n° 27 et Bursa Cplx Lehning TM + Sel Rex (chez les enfants), ou Crataegus Cplx Lehning n° 15 + Lachesis Cplx Lehning n° 122 et Viscum TM (chez les adultes). Ou deux cachets Sclérocalcine (matin et soir, chez les vieillards).

❒ FILLES ET FEMMES AVEC LEUCORRHÉE : 10 gouttes Alchemilla TM (trois fois par jour).

Vitamines : K surtout, C2, D et P.
Si besoin : Exacyl.

Epithéliomas

Dans tous les cas, consulter un spécialiste et voir aussi un chirurgien. Voir *cancers*.

❒ TRAITEMENT D'APPOINT :
Au réveil et au coucher, une mesure de la poudre : Antim. crud., Calc. carb., Caust., Croton, Drosera, Euphorbia, Kreosotum, Lycopodium, Napht., Nitricum, Ruta, Silicea, Staphys., Thuya ââ 4, Solidago 1.
Le matin : 2 gr Radium 5 (jours pairs) + Granions uranium et 2 gr Thuya 5 (jours impairs) + Granions sélénium.
A 10 et 16 h : 2 gr Cinnabaris 4 ; 1/2 h après : 10 gouttes Stront. composé.
Le midi et le soir, 10' avant les repas : un Biomag et 10 gouttes de chaque : Thuya Cplx Lehning n° 37, Conium Cplx Lehning n° 36 et Kalium muriaticum Cplx Lehning n° 41.
A défaut, 6 gouttes de la formule : Abrot., Asterias, Cadmium, Chelid., Cistus, Clematis er., Condur., Conium, Crataegus, Hydrastis, Kalium ars., Nux vom., Ornith., Phytolacca, Sarsap. ââ 4 + un Ephynal.
A la fin des trois repas : 2 gr Hépatodraineur + tisane Epidermique Sergent.
A 18 h : 2 gr Rubid. 5 (jours pairs) et 2 gr Selenium 5 ou, selon les cas, Ars. alb. 5 ou Antim. crud. 5 (jours impairs).
Au coucher, 10' après la poudre : 2 gr Caust. 5 (jours pairs) + Granions magnésium et 2 gr Hydrastis 5 (jours impairs) + Microsol platine.
Le dimanche, prendre seulement :
– Au réveil : 5 gr Phosph. triiod. 5 et oligoélément Cu Au Ag.
– Vers midi : 5 gr Lycopodium 5.
– Le soir : Microsol Cu Ni Co.
– Au coucher : 5 gr Thuya 7 (dimanches pairs) et 5 gr Natr. sulf. 7 (dimanches impairs).

Localement :
– Le matin et le soir : mettre quelques gouttes Euphorbia, Thuya TM sur la tumeur et laisser sécher.

Epithéliomas *(suite) :*

Oligoéléments : avant tout Mg et Ni, Pt, Cu Au Ag, As P An, Sn, Granions d'argent, Cu, Au, Se et U.
Vitamines : avant tout, E et total B (en particulier B9) et C (Levure de bière et Algues marines).

Epuisement

Au réveil et au coucher, une mesure de la poudre : Arnica, Ars. alb., Caust. (chez les vieillards), Cocculus, Crataegus, Ferrum ph., Kalium ph., Nux vom., Selenium, Stannum (chez les tuberculeux), Tarent. hisp. ââ 4, Céréales germées, 1°X.
Le matin : 2 gr Aceticum 5 (jours pairs) et 2 gr Picricum 5 (jours impairs).
A 10 et 16 h : un Biomag, ou Biocarde, ou Tonique végétal.
Le midi et le soir, 1/2 h avant les repas : 30 gouttes de la formule : bourgeons Abies (chez les enfants), Sequoia (chez les vieillards), Quercus Ribes + semences Betula ver. ââ 1°X et deux Boribel 47 ou Alchemilla TM (10 gouttes, si leucorrhée).
A la fin des trois repas : 2 gr Hépatodraineur.
Au coucher, 10' après la poudre : 2 gr Ph. acid. 5 (jours pairs) et 2 gr Zincum met. 5 ou Mur. acid. 5 (jours impairs).
Le dimanche, prendre seulement :
– Au réveil : 5 gr Phosph. triiod. 5 (chez les enfants et chez les jeunes gens) ou Phosph. 5 (chez les adultes ou chez les vieillards).
– Au coucher : 5 gr Natr. mur. 7 (chez les enfants), ou Lach. 7 (si ménopause) (dimanches pairs) et 5 gr Silicea 7 (dimanches impairs) + un suppositoire Cerebrinum 4 (un soir sur deux, et trois soirs par semaine).

❒ SI ÉPUISEMENT MUSCULAIRE : ajouter 2 gr en alternant : Arnica 4, Mang. met. 4, Rubid. 4, Ruta 4 et Rhus tox. 4 (deux fois par jour). Tonique végétal ou Biomag (en alternant), ou P.O.P. ou Lécitone. Pollant. ou Gelée royale.

❒ SI ÉPUISEMENT DES GRANDS MALADES :
Chaque jour : 2 gr Abrot. 5 et 2 gr Mur. acid. 5.

❒ SI ÉPUISEMENT PAR DIARRHÉE :
Au réveil : 2 gr Veratr. alb. 5.
Au coucher : 2 gr Magn. carb. 5.
En plus, prendre 2 gr China 4 (trois à cinq fois par jour).

❒ SI ÉPUISEMENT NERVEUX :
Au réveil et au coucher : 20 gouttes Humulus TM dans tisane Féminine Sergent ou Virile Sergent, selon le sexe.

Epuisement *(suite) :*

Le midi et le soir, 1/2 h avant les repas : 2 gr Boribel 47 + 49, à défaut, 18 (chez les hommes) et 2 gr Boribel 32 + 43, à défaut, 19 (chez les femmes).
Au coucher : 2 gr Cocculus 5 (jours pairs) + 2 gr Ph. acid. 5 (jours impairs) (chez les hommes) et 2 gr Ignatia 5 (jours pairs) + 2 gr Lach. 5 (jours impairs) (chez les femmes).

Oligoéléments :
Chaque jour : Cu Au Ag, Zn Ni Co et Mn Cu Co.

❒ SI ÉPUISEMENT SEXUEL :
Au réveil et au coucher : 20 gouttes Damiana, Ginseng, Humulus ââ TM dans tisane Féminine Sergent ou Virile Sergent, selon le sexe.
Au réveil : 2 gr Staphys. 5.
Le midi et le soir, 1/2 h avant les repas : 2 gr Boribel 47 (chez les hommes) ou 32 (chez les femmes).
Au début des repas : un Eleuthérocoque + un Amphosca à l'orchitine (chez les hommes) ou à l'ovarine (chez les femmes).
Vers 18 h : 2 gr Selenium 5.
Au coucher : 2 gr Ferrum picr. 5.

Voir *éjaculations, érections* et *impuissance.*

Oligoéléments :
Chaque jour : Zn Cu, Cu Au Ag et Mn Cu Co.
Vitamines : E (Ephynal), B2, B3, B9, B12, B15 et C.

Epuli

Petite tumeur de la gencive, récidivante et saignante.

Au réveil et au coucher, une mesure de la poudre : Ammon. carb., Aurum, Bismuth., Bovista, Cannelle, Capsicum, Elaps, Kalium bich., Kreosotum, Merc. cyan., Mur. acid., Nitricum, Plumbum, Sulfuricum ââ 4, Chrysis, Solidago ââ 1°X.
Le matin à jeun : 2 gr Radium 5 (jours pairs) et 2 gr Crotalus 5 (jours impairs).
A 10 et 16 h : 2 gr Cinnabaris 4 ; 1/2 h après : 2 gr Hamamelis composé.
Le midi et le soir, 1/2 h avant les repas : 6 gouttes de la formule : Anemone, Antipyr., Arnica, Borax, Cactus, China, Crocus, Erigeron, Hamamelis, Ipeca, Millefol., Secale corn., Trillium ââ 4, Plantago, Sarsap. ââ 1°X + 6 gouttes Conium Cplx Lehning n° 36 (une semaine) et Thuya Cplx Lehning n° 37 (l'autre semaine, en alternance).
Au coucher : 2 gr Ars. alb. 5 (jours pairs) et 2 gr Hydrastis 5 (jours impairs).

Epuli *(suite) :*

Le dimanche, prendre seulement :
– Au réveil : 5 gr Phosph. 5.
– Au coucher : 5 gr Thuya 7 (dimanches pairs) et 5 gr Natr. sulf. 7 (dimanches impairs).

Suppression définitive du tabac. Laver les dents (matin et soir). Vu la tendance à la récidive, faire excision au bistouri électrique (si besoin). Bains de bouche avec Hamamelis TM pure ou diluée.

Equilibre (troubles de l')

Voir *vertiges.*

Chaque jour : 2 gr Conium 5 (agit dans tous les cas), ou 2 gr Arg. nitr. 5 (agit très souvent), ainsi que Gelsemium 5 (agoraphobie).

Equitation (troubles produits par l')

Le dimanche : 5 gr Theridion 7 (Dr Pommier).

Erections

Voir *éjaculation, épuisement sexuel* et *impuissance.* Supprimer tabac et alcool (Caladium 5 : impuissance des fumeurs).

❒ ABSENCE D'ÉRECTION :
Au réveil : 2 gr Agnus 5 + vit. E (Ephynal) + oligoélément Zn Cu.
A 10 et 16 h : un Amphosca à l'orchitine (une semaine) + un Eleuthérocoque (l'autre semaine, en alternance).
Le midi et le soir, 10' avant les repas : 20 gouttes Ginseng, Damiana ââ TM + 2 gr Boribel 47 (une semaine) et Boribel 43 (l'autre semaine, en alternance).
A la fin des repas : tisane Virile Sergent.
A 18 h : 2 gr Kalium ph. 5 (intellectuels fatigués) ou Cannelle 5 (impuissance), en alternance.
Au coucher : 2 gr Conium 5 + un suppositoire Ant'hypophyse, Orchitinum, Thyroïde, Surrénale ââ 4.
Le dimanche, prendre seulement au réveil : 5 gr Lycopodium 5.

Oligoéléments : Cu Au Ag, Zn Cu, Mn Cu, Mn Co et Eleuthérocoque.
Vitamines : E surtout, total B et C.

***Erections** (suite) :*

❒ Exces d'érection (voir *priapisme*) : 2 gr de chaque en alternant : Murex 5, Staphys. 5, Bufo 5 et Canthar. 5.
Le dimanche : 5 gr Platina 9 (dimanches pairs) et 5 gr Origanum 9 (dimanches impairs).
Ajouter 20 gouttes Humulus TM dans tisane sédative (trois fois par jour).

Oligoéléments : Li et A.
Vitamines : B1 et B2.

Ergotisme

Au réveil et au coucher : 2 gr Sédatif P. C.
Le matin : 2 gr Amanita 5 (jours pairs) et 2 gr Secale corn. 5 (jours impairs).
A 10 et 16 h : 2 gr Cuprum met. 4.
Vers 18 h : 2 gr Ars. alb. 5 ; 1/2 h après : 2 gr Crotalus 5.
Au coucher, 10' après Sédatif P. C. : 2 gr Stram. 5 (jours pairs) et 2 gr Nux vom. 5 (jours impairs).

Oligoéléments : Li et Al.

Eruptions en général

Voir *acné* et *eczéma.*
Au réveil et au coucher, une mesure de la poudre : Antim. crud., Arum, Croton, Graphites, Lappa, Magn., Merc., Mezer., Petrol., Pix liq., Rhus tox., Rhus vern., Urtica ââ 4, Solidago, Chrysis ââ 1°X.
Le matin : 2 gr Graphites 5 + oligoélément Se (jours pairs) et 2 gr Psor. 5 (jours impairs) + oligoélément Mn Cu.
Le midi et le soir, 10' avant les repas : 10 gouttes de la formule : Borrago, Dipsacus, Fraxinus, Platanus, Saponaria, Ribes, Sarsap., Spiraea, Viola tri., Zea ââ 1°X, bourgeons Cedrus, Juglans, Ulmus ââ 1°X.
On peut ajouter selon les cas 10 gouttes (ou 2 gr) Saponaria composé (une semaine) et Dermo-drainol ou Boribel 22 ou Euphorbium Cplx Lehning n° 88 (l'autre semaine, en alternance).
A la fin des repas : 30 gouttes Juglans reg. TM + Viola TM ââ dans tisane Epidermique Sergent et, Rafraîchissante Sergent (mêlées, si besoin) et 2 gr Hépatodraineur.
Au coucher : 2 gr Nux vom. 5 + oligoélément S (jours pairs) et 2 gr Rhus tox. 5 + oligoélément Li (jours impairs).
Le dimanche, prendre seulement au réveil : 5 gr Thuya 7 (dimanches pairs) et 5 gr Natr. sulf. 7 (dimanches impairs).

***Eruptions en général** (suite) :*

Une fois par mois : une dose Psor. 9 CH.
Se méfier de la constipation qui favorise l'apparition des éruptions, l'éruption étant une façon anormale et complémentaire pour l'organisme de se débarrasser de ses toxines, insuffisamment éliminées par les voies naturelles, et se rappeler de la maxime : « Le constipé n'a pas beau teint. » En revanche, « la carotte crue (vit. A) donne beau teint. »

Oligoéléments :
Le dimanche soir : Cu Au Ag.

❒ ERUPTION AUTOUR DES LEVRES : 2 gr Arum 4 et Rhus tox. 4 (deux fois par jour). Voir *acné* et *impétigo.*

❒ ERUPTION DES MAINS : Antim. crud. 4 (augmentée par l'eau).
Voir *eczéma, gale* et *urticaire.*
Nettoyer avec Lactacyd liquide, puis masser avec Lactacyd 2.
Pommade passe-partout : crème au Calendula, Cicaderma, Dectancyl, Glyc., huile de Pâquerette ââ qsp 1 pot, ou Boribel 3, Homéoplasmine, Topifram, Quotane, Cutisan...

Cures : héliomarines. Thermales : Cauterets, Enghien-les-Bains, La Bourboule, La Roche-Posay, Luchon, Molitg-les-Bains, Neyrac-les-Bains... Aérer la peau sur une plage de la Manche ou de l'Océan.

❒ DANS LES ÉRUPTIONS REBELLES, ajouter au traitement ci-dessus, sauf dimanches :
A 10 h : 2 gr Arum 5 (jours pairs) et 2 gr Mezer. 5 (jours impairs).
A 16 h : 2 gr Petrol. 5 (jours pairs) et 2 gr Antim. crud. 5 (jours impairs).
Voir *eczéma* et *urticaire...* sans oublier les éruptions des maladies contagieuses dont il faut favoriser la sortie avec chaque jour, 2 gr en alternant : Gelsemium 5, Sulf. 5, Bryonia 5, Ammon. carb. 5 et Lach. 5.

Troubles résultant d'une éruption rentrée

❒ EN PLUS DES TRAITEMENTS CI-DESSUS, ajouter :
– SI ASTHME ET ÉRUPTIONS : Ars. alb., Hepar sulf., Zincum met., Caladium, Rhus tox., Psor.
– SI BRONCHITES ET ÉRUPTIONS : Natr. ars., Rhus tox., Sulf.
– SI MALADIES CONTAGIEUSES ET ÉRUPTIONS : Bryonia 5, Gelsemium 5, Ammon. carb. 5, Sulf. 5, Lach. 5.
– SI DIARRHÉES ET ÉRUPTIONS : Croton, Dulcam., Podoph., Rhus tox.
– SI RHUMATISMES ET ÉRUPTIONS : Rhus tox., Sulf., Bryonia, Staphys., Magn., Pix liq., Zincum met.
– SI TROUBLES HÉPATIQUES ET ÉRUPTIONS : Ptelea, Thuya.

Eruptions en général *(suite) :*

– SI TROUBLES MUSCULAIRES (CRAMPES) ET ÉRUPTIONS : Cuprum met., Rhus tox.
– SI TROUBLES NERVEUX ET ÉRUPTIONS : Stram. (dans tous les cas) ; Mezer (si névralgie) ; Dulcam + comme pour rhumatismes (si arthritisme).
– SI VACCINATIONS (éruptions après) : voir *vaccinations.* Dans tous les cas, dilutions homéopathiques du vaccin en cause, par exemple, pour la variole : Vaccinotox. 9 (une dose chaque dimanche), cela jusqu'à guérison.
– SI TOUX ET ÉRUPTIONS : Psor., Croton.
– SI REGLES ET ÉRUPTIONS : Graphites, Psor., Sanguin., Sarsap., Dulcam., Lach.
– SI CÉPHALÉES ET ÉRUPTIONS : Zincum met.
– SI TROUBLES URINAIRES ET ÉRUPTIONS : Sarsap.
– SI ERUPTIONS PAR FROID HUMIDE : Dulcam., Rhus tox.
– SI ERUPTIONS PAR FROID SEC : Aconit.
– SI ERUPTIONS, ASTHME ET RHUMATISMES : Kalium bich.
– SI ERUPTIONS ET LUCITES : voir *coups de soleil* et *vitiligo.* Ajouter les vit. B3 (Nicobion), B5, B6, B10 et A (Phénoro Roche).

Traitement passe-partout simplifié... et efficace
(Pour troubles résultant d'une éruption rentrée)

Au réveil : 5 gr Bryonia 5.
1/2 h après : 5 gr Gelsemium 5.
Le midi, 1 h avant le repas : 5 gr Ammon. carb. 5.
Le soir, 1 h avant le repas : 5 gr Sulf. 5.
Au coucher : 5 gr Lach. 5.

Oligoéléments : S, Mn, Cu Au Ag, Mn Cu et Mn Co.
Vitamines : A, B2, B5, B8, B10, C, D et F.

Erysipèle de la face

❒ EN PÉRIODE AIGUE, consulter d'urgence un médecin. En complément, on peut alterner toutes les heures : 2 gr Apis 4 et Sédatif P. C.

Au réveil : 2 gr Graphites 5.
Au réveil et au coucher : 10 gouttes de la formule : Cistus canadensis Cplx Lehning n° 86 et Calendula Cplx Lehning n° 89.
Le matin, le midi et le soir, 10' avant chacun les repas : 6 gouttes de la formule : Aconit., Apis, Belladonna, Canthar., Graphites, Hepar sulf., Lach., Merc., Naja, Rhus tox., Terebint. ââ 4 + deux Boribel 22.
Vers 10 et 16 h : 2 gr Belladonna 4 ; 1/2 h après : 2 gr Apis 3°X.
Vers 18 h : 2 gr Naja 4.
Au coucher : 2 gr Pyrog. 5 (jours pairs) et 2 gr Hepar sulf. 5 (jours impairs) (en s'endormant).

Erysipèle de la face *(suite) :*

❒ EN CAS D'ÉRYSIPELE À RÉPÉTITION, supprimer ce traitement le dimanche et prendre seulement :
– Au réveil : 5 gr Psor. 5.
– Au coucher : 5 gr Thuya 7 (dimanches pairs) et 5 gr Natr. sulf. 7 (dimanches impairs).

Localement : Homéoplasmine, Cicaderma, pommades à base de Cortisone Roussel... Nettoyer avec du coton imbibé d'eau de Philae ou Echinacea TM : 1 cuill. café dans un bol d'eau bouillie tiède.
La pommade composée suivante donne de bons résultats : crème au Calendula, Cicaderma, Dectancyl, Glyc. ââ qsp 1 pot.

Oligoéléments : S, Mn, Cu Au Ag et Mn Cu.

Erythème fessier du nourrisson

Survient souvent au cours d'une poussée dentaire. Voir *dents.*

Au réveil : 2 gr Aethusa 5.
Au réveil et au coucher : deux Boribel 22 dans les biberons.
A 10 et 16 h : 2 gr Urtica 4 ; 1/2 h après : 2 gr Belladonna 4 ; 1/2 h après : 2 gr Ferrum ph. 4 (si fièvre).
Le midi et le soir : 10 gouttes de la formule : Nux vomica Cplx Lehning n° 49 et Euphorbium Cplx Lehning n° 88 dans les biberons.
Au coucher : 2 gr Ars. alb. 5.

❒ SI DOULEURS : 2 gr toutes les heures en alternant : Chamomilla 5 et Sédatif P. C. + bains de pieds chauds.

Localement : Alkènide, Babivéa, crème du Dr Ducharme, Fluidamande, Mitosyl, Physohex, Poudre T.K.C., pommade Boribel 3 et surtout Homéoplasmine. Cutisan (pommade et poudre).

❒ SI ÉRYTHEME PERSISTANT : voir *eczéma rebelle du bébé.*

Erythème noueux

C'est souvent le signe d'une tuberculinisation de l'organisme, tel que le virage de cuti de grands enfants ou d'adultes.

Dans tous les cas, faire une radiographie pulmonaire et une cuti-réaction à la tuberculine.

Au réveil et au coucher, une mesure de la poudre : Apis, Arnica, Arum, Ars. iod., Calc. ph., Crataegus, Ferrum ph., Kalium iod., Ledum, Mang. met., Rhus tox. ââ 4, Céréales germées, Solidago 1°X dans un peu d'eau + 10 gouttes Umcka TM.

Erythème noueux *(suite) :*

Le matin : oligoélément Mn Cu + 2 gr Anemone 5 (jours pairs) et oligoélément Si + 2 gr Sulf. iod. 5. (jours impairs).
A 10 et 16 h : 2 gr Boribel 27 + un Alvityl (une semaine) et 2 gr Boribel 49 + un Carencyl (l'autre semaine, en alternance).
Le midi et le soir, 1/2 h avant les repas : 10 gouttes Cetraria Cplx Lehning n° 61 + 1 cuill. café Jénovérine, ou Homéogène 43 (une semaine) et 10 gouttes Euphorbium Cplx Lehning n° 88 + 1 cuill. café Sativol (l'autre semaine, en alternance).
A la fin des repas : quelques gr Hépatodraineur + tisane Boribel 1.
Au coucher : oligoélément Au + 2 gr Cistus 5 (soirs pairs) et oligoélément Fe + 2 gr Tubercul. 5 (soirs impairs).
Le dimanche, prendre seulement :
- Au réveil : oligoélément Cu Au Ag et 5 gr Psor. 5.
- A midi : 5 gr Drosera 7.
- Au coucher : 5 gr Natr. mur. 7 (dimanches pairs) et 5 gr Silicea 7 (dimanches impairs).

❐ ERYTHEME NOUEUX NON TUBERCULEUX ET REBELLE : prendre un avis médical.

Régime polyvitaminé : jus de citrons sucrés avec du miel de sapins de haute montagne ou, si les poumons le permettent.
On peut aussi ajouter chaque jour : un Magnoscorbol (ou Biomag, ou Laroscorbine, ou Vitascorbol...).

Oligoéléments : Mn, S, Cu Au Ag, Mn Cu et surtout Au.

Cures : héliomarines, ou campagne.

Erythème polymorphe

Oligoéléments : Mn Cu, S (dans tous les cas), Mn et Cu Au Ag.

Escarres

Changer souvent de position, éviter l'humidité.
Surmatelas alternating.

Au réveil : 2 gr Graphites 5 (jours pairs) et 2 gr Mezer. 5 (jours impairs).
Au réveil et au coucher : 10 gouttes Dermo-drainol.
Le midi et le soir, 10' avant les repas : 2 gr Boribel 1 (une semaine) et Boribel 22 (l'autre semaine, en alternance).
Au coucher : 2 gr Ars. alb. 5 (jours pairs) et 2 gr Rhus tox. 5 (jours impairs) + un suppositoire Epiderme et Derme ââ 4 CH (trois soirs par semaine).

***Escarres** (suite) :*

Le dimanche, prendre seulement au réveil : 5 gr Psor. 5.
Localement : Poudre T.K.C. et pommades Cicaderma, Mitosyl, Boribel 12, Homéoplasmine, Cutisan, Hyperic...

Oligoéléments : Mn Co, Mn Cu, S et Mn.

Esquilles osseuses

Au réveil : un Ostéocynésine + 2 gr Fluoricum 5.
Au réveil et au coucher : 10 gouttes Uvestérol + 10 gouttes Boribel 26 (une semaine) ou Boribel 49 (l'autre semaine, en alternance) dans un peu d'eau.
Le midi et le soir, 10' avant les repas : deux Calc. composé 3°X + deux Triphosphates composés 3°X.
Au coucher : un Fluor Crinex + 2 gr Hepar sulf. 5.

Régime polyvitaminé : Levure de bière + Algues marines.

Oligoéléments : Fl et Si.
Diététique :
A 10 et 16 h : P.O.P.
Le midi et le soir : 1/2 cuill. café Minérola.

Cures : héliomarines.

Eternuements

Voir *rhinite spasmodique* et *rhume des foins...*

Au réveil et au coucher, une mesure de la poudre : All. cepa, Aralia, Euphorbia, Euphrasia, Gelsemium, Nux vom., Sabadilla ââ 4, Solidago 1. Ensuite, 2 gr All. cepa composé.
A 10 et 16 h : 2 gr All. cepa 4 ; 1/2 h après : 2 gr Sabadilla 4 ; 1/2 h après : 2 gr Euphrasia 4 (si larmoiement).
Le midi et le soir, 10' avant les repas : deux Coryzalia.

Parfois, les éternuements annoncent un début de grippe.

❒ AJOUTER ALORS :
– SI FRISSONS : 2 gr Aconit. 4 ou, mieux, Aconit. composé (début de la grippe) (deux fois par jour, par exemple à 10 et 16 h).
– SI TRANSPIRATION : 2 gr Belladonna 4 (période d'état de la grippe) (deux fois par jour, par exemple à 10 et 16 h).
– DANS LES DEUX CAS : 2 gr Ferrum ph. 4 (deux fois par jour, par exemple à 10 et 16 h).

***Eternuements** (suite) :*

Il peut s'agir aussi d'un coryza spasmodique ou d'une rhinite allergique (rhume des foins) ou d'un éperon de cloison nasale (épine nasale irritative).

❒ EN CAS D'ÉTERNUEMENTS À RÉPÉTITION : 2 gr toutes les 1/2 h d'horloge All. cepa composé + 10 gouttes Euphrasia Cplx Lehning n° 115 toutes les heures d'horloge.

Oligoéléments : Mn, Mn Cu, Cu (grippe), Cu Au Ag et Mg.

Ethmoïdite

Avant tout, assurer un bon écoulement nasal : soit par une intervention chirurgicale (turbinotomie), soit par des cautérisations électriques ou chimiques des cornets hypertrophiés, soit par des gouttes nasales et inhalations dans les cas passagers.
Supprimer toute cause d'irritation locale (tabac).
Au réveil : 2 gr Pyrog. 5 (jours pairs) et 2 gr Putres. 5 (jours impairs).
Au réveil et au coucher, une mesure de la poudre : Arnica, Ars. iod., Calendula, Corallium, Echinacea, Hepar sulf., Gelsemium, Lycopodium, Merc. sol., Phytolacca, Plantago ââ 4, Solidago 1.
A 10 h : 2 gr Corallium 5 (jours pairs) et 2 gr Eupat. 5 (jours impairs).
Le midi et le soir : deux Boribel 8.
A 18 h : 2 gr Hydrastis 5 (jours pairs) et 2 gr Kalium bich. 5 (jours impairs).
Au coucher : 2 gr Hepar sulf. 5 (jours pairs) et 2 gr Ars. alb. 5 (jours impairs).
Le dimanche, prendre seulement au réveil : 5 gr Lycopodium 5.

❒ SI NEZ BOUCHÉ : inhalations : respirer 10' par le nez les vapeurs d'eau chaude avec 1/2 cuill. café de la formule : Menthol, Eucalyptol ââ 2 g, essence de thym 4 g, teinture de benjoin 90 g. Eviter le froid la 1/2 h qui suit chaque inhalation.

❒ SI DOULEURS : 2 gr toutes les heures en alternant : Sédatif P. C. et Arnica 4.

Cures : eaux sulfureuses (Allevard, Cauterets, Challes-les-Eaux, Enghien-les-Bains)...

Etourdissements

Voir *vertiges.*

Euphorisant

Le matin, le midi et le soir : 1/2 cuill. café semences Betula ver. et bourgeons Sequoia ââ 1°X (mac. glyc.).

Evanouissements

Voir *syncopes.*

Examens (préparation aux)

Voir *difficultés scolaires* et *pertes de mémoire.*

Au réveil et au coucher, une mesure de la poudre : Anacardium, Artem. vulg., Cocculus, Lycopodium, Natr. mur., Phosph., Ph. acid., Tabacum, Zincum met. ââ 4, Céréales germées 1°X si possible dans tisane céréales : Blé + Orge + Avoine + Maïs en parties égales.
Le matin : 2 gr Gelsemium 5 (jours pairs) et 2 gr Kalium ph. 5 (jours impairs).
A 10 et 16 h : 2 gr Ph. acid. composé.
Le midi et le soir, 1/2 h avant les repas : 20 gouttes semences Betula ver. 1°X (mac. glyc.) et ajouter une pincée de la trituration du Dr Pommier : Calc. ph., Cerebrinum, Kalium ph., Natr. phosph. ââ 3°X.
Au coucher, après la poudre : 2 gr Plumbum 5 (jours pairs) et 2 gr Ferrum picr. 5 (jours impairs) + un suppositoire Cerebrinum 4 CH (trois soirs par semaine).
Le dimanche, prendre seulement :
– Au réveil : 5 gr Baryta carb. 7 (dimanches pairs) et 5 gr Anacardium 7 (dimanches impairs).
– A midi : 5 gr Phosph. 5.
– Au coucher : 5 gr Natr. mur. 7 (dimanches pairs) et 5 gr Silicea 7 (dimanches impairs).

Oligoéléments : P, Mg, Mn, Al et Li.
Allopathie : on peut ajouter :
Au réveil : une ampoule Cérébrol (une semaine) et Cogitum ou Clérégil (l'autre semaine, en alternance).
Le midi : un Actebral 100.

Exanthèmes

20 gouttes Galium TM dans Vichy (cinq fois par jour).

Excitation cérébrale

Au réveil et au coucher : 2 gr Spécifique Boribel 41.
Le matin : 2 gr Sumbul 5 (jours pairs) et 2 gr Moschus 5 (jours impairs).
A 10 et 16 h : 2 gr Sédatif P. C. (2 gr toutes les 2 h, si besoin).
Le midi et le soir, 10' avant les repas : 30 gouttes bourgeons Tilia, semences Betula ver. ââ 1°X, Avena TM.
A la fin des repas : tisane Relaxe Sergent, ou Boribel 8, ou Lotier + Neurocynésine.
Au coucher : Microsol Li + 2 gr Actaea 5 (jours pairs) et 2 gr Lach. 5 (jours impairs) (chez les femmes) + 2 gr Stram. 5 (jours pairs) et 2 gr Kalium brom. 5 (jours impairs) (chez les hommes).

N.B. : Logorrhée = Lach. ; Agitation = Avena ; Cauchemars = Stram. ; Enervement = Kalium brom.

Excitation sexuelle

20 gouttes Humulus TM dans tisane sédative Mélisse (trois fois par jour).

Au réveil et au coucher, une mesure de la poudre : Bufo, Canthar., Hyoscyamus, Lach., Moschus, Murex, Origanum, Picricum, Platina, Staphys., Sumbul, Tarent. ââ 4, Avena, Solidago ââ 1°X.
Le matin : 2 gr Bufo 5 (jours pairs) et 2 gr Staphys. 5 (jours impairs).
A 10 et 16 h : 2 gr Sédatif P. C.
Vers 18 h : 2 gr Sumbul 5 (jours pairs) et 2 gr Moschus 5 (jours impairs).
Le midi et le soir, au début des repas : un Amphosca à l'orchitine (chez les hommes) ou à l'ovarine (chez les femmes).
Au coucher : 2 gr Murex 5 (soirs pairs) et 2 gr Picricum 5 (soirs impairs) + un suppositoire Orchitinum 4 (chez les hommes) ou Ovarinum 4 (chez les femmes) (trois soirs par semaine).
Le dimanche, prendre seulement au réveil : 5 gr Origanum 9 (dimanches pairs) et 5 gr Platina 9 (dimanches impairs).

❒ ON PEUT AJOUTER :
– SI EXHIBITIONNISME : Hyoscyamus.
– SI PRIAPISME : Picricum 5 et Canthar. 5 (chez les adultes) ou Zincum met. 5 (chez les adolescents).
– SI ALTERNANCE D'EXCITATION ET DE DÉPRESSION : Lach.

Excitation sexuelle *(suite) :*

❒ DANS TOUS LES CAS : douches froides, fatigue physique, frugalité, vie normale (mariage).

❒ SI BESOIN : psychothérapie.

Tisane Nénuphar ou Marjolaine.

Oligoéléments : Li (bromure de), Al et Zn.
Diététique :
Le soir, 1/2 h avant le repas : un à trois Nymphéa.

Exophtalmie

Voir *Basedow.*

Exostoses

Nodosités osseuses.

Tous les six mois, une ampoule Auxergyl D3 (Roussel).
Au réveil et au coucher : 10 gouttes Uvestérol et deux Scrof. composé + 20 gouttes de la formule (ou 1/2 cuill. café) : Angustura, Aurum, Calc. fl., Fluoricum, Hekla, Corallium, Cistus, Mezer., Ruta, Silicea, Symphytum ââ 4, bourgeons Abies pect. 1°X, Equisetum, Galium ââ TM. : 300 cc.
Le matin : un Ostéocynésine et oligoélément Fl + 2 gr Lues. 5 (jours pairs) et oligoélément P + 2 gr Symphytum 5 (jours impairs).
Le midi et le soir, 10' avant les repas : un Ossopan + Boribel 24 et 43 (une semaine) et Boribel 26 et 49 (l'autre semaine, en alternance).
A 18 h : 2 gr Calc. fl. 5 (jours pairs) et 2 gr Nitricum 5 (jours impairs).
Au coucher : un Fluor Crinex et oligoélément Si + 2 gr Hekla 5 (jours pairs) et oligoélément Mg + 2 gr Stillingia 5 (jours impairs).
Le dimanche, prendre seulement :
– Au réveil : oligoélément Cu Au Ag + 5 gr Natr. mur. 7 (dimanches pairs) et 5 gr Silicea 7 (dimanches impairs).
– A midi : 5 gr Phosph. triiod. 5.
– Vers 18 h : 5 gr Drosera 7.
– Au coucher : 5 gr Calc. ph. 7 (dimanches pairs) et 5 gr Calc. carb. 7 (dimanches impairs).

Frictions avec Opodeldoch, Bryonia + héliothérapie (ou rayons ultra-violets).

Diététique :
Le midi et le soir : 1/2 cuill. café Minérola.

Cures : héliomarines à Berck-Plage.

Expectorant

20 à 30 gouttes Galeopsis TM sur un morceau de sucre (trois à quatre fois par jour).

Extrasystoles

Voir *arythmie* et *palpitations.*

F

Faiblesse

❒ En général : voir *adynamie* et *convalescence.*
Au début des repas : 10 gouttes de la formule : Aceticum, Arg., Arnica, Ars. alb., Ferrum, Merc., Mur. acid., Ph. acid., Selenium, Stannum, Zincum met. ââ 4 + deux Gelée royale ou Pollant. (une semaine) et deux P.O.P. (l'autre semaine, en alternance).
A 10 et 16 h : une gorgée Tonique végétal ou un Biomag (on peut les alterner).

❒ Faiblesse intellectuelle :
Voir *arriération mentale* et *pertes de mémoire.*
Au réveil : 2 gr Picricum 5 (jours pairs) et 2 gr Anacardium 5 ou Selenium 5 (jours impairs).
Le midi et le soir, 1/2 h avant les repas : 30 gouttes bourgeons Sequoia + semences Betula ver. ââ 1°X + deux Boribel 3 et 31.
Au coucher : 2 gr Cocculus 5 (jours pairs) et 2 gr Ph. acid. 5, ou Kalium ph. 5, ou Zincum met. 5 (jours impairs).
Le dimanche, prendre seulement :
– Au réveil : 5 gr Lycopodium 5.
– Au coucher : Baryta carb. 5.

Un suppositoire Cerebrinum 4 (trois soirs par semaine).

Oligoéléments : Al, Mg, P, Si et Zn.

❒ Faiblesse musculaire :
– Muscles extenseurs :
Chaque jour : 2 gr Plumbum 5.
– Muscles fléchisseurs :
Chaque jour : 2 gr Caust. 5.
– Muscles des jambes :
Chaque jour : 6 gouttes de la formule : Asclep., Bryonia, China, Conium, Ledum, Mang. met., Rhus tox., Ruta, Sulfuricum, Zincum met. ââ 4 (trois fois par jour).

***Faiblesse** (suite) :*

❒ MUSCLES EN GÉNÉRAL :

Ordonnance type à modifier selon les cas

Au réveil : 2 gr Mang. met. 5 (jours pairs) et 2 gr Caust. 5 (jours impairs).
Le midi et le soir : 10 gouttes de la formule : Arg., Ars. alb., Cocculus, Curare, Ferrum, Kalium ph., Mur. acid., Physostigma, Picricum, Secale corn. āā 4, Céréales germées 1°X (une semaine) et deux Lécitone (l'autre semaine, en alternance).
Au coucher : 5 gr Plumbum 5 (jours pairs) et 5 gr Rubid. 5 (jours impairs).
Le dimanche, prendre seulement :
– Au réveil : 5 gr Phosph. triiod. 5.
– Au coucher : Conium 7.
Frictions avec TM, ou Opodeldoch + Rhus, ou Matiga.

❒ FAIBLESSE DE POITRINE :
Chaque jour : 2 gr Stannum 5 + Aceticum.
Voir *tuberculose pulmonaire.*

Oligoéléments : Cu Au Ag et Mn Cu Co.
Vitamines : B1, B6, B11, B12, B15, C, D et E. Algues marines laminaires.

Faim

Voir *anorexie* et *boulimie.*

❒ SI FAIM LA NUIT :
Chaque jour : 2 gr Psor. 4 + Anacardium 4.
Le dimanche : ajouter 5 gr Lycopodium 5.

Fatigue

❒ INTELLECTUELLE : voir *examens* et *faiblesse intellectuelle.*
Ajouter 5 gr Natr. mur. 7 chez les écoliers et chez les étudiants fatigués (par semaine).
Le midi et le soir : 10 gouttes (ou 2 gr) Ph. acid. composé.
A 18 h : Selenium 5 (jours pairs) et Zincum met. 5 (jours impairs).
Au coucher : un suppositoire Cerveau total 7 CH (jours pairs) et Axe cortico-hypothalamique 7 CH (jours impairs).

❒ OCULAIRE :
Le matin : ajouter 2 gr Lilium 5.
Au coucher : ajouter 2 gr Aurum 5 (jours pairs) et 2 gr Conium 5 (jours impairs).

Oligoéléments : Si, Al, Mg et P.

Fatigue *(suite) :*

❒ Physique :
Au réveil et au coucher, une mesure de la poudre : Bromum, Bryonia, Cocculus, Crataegus, Cuprum met., Magn. ph., Mang. met., Mur. acid., Œnanthe, Phytolacca, Picricum, Rubid. ââ 4, Céréales germées 1°X + un Myoviton ou Sativol (une semaine) et un Biovitamine (l'autre semaine, en alternance).
Le matin : 2 gr Cocculus 5 (jours pairs) et 2 gr Sarcolact. 5 (jours impairs).
A 10 et 16 h : 2 gr Arnica 4, ou Biomag, ou deux Boribel 43.
Le midi et le soir, 1/2 h avant les repas : 1 cuill. soupe Tonique végétal (une semaine) + deux Spiruline (l'autre semaine, en alternance).
A la fin des repas : tisane Boribel 3.
A 18 h : un Vitascorbol 500 (ou Laroscorbine 500, Bétrimax ou Magnoscorbol : on peut les alterner).
Au coucher, 10' après la poudre : 2 gr Ruta 5 + un suppositoire Muscles 5 CH (jours pairs) et 2 gr Rhus tox. 5 + un suppositoire Corticosurrénal 4 CH (jours impairs) et bains d'Algues d'Armor avant de se coucher.
Le dimanche, prendre seulement :
– Au réveil : 5 gr Phosph. triiod. 5.
– Au coucher : 5 gr Ph. acid. 7 (dimanches pairs) + 5 gr Gelsemium 9 (dimanches impairs) (chez les hommes) et 5 gr Lach. 7 (dimanches pairs) + 5 gr Ignatia 9 (dimanches impairs) (chez les femmes).

Le Dr Pommier recommande des frictions-massages avec le mélange suivant dont on pourra boire 10 gouttes avant l'effort sportif : Calendula TM (20 g), Bellis TM, Crocus TM (ââ 5 g), Arnica TM (3 g), Echinacea TM (1 g). On peut le remplacer par frictions vertébrales de tisane Romarin + Sauge + Thym, dont on pourra boire deux tasses par jour.

❒ Sexuelle : voir *impuissance.*
Au réveil : oligoélément Zn Cu + un Ephynal.
Le midi et le soir : 20 gouttes Damiana, Ginseng ââ TM + un Eleuthérocoque.
Au coucher : 2 gr Staphys. 5 + un suppositoire Surrénale, Thyroïde ââ 4 CH (jours pairs) et 2 gr Corps caverneux + Corps spongieux ââ 5 CH et un suppositoire Ant'hypophyse, Orchitinum ââ 4 CH (jours impairs).
Remplacer Orchitinum par Ovarinum (chez les femmes).

❒ Hommes d'affaires surmenés : remplacer le dimanche soir par : 5 gr Sulf. 9 (dimanches pairs) et 5 gr Adrenalinum 9 (dimanches impairs).
Chaque jour : oligoélément Cu Au Ag.

***Fatigue** (suite) :*

❐ FATIGUE DU MATIN :
Au réveil : 2 gr Bryonia 5 (jours pairs) et 2 gr Lacticum 5 (jours impairs).

❐ FATIGUE DU VIEILLARD (avec priapisme et impuissance sénile) :
Au réveil : 2 gr Picricum 5.
A 10 et 16 h : un Biomag.
Le midi et le soir, au début des repas : un Amphosca à l'orchitine (chez les hommes) ou à l'ovarine (chez les femmes).
A 18 h : 2 gr Staphys. 5.
Au coucher : 2 gr Murex 5.

❐ COUPS DE POMPE : infusion feuilles de Noyer.

Oligoéléments : Mn, S, Cu, Cu Au Ag, Mn Cu Co, I et K.
Si fatigue en général : K.
Si coups de pompe : Zn, Zn Cu, P et Granions d'arsenic.
Si fatigue du matin : Mn.
Si fatigue de 11 h : S.
Si fatigue de 17 h : Zn Ni Co.
Si fatigue du soir : Mn Cu (fatigue rapide).
Si fatigue de la cinquantaine : Mn Co (ménopause).
Si fatigue des surmenés : Cu Au Ag.
Si fatigue généralisée : Zn Cu.
Si fatigue vespérale : Zn Ni Co.
Vitamines : B15 (Acidum pang. ou biopangamine) est antifatigante comme l'oligoélément K, et les vit. C (Vitascorbol), B2 (Béflavine qui calme les crampes et les coups de pompe des sportifs), B3 (Surélen = B3, B6, B12, C) contre l'épuisement physique, et E (calme la fatigue sexuelle comme l'oligoélément Zn Cu).

Fausse couche

Voir *avortement.*

Oligoéléments : Zn Cu (si fausses couches à répétition).
Vitamine : E.

Faux croup

Ne pas confondre avec le croup diphtérique, début de coqueluche ou congestion pulmonaire. Voir *toux rauque.*

Prendre toutes les 10' en alternant : 2 gr Spongia 4 et Samb. 4. Bains chauds. Atmosphère humide et chaude (faire bouillir en permanence dans de l'eau des bourgeons de sapins + feuilles d'eucalyptus). Nébulisat de Phytaromasol dans la chambre du malade ; inhalations avec Aromasol.

***Faux croup** (suite) :*

❒ SI BESOIN : 1 cuill. café sirop Phénergan, ou Toplexil et un suppositoire Coquelusédal, ou Trentadil enfants.

❒ SI FIEVRE : ajouter 2 gr Belladonna 4, Hepar sulf. 4, Ferrum ph. 4 et Aconit. composé (trois fois par jour).

Fermentations intestinales

Trois à cinq cachets par jour de Poudre charbon végétal 0,20 + 2 gr en alternant : China 4, Coloc. 4 et Raphanus 4 (deux à cinq fois par jour).
10' avant les repas : 10 gouttes Hépatodraineur + deux Boribel 17.
10' après les repas : deux par deux 6 à 10 gr Hépatodraineur + tisane Boribel 7.

Régime approprié : éviter la constipation génératrice de fermentation.

Oligoéléments : Mn Cu, Zn Ni Co et C.

Fibrine

❒ SI TAUX DE FIBRINE SANGUINE AUGMENTÉ :
Le matin, le midi et le soir, 1/2 h avant les repas : 20 gouttes éc. int. de tige Citrus 1°X.
On associe souvent Citrus à Cornus et Prunus qui sont les trois anticoagulants de la gemmothérapie (fibrine, plaquettes et prothrombine) :
Le matin, le midi et le soir, 1/2 h avant les trois repas : 30 gouttes de la formule : bourgeons Cornus + Prunus (+ éc. int., rac.) + Citrus ââ 1°X (+ éc. int. de tige).

Fibrome

Tuméfaction fibro-conjonctivale du muscle utérin à ne pas confondre avec une tumeur (hémorragies discontinues et intermittentes dans le fibrome, continues dans le cancer).
Faire un frottis vaginal dans tous les cas.

Chaque jour : ajouter 6 gouttes de la formule : Aesculus, Drymis, Fraxinus, Hamamelis, Mamel., Placenta, Thlaspi, Ustilago ââ 1°X, Crotalus, Sabina, Secale corn., Sulfuricum ââ 4.
Au réveil et au coucher, une mesure de la poudre : Aletris, Asperula, Helonias, Hydrastis, Ignatia, Kreosotum, Sarsap., Sepia, Solidago ââ 3°X, Calc. carb., Calc. fl., Silicea, Thuya, Lapis, Elaps ââ 4.
Le matin à jeun : 2 gr Conium 5 (jours pairs) et 2 gr Aurum mur. 5 (jours impairs).

***Fibrome** (suite) :*

A 10 et 16 h : 10 gouttes Gynéco-drainol (une semaine) et deux Boribel 19 (l'autre semaine, en alternance).
Le midi et le soir, 1/2 h avant les repas : 10 gouttes (ou 2 gr) de chaque : Conium Cplx Lehning n° 36 + Cimicifuga Cplx Lehning n° 21 (une semaine) et Thuya Cplx Lehning n° 37 + deux Boribel 32 (l'autre semaine, en alternance).
A 18 h : 2 gr Secale corn. 5 (jours pairs) et 2 gr Sabina 5 (jours impairs) (si hémorragies).
Au coucher, 10' après la poudre : 2 gr Crotalus 5 (jours pairs) et 2 gr Lach. 5, Sanguin. 4, Sulf. 3 (jours impairs) (en s'endormant).
Le dimanche, prendre seulement :
– Au réveil : 5 gr Follic. 9 (dimanches pairs) et 5 gr Ant'hypophyse 9 (dimanches impairs).
– Vers midi : 5 gr Phosph. 5.
– Au coucher : 5 gr Thuya 7 (dimanches pairs) et 5 gr Calc. fl. 7 (dimanches impairs). Ajouter un suppositoire Orchitinum 5 CH (certains le remplacent par un suppositoire Muscle utérin 12 CH ; on peut les alterner).

❒ SI HÉMORRAGIES REBELLES : 20 gouttes Drymis TM dans un verre d'eau et 1 cuill. café toutes les 1/2 h ou 10 gouttes Méthergin (trois à cinq fois par jour) ; si cela ne suffit pas, faire une SC ou une IM Méthergin.

❒ DANS LES CAS GRAVES OU REBELLES : il faut opérer et parfois même d'urgence (si hémorragie intarissable).

Oligoéléments : Mn (au début) et Mn Co (si ménopause).

Fièvre

La fièvre étant une manifestation d'une maladie, le traitement est avant tout celui de la maladie en cause.

❒ DANS TOUS LES CAS : en attendant de préciser le diagnostic, on peut donner de suite : une dose Oscillococcinum 200 et, une autre deux jours après (si besoin).
Au réveil et au coucher : oligoélément Cu Au Ag.
A 10 et 16 h : 2 gr Belladonna 4 ; 1/2 h après : 2 gr Ferrum ph. 4 ; 1/2 h après : 2 gr Aconit. composé.
Le midi et le soir : oligoélément Mn Cu.
Au coucher : un suppositoire Algotropyl à la prométhazine.
Ce traitement est à faire chaque jour, tant que dure la fièvre. Il n'empêche pas une maladie infectieuse de sortir.
Si la fièvre persiste, appeler un médecin.

Fièvre *(suite) :*

❒ SI ANGINE OU RHINO-PHARYNGITE : ajouter 1/2 h après Belladonna et Ferrum, 2 gr Merc. sol. 4; 1/2 h après : 2 gr Merc. cyan. 4.

❒ SI OTITE : ajouter à la place (ou, si besoin, en plus), 2 gr Capsicum 4; 1/2 h après : 2 gr Chamomilla 5.

❒ SI DOULEURS : ajouter 2 gr Sédatif P. C.

❒ SI LA FIEVRE COMMENCE PAR DES FRISSONS (grippe, pneumonie, paludisme...), on commence par donner 2 gr Aconit. 4 (deux à trois fois par jour), ou mieux Aconit. composé.
Lorsque la transpiration apparaît, on remplace par Belladonna 4 si bien que fièvre + frissons = Aconit., et fièvre + sueurs = Belladonna.

❒ SI FIEVRE SANS AUCUN AUTRE SIGNE QUI PERMET DE PRÉCISER LE DIAGNOSTIC :
Au réveil : ajouter 5 gr Bryonia 5; 1/2 h après : 5 gr Gelsemium 5; 1/2 h après : 5 gr Ammon. carb. 5.
Ces trois médicaments répétés tous les matins éclairent le cas et, par exemple, font sortir les éruptions des maladies contagieuses, raccourcissant ainsi la période d'incubation si pénible et si dangereuse lorsqu'elle se prolonge trop longtemps (tout le monde connaît la gravité d'une rougeole rentrée...).
On peut aussi ajouter 5 gr Phosph. 5 une seule fois, ce qui, dans bien des cas, évite des complications pulmonaires.

❒ DANS LES ÉTATS SUBFÉBRILES : 2 gr Penicil. 4 à 10 et 16 h ou une dose Penicil. 9.

Oligoéléments : Cu, Cu Au Ag, Mn Cu et Mg.

Fièvre aphteuse

Voir *aphtes.*

Au réveil et au coucher : deux Mercurius solubilis Cplx Lehning n° 39 ou 2 gr Spécifique Boribel 8; 10' après : 2 gr Merc. cyan. 5.
A 10 et 16 h : 2 gr Sulfuricum 4; 1/2 h après : 2 gr Nitricum 4; 1/2 h après : 2 gr Pyrog. 4; 1/2 h après : 2 gr Borax 4.
Le midi et le soir, 10' avant les repas : 10 gouttes de la formule : Apis, Canthar., Capsicum, Cinnam., Eupat., Ferrum ph., Kalium chlor., Merc. sol., Merc. cyan., Mezer., Mur. acid., Phytolacca ââ 4, Solidago 1 + 10 gouttes Rubia Cplx Lehning n° 3 et 10 gouttes Kalium muriaticum Cplx Lehning n° 41.
A 18 h : 2 gr Vaccinotox. 15 CH (jours pairs) et 2 gr Psor. 5 (jours impairs).
Le dimanche, prendre seulement au réveil : 5 gr Graphites 7.

***Fièvre aphteuse** (suite) :*

Bains de bouche fréquents avec 20 gouttes de Calendula + Phytolacca ââ TM pour un verre d'eau.
Prendre des pastilles au Calendula + Phytolacca (pâtes Baudry).

Oligoéléments : Bi, S, Mn Cu et Cu Au Ag.
Vitamines : B2, B3 et C.

Fièvre ganglionnaire

Voir *adénopathies.*

Boribel 27.

Fièvre hectique

En traiter la cause.
Au réveil : 2 gr Pyrog. 5 (jours pairs) et 2 gr Aceticum 5 (jours impairs).
Au réveil et au coucher : 2 gr Aconit. composé.
A 10 et 16 h : 2 gr Belladonna 4 ; 1/2 h après : 2 gr Ferrum ph. 4 ; 1/2 h après : 2 gr Gelsemium 4.
Le midi et le soir, 1/2 h avant les repas : 10 à 20 gouttes Salvia.
Vers 18 h : 2 gr Ars. alb. 5 (jours pairs) et 2 gr Hepar sulf. 5 (jours impairs).
Au coucher : 2 gr Stannum 5 (poumons) ou Naja 5 (lymphangite) (jours pairs) et 2 gr Veratr. vir. 5 (jours impairs).

Fièvres intermittentes

15 gouttes Eupat. can. TM dans un peu d'eau (trois fois par jour).

Fièvre jaune

Ou *typhus amaril*, ou *vomito negro.* Transmissible par les moustiques *(Stegomya calopus).* Hospitalisation curative.

Au réveil et au coucher, une mesure de la poudre : Baptisia, Cadmium, Chin. ars., Coloc., Crotalus, Cuprum ars., Lach., Ph. acid., Podoph., Merc. cor., Mur. acid., Naja, Rheum, Veratr. alb., Veratr. vir. ââ 4, Aethusa, Solidago ââ 1°X.
Le matin : 2 gr Arg. nitr. 5 (jours impairs) et 2 gr Veratr. alb. 5 + Veratr. vir. ââ 5 (jours impairs).
Au début des trois repas : un Vitascorbol 500 (ou Laroscorbine 500, Magnoscorbol, ou Magnéspasmyl 50) + deux Homéogène 1.
A 10 et 16 h : 2 gr China 4 ; 1/2 h après : 2 gr Baptisia 4.

***Fièvre jaune** (suite) :*

Vers 18 h : 2 gr Naja 5 (jours pairs) et 2 gr Crotalus 5 (jours impairs).
Au coucher, 10' après la poudre : 2 gr Ars. alb. 5 (jours pairs) et 2 gr Cadmium 5 ou Ph. acid. 5 (jours impairs).
Le dimanche, prendre seulement au réveil : 5 gr Phosph. triiod. 5.

Plus, le traitement allopathique des rickettsioses, poudre insecticide, couper les ongles et éviter de se gratter. Solétique sur les parties découvertes de la peau. Vaccination préventive.

Fièvre de lait

A ne pas confondre avec *phlegmatia alba dolens* et fièvre puerpérale. Voir *abcès du sein.*

De suite : une dose Belladonna 7 + deux Homéogène 1 (trois fois par jour avant les trois repas).
Deux fois par jour (à 10 et 16 h par exemple) : 2 gr Belladonna 4 ; 1/2 h après : 2 gr Conium 4 ; 1/2 h après : 2 gr Phytolacca 4 ; 1/2 h après : 2 gr Pyrog. 4 ; 1/2 h après : 2 gr Secale corn. 4 ; 1/2 h après : 2 gr Naja 4 (si lymphangite).
Au réveil et au coucher : oligoélément Cu Au Ag.
Le midi et le soir : oligoélément Mn Cu.
Vider le sein de son lait avarié.

❒ SI FATIGUE :
Chaque jour : ajouter deux Biomag.

❒ POUR SEVRER : ajouter 1/2 Parlodel (quatre fois par jour).

Fièvre de Malte

Voir *mélitococcie.*

Fièvre puerpérale

Antibiothérapie.
On peut compléter avec le traitement homéopathique de la fièvre.

Fièvre typhoïde

Hospitalisation.
Antibiothérapie et compléter avec le traitement homéopathique ci-dessous :

Avant tout : Argile *per os.*

***Fièvre typhoïde** (suite) :*

Commencer par une dose Eberthinum 9. Sept jours après : donner une dose Paratyph. B9. Sept jours après : donner une dose Colibacil. 9 et continuer ainsi de suite durant tout le cours de la maladie.
Au réveil et au coucher, une mesure de la poudre : Ars. alb., Baptisia, Canthar., China, Hyoscyamus, Merc. cor., Mur. acid., Ph. acid., Podoph., Rhus tox., Sulfuricum ââ 4, Chrysis, Solidago ââ 1°X + Ampho-vaccin intestinal.
Le matin : 2 gr Pyrog. 5 (jours pairs) et 2 gr Eberthinum 5 (ou Paratyph. 5, A ou B selon les cas) (jours impairs).
A 10 et 16 h : 2 gr Baptisia 4 ; 1/2 h après : 2 gr Arum 4 ; 1/2 h après : 2 gr Gelsemium 4 ; 1/2 h après : 2 gr Rheum 4.
Le midi, avant le repas : un Laroscorbine.
Vers 18 h : 2 gr Thebaïcum 5.
Le soir, avant le repas : un Arovit Roche.
A la fin des trois repas : deux par deux quelques gr Hépatodraineur et tisane Polyvalente Lahoder + jus de citron ou tisane Romarin + Sauge + Thym + Myrtilles ââ.
Au coucher, après la poudre : 2 gr Ars. alb. 5 (jours pairs) et 2 gr Ph. acid. 5 (jours impairs).
Le dimanche, continuer ce traitement et ajouter en plus :
– Au réveil : 5 gr Bryonia 7 ; 1/2 h après : 5 gr Phosph. 7.
– Au coucher : 5 gr Rheum 9.

❒ PRÉVENTIVEMENT : vaccin Typhim Vi.

❒ EN PÉRIODES D'ÉPIDÉMIE : donner tous les sept jours des doses Eberthinum 9, Paratyph. B9 et Colibacil. 9 en alternant.

Désinfection des selles (argile).

Régime : diète hydrique, boissons abondantes, bains tièdes de 25 °C à 33 °C. Eviter escarres fessières avec solution de Merseptyl et poudre Exoseptoplix ou talc, ou crème Fazol.

Oligoéléments : Cu Au Ag, Mn Cu, Mn Cu Co, et avant tout Ag et Cu.
Vitamines : A, B1, B2, B13, C et K.

Fissure anale

Avant tout, éviter la constipation. Vérifier l'état général (poumons). Voir *anus.*

Au réveil et au coucher, une mesure de la poudre : Aesculus, Aloe, Berberis, Capsicum, Collinsonia, Ferrum ph., Hamamelis, Ignatia, Nux vom., Paeonia, Petrol., Ratanhia, Sedum ââ 3, Chrysis, Solidago, Taraxacum ââ 1°X.

***Fissure anale** (suite) :*

Le matin à jeun : 2 gr Paeonia 5 (jours pairs) et 2 gr Aesculus 5 (jours impairs).
A 10 et 16 h : 2 gr Aesculus composé.
Le midi et le soir, 1/2 h avant les repas : deux Boribel 22 et 27 (chez les jeunes) ou 10 gouttes de la formule : Aesculus Cplx Lehning n° 103 et Paeonia Cplx Lehning n° 104 ou Boribel 40 (chez les adultes).
A la fin des trois repas : 2 gr Hépatodraineur. Tisanes Phlébosédol + Rafraîchissante Sergent mélangées, ou Boribel 10.
Vers 18 h : 2 gr Nitricum 5 (jours pairs) et 2 gr Fluoricum 5 (jours impairs).
Au coucher, après la poudre : 2 gr Nux vom. 5 (jours pairs) et 2 gr Hamamelis 5 (jours impairs).
Le dimanche, prendre seulement :
– Au réveil : 5 gr Silicea 5.
– Au coucher : 5 gr Graphites 7 (dimanches pairs) et 5 gr Thuya 7 (dimanches impairs).

Localement : pommade et suppositoire Aesculus composé ou pommade Boribel 7 et suppositoire Boribel 2.

Oligoéléments : Mn Cu, Co, Au et Mn Co.
Vitamines : C2, B6, P, D et B5 (Bépanthène).
Allopathie : Veinobiase, Anusol, Fragonal.

Fistule anale

Mêmes recommandations que pour les fissures anales.
Voir *anus.*

Au réveil et au coucher : la même poudre + oligoélément Cu Au Ag.
Le matin : 2 gr Pyrog. 5 (jours pairs) et 2 gr Graphites 5 (jours impairs).
A 10 h : 2 gr Berberis 5 (jours pairs) et 2 gr Silicea 5 (jours impairs).
Le midi et le soir, 1/2 h avant les repas : 10 gouttes de la formule : Ars. alb., Berberis, Calendula, Calc. sulf., Caust., Fluoricum, Graphites, Hepar sulf., Myristica, Petrol., Podoph., Silicea ââ 4, Chrysis 1°X + oligoélément Mn Cu.
A la fin des repas : 2 gr Hépatodraineur + Uro-tisane au Berberis mélangées selon besoin aux tisanes de la fissure anale.
A 18 h : 2 gr Nitricum 5 (jours pairs) et 2 gr Fluoricum 5 (jours impairs).
Au coucher, après la poudre : 2 gr Calc. sulf. 5 (jours pairs) et 2 gr Hydrastis 5 (jours impairs).
Le dimanche, prendre seulement :
– Au réveil : 5 gr Lycopodium 5.
– Au coucher : 5 gr Graphites 7 (jours pairs) et 5 gr Thuya 7 (jours impairs).

***Fistule anale** (suite) :*

Localement :
– Le matin et le soir : suppositoire Boribel 2, pommade au Cyrtop. ou Onguent K.L.C. ou Boribel 7.

❒ EN CAS D'ÉCHEC : faire opérer.

Oligoéléments : Mn Cu et Cu Au Ag, Se et Si.
Vitamines : A, C et B5 (Bépanthène).

Fistule coccygienne

Au réveil et au coucher : 10 gouttes Uvestérol.
Le matin : un Ostéocynésine avec 2 gr Nitricum + un Ostéine Arsac (jours pairs) et 2 gr Fluoricum 5.
Le midi et le soir, 1/2 h avant les repas : deux Boribel 26 + un Ossopan (une semaine) et deux Boribel 49 (l'autre semaine, en alternance).
A la fin des repas : Uro-tisane au Berberis + Boribel 10 mélangées avec 10 gouttes Equisetum TM.
A 18 h : 2 gr Aestus (jours pairs) et 2 gr Calc. carb. 5 (jours impairs).
Au coucher : un Fluor Crinex et oligoélément Mn Cu + 2 gr Silicea 5 (jours pairs) et oligoélément Fe + 2 gr Pyrog. 5 (jours impairs).
On peut remplacer Pyrog. par le microbe en cause, par exemple, Tubercul. 5 (si fistule et pus tuberculeux).
Le dimanche, prendre seulement :
– Au réveil : oligoélément Cu Au Ag et 5 gr Lycopodium 5.
– Au coucher : 5 gr Silicea 7 (dimanches pairs) et 5 gr Calc. fl. 7 (dimanches impairs).

Fistule lacrymale

Dans tous les cas, collyre Néomycine/Hydrocortisone.
Voir *dacryocystites.*

Au réveil et au coucher, une mesure de la poudre : Apis, Berberis, Conium, Euphrasia, Fluoricum, Merc. per., Natr. carb. ââ 4, Solidago, Chrysis ââ 1°X.
Le matin : 2 gr Calc. fl. 5 (jours pairs) et 2 gr Silicea 5 (jours impairs).
A 10 et 16 h : 2 gr Staphys. ; 1/2 h après : 2 gr Belladonna 4.
Le midi et le soir : 10 gouttes Euphrasia Cplx Lehning n° 115.
Vers 18 h : 2 gr Pyrog. 5.
Au coucher : 2 gr Petrol. 5 (jours pairs) et 2 gr Anemone 5 (jours impairs) (en s'endormant) et, dans les yeux, alterner selon besoin un peu de pommade oculaire Cébémyxine ou polyvitaminée (jours pairs) et pommade oculaire Maurice ou Corticoïde (jours impairs).

***Fistule lacrymale** (suite) :*

Localement :
– Le matin : nettoyer les yeux avec du coton imbibé de Dacryosérum, ou Optica...
– Dans la journée : user des collyres bleu et rose Laiter : 2 gouttes dans chaque œil Néoparyl framycétine, ou Cébémyxine (une à cinq fois par jour, si irritation oculaire).

❐ EN CAS D'IRRITATION DUE À L'INTOLÉRANCE : ne rien mettre dans les yeux et porter des verres teintés.

❐ SI SIMPLE ROUGEUR, LARMOIEMENT OU PICOTEMENT : mettre dans les yeux 2 gouttes collyre calmant (Novésine, Vita 3...) et en traiter la cause : allergie, photophobie, iritis...

Fistules osseuses

Voir *ostéite.*

Au réveil et au coucher, une mesure de la poudre : Aurum, Berberis, Calendula, Corallium, Fluoricum, Hekla, Kalium iod., Nitricum, Ruta, Symphytum ââ 4, Chrysis, Sarsap., Solidago, Uva ursi ââ 1°X + un Alvityl et 10 gouttes Uvestérol.
Le matin : un Ostéocynésine et Microsol Si + 2 gr Aestus (jours pairs) et oligoélément Mn Cu + 2 gr Calc. fl. 5 (jours impairs).
A 10 et 16 h : deux Boribel 26 (une semaine) + deux Boribel 49 (l'autre semaine, en alternance).
Le midi et le soir, 10' avant les repas : 6 gouttes de la formule : Croton, Graphites, Merc., Lappa, Pix liq., Rhus tox., Rhus vern., Mezer. ââ 4, Bellis, Viola tri. ââ 3°X + Silicea Cplx Lehning n° 11.
Vers 18 h : 2 gr Pyrog. 5 (jours pairs) et 2 gr Silicea 5 (jours impairs).
Au coucher, 10' après la poudre : un Fluor Crinex et 2 gr Hepar sulf. 5 + oligoélément Au (jours pairs) et 2 gr Ars. alb. 5 + oligoélément Se (jours impairs) et tisane Boribel 10.
Le dimanche, prendre seulement :
– Au réveil : oligoélément Cu Au Ag.
– Vers midi : 5 gr Phosph. triiod. 5.
– Au coucher : 5 gr Silicea 7 (dimanches pairs) et 5 gr Calc. fl. 7 (dimanches impairs).

❐ EN CAS DE DÉCALCIFICATION :
Aux trois repas : ajouter une pincée de Poudre recalcifiante de Robin dans les aliments.

Localement, nettoyer avec du coton imbibé de la formule : Bellis, Calendula, Echinacea, Phytolacca ââ TM., ou oligoélément Mn Cu.

Fistules osseuses *(suite) :*

Pour favoriser la digestion, on peut ajouter à la fin des repas quelques gr Hépatodraineur (deux par deux).

Oligoéléments : Fl, Mn Cu, Cu Au Ag, Se, Si, Ca et V.
Vitamines : A, C et D.

Flatulences

Voir *ballonnements.*

Au réveil et au coucher, une mesure de la poudre : Acorus, Chrysis, Curcuma, Cynara, Leonurus, Raphanus, Solidago, Taraxacum ââ 1°X.
Le matin : 2 gr Arg. nitr. 5 (jours pairs) et 2 gr Sepia 5, Nux vom. 4, Sulf. 3 (jours impairs).
A 10 et 16 h : 2 gr China 4 ; 1/2 h après : 2 gr Raphanus 4.
Le midi et le soir, 10' avant les repas : 6 gouttes de la formule : Abies can., Asa, Carbo veg., Carduus mar., China, Coloc., Kalium carb., Magn. carb., Mur. acid., Nux mosch., Ph. acid., Ptelea, Sulfuricum, Robinia ââ 4 et deux Boribel 17.
A la fin des repas : deux par deux 6 à 10 gr Hépatodraineur. On peut aussi prendre 1 cuill. café Magnésie composée Lehning dans tisane Boribel 3 ou 4 ou 7 selon les cas, ou tisane Artem. abs. + Leonurus ââ.
Au coucher, 10' après la poudre : 2 gr Kalium carb. 5 (jours pairs) et 2 gr Cocculus 5 (jours impairs).
Le dimanche, prendre seulement :
– Au réveil : 5 gr Lycopodium 5.
– Au coucher : 5 gr Sepia 5.

Surveiller constipation éventuelle. Eviter excès alimentaires, avoir un régime frugal et rien d'animal le soir. Eviter la sédentarité. Doser urée, cholestérol, glucose, acide urique sanguin et vitesse de sédimentation.

Traitement simplifié de la flatulence

Au début des trois repas : 10 gouttes Leonurus TM + deux Homéogène 20.
Le midi, au cours du repas : un Pereflat dans un verre d'eau.
Le midi et le soir, à la fin des repas : 1 cuill. café Magnésie composée Lehning dans tisane Boribel 4 (laxative) ou 7 (hépatique), ou un Effidiet.
Au coucher : un Météoxane.
Saupoudrer les aliments avec Réaldyme.

Oligoéléments : Co, Mn Co et Ni Co.

Fluxion dentaire

Au réveil : 2 gr Pyrog. 5.
Le matin, le midi et le soir, 10' avant les repas : 6 gouttes Finella 8, à défaut 6 gouttes de la formule : Apis, Arnica, Ars. alb., Belladonna, Chamomilla, Chlorure d'or, Cicuta, Dulcam., Hepar sulf., Kreosotum, Magn. ph., Merc. sol., Nitricum, Rhus tox., Staphys. ââ 4, Solidago 1.
A 10 et 16 h : 2 gr Belladonna 4 ; 1/2 h après : 2 gr Apis 4 ; 1/2 h après : 2 gr Spécifique Boribel 4 ; 1/2 h après : 2 gr Sédatif P. C. (et la nuit, si réveil).
Vers 18 h : 6 gouttes Poconeol 65.
Au coucher : 2 gr Aurum 5 (jours pairs) et 2 gr Naja 5 (jours impairs).
Consulter un dentiste compétent.

Fluxion de poitrine

Voir *bronchites, congestion pulmonaire* et *grippe.*
Ajouter Boribel 11 et Aconit. composé.

Foie

Voici un traitement de drainage hépatique passe-partout :

Au réveil et au coucher, une mesure de la poudre : Chrysis, Curcuma, Cynara, Fraxinus, Raphanus, Ribes, Rosmarin., Solidago, Spiraea, Taraxacum ââ 1°X.
Le matin : 2 gr Hépatine 5 (jours pairs) et 2 gr Sepia 5 (jours impairs).
Le midi et le soir, 1/2 h avant les repas : 2 gr Ricinus composé et 6 gouttes Feltauryl (une semaine) + 2 gr Chelid. composé et 20 gouttes Lithiabyl (l'autre semaine, en alternance).
A la fin des repas : tisane Hépatique LHF, ou Lehning, ou Boribel 7 et deux par deux une dizaine de gr Hépatodraineur.
Au coucher, 10' après la poudre : 2 gr Nux vom. 5 (jours pairs) et 2 gr Bilinum 5 (jours impairs).
Le dimanche, prendre seulement :
– Au réveil : 5 gr Lycopodium 5.
– Au coucher : 5 gr Phosph. 5.

Manger frugalement. Boire sobrement. Rien d'animal le soir et rien entre les trois repas. Eviter la constipation et la sédentarité. Surveiller urée, cholestérol, glucose et acide urique sanguins. En cas de besoin, ajouter le matin à jeun dans tisane Centaurée, une ampoule Raphanus (une semaine) et Hépagrume et Hépacholine-Sorbitol ou Ornitaïne (l'autre semaine, en alternance) + Hépa B5 (chez les hépatiques maigres).

❐ POUR DÉCONGESTIONNER LES HÉPATIQUES : bain de siège froid ou bain de pieds pendant 3 à 5' ainsi qu'un cataplasme très chaud posé sur toute

Foie *(suite) :*

la ceinture abdominale, composé de : 5 poignées de son + 3 feuilles de chou + 2 gros oignons hachés, le tout mélangé avec un peu d'eau. Faire cuire à feu doux pendant 10' en remuant jusqu'à complète ébullition de l'eau.
On peut aussi prendre 1 cuill. café d'argile délayée dans de l'eau et une tasse de jus de citron dans de l'eau chaude sucrée au miel (deux fois par jour) + diète. En général, boire beaucoup d'eau, des tisanes, puis des jus de fruits et de légumes crus.

Oligoéléments : Mn Cu, S et C.

Traitement par la gemmothérapie

On peut remplacer les médicaments de midi et du soir par la formule :
Le midi et le soir, 1/2 h avant les repas : 30 gouttes bourgeons Betula pub., Quercus, Ribes, Rosmarin. + radicelles Secale cer. ââ 1°X.
A la fin des repas : tisane Hépatoflorine.

Tisanes et infusions

❒ QUELQUES TISANES HÉPATO-RÉNALES : Camomille (gros foie), Buis (fièvre hépatique), Souci (dépuratif), feuilles d'Artichaut et racines d'Asperge (jaunisse), Boldo (congestion hépatique), Saponaire et Scolopendre (obstruction des voies biliaires), racines de petit Houx (engorgement), Bourse-à-pasteur (calculs biliaires), Séneçon de Jacobé (tempérament bilieux), écorce et feuilles de Bourdaine, Liseron des bois, Rhubarbe (laxatifs), queues de Cerise et Chiendent (diurétiques), Pissenlit.

❒ POUR CALMER LES DOULEURS HÉPATIQUES : faire bouillir 2' dans 1/2 l d'eau, et laisser macérer 1/4 h, 10 g du mélange : petite et grande Centaurée, Romarin, Pissenlit, fleurs de Sauge, racine de Rhubarbe (une tasse toutes les 5').

❒ POUR CALMER LES VOMISSEMENTS, infusion composée : 1 l d'eau pour 25 g du mélange : Marjolaine, Mélisse, Millefeuille, Laurier cerise, graine d'Anis, écorce de Citron : une tasse toutes les 5' jusqu'à cessation de la crise. Si les vomissements sont acides, prendre dans les mêmes proportions Sarriette et Serpolet.

❒ POUR LA SOMNOLENCE APRES UN BON REPAS : infusion feuilles de Basilic.

❒ LES MALAISES DU FOIE APRES INGESTION D'ALCOOL sont atténués par la tisane fleurs d'Oranger, feuilles de Violette, Ortie blanche, Plantain, feuilles de Chardon bleu, fleurs de Bourrache, racine de Guimauve (30 g de ce mélange dans 1 l d'eau). En boire après les repas à titre préventif et curatif.

❒ TISANE DÉPURATIVE : faire infuser dans 1 l d'eau 25 g du mélange : Boldo, Romarin, fleurs de Tilleul, follicules de Séné, feuilles d'Artichaut, racine de Réglisse, racine d'Orties piquantes, Aspérule odorante, feuilles et écorce de Bourdaine : une tasse matin et soir (ou, plus simplement : Romarin + Sauge + Thym ââ).

Folie

Voir *angoisses, arriération mentale, chagrins, démence précoce* et *dépression nerveuse.*

Tout d'abord essayer d'en rechercher les causes (échecs, soucis, milieu, deuils, chagrins, neurasthénie sexuelle, continence, hystérie...). En attendant de voir le médecin spécialiste, essayer le traitement suivant :

Au réveil et au coucher, une mesure de la poudre : Amanita, Baryta carb., Bufo, Cicuta, Cuprum ars., Helleborus, Hyoscyamus, Melilot., Stram., Veratr. vir. ââ 4, Avena, Solidago ââ 1°X.
Le matin : 2 gr Moschus 5 (jours pairs) et 2 gr Sumbul 5 (jours impairs).
Le midi et le soir, 10' avant les repas : 6 gouttes de la formule : Actaea, Anemone, Aurum, Canthar., Cyclamen, Lilium, Sepia ââ 4 + 10 gouttes Ph. acid. composé, ou Lobelia Cplx Lehning n° 74, ou 2 gr Spécifique Boribel 31, ou Lucidril... (selon les cas) (en alternant une semaine l'un, une semaine l'autre).
A la fin des repas : 20 gouttes d'extrait de fleurs d'oranger ou 50 gouttes de la formule (si agitation ou insomnie) : Avena, Passifl. ââ TM, Chamomilla, Coffea, Cyprip., Kalium brom. ââ 4 dans tisane Relaxe Sergent.
Au coucher, 10' après la poudre : 2 gr Ailanthus 5 (jours pairs) et 2 gr Ignatia 5 (chez les femmes) ou Nux vom. 5 (chez les hommes), ou Ambra 5 (chez les apathiques désespérés), ou Platina 5 (si folie des grandeurs) (jours impairs).
Un soir sur deux : ajouter un suppositoire Cerebrinum 4 ou Spécyton Cerveau-Moelle. L'autre soir, un suppositoire Thyréostimuline 5 ou un suppositoire Bulbinum 9 (si insomnie ou agitation nocturne).
A 10, 16 et 18 h, au coucher et la nuit, si réveil : 2 gr Sédatif P. C.
Le dimanche, arrêter ce traitement et donner seulement 5 gr :
– Au réveil : Calc. carb. 9 ; la semaine suivante : Anemone 7 ; la semaine suivante : Capsicum 7 ; la semaine suivante : Cyclamen 7 ; la semaine suivante : Sepia 7 ; la semaine suivante : Aurum 9, puis recommencer.
– Au coucher : 5 gr Ignatia 9 (dimanches pairs) et 5 gr Kalium brom. 9 (dimanches impairs).

❒ ON PEUT AUSSI AJOUTER :
– SI LOGORRHÉE (alternance d'excitation et de dépression) : Lach.
– SI IMPRESSION D'AVOIR QUELQUE CHOSE QUI REMUE DANS LE VENTRE (grossesse nerveuse) : Thuya.
– SI APATHIE, FOLIE APRES FRAYEUR OU ÉMOTION : Thebaïcum.
– SI MANQUE DE CONFIANCE EN SOI : Gelsemium.
– SI HALLUCINATIONS, CAUCHEMARS : Stram.
– SI EXHIBITIONNISME : Hyoscyamus.
– SI EXCITATION SEXUELLE DÉMENTIELLE : Origanum, Murex et Staphys.
– SI PEUR DE DEVENIR FOLLE : Lilium.

Folie *(suite) :*

❒ DANS LA FOLIE SÉNILE :
Au réveil : 2 gr Caust. 5.
A 10 et 16 h : 30 gouttes bourgeons Sequoia, Tilia + semences Betula ver. ââ 1°X.
Le midi et le soir : un Lucidril.
Au coucher : 2 gr Ambra 5.

❒ DANS TOUS LES CAS : on peut essayer un Nervopax (deux à trois fois par jour) ; 1/2 h après : un Neurocynésine ou Homéogène 46.

Oligoéléments : Al et Li.

Folliculite

Du nez et de la lèvre supérieure.

Au réveil et au coucher, une mesure de la poudre : Anemone, Antim. crud., Croton, Drosera, Graphites, Kalium iod., Lappa, Magn. mur., Merc., Pix liq., Rhus vern., Sulf. iod. ââ 4, Chrysis, Sarsap., Solidago, Viola tri. ââ 3°X.
Le matin : 2 gr Pyrog. 5 (jours pairs) et 2 gr Psor. 5 (jours impairs).
Le midi et le soir, 10' avant les repas : 10 gouttes (ou 2 gr) Dermodrainol ou Boribel 22 (une semaine) et Saponaria composé (l'autre semaine, en alternance).
Au début des repas : une à deux gélules Ultra-Levure, ou Ultraflore.
A la fin des repas : tisane Epidermique Sergent et, tisane Rafraîchissante Sergent (= tisanes de beauté) (si besoin) + deux par deux quelques gr Hépatodraineur (si besoin).
Vers 18 h : 2 gr Rhus tox. 5 (jours pairs) et 2 gr Arum 5 (jours impairs).
Au coucher, 10' après la poudre : 2 gr Hydrastis 5 (jours pairs) et 2 gr Ars. alb. 5 (jours impairs).
Le dimanche, prendre seulement au réveil : 5 gr Graphites 7.

Localement : Homéoplasmine ou pommade Kératocynésine, Ultra-Levure... Selon les cas : Cétavlon, Cutisan... Employer un savon de toilette acide (Dermacide, Lactacyd liquide).

Oligoéléments : Li et S.

Fontanelle (chez les bébés)

❒ Si LA FONTANELLE EST BOMBÉE : appeler alors de suite un pédiatre car cela traduit une hypertension du liquide céphalorachidien, une méningite, ou une hypervitaminose A.

***Fontanelle** (chez les bébés) (suite) :*

❒ SI ELLE EST DÉPRIMÉE : il s'agit souvent d'une déshydratation du poupon, anorexie, vomissements ou même toxicose avec diarrhée. Voir de suite un pédiatre, si possible homéopathe.

❒ SI ELLE EST LENTE À SE FERMER : il s'agit le plus souvent d'un défaut de calcification (voir *décalcification*) auquel on peut remédier par le traitement suivant :
Dans trois biberons par jour : ajouter une pincée de Poudre recalcifiante de Robin + Poudre d'os frais (20 g) et 10 gouttes Uvestérol.
Le matin : 2 gr Aestus (jours pairs) et 2 gr Calc. carb. 5 (jours impairs).
Le midi et le soir : un Ostéocynésine dissous dans un peu de lait + 2 gouttes Adégic ou Stérogyl.
Au coucher : 2 gr Corallium 5 (jours pairs) et 2 gr Baryta carb. 5 (jours impairs).
Le dimanche, prendre seulement au réveil : 5 gr Natr. mur. 7 (dimanches pairs) et 5 gr Silicea 7 (dimanches impairs).

Oligoéléments : Fl et Si.
Vitamines : A et D.

Cures : bains d'Algues marines (iodosmose). Rayons U.V. prudemment, ou mieux cures héliomarines à Berck-Plage, sous surveillance médicale.

Formation

❒ DANS TOUS LES CAS : vit. E (Ephynal) + oligoélément Zn Cu.

❒ SI RETARD DANS L'APPARITION DES REGLES : voir *aménorrhées.*

❒ SI LEUCORRHÉE : voir ce mot (Boribel 19).

❒ POUR FAVORISER LA PUBERTÉ DE LA JEUNE FILLE :
Au réveil et au coucher : 10 gouttes de la formule : Aletris, Ambra, Anemone, Asa, Ignatia, Origanum, Senecio, Staphys., Vibur. ââ 3, Solidago 1.
Le midi et le soir : tisane Féminine Sergent et deux Boribel 32.

❒ SI REGLES DOULOUREUSES : ajouter à cette formule 2 gr en alternant : Chamomilla 4 et Magn. ph. 4 (deux à trois fois par jour, loin des repas). Voir *puberté.*

❒ POUR LE JEUNE HOMME : voir aussi *puberté du jeune homme* et 10 gouttes de la formule : Anacardium, China, Conium, Nux vom., Origanum, Ph. acid., Staphys. ââ 3, Solidago 1 (deux fois par jour). Vérifier s'il n'y a pas un phimosis et voir *onanisme.*

❒ SI RETARD DE PUBERTÉ : tisane Virile Sergent ou Féminine Sergent (deux fois par jour). Voir *adiposo-génital* (si besoin). Vit. E (Ephynal) + oligoélément Zn Cu.

***Formation** (suite) :*

Oligoéléments : Zn Cu avant tout, Mn, Fe, Si et Mn Co.
Vitamines : E avant tout, puis A, total B et D.

Formule sanguine (anomalies)

❒ DIMINUTION DU NOMBRE DES GLOBULES BLANCS :
– SI DIMINUTION DU NOMBRE DES POLYNUCLÉAIRES NEUTROPHYLES : vit. B4, Carbone colloïdal (Microsol).
– SI DIMINUTION DU NOMBRE DES LYMPHOCYTES : vit. B6 (Bécilan).

❒ DIMINUTION DU NOMBRE DES GLOBULES ROUGES : vit. B6, B9 (Foldine) et B12 (Cobanzyme... = anémie de Biermer), Alvityl, Carencyl...

Oligoéléments : Fe, Cu, Co, Mn et Mn Cu Co.
Quotivit O. E. et Survitine associent les vitamines et les oligoéléments.
N.B. : les Céréales germées et la Levure de bière contiennent toutes les vitamines; les Algues marines contiennent tous les oligoéléments (Algues marines laminaires Superdiet).

❒ SI HYPER-LEUCOCYTOSE : oligoélément Cu Au Ag.

❒ SI ANOMALIES DE LA FORMULE DE LA FLORE INTESTINALE : vit. B13 après des traitements de longue durée par antibiotiques ou sulfamides. Ajouter alors la vit. I.

❒ SI ANOREXIE CONSÉCUTIVE : ajouter la vit. B11 (Carnitine Arkopharma).

❒ AUGMENTATION DU NOMBRE DES GLOBULES ROUGES OU BLANCS : envoyer de suite le malade dans un service hospitalier spécialisé. Se méfier des mono- et polynucléoses infectieuses et de la leucémie.

Traitement par la gemmothérapie

– POUR RÉGULARISER LA LIGNÉE BLANCHE ET LORSQU'IL Y A LYMPHOCYTOSE AVEC LES COMPLÉMENTS ENDOCRINIENS (Organes lymphoïdes, Foie, Thymus, Moelle osseuse, etc.) : radicelles Vitis 1°X.
– POUR AGIR SUR LA LIGNÉE ROUGE EN STIMULANT LA FORMATION DES HÉMATIES : bourgeons Tamarix 1°X. Ils sont indiqués surtout dans les anémies hypochromes avec Fer CB12. Ils sont, de plus, anticoagulants et anticholestérolémiques.

Foulures

Voir *contusions, entorses, hémarthroses traumatiques, hydarthroses* et *traumatismes.*

❒ DANS TOUS LES CAS : 2 gr en alternant : Arnica 4, Sédatif P. C. et Boribel 1 (deux à dix fois par jour). Repos absolu.
Compresses Arnica TM froides.

Foulures *(suite) :*

❐ Y AJOUTER :
– SI ECCHYMOSES : 2 gr Bellis 4 et Hamamelis 4 (trois fois par jour).
– SI GONFLEMENT, ŒDEME : 2 gr Apis 4 et Stellaria 4 (trois fois par jour).
– SI LÉSIONS DU PÉRIOSTE : Ruta 4.
– SI LÉSIONS OSSEUSES : Symphytum 4.
– SI FOULURES RÉPÉTÉES DES CHEVILLES : 2 gr Natr. carb. 5 (chaque jour).
– SI LAXITÉ LIGAMENTAIRE OU APONÉVROTIQUE : 6 gouttes de la formule : Calc. carb., Fluoricum, Ammon. mur., Caust., Natr. carb., Silicea ââ 4 (trois fois par jour).
– SI CRAMPES : 2 gr toutes les 1/2 h en alternant les tubes : Cuprum met. 4, Cimex 4, Magn. ph. 4, Guaïacum 4.

N.B. : éviter les bains chauds qui risquent de favoriser les épanchements sanguins internes. Massages prudents par personnes expérimentées et seulement lors de la convalescence.

Oligoéléments : Fl (laxité ligamentaire), Si, Mn Cu et Se.

Fourmillements

Il y a souvent une cause due à des troubles de l'état général : artériosclérose, artérite, ataxie locomotrice, névralgies, névropathie, rhumatismes, spasmes vasculaires, ou compression ou obturation partielle ou totale d'un vaisseau sanguin... Consulter un médecin.

Au réveil et au coucher, une mesure de la poudre : Amanita, Caust., Coloc., Cuprum met., Hyoscyamus, Hypericum, Ignatia, Magn. ph., Moschus, Nux vom., Plumbum, Secale corn., Sumbul, Zincum met. ââ 4, Avena, Solidago 1°X.
Le matin : 2 gr Cupressus 5 (jours pairs) et 2 gr Kalium iod. 5 (jours impairs).
A 10 et 16 h : 2 gr Hypericum 4.
Le midi et le soir, 1/2 h avant les repas : deux Boribel 4 (ou 38 si hypertension ou artériosclérose), ou Scléro-drainol.
Au coucher, 10' après la poudre : 2 gr Aurum 5 (jours pairs) et 2 gr Baryta carb. 5 (jours impairs).
A 10, 16 et 18 h et la nuit, si réveil : 2 gr Sédatif P. C. (si besoin).

Oligoéléments : Mn Co + Co, P et Mg (si spasmes).

Fractures

❒ DANS TOUS LES CAS : 2 gr toutes les 1/2 h en alternant et en espaçant peu à peu à mesure que les douleurs diminuent : Arnica 4 et Sédatif P. C.
De plus, immobilisation absolue en attendant le médecin.

Au réveil et au coucher, une mesure de la poudre : Arnica, Aurum, Bellis, Calendula, Corallium, Fluoricum, Hekla, Ruta, Symphytum ââ 4, Avena, Alfalfa, Solidago ââ 1°X.
Le matin : 2 gr Aestus (jours pairs) et 2 gr Calc. carb. 5 (jours impairs) + 10 gouttes Uvestérol et une ampoule Ostéine Arsac (une semaine sur deux).
Aux trois repas : ajouter une pincée de Poudre recalcifiante de Robin : Phosphate tricalcique, Carbonate de calcium, Glycérophosphate de calcium ââ 40 g, Carbonate de magnésium, Fluor Crinex, Poudre d'os frais ââ 20 g dans les aliments.
Le midi et le soir, au début des repas : Silicea Cplx Lehning n° 11.
A la fin des repas : 1 cuill. café sirop Lysine B12 Egic.
Au coucher, 10' après la poudre : 2 gr Silicea 5 (jours pairs) et 2 gr Calc. ph. 5 (jours impairs).
Le dimanche, prendre seulement au réveil : 5 gr Lycopodium 5.

❒ DANS LES FRACTURES OUVERTES, on peut ajouter :
A 10 h : 2 gr Pyrog. 5.
Vers 16 h : 2 gr Naja 4.
Vers 18 h : 2 gr Trachinus 5 (Dr Pommier).
Antibiothérapie et prothèse chirurgicale (si besoin).

Voir *décalcification, esquilles osseuses, exostoses, fistules osseuses, fontanelles* et *séquestres.*

❒ DANS TOUS LES CAS : éviter l'engorgement hépatique dû à la sédentarisation forcée qui suit les fractures, en ajoutant après chaque repas deux par deux quelques gr Hépatodraineur.

❒ SI RETARD DANS LA CONSOLIDATION DES FRACTURES, ajouter :
Au réveil et au coucher : un Ossopan, ou un Ostéogen.
Trois soirs par semaine : un suppositoire Parathyroïde 7 CH, 10 gouttes de la formule : Os, Moelle osseuse ââ 4 CH ââ. Excipient : qsp un suppositoire.
Farine d'os, Minérola, P.O.P. et Dolomite.

N.B. : malgré l'engouement actuel pour les interventions chirurgicales, il est toujours dangereux de transformer une fracture fermée en fracture ouverte à cause des risques d'infection.

Oligoéléments : Fl et Si.
Vitamines : A, C et D (Alvityl).

Fragilité capillaire

Traduit souvent une altération des vaisseaux et de l'état général. Voir *artériosclérose, hémophilie, hypertension* et *purpura.*

Au réveil et au coucher, une mesure de la poudre : Aesculus, Anemone, Arnica, Bellis, Crotalus, Ferrum, Fluoricum, Hamamelis, Lach., Sulfuricum ââ 4, Céréales germées, Solidago ââ 1°X.
Le matin : 2 gr Cupressus 5 (jours pairs) et 2 gr Kalium iod. 5 (jours impairs).
A 10 et 16 h : un Rutinum, ou Soluritine, ou Fragiprel...
Le midi et le soir, au début des repas : un Difrarel 100. Dans les hémorragies sous-conjonctivales spontanées, prendre Difrarel E et mettre, en outre, dans l'œil 2 gouttes de l'un des collyres : Vitarutine, ou Angiophtal (deux à trois fois par jour).
Au coucher, 10' après la poudre : 2 gr Aurum 5 (jours pairs) et 2 gr Baryta carb. 5 (jours impairs).
Le dimanche, prendre seulement au réveil : 5 gr Phosph. 5.

N.B. : rappelons que l'œil au beurre noir relève de 2 gr Ledum 4 et 2 gr Symphytum 4 (deux fois par jour).
Toutes les ecchymoses sont améliorées par 2 gr Bellis 4 et 2 gr Hamamelis 4 (deux fois par jour) (voir *contusions* et *ecchymoses*).

Oligoéléments : Mn Co.
Vitamines : C2, B3, K et P (Soluritine papavérine, Véliten...).

Fragilité osseuse

Voir *décalcification* et *fractures.*

Les bourgeons Abies pect. 1°X favorisent la fixation du calcium sur les os. Ils sont indiqués dans les décalcifications et fractures de toutes sortes, mais particulièrement chez les enfants (20 gouttes avant chacun des trois repas) + un Ostéocynésine.
On peut y adjoindre, chez les enfants, un suppositoire Thymus. 4 CH (trois soirs par semaine) + Farine d'os.

Oligoéléments : Fl et Si.
Vitamines : A et D.

Fraises

L'urticaire produite par les fraises est soulagée par 2 gr Fragaria 4 et 2 gr Urtica 4 (deux à cinq fois par jour en alternant les tubes).

Oligoéléments : Li, Mn (allergie), Sulf. (désensibilisant) et Mg (anaphylaxie).

Frayeurs

❒ Mauvais effet des frayeurs : pour Chavanon :
De suite : 5 gr Gelsemium 5 ; 1 h après : 5 gr Aconit. 7 (ou une dose). On peut ajouter 1 h après : une dose Thebaïcum 9 (si besoin) et 2 gr Sédatif P. C. (toutes les 2 h).

❒ Si regles arretées apres frayeurs : 10 gouttes Gynéco-drainol (trois fois par jour) + :
- Le matin : Oligosol Mn Co.
- A midi : Oligosol Zn Cu.
- Au coucher : Microsol Li.

Le matin : 2 gr Anemone 5.
A 10 et 16 h : 2 gr Lach. 5, Sanguin. 4, Sulf. 3.
On peut aussi donner 10 gouttes de la formule suivante : Aconit., Anemone, Ars. alb., Gelsemium, Ignatia, Kalium ph., Lach., Lithium, Sulf. ââ 4, Avena TM, Tilia TM (trois fois par jour).
Le midi et le soir : 10 gouttes Lachesis Cplx Lehning n° 122 et 10 gouttes Cplx Lehning L.25.
Au coucher : 2 gr Ignatia 5.
Le dimanche, prendre seulement :
- Au réveil : 5 gr Lycopodium 5.
- Au coucher : 5 gr Thuya 7 (dimanches pairs) et 5 gr Lach. 7 (dimanches impairs).

A l'époque présumée des règles : tisane Armoise.
Voir *aménorrhées.*

Oligoéléments : Li, Mn Co et Zn Cu.
Vitamines : E avant tout et A, B, C et D (Céréales germées, Levure de bière).

Frigidité

Elle est liée à de multiples causes, dont la colibacillose en premier lieu. Voir *colibacillose, fibrome, hystérie, ménopause, métrite* et *vaginisme.*

Au réveil et au coucher, une mesure de la poudre : Canthar., Ferrum ph., Hepar sulf., Gossypium, Graphites, Magn. ph., Merc. cor., Nuphar, Thebaïcum, Platina, Plumbum, Sepia, Zincum met. ââ 4, Céréales germées 1°X.
Le matin : 2 gr Sepia 5, Nux vom. 4, Sulf. 3 (jours pairs) et 2 gr Conium 5 ou Onosmodium 5 (jours impairs).
A 10 et 16 h : un Ephynal (une semaine) et un Eleuthérocoque (l'autre semaine, en alternance).
Le midi et le soir, 10' avant les repas : 20 gouttes Ginseng, Cannelle, Damiana ââ TM + deux Boribel 47 + un Amphosca à l'orchitine (chez les hommes) ou à l'ovarine (chez les femmes).

Frigidité *(suite)* **:**

A la fin des repas : tisane Virile Sergent ou Féminine Sergent.
Au coucher, 10' après la poudre : 2 gr Ambra 5 + Oligosol Zn Cu (jours pairs) et 2 gr Lach. 5, Sanguin. 4, Sulf. 3 + Microsol Se (jours impairs) et oligoélément Mn Co (si ménopause).
Le dimanche, prendre seulement :
– Au réveil : 5 gr Thebaïcum 9 (dimanches pairs) et 5 gr Plumbum 9 (dimanches impairs).
– Au coucher : 5 gr Ignatia 9 + oligoélément Cu Au Ag.

Oligoéléments : Zn Cu, Mn Cu ou Mn Co (si ménopause), Se et Cu Au Ag.
Vitamine : E.
Opothérapie : Hypophysine, Thyroïde, Ovaire ou Orchitinum et Surrénale.

Frilosité

Au réveil et au coucher, une mesure de la poudre : All. cepa, Aranea, Calc. carb., Dulcam., Fluoricum, Hepar sulf., Mang. met., Natr. carb., Nux mosch., Nux vom. ââ 4, Céréales germées 1°X.
Le matin : 2 gr Calc. ph. 5 (jours pairs) et 2 gr Kalium carb. 5 (jours impairs).
A 10 et 16 h : 2 gr Aconit. 4 (si froid sec, frissons) ou, 2 gr Rhus tox. 4 (si froid humide, rhumatismes) ou, 2 gr Merc. 4 (si froid humide, angine) ou, 2 gr All. cepa 4 (Si éternuements) ou, 2 gr Rhodod. 4 (si orages) ou, 2 gr Dulcam. 4 (si froid humide de l'automne).
Le midi et le soir, au début des repas : croquer un Biomag, ou Vitascorbol ou Magnoscorbol.
Au coucher, 10' après la poudre : 2 gr Silicea 5 (jours pairs) et 2 gr Cistus 5 (jours impairs).
Le dimanche, arrêter ce traitement et prendre seulement :
– Au réveil : 5 gr Psor. 5 (on peut aussi en prendre 5 gr le jeudi).
– Au coucher : 5 gr Thuya 7 (dimanches pairs) et 5 gr Natr. sulf. 7 (dimanches impairs).

Oligoéléments : Cu Au Ag, Mn Cu Co et surtout Mg.
Vitamines : C et E.

Fringale

Voir *boulimie.*

Au réveil et au coucher, une mesure de la poudre : All. sat., Iris, Kalium mur., Ph. acid., Ratanhia, Secale corn., Sulf., Teucrium scor., Antim. crud., Chelid., Cina, Ignatia, Oleand. ââ 4, Solidago 1.

Fringale *(suite) :*

Le matin à jeun : 2 gr Anacardium 5 (jours pairs) et 2 gr Iodum 5 (jours impairs).
A 10 h : un cachet Spévin pour couper l'appétit.
Au coucher, 10' après la poudre : 2 gr Sulfuricum 5 (jours pairs) et 2 gr Mur. acid. 5 (jours impairs).
Le dimanche, prendre seulement :
– Au réveil : 5 gr Sulf. 7 (dimanches pairs) et 5 gr Natr. mur. 7 (dimanches impairs).
– Au coucher : 5 gr Ignatia 9 et trois suppositoires Hypoth. 9 (par semaine).

Biscuits Staral, Microlunch, Pseudophage, Pain Sanita, Katobézol, Algues marines (fucus) (si besoin).

N.B. : les alcalins neutralisent les excès d'acidité gastrique qui provoquent la sensation de faim : Bicarbonate de sodium, Neutroses, sel de Hunt, Acidrine, Jécopeptol, Polysilane.
Les parasites intestinaux sont une cause de boulimie.

Oligoéléments : Ni Co, I, Li et P.

Frissons

Les frissons marquent souvent le début d'une maladie (grippe, pleurésie = petits frissons répétés ; pneumonie = frisson unique, intense, solennel...). Voir *fièvre.*

De suite : on peut parfois couper court à de telles infections en prenant une dose Aconit. 7 et, ensuite, 2 gr toutes les 1/2 h en alternant : Camphora 4, Ferrum ph. 4 et Aconit. composé.

❒ Il faut savoir que la FIEVRE QUI FRISSONNE (début de grippe) relève d'Aconit. nap. Par exemple, 2 gr toutes les 1/2 h en alternant tant que durent les frissons : Aconit. 4 et Ferrum ph. 4.

❒ LA FIEVRE QUI TRANSPIRE relève de Belladonna. On peut donc, lorsque Aconit. n'a pas réussi à enrayer une grippe, le remplacer par Belladonna, lorsque les frissons disparaissent et font place à des transpirations fébriles. Prendre alors 2 gr toutes les 1/2 h en alternant : Belladonna 4 et Ferrum ph. 4.

❒ SI FIEVRE : ajouter une dose Oscillococcinum 200.
Le matin et le soir : oligoélément Cu Au Ag.
Le midi et le soir : oligoélément Mn Cu.

Dans tous les cas, ajouter à ce traitement passe-partout le traitement de l'affection en cause, dès qu'elle a été dépistée.

Fulgurantes (douleurs)

Au réveil : 2 gr Bryonia 5 (jours pairs) et 2 gr Rhus tox. 5 (jours impairs). Toutes les 1/2 h, en alternant : 2 gr Sédatif P. C., Chamomilla 4 et Plumbum 4.
Selon les cas, ajouter 2 gr Aconit. 4 (douleurs consécutives à un coup de froid sec) ou Lues. 4 (maximum nocturne), ou Kalmia 4 (moitié supérieure du corps), ou Ledum 4 (moitié inférieure du corps), ou Coloc. 4 (abdomen) (deux à cinq fois par jour).
Le midi et le soir : vit. B (Bénerva, Bévitine) et B2 surtout (Béflavine).
Au coucher : 2 gr Sulf. 5 (jours pairs) et 2 gr Phytolacca 5 (jours impairs).
Le dimanche, prendre seulement au réveil : 5 gr Thuya 7 (dimanches pairs) et 5 gr Natr. sulf. 7 (dimanches impairs).

❒ DANS TOUS LES CAS : traiter la cause (éthylisme, névralgies, polyarthrites, rhumatismes, tabès...).

Furonculose

Doser urémie, uricémie, glycémie, cholestérolémie, vitesse de sédimentation... Voir *anthrax.*

❒ FURONCLE ISOLÉ : compresses chaudes et, lorsque le furoncle est bien mûr, le vider en prenant bien soin d'en éliminer le bourbillon.
Surtout pas de compresses humides sur un furoncle ouvert, comme sur toutes plaies ouvertes. Les compresses humides sur les plaies ouvertes sont un véritable bouillon de culture. Le mieux est de laisser sécher à l'air libre ou de faire un pansement sec avec une pommade ou une poudre antibiotique.
Au réveil et au coucher, une mesure de la poudre ou 10 gouttes de la formule : Aconit., Arnica, Boldo, Calendula, Chelid., Chimaphila, Fagopyrum, Echinacea, Fumaria, Saponaria, Hepar sulf., Myristica, Podoph., Naja ââ 4, Solidago, Juglans reg. ââ 1°X.
Le matin : 2 gr Hepar sulf. 5 (jours pairs) et 2 gr Naja 5 (jours impairs).
A 10 et 16 h : 2 gr Myristica 4 (le bistouri des homéopathes).
Le midi et le soir, 1/2 h avant les repas : 10 gouttes Echinacea Cplx Lehning n° 40, ou Boribel 22.
A la fin des repas : deux par deux 6 gr Hépatodraineur et tisanes Epidermique Sergent et Rafraîchissante Sergent mélangées, ou Boribel 4 et 10.
A 18 h : un Laroscorbine 500, ou un Magnoscorbol, ou un Vitascorbol, ou 2 gr Staphylococ. 5.
Au coucher, 10' après la poudre : 2 gr Pyrog. 5 (jours pairs) et 2 gr Ars. alb. 5 (jours impairs).

Localement : pommade au Cyrtop. ou Onguent K.L.C.

***Furonculose** (suite) :*

❒ FURONCLES MULTIPLES : antibiothérapie et traitement ci-dessus ensuite pendant au moins un mois pour éviter les rechutes.

Chaque jour : ajouter 2 gr Anthrac. 5.

Oligoéléments : Cu Au Ag, Mn Cu, S, Mg et Sn.
Vitamines : Levure de bière (polyvitamines) et surtout vit. A, B et C.

G

Gale

Voir *dermatoses.*

❒ PRÉVENTIVEMENT : soins de propreté, savon de Marseille ou Dermacide ou Lactacyd.

❒ CURATIVEMENT : après bains et savonnage au savon noir, badigeonner tout le corps au pinceau avec la lotion de Benzoate de Benzyl (à garder 24 h), ou Ascabiol, ou aérosol Sprégal (pour la peau), et aérosol A-Par (pour vêtements et literie).
Après lessivage à ébullition, pulvériser un insecticide sur tout le linge de corps (sous-vêtements, chaussettes, draps, etc.) et le repasser au fer très chaud, à l'endroit et à l'envers, sans oublier de pulvériser également tous les vêtements, habits, chaussures, gants + matelas, sommiers, oreillers, traversins, etc.
Faire ensuite le traitement suivant :

Au réveil et au coucher, une mesure de la poudre : Ars. alb., Arum, Antim. crud., Croton, Lappa, Merc., Mezer., Petrol., Pix liq., Primula, Rhus vern., Urtica ââ 4, Chrysis, Sarsap., Solidago, Viola tri. ââ 3°X.
Le matin à jeun : 2 gr Psor. 5 (jours pairs) et 2 gr Antipyr. 5 (jours impairs).
Le midi et le soir, 1/2 h avant les repas : 10 gouttes Saponaria composé (une semaine) et Rhus tox. composé (l'autre semaine, en alternance).
Au début des repas : trois à quatre dragées Mycostatine.
Au coucher, 10' après la poudre : 2 gr Graphites 5 (jours pairs) et 2 gr Rhus tox. 5 (jours impairs).
Le dimanche, prendre seulement :
– Au réveil : une dose Psor. 7.
– Au coucher : 5 gr Thuya 7 (dimanches pairs) et 5 gr Natr. sulf. 7 (dimanches impairs).

Localement : savon noir ou savon sulfureux, bains sulfureux, bains d'amidon..., frottages énergiques avec lotion antipsorique FMF : pétrole, sulfure de potasse ââ 20 g, eau qsp 120 cc, puis pommade Mycolog ; à défaut : pommade antipsorique FMF : baume du Pérou, soufre précipité lavé, Oxyde de zinc ââ 5 g, Vaseline 50 g. Si abcès, inciser et drainer.

***Gale** (suite) :*

❒ GALE DES BLANCHISSEURS ET DES MARINS ET, EN GÉNÉRAL, DES GENS QUI METTENT SOUVENT LES MAINS DANS L'EAU : 2 gr Antim. crud. 4 (deux fois par jour).

❒ GALE DES BOULANGERS : 2 gr Pothos 4 (deux fois par jour).

❒ GALE DU CIMENT :
Au réveil : 2 gr Petrol. 5 (jours pairs) et 2 gr Kalium bich. 5 (jours impairs) ou Rhus tox. 5.
Le midi et le soir : 10 gouttes Saponaria composé.
Au coucher : 2 gr Silicea 5 (jours pairs) et 2 gr Calc. carb. 5 (jours impairs) + Glyc. sur les mains tous les soirs.

❒ GALE DES ÉPICIERS : 2 gr Canthar. 4 CH et Kalium bich. 4 (deux fois par jour).

❒ GALE DES RADIOLOGUES : 2 gr Radium 4 (deux fois par jour).

Oligoéléments : S et Mn.

Ganglions

Voir *adénites* et *adénopathies.*
Au réveil : un Ostéocynésine.
Au réveil et au coucher : 10 gouttes Uvestérol.
A 10 h : 2 gr Calc. fl. 5 (indurations ganglionnaires).
Le midi et le soir : deux Boribel 27.
Au coucher : un Fluor Crinex.

Gangrène

Nécessite toujours le recours d'urgence au médecin.

❒ GANGRENE SECHE : voir *artérites* et *lymphangite* (bourgeons Castanea 1°X).
Se méfier toujours d'un diabète inconnu.

❒ GANGRENE HUMIDE : antibiothérapie et cortisone.
Dans les cas extrêmes : intervention chirurgicale.

❒ DANS TOUS LES CAS, le traitement ci-dessous est un adjuvant précieux :
Au réveil et au coucher, une mesure de la poudre : Aurum, Baryta carb., Carbo veg., Carbo an., China, Cuprum met., Cupressus, Euphorbia, Kalium iod., Plumbum ââ 4, Solidago 1 + deux Boribel 13.
On peut aussi ajouter deux cachets Sclérocalcine.
Le matin : 2 gr Crotalus 5 (jours pairs) et 2 gr Lach. 5 (jours impairs).
A 10 et 16 h : 2 gr Echinacea 4 ; 1/2 h après : 2 gr Arnica 4.

***Gangrène** (suite) :*

Le midi et le soir, 1/2 h avant les repas : 30 gouttes bourgeons Castanea, Cercis, Cornus, Juglans reg., Olea, Pop. nig., éc. int. de tige Citrus, éc. int., rac. Prunus, radicelles Zea ââ 1°X + deux Boribel 22.
Vers 18 h : 2 gr Anthrac. 5 (jours pairs) et 2 gr Pyrog. 5 (jours impairs).
Au coucher, 10' après la poudre : 2 gr Ars. alb. 5 (jours pairs) et 2 gr Secale corn. 5 (jours impairs).
Le dimanche, prendre seulement :
- Au réveil : 5 gr Baryta carb. 7.
- Au coucher : 5 gr Phosph. triiod. 5.

Localement, compresses humides avec eau de Philae (1/3), Calendula TM (1/3), eau oxygénée (1/3) et pommade Cicaderma.

Oligoéléments : Cu Au Ag et Mn Co et surtout Co (spasmes artériels).

Gastralgie et **gastrite**

Voir *dyspepsies* et *ulcère gastrique*.

❒ Après gastrectomie : Bécozyme (vit. B), Carencyl, Fer CB12.
Au réveil et au coucher, une mesure de la poudre : Anemone, Cuprum met., Belladonna, Bismuth., Capsicum, Carbo veg., Chamomilla, Iris, Kalium bich., Magn. carb., Petrol., Raphanus ââ 4 + un Adénocynésine.
Le matin : 2 gr Arg. nitr. 5 (jours pairs) et 2 gr Sulfuricum 5 (jours impairs).
A 10 et 16 h : 2 gr China 4 ; 1/2 h après : un Gastrocynésine ; 1/2 h après : Boribel 15.
Le midi et le soir, 1/2 h avant les repas : 1 cuill. café Gastropax dans eau chaude de Vichy ou infusion.
Le midi et le soir, 10' avant les repas : 10 gouttes de la formule : Carduus mar., Cent., Chelid., Coloc., Ptelea, Robinia, Sepia, Stannum, Veratr. vir. ââ 4, Iris ver. TM.
A la fin des trois repas : deux par deux 6 à 10 gr Hépatodraineur.
Vers 18 h : 2 gr Nux vom. 5.
Au coucher, 10' après la poudre : 2 gr Mur. acid. 5 (jours pairs) et 2 gr Ph. acid. 5 (jours impairs).
Le dimanche, prendre seulement :
- Au réveil : 5 gr Lycopodium 5.
- Vers midi : 5 gr Sepia 5.
- Au coucher : 5 gr Graphites 7.

❒ Si douleurs gastriques : Neutroses, sel de Hunt, Acidrine, Jécopeptol, Polysilane (tablettes et poudre)... à volonté.

Oligoéléments : Bi, Mn Co, Co (si aérogastrie), S, Mn Cu et Mn Cu Co.
Vitamines : B2, B6, I et J et surtout B12 (après gastrectomie).

Gastro-entérite

Voir *diarrhées.*

Gauchers

Chaque individu a deux hémisphères cérébraux :
– LE GAUCHE : cartésien, pratique, qui agit ; c'est le penseur.
– LE DROIT : analogique, sensible, qui ressent ; c'est l'artiste.
Le drame du gaucher est qu'il agit avec son hémisphère sensible, d'où une lutte permanente avec lui-même à cause de la lutte entre ses deux cerveaux (Dr G. Guéniot). Les gauchers s'apparentent ainsi aux dyslexiques et aux dysgraphiques.

Au réveil et au coucher, une mesure de la poudre : Ailanthus, Aethusa, Anacardium, Baryta carb., Carduus mar., Helleborus, Lac can., Lycopodium, Merc., Ph. acid., Plumbum ââ 4, Solidago 1.
Le matin : 2 gr Nux mosch. 5 (jours pairs) et 2 gr Hyoscyamus 5 (jours impairs).
A 16 h : 2 gr Anacardium 5 (jours pairs) et 2 gr Fluoricum 5 (jours impairs).
Au coucher : 2 gr Ars. alb. 5 (jours pairs) et 2 gr Kalium ph. 5 (jours impairs).
Le dimanche, prendre seulement :
– Au réveil : 5 gr Lycopodium 5.
– Au coucher : 5 gr Natr. mur. 7 (dimanches pairs) et 5 gr Lach. 7 (dimanches impairs).

Geignards

❒ LES GENS GEIGNARDS sont améliorés en prenant 2 gr Ammon. mur. 4 et Ambra 4 (deux fois par jour).

❒ LES BÉBÉS ET ENFANTS : 2 gr ou comprimés Chamomilla 4 (trois fois par jour).

Gerçures

Voir *crevasses* et *engelures.*

❒ PRÉVENTIVEMENT : bien sécher les mains après lavages.

❒ DANS LES CAS DE GELURES LÉGERES DES EXTRÉMITÉS DES MEMBRES, DU NEZ ET DES OREILLES, faire le traitement du Dr Pommier complété :
Au début des repas : 20 gouttes Hydrosol Polyvitaminé Roche + 2 gr Camphora 4 et 2 gr Secale corn. 4 (en alternant, toutes les heures).

***Gerçures** (suite) :*

A 10 et 16 h : 2 gr Histaminum 4 ; 1/2 h après : deux Boribel 22.

Localement : frictions avec de la neige ou un linge mouillé froid. Frictions à l'alcool camphré. Pansements avec pommade Germidex ou Boribel 10 (si besoin). Certains recommandent 1 cuill. soupe de Levure de bière (trois fois par jour) et tisane Boribel 10.

❒ A TITRE PROPHYLACTIQUE : éviter l'immobilité. Badigeonnages graisseux et Glyc. ou mieux : Glyc., crème au Calendula, Cicaderma, Dectancyl ââ qsp 1 pot. Une ampoule Stérogyl 15 au début de l'hiver.

Gingivite

Voir *aphtes, déchaussement des dents* et *stomatites.*

Au réveil et au coucher, une mesure de la poudre : Aurum, Bismuth., Calc. carb., Capsicum, China, Crotalus, Hepar sulf., Hydrastis, Kalium chlor., Kreosotum, Lach., Merc. cyan., Rhus glabra, Rhus tox., Secale corn. ââ 4, Solidago 1.
Le matin : 2 gr Nitricum 5 et oligoélément Bi (jours pairs) et 2 gr Merc. cor. 5 et oligoélément S (jours impairs).
A 10 et 16 h : 2 gr Sulfuricum 4 ; 1/2 h après : 2 gr Merc. cyan. 4 ; 1/2 h après : 2 gr Borax 4 ; 1/2 h après : 2 gr Cannelle 4.
Le midi et le soir, 1/2 h avant les repas : 10 gouttes Rubia Cplx Lehning n° 3 et Mercurius solubilis Cplx Lehning n° 39 mélangées dans un peu d'eau et deux Boribel 8.
A la fin des repas : tisane Boribel 10.
Vers 18 h : 2 gr Pyrog. 4.
Au coucher, 10' après la poudre : 2 gr Ars. alb. 5 + oligoélément Hg (jours pairs) et 2 gr Plumbum 5 + oligoélément Mn Cu (jours impairs).
Bains de bouche avec Hamamelis TM pure ou diluée.
L'e dimanche, prendre seulement :
– Au réveil : 5 gr Phosph. triiod. 5 + oligoélément Cu Au Ag.
– Vers midi : 5 gr Bismuth. 7.
– Au coucher : 5 gr Thuya 7 (dimanches pairs) et 5 gr Merc. sol. 7 (dimanches impairs).
Laver les dents avec Sanogyl ou pâte Gingivale, ou Signal, mais toujours après avoir frotté la brosse à dents mouillée sur un savon de Marseille, et ne pas se rincer la bouche après brossage, cracher seulement, matin et soir au moins.
Eviter la constipation et la suralimentation, rien d'animal au repas du soir. Il y a souvent intérêt à ajouter, après chaque repas, quelques gr Hépatodraineur en les suçant deux par deux (deux toutes les 10' par exemple).

Gingivite *(suite) :*

❒ CHEZ LES PORTEURS DE PROTHESE DENTAIRE : tous les soirs, faire tremper l'appareil dans un verre d'eau chaude contenant un comprimé Stéradent.
On peut soit le laisser tremper quelques minutes seulement, soit la nuit entière.
Bien rincer la prothèse dentaire sous l'eau du robinet avant de la replacer dans la bouche.

Oligoéléments : Bi, Ag, Cu, Mn Cu, Fl, S Au et Hg.
Vitamines : A, B, C, D et K (= Levure de bière).

Glaucome

Localement : collyres et pommades Pilocarpine Martinet 2 %, Trimoptol, Glaucadrine...

Au réveil et au coucher, une mesure de la poudre : Atropinum, Aurum, Baryta carb., Belladonna, Bryonia, Caust., Coloc., Cupressus, Euphrasia, Gelsemium, Glonoïn., Thebaïcum, Phosph., Spigelia ââ 4, Solidago 1.
Avant le petit déjeuner : un Diamox.
Le matin : 2 gr Sulf. 5 + oligoélément K (jours pairs) et 2 gr Glonoïn. 5 + oligoélément I (jours impairs).
A 10 et 16 h : 2 gr Spécifique Boribel 5. Si douleurs : ajouter 1/2 h après : 2 gr Belladonna 4 ; 1/2 h après : 2 gr Spigelia 4 ; 1/2 h après : 2 gr Coloc. 4 ; 1/2 h après : 2 gr Sédatif P. C.
Le midi et le soir, au début des repas : un Difrarel E, ou 30 gouttes Hydergine, ou Cyclorel + un Diamox (seulement le soir).
Au coucher, 10' après la poudre : 2 gr Caust. 5 + oligoélément Au (jours pairs) et 2 gr Nux vom. 5 + oligoélément Mn Co (jours impairs).
Le dimanche, prendre seulement :
– Au réveil : 5 gr Phosph. triiod. 5 + oligoélément Cu Au Ag.
– Au coucher : 5 gr Thuya 7 (dimanches pairs) et 5 gr Natr. sulf. 7 (dimanches impairs).

❒ DANS TOUS LES CAS : consulter un ophtalmologiste qui sera seul juge de la thérapeutique à appliquer, médicale ou chirurgicale.

Glossites

❒ AIGUES : 2 gr de chaque en alternant : Arnica 5, Belladonna 4, Pyrog. 4, Sédatif P. C. (deux fois par jour), et prendre des pastilles au Calendula, Phytolacca (pâtes Baudry, réglisses au Calendula).

***Glossites** (suite) :*

❐ SI GLOSSITE PAR PIQURES D'INSECTES : laisser séjourner dans la bouche 10 gouttes Calendula TM le plus longtemps possible + 2 gr Apis 4 (toutes les 1/2 h). En cas d'urgence, Cortisone Roussel *per os* et, en IM (si besoin).

❐ CHRONIQUES : souvent liées à un mauvais état digestif qu'il faudra traiter. En attendant :
Au réveil et au coucher : 2 gr Antim. crud. 5.
Le midi et le soir, 10' avant et après les repas : 2 gr Hépatodraineur.
Vers 18 h : 2 gr Nux vom. 5.

❐ SI MYCOSE :
Au réveil : 2 gr Silicea 5 (jours pairs) et 2 gr Baryta carb. 5 (jours impairs).
Le midi et le soir, 1/2 h avant les repas : 10 gouttes Saponaria composé.
A 16 h : 2 gr Psor. 5.
A 18 h : 2 gr Kalium bich. 5.
Au coucher : 2 gr Merc. cyan. 5.
Faire ce traitement longtemps.
Ajouter dix Mycostatine par jour réparties régulièrement dans la journée (si besoin). Chez les enfants, employer des doses de Mycostatine en suspension buvable. Nettoyer avec une solution Laurylée, puis crème Fazol ou massages locaux.

Oligoéléments : Bi, Ag, Cu, Au, Cu Au Ag et Mn Cu.
Vitamines : B2, B3, B12 et C.

Glycémie et **glycosurie**

Voir *diabète.*

Goitres

Voir *Basedow* et *hyperthyroïdie.*

Au réveil et au coucher, une mesure de la poudre : Aurum, Bromum, Calc. carb., Calc. iod., Iodum, Kalium iod., Lapis, Mang. met., Spongia ââ 4, Avena, Solidago ââ 1°X.
Le matin : 2 gr Thyroïde 5 (jours pairs) et 2 gr Iodum 5 (jours impairs).
A 10 h : 2 gr Lycopus 4.
Le midi et le soir, 10' avant les repas : 10 gouttes de la formule : Aconit., Ars. iod., Gelsemium, Ignatia, Kalium bich., Spigelia, Thyroïde ââ 4, Lycopus TM + deux Boribel 27.
A 16 h : 2 gr Spigelia 4.
A 18 h : 2 gr Spongia 4.

***Goitres** (suite) :*

A la fin des repas : tisane Relaxe Sergent mélangée avec espèces de Mélisse ou Boribel 10 avec 10 gouttes Soludor.
Au coucher, 10' après la poudre : 2 gr Bromum 5 (jours pairs) et 2 gr Lapis 5 (jours impairs).
Le dimanche, prendre seulement :
– Au réveil : 5 gr Phosph. triiod. 5.
– Vers midi : 5 gr Ignatia 9.
– Au coucher : 5 gr Thuya 7 (dimanches pairs) et 5 gr Conium 7 (dimanches impairs) et un suppositoire Thyroïde 9 CH.

❒ Si goitre de la ménopause :
Le midi et le soir : ajouter 10 gouttes Cplx Lehning L.25.

❒ Si goitre et obésité :
Le matin et le midi : ajouter 20 gouttes Fucus TM dans café noir sucré.

❒ Si goitre exophtalmique (maladie de Basedow) :
Le midi et le soir : ajouter 10 gouttes Hypophysis Cplx Lehning n° 31 (une semaine) et Vespa Cplx Lehning n° 46 (l'autre semaine, en alternance).

Localement :
– Le matin : nettoyer à l'eau de Philae.
– Le soir : pommade à l'iode 4 X H Lehning.

Oligoéléments : I surtout, Mn, Li, Zn et Cu.

❒ Si nerfs : ajouter 2 gr Sédatif P. C., ou Nervopax, ou Neurocynésine (deux à trois fois par jour, toutes les 2 h et la nuit, si réveil).

Régime : cure d'oranges et de fruits de mer. Saler peu, mais avec du sel marin (sel gris). Algues marines.

Oligoéléments : I (régularise le corps thyroïde dans tous les cas, soit hyper, soit hypo), Mn (régularise l'hyperthyroïdie), Zn (régularise l'hypothyroïdie), Cu (régularise thyroïde et hypophyse), Mg et P (régularisent les fonctions parathyroïdiennes).
Vitamines : A, B1, C et D (cures d'oranges, citrons, pamplemousses).

Gommes

Voir *syphilis.*

Avant tout, antibiothérapie, jusqu'à ce que la B. W. soit devenu négatif. Ensuite, vérifications annuelles. Le traitement suivant aidera à éviter les complications tardives et à achever de drainer et d'éliminer de l'organisme les toxines résiduelles.

Au réveil et au coucher, une mesure de la poudre : Arg. nitr., Ars. alb., Asa, Aurum, Aurum iod., Aurum mur., Bismuth., Fluoricum, Guaïacum,

***Gommes** (suite) :*

Kalium iod., Merc. sol., Phytolacca, Sassafras, Sarsap., Stillingia ââ 4, Solidago 1.
Le matin : 2 gr Lues. 5 (jours pairs) et 2 gr Phytolacca 5 (jours impairs).
Vers 10 h : 2 gr Kalium iod. 5 alternés avec Mezer. 5.
Le midi et le soir, 10' avant les repas : 10 gouttes Sarsap. 3°X.
Au coucher, 10' après la poudre : 2 gr Aurum 5 (jours pairs) et 2 gr Merc. sol. 5 (jours impairs).
Le dimanche :
– Au réveil : 5 gr Thuya 7 (dimanches pairs) et 5 gr Natr. sulf. 7 (dimanches impairs).
– Le soir : une dose Lues. 9 (deux fois par mois).

Gourme

Voir *croûte de lait* et *impétigo.*

Boribel 22 et 27, tisane Boribel 10, pommade Boribel 6.
Eviter suralimentation des bébés gloutons.

Oligoéléments : S et Mn.

Goût

Voir *pertes de goût.*

Vitamine : B8 (Biotine Roche).

Goutte

Affection rhumatismale paroxystique.

❒ TRAITEMENT D'URGENCE :
De suite : une dose Bryonia 7 CH et 2 gr toutes les 1/2 h en alternant : Apis 4, Bryonia 4, China 4, Colchicum 4, Ledum 4, Urtica 4 et Sédatif P. C. + 30 gouttes de la formule : Lespedeza, Betula, Ledum, Juniperus, Salix ââ TM, ou Lespénéphryl dans Uro-tisane au Berberis, ou Orthosiphon, ou Urosiphon, ou Siphuryl, ou Boribel 1 et 11 (cinq fois par jour). A défaut, dans tisane Reine-des-Prés + feuilles de Cassis (deux à cinq fois par jour).

Localement : Rudistrol, Bayoline, Inongan, Algésal suractivé, Liniment LHF.
Si cela ne suffit pas, ajouter :
– Le matin : un Glifanan.
– A midi : un Céphyl.

Goutte *(suite) :*

– Au coucher : un suppositoire Indocid, ou Butazolidine (un ou deux soirs de suite).
Il est rare que ce traitement ne suffise pas et que l'on en soit réduit à employer de la Colchicine Houdé.

❒ TRAITEMENT DE FOND :
Chaque jour : boire une bouteille d'Hépar ou d'Hydroxydase, dans laquelle on aura fait fondre 1 cuill. soupe Uromil, ou Urarthone, ou Foncitril 4 000, ou un sachet Aspégic.
Au réveil et au coucher, une mesure de la poudre : Fraxinus, Lespedeza, Orthosiphon, Pilosella, Ribes, Sarsap., Solidago, Spiraea ââ 1°X + 10 gouttes Dissolvurol (une semaine) et Lespénéphryl (l'autre semaine, en alternance).
Le matin : 2 gr Bryonia 5 (jours pairs) et 2 gr Rhus tox. 5 (jours impairs).
A 10 et 16 h : deux Boribel 23 ; 1/2 h après : deux Boribel 24.
Le midi et le soir, 1/2 h avant les repas : 6 gouttes de la formule : Antim. crud., Apis, Benzoicum, Berberis, Bryonia, Colchicum, Coloc., Cuprum met., Guaïacum, Kalium iod., Kalmia, Ledum, Lithium, Magn. ph., Nux vom., Oxalicum, Sulf. iod., Urtica ââ 4 + 50 gouttes de la formule : Lespedeza, Pilosella, Sarsap. ââ TM, ou 10 gouttes de la formule (ou 2 gr) : Ledum Cplx Lehning n° 81 + Arthro-drainol (une semaine), et Rhus tox. composé + Urtica Cplx Lehning n° 82 (l'autre semaine, en alternance).
Vers 18 h : 2 gr Ledum 5 (jours pairs) et 2 gr Lithium 5 (jours impairs).
A la fin des repas : Uro-tisane au Berberis, ou Boribel 11 et 2 gr Hépato-draineur.
Au coucher, après la poudre : 2 gr Nux vom. 5 (jours pairs) et 2 gr Colchicum 5 (jours impairs).
Le dimanche, prendre seulement :
– Au réveil : un Eunéphran (+ jeudi).
– Au coucher : 5 gr Thuya 7 (dimanches pairs) et 5 gr Natr. sulf. 7 (dimanches impairs).

Régime : sobre et frugal.
Eviter la sédentarité. Rien d'animal le soir.

Oligoéléments : Mn et K (si vitesse de sédimentation élevée), Cu Au Ag, Mn Cu, Cu Ni Co, Li, Se, Mn Co et Mg.
Vitamines : avant tout B12 et B1, B6.
Diététique :
Au début des trois repas : deux Artirola + deux Enarola + 2 cuill. café Bio Strath 5.
A 10 et 16 h : une ampoule Aromagel 1 (une semaine) et 6 (l'autre semaine, en alternance). Massages avec Matiga ou crème du Berger.

Cures thermales : Aix, Dax, Vittel…

Gravelle

Voir *lithiase rénale.*

20 gouttes Galium TM dans Vichy (cinq fois par jour).
20 gouttes Rubia Cplx Lehning n° 3 dans un grand verre de Vittel ou de Contrexéville (trois fois par jour, loin des repas).
A la fin des trois repas : Uro-tisane au Berberis.

Oligoéléments : Li, Se, Cu Ni Co, et les diurétiques K, I et P.
Vitamines : B6 (oxalates) et B13 (urates).

Grenouillette

Au réveil : 2 gr Calc. carb. 5 (jours pairs) et 2 gr Hepar sulf. 5 (jours impairs).
Le midi et le soir, 10' avant les repas : 3 gouttes de chaque flacon mélangées à un peu d'eau (d'après le Dr Pommier) : Poconeol 1, 4, 7 et 57.
Au coucher : 2 gr Berberis 5 (jours pairs) et 2 gr Iso-vaccin calcul salivaire 5 (jours impairs).
Le dimanche, prendre seulement :
– Au réveil : 5 gr Lycopodium 5.
– Vers midi : 5 gr Iso-vaccin 7.
– Au coucher : 5 gr Calc. carb. 9 (dimanches pairs) et 5 gr Sulf. 9 (dimanches impairs).
Uro-tisane au Berberis.

Grippe

Affection hivernale qui varie d'une année à l'autre (la grippe espagnole de 1918 et la grippe asiatique de 1960 sont restées célèbres). D'où la difficulté d'un traitement type.

❐ PRÉVENTIVEMENT :
Le dimanche, au réveil : une dose Oscillococcinum (dimanches pairs) et 5 gr Influenz. 9 (dimanches impairs) (de la Toussaint à Pâques).

❐ CURATIVEMENT :
Dès les premiers symptômes : 2 gr toutes les 1/2 h en alternant : Aconit. composé et Arum composé.

❐ DANS TOUS LES CAS : vit. C (Vitascorbol, Magnoscorbol, Laroscorbine...) + oranges, citrons, pamplemousses pressés dans Vittel + miel.
Au réveil et au coucher : 5 gr Bryonia 5 ; 1/2 h après : 5 gr Gelsemium 5 ; 1/2 h après : 5 gr Phosph. 5 (Phosph. triiod. 5 chez les enfants).
A 10 et 16 h (au début, au stade des frissons) : 2 gr Aconit. 4 ; 1/2 h après : 2 gr Ferrum ph. 4. Certains conseillent de prendre 2 gr de

Grippe *(suite)* **:**

ces deux médicaments toutes les 1/2 h en alternant, ce qui risque de couper net un début de grippe. Sinon, passage au stade de la transpiration : remplacer Aconit. 4 par Belladonna 4 et chaque jour, deux Biomag (loin des repas).
A 18 h : dans tous les cas : 2 gr Eupat. 5 ; 1/2 h après : 2 gr Ars. alb. 5.
Au coucher : 2 gr Influenz. 5.

❒ SI FIEVRE : ajouter en plus :
Chaque jour : une dose Oscillococcinum 200.
Le matin et le soir : oligoélément Cu Au Ag.
Le midi et le soir, au début des repas : oligoélément Mn Cu.
Au coucher : un suppositoire Algotropyl à la prométhazine (chez les enfants), ou Trophirès composé (chez les adultes).

Chaque laboratoire a essayé de mettre au point un médicament spécifique de la grippe ; mais comme la grippe varie d'une année à l'autre, l'efficacité des médicaments varie aussi d'une année à l'autre. En voici quelques-uns : Paragrippe, Homéogrippe, Cplx Lehning L.52, Boribel 1 et 11, Pulmolyse, Homéogène 1, 9 et 12, Pulmo-drainol...

❒ AJOUTER, si besoin :
– SI ÉTERNUEMENTS : 2 gr All. cepa composé (deux à dix fois par jour).
– SI LARMOIEMENT : Euphrasia Cplx Lehning n° 115.
– SI TOUX SECHE : 2 gr toutes les 1/2 h en alternant : Aconit. composé et Arum composé.
– SI TOUX GRASSE : Drosera composé (quintes) et Ipeca composé (bronchorrhée) : *idem.*
– SI TOUX RAUQUE : Spongia 4, Samb. 4 et Verbascum 4 *(idem).*
– SI TOUX INCESSANTE : 10 gouttes de la formule : Grindelia, Hyoscyamus, Napht., Rumex, Sanguin. nitr., Sticta ââ 3, Hedera TM (toutes les 1/2 h).
– SI GRIPPE ET COURBATURES : Arnica Cplx Lehning n° 1.
– SI GRIPPE INTESTINALE : Aloe composé.
– SI GRIPPE ET COMPLICATIONS PLEURO-PULMONAIRES : Boribel 11.
– SI GRIPPE TRAINANTE AVEC CONVALESCENCE LONGUE ET DIFFICILE : Acidum composé (deux à trois fois par jour, loin des repas).
Au réveil : 2 gr Gelsemium 5 + Grindelia Cplx Lehning n° 58.
Au coucher : 2 gr Sarcolact. 5.
– SI GRIPPE AVEC SIGNES MÉNINGÉS : Gelsemium Cplx Lehning n° 70 ou Gelsemium 5.
– SI GRIPPE À PRÉDOMINANCE NEZ ET CAVUM : deux Coryzalia (quatre fois par 24 h).
– SI GRIPPE À PRÉDOMINANCE LARYNGÉE : deux Homéogène 9 (trois fois par jour) + deux Aceticum 4 (à 10 et 16 h) + Homéovox et pâtes Baudry, ou Euphon, ou Pectosan.

Grippe *(suite) :*

– Si grippe à forme pseudo-septicémique :
Au réveil : 5 gr Bryonia 5 ; 1/2 h après : 5 gr Gelsemium 5 ; 1/2 h après : 5 gr Phosph. 5.
A 10 h : 5 gr Pyrog. 5.
A 16 h : 5 gr Naja 4.
A 18 h : 5 gr Lach. 5.
Au coucher : 5 gr Ars. alb. 5.
– Si fievre hectique :
Chaque jour : ajouter 5 gr Aceticum 5.
– Si asthénie post-grippale :
A 10 et 16 h : Tonique végétal, ou Biomag.
– Si anorexie :
Le midi et le soir, 1/2 h avant les repas : 30 gouttes de la formule : Alfalfa, Angelica, Gentiana, Menyanthes ââ TM.

Indications particulières suivant les symptômes

(Fiches homéopathiques de Boiron)

❐ Au début :
Aconitum napellus : début brutal. Hyperthermie. Peau rouge et sèche. Soif vive. Agitation.
Belladonna : début brutal. Hyperthermie et congestion, surtout céphalique. Sueurs abondantes. Abattement ou délire.
Ferrum phosphoricum : début insidieux. Fièvre peu élevée. Peau moite. Tendance congestive ou hémorragique localisée.

❐ Etat :
Arnica montana : état fébrile adynamique. Malade prostré, somnolent, qui répond difficilement aux questions. Courbatures et douleurs musculaires avec impression que le lit est trop dur. Face rouge, congestionnée, alors que le nez est froid ainsi que le reste du corps. Haleine fétide. Frissons et soif vive. Possibilité d'ecchymoses.
Baptisia tinctoria : état fébrile adynamique avec grande prostration et confusion mentale ou délire. Douleurs et courbatures musculaires. Fétidité de l'haleine et des selles. Sensibilité de la fosse iliaque droite (grippe intestinale). Soif d'eau froide.
Bryonia : malade très prostré avec sueurs. Immobilité puisque céphalées et douleurs aggravées par le moindre mouvement. Sécheresse des muqueuses avec soif vive pour de grandes quantités d'eau froide.
Eupatorium perfoliatum : courbatures et douleurs osseuses à type de brisure. Sensibilité des globes oculaires à la pression.

Grippe *(suite) :*

Gelsemium sempervirens : état fébrile adynamique. Congestion céphalique avec abrutissement. Visage cramoisi. Courbatures et lourdeurs des membres. Tremblements. Absence de soif. Impression de très grande fatigue.
Rhus toxicodendron : état fébrile adynamique. Prostration. Courbatures et enraidissement articulaire améliorés par le mouvement. Frissons. Impression d'eau glacée sur certaines parties du corps. Soif vive pour de l'eau froide ou du lait froid.

❐ CONVALESCENCE :
Avena sativa : action stimulante et apéritive.
Biovitamine : trois par jour (ou Biomag, ou Tonique végétal).
China : asthénie physique. Pâleur. Hypotension après sueurs abondantes ou perte de liquides organiques.
Kalium phosphoricum : asthénie psychique. Manque de goût pour le travail. Grande fatigue pour le moindre effort intellectuel.

Oligoéléments :
A titre préventif : Mn Cu (mardis et vendredis matin) et Cu Au Ag (dimanche matin).
A titre curatif : Cu, I, Ag, Mg, Cu Au Ag, Mn Cu et Mn (Algues marines).
Vitamines : A, C, B1, B6, B9 et B12 (Levure de bière, Céréales germées, Algues marines laminaires).
Diététique :
Chaque jour : 2 à 3 cuill. soupe Tussilage Herbalys (si toux).
Le matin : deux bouchons-doseurs Bioligo Sauge.
A 10 et 16 h : une ampoule Aromagel 2 (bronchites) ou 3 (O. R. L. et voies respiratoires supérieures).
Le midi et le soir, 1/2 h avant les repas : une gélule Propolis.

Grossesse

Faire test de grossesse pour en être sûre.

❐ TRAITEMENT PRÉNATAL pour faire naître l'enfant indemne de toutes tares congénitales.
Au réveil et au coucher, une mesure de la poudre : extraits Foie, Surrénale, Rate, Pancréas, Thyroïde, Ganglions lymphatiques, Moelle osseuse, Calc. carb., Calc. fl., Calc. ph. ââ 3°X, Sulf. iod. 3, Solidago, Céréales germées ââ 1°X + 10 gouttes Uvestérol.
Le matin : un Ostéocynésine et ensuite, à jeun, 2 gr Tubercul. 5 (jours pairs) et 2 gr Psor. 5 (jours impairs).
Le midi et le soir, 1/2 h avant les repas : 6 gouttes Hydrastis composé + 6 gouttes de la formule : Canthar., Chelid., Cocculus, Coloc., Cuprum met., Ferrum ph., Ignatia, Ipeca, Kreosotum, Merc. cor., Nux vom., Ptelea, Phytolacca, Sepia, Tabacum, Zincum met. ââ 4.

Grossesse *(suite) :*

A la fin des repas : deux par deux 6 à 10 gr Hépatodraineur (2 gr toutes les 1/2 h, si besoin) + tisane Rafraîchissante Sergent + follicules de Séné ou feuilles de Bourdaine et ensuite, Rex et Dépuratum, ou Boribel 48, ou Parlax composé, ou Poconeol 54, ou Spagulax au sorbitol... (constipation, si besoin).
Au coucher : un Fluor Crinex et 2 gr Lues. 5 (jours pairs) et 2 gr Medorrh. 5 (jours impairs).
A 10, 16 et 18 h, au coucher et la nuit, si réveil : 2 gr Sédatif P. C. (si besoin).
Le dimanche, prendre seulement :
– Au réveil : 5 gr Sulf. 7 (dimanches pairs) et 5 gr Sepia 7 (dimanches impairs).
– Vers midi : 5 gr Natr. mur. 7 (dimanches pairs) et 5 gr Silicea 7 (dimanches impairs).
– Au coucher : 5 gr Ars. alb. 9 (dimanches pairs) et 5 gr Ignatia 9 (dimanches impairs).

❒ SI VOMISSEMENTS : 2 gr Ipeca 4, en alternant avec Symphoric. 4 (deux à dix fois par jour) et 2 gr Ricinus composé (deux à cinq fois par jour). Remanger de suite après chaque vomissement alimentaire.

❒ SI DÉCALCIFICATION (caries dentaires, chute des cheveux, ongles cassants) :
Aux trois repas : ajouter une pincée de Poudre recalcifiante de Robin dans les aliments.

❒ SI MENACE D'AVORTEMENT : voir ce mot et, avant tout, repos absolu au lit. Sucer 2 gr toutes les 1/2 h en alternant : Coloc. 4 et Sabina 4 + une IM Progestérone-Retard Pharlon (si besoin).

❒ SUITES D'ACCOUCHEMENT (atonie musculaire, prolapsus, congestion utérine, ptôse viscérale...) :
Au réveil : 2 gr Natr. mur. 5.
Le midi : 2 gr Bellis 4.
Le soir : 2 gr Sepia 5.

❒ ACCIDENTS NERVEUX DE LA GROSSESSE : 10 gouttes Aubier TM dans eau (trois fois par jour).

❒ SI GROSSESSE NERVEUSE : voir *hystérie.*

❒ SI VARICES, HÉMORROIDES : prendre Aesculus et Hamamelis composés + Eucatex.
Faire le traitement suivant :
Au réveil et au coucher, une mesure de la poudre : Aesculus, Arg., Aurum, Cuprum met., Chionanthus, Helonias, Murex, Thuya, Veratr. alb. ââ 4, Avena, Solidago ââ 1°X.

***Grossesse** (suite) :*

Le matin : 2 gr Crocus 5 (jours pairs) et 2 gr Sabadilla 5 (jours impairs).
Au coucher, 10' après la poudre : 2 gr Nux mosch. 5 (jours pairs) et 2 gr Ignatia 5 (jours impairs).
Le dimanche, prendre seulement au réveil : 5 gr Thuya 7 (dimanches pairs) et 5 gr Ignatia 9 (dimanches impairs).

❒ POUR FACILITER L'ACCOUCHEMENT : voir *accouchement.*

Oligoéléments : Fl, Fe, Si, Zn, Cu, Mg (si crampes), K (si jambes enflées) et, si besoin, les anti-infectieux Cu Au Ag et Mn Cu.
Vitamines : toutes les vitamines (Hydrosol Polyvitaminé). Associer Levure de bière, Algues marines et Céréales germées.

Guêpes (piqûres de)

Prendre toutes les 10', puis toutes les 1/2 h, puis toutes les heures, en alternant : 2 gr Apis 4, Calendula 4 et Urtica 4.

Localement : eau de Philae, ou eau de Cologne, ou frotter la piqûre avec des feuilles de noyer mâchées.

❒ SI PIQURE DANS LA BOUCHE : 1 à 2 cuill. café Calendula TM dans la bouche et l'y garder le plus longtemps possible. A défaut, mâcher des fleurs et des feuilles de souci, poireau ou persil.

❒ DANS LES CAS GRAVES (ALLERGIE, ŒDEME DE LA GLOTTE AVEC ASPHYXIE) : appeler les urgences.

H

Haleine fétide

Provient le plus souvent d'un engorgement digestif ou d'un mauvais état de la bouche et des dents. Tabagie.

Au réveil et au coucher, une mesure de la poudre : Ars. alb., Baptisia, Bismuth., Carbol. acid., Merc. cyan., Nux vom., Plumbum, Sepia ââ 4, Solidago 1.
Le matin à jeun : 2 gr Bismuth. 5 (jours pairs) et 2 gr Baptisia 5 (jours impairs).
Le matin, le midi et le soir, 10' avant les repas : 2 gr Spécifique Boribel 8 + 10 gouttes Artem. abs. TM.
A 10, 16 et 18 h : une dragée Chlorophylle Lehning.
Le midi et le soir, à la fin des repas : tisane Rafraîchissante Sergent, et deux par deux quelques gr Hépatodraineur.
Au coucher, 10' après la poudre : 2 gr Nux vom. 5 (jours pairs) et 2 gr Carbol. acid. 5 (jours impairs).
Le dimanche, prendre seulement au réveil : 5 gr Sepia 5.

Régime : sobre et frugal (rien d'animal le soir). Eviter la sédentarité et la constipation. Laver les dents avec Homéodent (matin et soir). Savon de toilette au Chlorophylle LHM. Mâcher du chewing-gum ou du citron. Supprimer le tabac.

Oligoéléments : S et C.
Vitamines : I, J et B.

Hallucinations

Au réveil et au coucher, une mesure de la poudre : Absinthium, Anacardium, Antipyr., Baptisia, Euphorbia, Kalium brom., Thebaïcum, Stram., Tarent. hisp., Thuya ââ 4, Avena 1°X.
Le matin : 2 gr Hyoscyamus 5 (jours pairs) et 2 gr Thebaïcum 5 (jours impairs).
A 10 et 16 h : 2 gr Spécifique Boribel 3.
Le midi et le soir, 10' avant les repas : 6 gouttes de la formule : Anemone, Asarum, Belladonna, Cinnam., Hyoscyamus, Lac can., Lach., Paris, Petrol. ââ 4, Solidago 1.
A la fin des repas : infusion Mélisse.
Au coucher, 10' après la poudre : 2 gr Stram. 5 (jours pairs) et 2 gr Kalium brom. 5 (chez les hommes) ou Ignatia 5 (chez les femmes) ou Chamomilla 5 (chez les enfants) (jours impairs).

***Hallucinations** (suite) :*

A 10, 16 et 18 h, au coucher et la nuit, si réveil : 2 gr Sédatif P. C. (si besoin).
Le dimanche, prendre seulement au réveil : 5 gr Thuya 7 (dimanches pairs) et 5 gr Lach. (dimanches impairs).
Ajouter Neurocynésine ou Nervopax (une à deux fois par jour) (si besoin).

❒ SI HALLUCINATIONS NOCTURNES : 20 gouttes d'extrait de fleurs d'oranger dans tisane Sédative Sergent ou Boribel 8.
Soigner la cause (*delirium tremens* par exemple).

❒ TERREURS NOCTURNES DES ENFANTS : Enfarola.

❒ SI HALLUCINATIONS AUDITIVES : Anacardium (entend des voix), Thebaïcum, Antipyr., Stram.

❒ SI HALLUCINATIONS VISUELLES : Phosph., Stram., Lach., Hyoscyamus, Absinthium.

Oligoéléments : Al et Li.

Hémarthroses traumatiques

Dans tous les cas, faire un temps de saignement et de coagulation. Appeler de suite un médecin ou mieux un chirurgien (si plaie ouverte). Antibiothérapie pour éviter l'infection.

De suite : 5 gr Phosph. 5, et toutes les 10', puis tous les 1/4 h, puis toutes les 1/2 h, puis toutes les heures, 2 gr en alternant : China 4, Arnica 4 et Ferrum ph. 4.

Localement : immobilisation et pansement avec une compresse imbibée de Calendula TM ou d'eau de Philae.

Oligoéléments : Mn, Co, Mg, Mn Cu et Cu Au Ag.
Vitamines : K, C2 et P.

Hématémèse

Vomissement de sang.
– SI SANG ROUGE, provient de l'œsophage ou de l'estomac (sang frais).
– SI SANG NOIR, peut provenir des mêmes organes mais après séjour plus ou moins long dans l'estomac, et alors l'hémorragie est plus ou moins tarie, ou des parties du tube digestif sous-jacentes à l'estomac.

❒ DANS TOUS LES CAS : sucer de la glace et appeler de suite un médecin ; faire des examens radiographiques.

***Hématémèse** (suite) :*

❐ EN ATTENDANT :
De suite : 5 gr Phosph. 5 et, toutes les 10', sucer en alternant : 2 gr China 4, Geranium 4, Arnica 4, Crotalus 4 et Boribel 15.
Repos au lit allongé et immobile.
Diète rigoureuse pendant deux jours.
Certains préconisent le lait concentré sucré glacé progressivement.

❐ DANS LES HÉMATÉMESES ABONDANTES : appeler les urgences.
Puis faire le traitement de fond de la cause de l'hématémèse.

Oligoélément : Mn Co.
Vitamines : C2, K et P (Bilkaby).

Hématomes

Voir *contusions, hématémèse, hémophilie* et *vaisseaux friables.*
Ajouter vit. C (hématomes produits par hémorragie interne des jambes).

Hématozoaires

Voir *paludisme.*

Hématuries

Voir un médecin. Faire l'épreuve des trois verres de Guyon : uriner dans trois verres successivement ; si le sang est plus abondant dans le premier verre, il vient de l'urètre ; si le sang est plus abondant dans le troisième verre, il vient de la vessie ; si la coloration est la même dans les trois verres, il est d'origine rénale.
Dans tous les cas, traiter la cause (lithiase, hémophilie, tumeur, traumatisme...). Pour traitement complémentaire à toutes les hémorragies, voir ce mot.

❐ EN ATTENDANT :
De suite : 5 gr Phosph. triiod. 5 (chez les enfants) ou Phosph. 5 (chez les adultes) et 2 gr de chaque toutes les 10' en espaçant ensuite progressivement : China 4, Terebint. 4, Coccus 4 et Boribel 42 (ajouter Arnica 4 si traumatisme).

❐ ENSUITE :
Au réveil et au coucher, une mesure de la poudre : Arnica, Berberis, Crotalus, Erigeron, Hamamelis, Ipeca, Pareira, Terebint., Trillium, Urtica, Uva ursi ââ 4, Solidago 1.

***Hématuries** (suite) :*

10 gouttes de la formule : Canthar., Chimaphila, China, Coccus, Millefol., Nitricum, Thlaspi, Merc. cor. ââ 4, Chrysis, Fagus ââ 1°X (cinq fois par jour).

Oligoélément : Mn Cu.
Vitamines : K, D, total B et E.

Héméralopie

Cécité nocturne. Voir l'ophtalmologiste.

Au réveil à jeun : 2 gr Carbo veg. 5 (jours pairs) et 2 gr Platina 5 (jours impairs).
A 10 et 16 h : 2 gr Belladonna 4 ; 1/2 h après : 2 gr Tabacum 4.
Le midi et le soir, au début des repas : un Arovit Roche 50 000 UI (une semaine) et deux Alvityl (l'autre semaine, en alternance).
Au coucher : 2 gr Lycopodium 5 (deux soirs par semaine) et 2 gr Nux vom. 5 (les autres soirs).
Le dimanche, prendre seulement au réveil : 5 gr Thuya 7 (dimanches pairs) et 5 gr Conium 7 (dimanches impairs).

Régime : manger en abondance abricots, bananes, beurre, carottes, céleri, cresson, foie, huile de foie de morue, mâche, pissenlits et pruneaux.

Vitamines : A (Rétinol), B2, B3 et C.

Hémicrânie

Voir *céphalées.*

❐ HÉMICRANIE ALTERNANTE : 2 gr Lac can. 4 (deux à trois fois par jour).

❐ HÉMICRANIE DROITE :
Le matin, le midi et le soir, 1/2 h avant les repas, et à 10 et 16 h : 6 gouttes de la formule : Anemone, Belladonna, Cactus, Calc. carb., Carbo veg., Chelid., Ignatia, Iris, Kalmia, Lycopodium, Magn. ph., Rhus tox., Sabadilla, Sanguin., Silicea ââ 4, Solidago, Avena ââ 1°X + 2 gr Kalmia 4, Magn. ph. 4 et Sanguin. 4 (deux fois par jour en alternant les trois tubes).

❐ HÉMICRANIE GAUCHE : 6 gouttes de la formule : Coloc., Cyclamen, Lach., Merc., Naja, Nux vom., Onosmodium, Rhodod., Selenium, Sepia, Spigelia, Sulf. ââ 4, Avena, Solidago ââ 1°X (trois à cinq fois par jour) + 2 gr Spigelia 4 et Nux vom. 4 (deux fois par jour).

❐ DANS LES DEUX CAS : 2 gr Sédatif P. C. et Arnica 4 ou Neurocynésine, ou Homéogène 46, ou Nervopax en alternant (toutes les 2 h, en alter-

***Hémicrânie** (suite) :*

nant). Et boire 6 gouttes de la formule (ou une mesure de la poudre) : Menyanthes, Iris, Spigelia, Sanguin., Silicea, Histaminum ââ 4, Alfalfa, Avena, Menisp., Solidago ââ 3°X (hémicrânie des fatigués) (trois à cinq fois par jour), ou cette autre formule : Anemone, Arnica, Aurum, Baryta carb., Chamomilla, Coffea, Cyclamen, Gelsemium, Glonoïn., Kalium brom., Platina ââ 4, Solidago, Avena ââ 1°X (hémicrânie des hypertendus) + oligoélément Co (toutes les 1/2 h).
Faire aussi le traitement des céphalées par la gemmothérapie (voir *céphalées*). Rechercher l'étiologie : hypertension, artériosclérose, foie, vue, sinusite, otite, fatigue...

❒ DANS LES CAS REBELLES :
Chaque jour : un à trois Céphyl + 2 gr Boribel 1 (trois à cinq fois par jour) et inhalations : respirer 10' par le nez les vapeurs d'eau chaude avec 10 gouttes de la formule : Menthol, Eucalyptol (ââ 2 g), essence de thym (4 g), teinture de benjoin (90 g), et éviter le froid la 1/2 h qui suit chaque inhalation.

❒ DANS D'AUTRES CAS : vessie de glace sur la tête et obscurité.

Oligoéléments : Co, Mn Co et I (hypertendus), Mg, S (hépatiques), Al et Li (nerveux), Zn Cu et Zn Ni Co (surmenés), Cu Au Ag (anergiques) et Mn Cu (fiévreux).

Hémiopie

Vision normale dans une seule moitié du champ visuel.
Voir un ophtalmologiste ; faire doser urée, cholestérol, acide urique et glucose sanguins, B. W., tension oculaire.

Au réveil et au coucher, une mesure de la poudre : Ars. alb., Aurum, Bovista, Calc., Coccus, Glonoïn., Lithium, Lycopodium, Natr. mur., Sepia, Stram. ââ 4, Solidago, Chionanthus ââ 1.
Le matin : 2 gr Lithium 5 (jours pairs) et 2 gr Gelsemium 5 (jours impairs).
A 10 et 16 h : 2 gr Spécifique Boribel 1.
Le midi et le soir, 10' avant les repas : 10 gouttes (ou 2 gr) Euphrasia Cplx Lehning n° 115 (semaine) et Spécifique Boribel 5 (l'autre semaine, en alternance).
A la fin des trois repas : 2 gr Hépatodraineur.
Vers 18 h : 2 gr Iris ver. 5 (jours pairs) et 2 gr Digitalis 5 (jours impairs).
Au coucher, 10' après la poudre : 2 gr Aurum 5 (jours pairs) et 2 gr Sanguin. 5 (droite) ou Spigelia 5 (gauche) (jours impairs).
Le dimanche, prendre seulement :
– Au réveil : 5 gr Lycopodium 5.
– Au coucher : 5 gr Natr. mur. 7 (dimanches pairs) et 5 gr Silicea, Calc. carb. ââ 7 (dimanches impairs).

***Hémiopie** (suite) :*

❒ SI BESOIN, ajouter :
– SI LE MALADE NE VOIT QUE LA MOITIÉ SUPÉRIEURE : 2 gr Ars. alb. 5 (un jour) et 2 gr Tubercul. 5 (l'autre jour, en alternance).
– SI LE MALADE NE VOIT QUE LA MOITIÉ INFÉRIEURE :
Chaque jour : 2 gr en alternant : Aurum 4, Camphora 4, Gelsemium 4 et Digitalis 4.
– SI LE MALADE NE VOIT QUE LA MOITIÉ GAUCHE :
Chaque jour : 2 gr en alternant : Lithium 4, Lycopodium 4 et Coccus 4.
– SI LE MALADE NE VOIT QUE LA MOITIÉ DROITE :
Chaque jour : 2 gr en alternant : Calc. carb. 4, Natr. carb. 4, Natr. mur. 4, Caust. 4 et Mur. acid. 4.
– L'HÉMIOPIE PEUT PROVOQUER DES MIGRAINES UNILATÉRALES :
Chaque jour : 2 gr Glonoïn. 4, Equisetum 4 et Onosmodium 4 (gauche) et un Neurocynésine ou un Bénerva (une à trois fois par jour). Voir *hémicrânie.*
– SI LES TROUBLES VISUELS PRÉCEDENT LA MIGRAINE :
Chaque jour : 2 gr en alternant : Gelsemium 4, Kalium bich. 4 et Iris ver. 4 (une à deux fois par jour).
– SI LES TROUBLES VISUELS S'ACCOMPAGNENT DE VERTIGES :
Deux fois par jour : 2 gr Cyclamen 4.
– SI LES TROUBLES VISUELS S'ACCOMPAGNENT D'UN :
Halo jaune : 2 gr Hyoscyamus 4 (deux fois par jour).
Halo rouge : Phosph. 4 *(idem).*
Halo vert : Hepar sulf. 4, Digitalis 4 *(idem).*

Oligoéléments : Mg, Co, Mn Co et Se.
Vitamines : A, B1, B2, B3 et C.

Hémiplégie

Voir un médecin d'urgence. De toute façon, il faut traiter la cause de l'hémiplégie qui n'est souvent qu'une première atteinte, appelée à se renouveler (spasme d'un vaisseau cérébral, hypertension, hémorragie ou ramollissement ou gomme cérébrale, compression...).

❒ DE SUITE : 2 gr tous les 1/4 h en alternant les tubes : Aconit. 4, Arnica 4, China 4, Ethyl. 4, Glonoïn. 4, Thebaïcum 4.
Faire une auto-hémothérapie de 20 cc + Soluritine papavérine (en IM).

❒ ENSUITE :
Au réveil et au coucher, une mesure de la poudre : Aconit., Arnica, Caust., Chenopod., China, Coccus, Glonoïn., Kalmia, Lycopodium, Phosph., Thebaïcum, Plumbum ââ 4, Solidago 1.
Le matin : 2 gr Cupressus 5 (jours pairs) et 2 gr Kalium iod. 5 (jours impairs).

Hémiplégie *(suite) :*

Le midi et le soir, 10' avant les repas : 6 gouttes de la formule : Baryta carb., Berberis, Cocculus, Ethyl., Gelsemium, Ignatia, Lach., Magn. ph., Rhus tox., Thuya ââ 4.
Au début des trois repas : un Soluritine papavérine, ou Praxilène, ou Vasodistal.
Au coucher, 10' après la poudre : 2 gr Aurum 5 (jours pairs) et 2 gr Baryta carb. 5 (jours impairs).
Le dimanche, prendre seulement :
– Au réveil : 5 gr Lycopodium 5.
– Au coucher : 5 gr Baryta mur. 7 (dimanches pairs) et 5 gr Plumbum 7 (dimanches impairs).

❒ SÉQUELLES D'HÉMIPLÉGIE :
A 10, 16 et 18 h : 30 gouttes bourgeons Acer, Alnus, éc. int. de tige Citrus, radicelles Zea ââ 1°X.

Oligoéléments : Mg, P, Co et Mn Co.
Vitamines : C2, K et P.

Hémoglobinurie

Avant tout, en déceler l'étiologie. Voir *hématuries.*

❒ EN ATTENDANT LE TRAITEMENT ÉTIOLOGIQUE :
De suite : 5 gr Phosph. 5, puis 2 gr China 4 et Arnica 4, en alternant toutes les heures.
Chaque jour : 2 gr Crotalus 5; et 2 gr de chaque en alternant : Erigeron 4, Millefol. 4, Trillium 4 et Boribel 42 (deux fois par jour) + un Laroscorbine 500 (vit. C).
Le midi et le soir, 1/2 h avant les repas : 2 gr Millefol. 4 et deux Boribel 42.

Hémophilie

❒ DE SUITE : une dose Phosph. 7.

❒ SI LÉSIONS : pommade Chauvin hémostatique et cicatrisante. Prendre toutes les heures, 2 gr en alternant : China 4 et Arnica 4. Si cela ne suffit pas, avaler du Dicynone.

❒ DANS LES CAS GRAVES : appeler les urgences.

❒ TRAITEMENT DE FOND À FAIRE TRES LONGTEMPS :
Chaque jour : 10 gouttes de la formule : Ammon. carb., Bellis, Bovista, Crotalus, Daboia, Kreosotum, Lach., Naja, Terebint., Vip. ââ 4, Alfalfa, Matico, Sanguisorba ââ TM + vit. C, D, K et P.

***Hémophilie** (suite) :*

Au réveil et au coucher, une mesure de la poudre : Anemone, Antipyr., Arnica, Borax, Cactus, China, Crocus, Erigeron, Hamamelis, Ipeca, Millefol., Secale corn., Trillium ââ 4, Solidago 1 + un Ostéocynésine.
Le matin : 2 gr Daboia 5 (jours pairs) et 2 gr Hamamelis 5 (jours impairs).
A 10 et 16 h : 2 gr China 4 ; 1/2 h après : 2 gr Arnica 4.
Le midi et le soir, 10' avant les repas : 2 gr Millefol. 4 (une semaine) et Bovista Cplx Lehning n° 27 (l'autre semaine, en alternance).
A la fin des repas : 2 gr Hépatodraineur.
Vers 18 h : 2 gr Naja 4.
Au coucher, 10' après Ostéocynésine et poudre : 2 gr Crotalus 5 (jours pairs) et 2 gr Sulfuricum 5 (jours impairs).
Le dimanche, prendre seulement :
– Au réveil : 5 gr Phosph. 5.
– Au coucher : 5 gr Lach. 7 (dimanches pairs) et 5 gr Calc. carb. + Silicea ââ 7 (dimanches impairs).

❒ Si DÉCALCIFICATION (ou taux de calcium sanguin insuffisant) :
Aux trois repas : ajouter une pincée de Poudre recalcifiante de Robin ou une ampoule Calscorbat, ou Calcium, Corbière, Sandoz, Plé... ou les compléments diététiques : Argile, Bioligo Prêle, Agnus castus Cplx Lehning n° 2, Dolomite, Minérola, P.O.P., Algues marines laminaires (le matin).

❒ Si ANÉMIE : Examens de laboratoires répétés (Prothrombinémie).
Le matin : une ampoule Gastro-pylore.

Oligoéléments : Ca, Mg, Mn, P, Fe, Co, Cu, Fl et Si.
Vitamines : C2, D, K et P.

Hémoptysie

Consulter sans attendre un médecin pour rechercher l'étiologie. Repos allongé et immobile. Ne pas parler.

❒ DANS TOUS LES CAS : 4 à 5 cuill. café par jour Equisetum TM et ajouter toutes les 1/2 h : 30 gouttes Sanguisorba TM dans 1 cuill. soupe de vin rouge ou de décoction de riz grillé.
Prendre toutes les 1/2 h en alternant les tubes, 2 gr : Aconit. nap. 4, Arnica 4, China 4, Ipeca 4, Millefol. 4, et Boribel 11.
Au réveil et au coucher, une mesure de la poudre : Acalypha, Aconit. nap., Arnica, Bryonia, Cactus, China, Cinnam., Erigeron, Ferrum, Ignatia, Ipeca, Ledum, Millefol., Trillium ââ 4, Avena, Alfalfa ââ 1°X.
Le matin à jeun : 2 gr Anemone 5 (jours pairs) et 2 gr Sulf. iod. 5 (jours impairs).

***Hémoptysie** (suite) :*

Le midi et le soir, 10' avant les repas : 2 gr Millefol. 4 et deux Boribel 1 et 11.
Au coucher, 10' après la poudre : 2 gr Arum 5 (jours pairs) et 2 gr Rhus tox. 5 (jours impairs).
Le dimanche, prendre seulement :
– Au réveil : 5 gr Stannum 7 (dimanches pairs) et 5 gr Mang. met. 7 (dimanches impairs).
– Vers midi : 5 gr Drosera 7.
– Au coucher : 5 gr Natr. mur. 7 (dimanches pairs) et 5 gr Silicea 7 (dimanches impairs).

❒ SELON LES CAS : Exacyl ou Dicynone (*per os* et en IM), Reptilase ou Calcium IV (si besoin).

N.B. : ne jamais donner Phosph. qui est contre-indiqué dans bien des cas de tuberculose pulmonaire (voir ce mot).

Vitamines : C2, D, K et P.

Hémorragies

Voir *hémophilie* pour traitement de fond, au cas où les hémorragies se répètent.

❒ DANS TOUS LES CAS :
De suite : 5 gr Phosph. 5 (sauf si hémoptysie) et ensuite 2 gr toutes les 10' en alternant : China 4 et Arnica 4 + un comprimé ou 10 gouttes vit. K (trois à cinq fois par jour).

❒ SI L'HÉMORRAGIE PERSISTE : ajouter 2 gr (à alterner avec China 4 et Arnica 4) toutes les 10' : Sulfuricum 4, Millefol. 4, Sabina 4, Secale corn. 4, Crotalus 4. S'il y a un élément congestif, ajouter Ferrum ph. 4.

Selon les cas, il y a lieu d'insister sur les médicaments suivants

❒ SI HÉMORRAGIE ARTÉRIELLE (sang rouge vif) : hospitalisation d'extrême urgence et compression digitale de l'artère qui saigne pendant le transport.

❒ SI HÉMORRAGIE VEINEUSE : Crocus 4 et Hamamelis 4 dans tous les cas.
– SI SANG NOIR COAGULABLE : Ammon. carb. 4, Bovista 4, Cactus 4, Crocus 4, Secale corn. 4 et Thlaspi 4.
– SI SANG NOIR INCOAGULABLE : Crotalus 4, Elaps 4, Hamamelis 4, Secale corn. 4, Vip. 4 et Daboia 4.
Surélever le membre, garrot en dehors de l'espace entre la plaie et le cœur (si besoin).

❒ DANS TOUS LES CAS : 20 gouttes de la formule : Aesculus TM + Equisetum TM (trois à cinq fois par jour). Et/ou Exacyl buvable ou injectable.

***Hémorragies** (suite) :*

❒ Si hémorragie en nappe : en plus des coagulants ci-dessus, faire un pansement compressif imbibé de : Calendula, Matico, Sanguisorba ââ TM. A défaut, Dicynone, Reptilase… en piqûres IM ou IV.
Ligature du vaisseau qui saigne (si besoin).

Localement : Coalgan. Faire, temps de saignement et coagulation, dosage de prothrombine, fibrine, calcium, plaquettes, etc., dans cas chroniques.
Transfusion sanguine (si besoin).

❒ Si hémorragie cérébrale : alterner 2 gr toutes les 10' : Arnica 4, China 4, Ethyl. 4, Glonoïn. 4, Thebaïcum 4. Faire autohémothérapie et Soluritine papavérine (IM ou IV).

❒ Si hémorragie d'une corde vocale : voir *coup de fouet laryngien.*

❒ Si hémorragie dentaire :
De suite : 5 gr Phosph. 5 ; 10' après : 2 gr Naja 4 ; 10' après : 20 gouttes Ceanothus TM ; 10' après : alterner 2 gr China 4 et 2 gr Arnica 4. Pansement compressif avec Coalgan (si besoin) et Dicynone ou Reptilase en piqûres, ou Exacyl (buvable et injectable)… (si besoin).

❒ Si hémorragie gastrique : voir *hématémèse.*

❒ Si hémorragie nasale : voir *épistaxis.*

❒ Si hémorragie pulmonaire : voir *hémoptysie.*

❒ Si hémorragies rénale et vésicale : voir *hématurie.*

❒ Si hémorragie variqueuse : voir *coup de fouet du mollet* et *hémorragies veineuses.* Pansement compressif avec médicaments de l'hémorragie en nappe ci-dessus ; surélever le membre.

❒ Si hémorragie génitale : 20 gouttes Drymis TM dans un verre d'eau et 1 cuill. café (toutes les 1/2 h) et voir *hémorragies utérines* ci-après. A défaut : 10 gouttes Méthergin (cinq fois par jour et, injectable, si besoin).

❒ Si hémorragie rétinienne : oligoéléments Mn ou Mn Co (si ménopause) et I.
Voir *vaisseaux friables.*

❒ Si hémorragie sous-conjonctivale : ajouter au traitement homéopathique : collyres Angiophtal, et :
Le matin : une ampoule Ophtadil ou Trisolvit.
Le midi et le soir, au début des repas : Soluritine papavérine (une semaine) + un Cyclorel, ou un Difrarel E, ou un Doxium (selon les cas) (l'autre semaine, en alternance).

Oligoéléments : Cu, Fe, Mn, P, Co, Mn Cu Co et Si.
Vitamines : B3, C2, P, B1, B12, D, E et surtout K.

Hémorragies utérines

❐ En cas d'urgence : 20 gouttes Drymis TM dans un verre d'eau et 1 cuill. café (toutes les 1/2 h) + 10 gouttes Méthergin (trois à cinq fois par jour, si besoin) et même faire une IM Méthergin + repos au lit, glace sur le ventre et, bien entendu, repos génital.

❐ Dans tous les cas : consulter un gynécologue ou, à défaut, un médecin ou un chirurgien qui décidera s'il faut hospitaliser ou intervenir, ou si un traitement médical suffit, comme ci-dessous :

Au réveil et au coucher, une mesure de la poudre : Calc. carb., Crotalus, Erigeron, Mang. met., Millefol., Nux mosch., Sulfuricum, Trillium ââ 4, Aletris, Asperula, Helonias, Chrysis, Ignatia, Kreosotum, Sarsap., Sepia, Solidago ââ 3°X.
Le matin : 2 gr Sabina 5 (jours pairs) et 2 gr Secale corn. 5 (jours impairs).
A 10, 16 et 18 h : deux Boribel 19 (une semaine) + deux Ferrum Cplx Lehning n° 29, ou Boribel 32 (l'autre semaine, en alternance) + un Gynergène caféiné (une semaine sur deux) (si besoin).
Le midi et le soir, 1/2 h avant les repas : 20 gouttes de la formule : Aesculus, Chrysis, Drymis, Fraxinus, Hamamelis, Mamel., Placenta, Thlaspi, Ustilago + bourgeons Rubus ââ 1°X + Matico, Sanguisorba ââ TM. Ajouter deux Helonias composé (une semaine) + Cimicifuga Cplx Lehning n° 21 (20 gouttes) ou Sepia composé (l'autre semaine, en alternance) + 10 gouttes Méthergin (une semaine sur deux) (si besoin).
Au coucher : 2 gr Crotalus 5 (jours pairs) et 2 gr Thlaspi 5 (jours impairs) et un suppositoire Orchitinum 4 ou Sténandiol, ou Testoviron (deux soirs par semaine).
Le dimanche, prendre seulement :
– Au réveil : 5 gr Follic. 9 (dimanches pairs) et 5 gr Ant'hypophyse 9 (dimanches impairs).
– A midi : 5 gr Phosph. 5.
– Au coucher : 5 gr Thuya 7 (dimanches pairs) et 5 gr Conium 7 (dimanches impairs).

❐ Dans les cas chroniques : on peut aussi ajouter soit un Norluten ou un Duphaston du 14e au 25e soir après les règles, soit Danatrol qui, parfois, arrête les règles... selon les indications du médecin, soit pilule (miniphase).

❐ En cas d'hémorragies utérines répétées : se méfier toujours d'un fibrome (règles abondantes et prolongées) ou d'un cancer (pertes de sang en dehors des règles). Faire un frottis vaginal.
Consulter un ou plusieurs chirurgiens ou gynécologues, ou mieux le médecin de famille qui discutera de l'opportunité opératoire avec le chirurgien.

***Hémorragies utérines** (suite) :*

Exiger l'opération si hémorragies répétées et épuisantes, même en l'absence de tout autre signe pathologique. L'expérience démontre que, souvent, dans de tels cas, l'examen histologique de la pièce opératoire révèle un début de cancer que rien ne permettait de déceler, sauf les hémorragies utérines rebelles à tous traitements (hémorragies intermittentes = fibrome ; continuelles = cancer).

Oligoéléments : Mn, Cu, C, Fe, Fe + Glande mammaire et Mn Co (ménopause).
Vitamines : B3, C2, K, D, P (Fer CB12).

Hémorroïdes

Au réveil et au coucher, une mesure de la poudre : Aesculus, Aloe, Capsicum, Collinsonia, Carduus mar., Ferrum ph., Hamamelis, Ignatia, Nux vom., Paeonia, Ratanhia, Sedum ââ 3, Chrysis, Solidago ââ 1°X.
Le matin : 2 gr Paeonia 5 (jours pairs) et 2 gr Aesculus 5 (jours impairs).
A 10, 16 et 18 h : 2 gr Aesculus composé, ou deux Boribel 40.
Le midi et le soir, 10' avant les repas : 20 gouttes Sepia composé ou Veino-drainol + 10 gouttes Aesculus Cplx Lehning n° 103 ou deux Phlébogénol G (une semaine) et Paeonia Cplx Lehning n° 104 ou deux Phlébogénol V (l'autre semaine, en alternance).
A la fin des trois repas : tisane Phlébosédol et, la mélanger avec tisane Rafraîchissante Sergent ou Laxatif spasmodique LHF (si besoin). Deux par deux quelques gr Hépatodraineur.
Au coucher, 10' après la poudre : 2 gr Nux vom. 5 (jours pairs) et 2 gr Hamamelis 5 (jours impairs).

Localement :
– Le matin et le soir : pommades et suppositoires Aesculus composé, ou au Ratanhia au 1/20, ou Percase, ou Hémorroïdol, ou Cassenne... suppositoire Boribel 2 ou Rectobyl, ou Anusol... Bains de sièges locaux tièdes ou chauds à l'infusion Plantain à 1 %.

❒ SI DOULEURS, ajouter chaque jour :
A 10 et 16 h : 2 gr Sedum 4 ; 1/2 h après : 2 gr Ratanhia 4 ; 1/2 h après : 2 gr Mur. acid. 4, ou Aloe 4 ou Sédatif P. C.
A 18 h : 2 gr Nitricum 5 (jours pairs) et 2 gr Fluoricum 5 (jours impairs) + suppositoires calmants en préparation (si besoin).

❒ SI HÉMORROIDES SAIGNANTES : 2 gr toutes les 1/2 h en alternant : China 4, Hamamelis 4 et Aesculus + 20 gouttes Carduus mar. ââ TM (trois fois par jour).

❒ SI FISSURE OU FISTULE : voir *anus.*

Eviter les excès alimentaires, la sédentarité et la constipation. En cas de crises répétées et rebelles, voir un chirurgien compétent qui décidera si injections sclérosantes ou intervention chirurgicale.

Hémorroïdes *(suite) :*

Oligoéléments : Au, Co, Mn Cu et Mn Co.
Vitamines : B6, C, P et D.

Indications particulières suivant les symptômes

(Fiches homéopathiques de Boiron)

❒ REMEDES SYMPTOMATOLOGIQUES :

Aesculus hippocastanum : hypertension portale avec douleurs lombaires et sacro-iliaques. Hémorroïdes qui saignent peu, donnant l'impression d'avoir des aiguilles dans le rectum. Aggravation par la chaleur (Sulfur) et amélioration par un exercice modéré (Sepia officinalis).
Aloe : hémorroïdes brûlantes, douloureuses, saillantes, comme une grappe de raisin, de couleur bleutée, laissant échapper involontairement des matières ou du mucus comme de la gelée.
Arnica montana : remède des veines et des capillaires veineux. Sensation de contusion aggravée par le plus léger attouchement.
Lachesis mutus : hémorroïdes procidentes, violacées, avec douleurs battantes ou avec sensation de constriction de l'anus, qui sont améliorées en saignant. Aggravation par la chaleur.
Muriaticum acidum : hémorroïdes gonflées, bleu foncé, extrêmement sensibles au toucher. Le malade ne peut supporter le plus léger contact.

❒ REMEDES SYMPTOMATIQUES CHRONIQUES :

Collinsonia canadensis : hémorroïdes qui ont tendance à saigner chez les constipés, avec grosses selles dures.
Fluoricum acidum : prurit anal, hémorroïdaire ou non, aggravé par la chaleur et amélioré par les applications froides.
Graphites : hémorroïdes avec fissures douloureuses mais sans ténesme, et suintement caractéristique épais, jaune comme du miel.
Hamamelis virginiana : hémorroïdes bleuâtres, douloureuses au moindre contact ou à la moindre secousse. Impression d'éclatement des veines.
Kalium carbonicum : hémorroïdes procidentes, douloureuses, lancinantes, saignant abondamment. Amélioration par le froid ou assis sur un siège dur. Dyspepsie flatulente avec éructations sûres et pyrosis.
Nitricum acidum : fissures hémorroïdaires, souvent radiées autour de l'anus. Douleurs en piqûre d'écharde, aggravées pendant la selle et qui durent longtemps après son expulsion par spasme sphinctérien (Paeonia officinalis, Ratanhia).

❒ REMEDES DE FOND :

Aesculus composé : action élective sur les hémorroïdes internes ou externes, surtout en cas de crise (20 gouttes, ou 2 gr, avant chacun des trois repas).
Calcarea fluorica : action sur les fibres élastiques du tissu conjonctif et des parois vasculaires.

***Hémorroïdes** (suite) :*

Lycopodium clavatum : sujets sédentaires asthéniques. Insuffisance hépatique et rénale. Dyspepsie flatulente.
Nux vomica : sujets sédentaires asthéniques, faisant abus de repas riches, de spiritueux, de laxatifs. Constipation avec envies mal satisfaites. Hémorroïdes améliorées par des applications froides (Sulfur).
Pommade Aesculus composé : traitement local des hémorroïdes = un suppositoire matin et soir + massages avec la pommade.
Sepia composé : formule équilibrée, dont les différents composants ont des actions convergentes sur les troubles circulatoires de la région pelvienne en général, et de la sphère hémorroïdaire en particulier (20 gouttes, ou 2 gr, avant chacun des trois repas).
Sepia officinalis : généralement femmes brunes asthéniques. Tendance aux troubles hépatiques et à la congestion pelvienne. Ptôses viscérales multiples. Insuffisance veineuse.
Sulfur : sujets psoriques, congestifs. Manifestations alternantes et périodiques. Amélioration générale par le frais.

Héparine

Test de résistance à l'héparine augmenté. Voir *anticoagulants.*
Au réveil et au coucher : 30 gouttes bourgeons Cornus 1°X.
Le midi et le soir, 1/2 h avant les repas : 30 gouttes bourgeons Buxus, Ribes, Tamarix, Prunus (+ éc. int., rac.), Citrus ââ 1°X (+ éc. int. de tige).
A la fin des repas : tisane Phlébosédol.

Oligoéléments : Co, I et S.
Vitamine : B3.

Hépatites virales

Voir *cholécystite, ictère* et *lithiase biliaire.*
Au réveil et au coucher, une mesure de la poudre : Chrysis, Curcuma, Cynara, Fraxinus, Lespedeza, Orthosiphon, Pareira, Pilosella, Raphanus, Ribes, Spiraea, Sarsap., Solidago, Taraxacum, Uva ursi ââ 1°X + une ampoule en changeant chaque semaine : Ornitaïne, ou Hépagrume, ou Raphanus, ou Norbiline, ou Hépacholine-Sorbitol dans tisane Centaurée et recommencer ainsi de suite.
Le matin : 2 gr Sepia 5 (jours pairs) et 2 gr Hépatine 5 (jours impairs).
Le midi et le soir, 1/2 h avant les repas : 2 gr Ricinus composé + 6 gouttes Feltauryl (une semaine) et 2 gr Chelid. composé + 20 gouttes Lithiabyl (l'autre semaine, en alternance).
A la fin des deux repas : tisane Hépatoflorine et, laxative (si besoin) (tisane Boribel 4 ou Rafraîchissante Sergent...), et deux par deux quel-

***Hépatites virales** (suite) :*

ques gr Hépatodraineur. Dans les cas aigus, 2 gr toutes les 1/2 h toute la journée.
A 18 h : un sachet Héparexine (une semaine) et Mégabyl (l'autre semaine, en alternance) dans un verre de Vichy chambré.
Au coucher, après la poudre et l'ampoule : 2 gr Bilinum 5 (jours pairs) et 2 gr Nux vom. 5 (jours impairs).
Le dimanche, prendre seulement :
– Au réveil : 5 gr Sepia 7.
– Au coucher : 5 gr Phosph. 5.

Régime : bouillons de légumes uniquement, les premiers jours + jus de fruits frais.

Oligoéléments : Mn Cu, S, Mn Co, Cu Au Ag et C.
Vitamines : A, B1, B2, B3, B12, C, D, E, J, K et I selon les cas.

Hérédo-syphilis

Ou syphilis héréditaire, ou suites lointaines d'une syphilis mal traitée ou qui a résisté à tous traitements allopathiques.

Au réveil et au coucher, une mesure de la poudre : Arg. nitr., Aurum, Aurum iod., Aurum mur., Fluoricum, Guaïacum, Kalium bich., Kalium iod., Mezer., Merc. sol., Phytolacca, Sassafras, Sarsap. ââ 3, Solidago 1.
Le matin : 2 gr Lues. 5 (jours pairs) et 2 gr Merc. sol. 5 (jours impairs).
Vers 16 h : 2 gr Kalium iod. 5 alterné avec Mezer. 5.
Au coucher, 10' après la poudre : 2 gr Aurum 5 (jours pairs) et 2 gr Phytolacca 5 (jours impairs).
Le dimanche, prendre seulement au réveil : 5 gr Thuya 7 (dimanches pairs) et 5 gr Natr. sulf. 7 (dimanches impairs).

N.B. : ce traitement ne suffit pas seul, mais il aide à l'élimination progressive des toxines de la syphilis ; il est à faire pendant des années.

Oligoéléments : Pb, Sb, As, Bi et Hg (Granions).

Hernie

Un seul traitement : l'intervention chirurgicale qui en est la cure radicale.

❒ SI ATROPHIE MUSCULAIRE DE LA SANGLE ABDOMINALE : gymnastique appropriée telle que matin et soir pendant 1' : mouvements de ciseaux horizontaux avec les jambes étendues (voir *atrophie musculaire*).

❒ SI MENACE D'ÉTRANGLEMENT :
De suite : une dose Plumbum 9 CH ; 1/2 h après : une dose Nux vom. 7 CH ; 1/2 h après : une dose Thebaïcum 7 CH. Ensuite, 2 gr

***Hernie** (suite) :*

toutes les 1/2 h Coloc. 4 et bains chauds avec, manœuvres de Taxis dans les hernies qui s'y prêtent ou massages abdominaux appropriés (si besoin).
Ce traitement est particulièrement indiqué chez les vieillards menacés d'occlusion intestinale par étranglement herniaire ou par volvulus.

❒ Si hernie hiatale : Gastropax, Gastropulgite.

Herpès

Commencer par une dose Sulf. 7 CH à ne pas répéter.

Au réveil et au coucher, une mesure de la poudre : Arum, Belladonna, Croton, Graphites, Lappa, Merc., Natr. carb., Pix liq., Rhus tox., Rhus vern. ââ 4, Chrysis, Sarsap., Solidago, Viola tri. ââ 3°X.
Le matin : 2 gr Arum 5 (jours pairs) et 2 gr Rhus tox. 5 (jours impairs).
A 10 et 16 h : 2 gr Ranunc. bulb. 4 ou deux Boribel 22.
Le midi et le soir, 10' avant les repas : 10 gouttes Dermo-drainol (une semaine) et Euphorbium Cplx Lehning n° 88 (l'autre semaine, en alternance) + 20 gouttes de la formule : bourgeons Betula pub., Cedrus, Juglans reg., Quercus, Ribes, Ulmus ââ 1°X.
A la fin des repas : tisane Epidermique de Beauté ou tisane Cutanée LHF, ou Boribel 10 et deux par deux quelques gr Hépatodraineur.
Au coucher, 10' après la poudre : 2 gr Ars. alb. 5 (jours pairs) et 2 gr Anemone 5 (jours impairs). Remplacer Anemone par Lach. 5 (si herpès, avant les règles).
Le dimanche, prendre seulement :
– Au réveil : 5 gr Psor. 5.
– Au coucher : 5 gr Natr. carb. 7 (dimanches pairs) et 5 gr Graphites 7 (dimanches impairs).

Localement : eau de Philae, Homéoplasmine, ou Cicaderma, ou Poudre T.K.C. ou Gel Pos, ou pommade Boribel 6, ou Cuterpès, ou Négatol sur porte-coton, ou la pommade composée : crème au Calendula + Cicaderma + Glyc. ââ qsp 1 pot.

❒ Si manifestations inflammatoires : ajouter deux Extranase (trois fois par jour).

❒ Si herpes de la cornée : collyre Iduviran, Kératyl Chauvin.

Régime : éviter la constipation et la sédentarité. Cures de grand air, de soleil et de mer. Carottes râpées crues (la carotte donne beau teint, et le constipé n'a pas beau teint).

Oligoéléments : Mn, S, Mn Co et I.

Hodgkin (maladie de)

Hospitalisation en service spécialisé et traitement de fond :

Au réveil et au coucher, une mesure de la poudre : Abrot., Arg., Asterias, Aurum, Ceanothus, Cistus, Condur., Conium, Crotalus, Cuprum met., Fluoricum, Hydrastis, Kalium ars., Mang. met., Nitricum, Ornith., Rubid., Selenium, Sepia ââ 4.
Le matin : 2 gr Plumbum 5 (jours pairs) et 2 gr Rhus tox. 5 (jours impairs).
Vers 10 h : 2 gr Benzol. 5 (jours pairs) et 2 gr Phytolacca 5 (jours impairs).
Le midi et le soir, 10' avant les repas : 20 gouttes de la formule Chrysis, Sarsap., Solidago, bourgeons Abies, Buxus, Ribes, Tamarix + radicelles Vitis ââ 1°X + Santaherba (si oppression).
A la fin des trois repas : deux par deux quelques gr Hépatodraineur.
Vers 18 h : 2 gr Ars. alb. 5 (jours pairs) et 2 gr Tubercul. 5 ou Crotalus 5 (jours impairs).
Au coucher, 10' après la poudre : 2 gr Nux vom. 5 (jours pairs) et 2 gr Ferrum picr. 5 (jours impairs).
Le dimanche, prendre seulement :
– Au réveil : 5 gr Phosph. triiod. 5.
– Vers midi : 5 gr Silicea 5.
– Au coucher : 5 gr Thuya 7 (dimanches pairs) et 5 gr Calc. fl. 7 (dimanches impairs).

N.B. : ce traitement, comme tous les autres d'ailleurs, ne suffit pas à guérir la maladie de Hodgkin dont la thérapeutique repose sur les traitements allopathiques les plus modernes de la leucémie et du cancer.

Oligoéléments : Cu Au Ag, Baryum, Co, Cu, Sn, Ni, Au, Pt, Pb et V... Granions de cuivre, magnésium, or, sélénium, uranium.
Vitamines : A, B4, B6, B9, B10, B12, C, D et E.

Hoquet

Au réveil et au coucher, une mesure de la poudre : Absinthium, Ambra, Cuprum met., Hydrocyan., Hyoscyamus, Ignatia, Laurocer., Magn. ph., Moschus, Plumbum, Ratanhia, Sulfuricum, Tabacum, Teucrium scor., Veratr. vir. ââ 4.
A 10 et 16 h, et au moment des crises : 2 gr Cuprum met. 4.
Le matin, le midi et le soir, 10' avant chacun des repas : 2 gr Spécifique Boribel 15.
A la fin des trois repas : tisane Boribel 6.

❐ HOQUET DES NOURRISSONS APRES LES TÉTÉES : soit 2 gr Teucrium 4 (10' avant les tétées ou les biberons), soit 2 gr dans le biberon, soit 2 gr au moment du hoquet.

***Hoquet** (suite) :*

Oligoéléments : Mg, P et Co.
Vitamine : B2 (Béflavine).

Hormones (insuffisance en)

Oligoéléments : Zn Cu, Mn, Fe, Si et Zn Ni Co.
Vitamines : E, A, B et D.
Organothérapie : Hypophysine, Orchitinum (ou Ovarinum), Surrénale, Thyroïde ââ 4 CH (un suppositoire soirs pairs) et un suppositoire Spécyton des organes déficients (soirs impairs).

Huîtres (intoxication par les)

Voir *intoxications alimentaires* pour plus amples détails.

❐ POUR PRÉVENIR UNE INTOXICATION PAR LES HUITRES : 2 gr Lycopodium 4 (trois à cinq fois par jour) si possible en commençant avant la dégustation des huîtres. On peut renforcer ce traitement avec 2 gr Ostrea 5 si possible 1/2 h avant l'absorption des huîtres. De plus, ajouter dans chaque huître quelques gouttes de jus de citron.

❐ S'IL Y A INTOXICATION APRES ABSORPTION D'HUITRES : 1 cuill. soupe Calendula TM dans un verre d'eau à boire lentement de suite par petites gorgées après avoir essayé de faire vomir le malade.
Puis 2 gr Antim. crud. 5 ; 1/2 h après : 2 gr Nux vom. 5 ; 1/2 h après : 2 gr Ars. alb. 5 ; 1/2 h après : 2 gr Veratr. vir. 5.

❐ SI PAS D'AMÉLIORATION après ce traitement, ce qui est rare, faire transporter le malade en milieu hospitalier.

❐ SI AMÉLIORATION : continuer en prenant 2 gr en alternant toutes les 1/2 h : Urtica 4, Chelid. 4 et Apis 4, et 10 gouttes de la formule : Chrysis, Solidago ââ 1°X (trois fois par jour).

Humidité

❐ POUR ESSAYER DE PRÉVENIR LES MAUVAIS EFFETS DE L'HUMIDITÉ :
Au réveil : 2 gr Antim. crud. 5 (bains froids, pieds mouillés).
Le matin, le midi et le soir, 10' avant chacun des repas : 6 gouttes de la formule : Calc. fl., Veronica, Mang. met., Natr. sulf., Nux mosch., Ranunc. bulb., Sepia, Silicea ââ 4.
A 10 et 16 h : 2 gr Dulcam. 4 (coup de froid après transpiration).
Au coucher : 2 gr Rhus tox. 5 (rhumatismes causés par le froid humide, alors que Aconit. est responsable des méfaits du froid sec).

***Humidité** (suite) :*

❐ DANS TOUS LES CAS : boissons chaudes, grogs, bouillon de pot-au-feu... massages, cataplasmes, révulsions chaudes de toutes sortes, bains très chauds (mais à ne jamais prendre seul de peur de la syncope classique survenant dans un bain trop chaud et pouvant entraîner la mort par immersion dans la baignoire). A défaut, bains de pieds très chauds simples ou à la moutarde ou au sel marin.

Hydarthroses

Repos complet au lit pendant dix jours.

Au réveil et au coucher, une mesure de la poudre : Aconit., Apis, Ars. iod., Berberis, Calc. fl., Canthar., Coccus, Colchicum, Daucus, Gelsemium, Guaïacum, Kalium carb., Merc. sol., Pareira, Ranunc. bulb., Squilla, Sulf. iod., Thlaspi, Uva ursi ââ 3, Solidago 1.
Le matin : 2 gr Bryonia 5 (amélioration par le repos) ou Rhus tox. 5 (amélioration par le mouvement).
A 10 et 16 h : 2 gr Arnica 4 (2 gr toutes les 1/2 h, si douleurs) ; 1/2 h après : 1 cuill. café Urarthone dans Vittel ou 2 gr Calc. fl. 4 (très longtemps si hydarthroses chroniques à répétition).
Le midi et le soir, 10' avant les repas : 10 gouttes Ledum Cplx Lehning n° 81 (ou Biocarde si hydarthrose spontanée) (une semaine) et Rhus tox. composé (ou Arthro-drainol si arthritisme) (l'autre semaine, en alternance).
A la fin des repas : Uro-tisane au Berberis + Solidago ou tisane Boribel 1.
Au coucher, 10' après la poudre : 2 gr Kalium iod. 5 (jours pairs) et 2 gr Ledum 5 (jours impairs).
Le dimanche, prendre seulement au coucher : 5 gr Thuya 7 (dimanches pairs) et 5 gr Natr. sulf. 7 (dimanches impairs).

❐ EN CAS D'URICÉMIE :
Le midi et le soir : ajouter 20 gouttes de la formule : Pilosella, Urtica ââ TM.

❐ SI MANIFESTATIONS INFLAMMATOIRES : ajouter deux Extranase (trois fois par jour).

Localement : compresses Calendula TM ou à l'eau de Philae, ou Bryonia TM ; pommade Phénylbutazone ou Alphachymotrypsine Choay, et surtout repos complet dix à vingt jours, sinon risque de passage à la chronicité.

❐ Le Dr Pommier conseille 1 cuill. soupe six fois par 24 h de la potion : extrait fluide de peuplier (3 g), sirop des 5 racines (200 g). Eviter les pansements compressifs qui risquent de favoriser l'apparition de varices.

Oligoéléments : Fl et K.

Hydrocèle

Chaque jour : 20 gouttes Fucus + Phytolacca ââ TM (si obésité).
Au réveil et au coucher, une mesure de la poudre : Anemone, Apis, Arnica, Clematis er., Canthar., Conium, Graphites, Rhodod., Silicea, Spongia ââ 3, Solidago 1.
Le matin : 2 gr Rhodod. 5 (jours pairs) et 2 gr Graphites 5 (jours impairs).
A 10 et 16 h : 2 gr Apis 4 ; 1/2 h après : 2 gr Boribel 18.
Le midi et le soir, 10' avant les repas : 10 gouttes Rhododendron Cplx Lehning n° 42.
A la fin des repas : tisane Boribel 11.
Au coucher, 10' après la poudre : 2 gr Canthar. 5 (jours pairs) et 2 gr Anemone 5 (jours impairs).
Le dimanche, prendre seulement au réveil : 5 gr Thuya 7 (dimanches pairs) et 5 gr Silicea 7 (dimanches impairs).

❐ SI RÉSULTATS INCERTAINS : ne pas hésiter à intervenir chirurgicalement.

Oligoéléments : K et tous les diurétiques I, Li, P et Zn Ni Co.
Vitamines : C et P.

Hydrocéphalie

Outre le traitement médical spécialisé, on peut essayer :

Au réveil et au coucher, une mesure de la poudre : Aconit., Apis, Ars. iod., Baryta carb., Bryonia, Canthar., Coccus, Daucus, Gelsemium, Merc. sol., Rhus tox., Squilla, Sulf. iod., Uva ursi ââ 4, Solidago 1.
Le matin : 2 gr Calc. carb. 5 (jours pairs) et 2 gr Silicea 5 (jours impairs).
A 10 et 16 h : 2 gr Apis 4 ; 1/2 h après : 2 gr Helleborus 4.
Le midi et le soir, 1/2 h avant les repas : 1 cuill. soupe Tonique végétal.
Au coucher, 10' après la poudre : 2 gr Cistus 5 (jours pairs) et 2 gr Apocynum 5 (jours impairs).
Le dimanche, prendre seulement :
– Au réveil : 5 gr Tubercul. 5.
– Au coucher : 5 gr Lues. 5.

Hydronéphrose

Consulter un urologue.

En attendant, essayer :

Au réveil et au coucher, une mesure de la poudre : Berberis, Chimaphila, Formica, Terebint., Viscum ââ 4, Solidago, Sarsap., Uva ursi ââ 1°X.

***Hydronéphrose** (suite) :*

Le midi et le soir, 1/2 h avant les repas : 30 gouttes de la formule : bourgeons Alnus, Betula pub., Fagus, Quercus, Ribes ââ 1°X + deux Boribel 18 (chez les hommes) ou 19 (chez les femmes).
A la fin des repas : tisane Rénale LHF, ou LHM, ou Uro-tisane au Berberis.

Hydrophobie

Voir *rage.*

Au réveil et au coucher, une mesure de la poudre : Ars. alb., Belladonna, Canthar., Cuprum met., Hydrocyan., Hyoscyamus, Hypericum, Lach., Ledum, Moschus, Stram. ââ 4, Solidago 1.
Le midi et le soir, 1/2 h avant les repas : 2 gr (ou 10 gouttes) Spécifique Boribel 3.
A la fin des repas : tisane Relaxe Sergent.
Au coucher, 10' après la poudre : 2 gr Stram. 5.
On peut aussi ajouter 2 gr Sédatif P. C. (toutes les 2 h).

Hydropisie

Voir *ascite, asystolie, cirrhoses, diurétiques, hydarthroses, hydrocèle* et *pleurésie.*

Chaque jour : 20 gouttes de la formule : Adonis, Alchemilla, Betula, Cent., Equisetum, Hieracium, Juniperus, Samb. eb. ââ TM (cinq fois par jour).

Hydrorrhée nasale

En rechercher la cause : soit générale, souvent prétuberculinisme, soit locale : polypes, hyperthrophie des cornets, épine nasale irritative et rhinite spasmodique, rhume des foins et rhinites allergiques... sinusite ou tout simplement début de grippe (Coryzalia).

Au réveil et au coucher, une mesure de la poudre : All. cepa, Anemone, Aralia, Ars. iod., Euphrasia, Hepar sulf., Hydrastis, Kalium iod., Kalium mur., Sabadilla, Sanguin. ââ 4, Solidago 1.
Le matin : 2 gr Hydrastis 5 (jours pairs) et 2 gr Kalium bich. 5 (jours impairs).
A 10 et 16 h : 2 gr All. cepa 4 ; 1/2 h après : 2 gr Kalium iod. 4.
Le midi et le soir, 10' avant les repas : 10 gouttes Cplx Lehning L.52 (une semaine) et un ou deux Sinuspax (l'autre semaine, en alternance).
Au coucher, 10' après la poudre : 2 gr Ars. alb. 5 (jours pairs) et 2 gr Hepar sulf. 5 (jours impairs).

***Hydrorrhée nasale** (suite) :*

Le dimanche, prendre seulement :
– Au réveil : 5 gr Lycopodium 5.
– Vers midi : 5 gr Tubercul. 5.
– Au coucher : 5 gr Histaminum 9 (dimanches pairs) et 5 gr Napht. 9 (dimanches impairs).

❒ SI NEZ BOUCHÉ : Aturgyl... Inhalations : respirer 10′ par le nez les vapeurs d'eau chaude avec 10 gouttes de la formule : Menthol, Eucalyptol ââ 2 g, essence de thym 4 g, teinture de benjoin 90 g ; éviter le froid la 1/2 h qui suit chaque inhalation.

N.B. : souvent une hydrorrhée est le premier signe d'une grippe ; prendre alors de suite une dose Influenz. 9 CH et ensuite 2 gr Aconit. 4 ou mieux Aconit. composé (fièvre + frissons) que l'on remplacera ensuite par Belladonna 4 lorsque la grippe passera au stade suivant (fièvre + transpiration) (deux fois par jour).

❒ SI POLYPES DU NEZ, OU ÉPINE NASALE IRRITATIVE, OU DÉVIATION DE CLOISON GENANT LA VIDANGE DES SINUS : il faut opérer pour désobstruer les cavités nasales.

Allopathie : un Rinutan suffit souvent à tarir une hydrorrhée nasale *sine materia* (le soir, pendant un à trois jours), ou Actifed, ou Rinurel (allergie), ou Rhinopten (grippe) : comprimés et nébuliseur.

Hydrothorax

Voir *pleurésie.* Boribel 11.

❒ SI POINT DE COTÉ : 2 gr Ranunc. bulb. 4 ; 1/2 h après : 2 gr Aconit. 4 ; 1/2 h après : 2 gr Bryonia 4 (deux à trois fois par jour).

Oligoéléments : K et tous les diurétiques : I, Li, P, Zn Ni Co, Mn Cu Co (anémie) et Granions de soufre (toutes affections de l'arbre respiratoire). Si menace d'infection : Cu Au Ag et Mn Cu (deux fois par jour).

Hyperacousie douloureuse

Au réveil et au coucher, une mesure de la poudre : Amanita, Asarum, Aurum, Belladonna, Coccus, Coffea, Ferrum, Ignatia, Kalium carb., Lach., Mur. acid., Thebaïcum, Sanguin., Theridion, Zincum met. ââ 4, Solidago, Avena ââ 1°X.
Le matin : 2 gr Theridion 5.
Au coucher, 10′ après la poudre : 2 gr Aurum 5 (jours pairs) et 2 gr Nux vom. 5 (jours impairs).
A 10 et 16 h, et la nuit, si réveil : 2 gr Chamomilla 4 ; 1/2 h après : 2 gr Sédatif P. C.

Hyperacousie douloureuse *(suite) :*

Le dimanche, prendre seulement :
– Au réveil : 5 gr Natr. carb. 7 (dimanches pairs) et 5 gr Conium 7 (dimanches impairs).
– Au coucher : 5 gr Ignatia 9.

Oligoéléments : Li et Mn Co.

Hyperchlorhydrie

Voir *acidité gastrique.*

Au réveil et au coucher, une mesure de la poudre : Bismuth., Capsicum, Histaminum, Iris ver., Kalium bich., Magn. carb., Mang. met., Ph. acid., Raphanus, Robinia ââ 4, Solidago 1.
Le matin : 2 gr Arg. nitr. 5 (jours pairs) et 2 gr Sepia 5, Nux vom. 4, Sulf. 3 (jours impairs).
A 10 et 16 h : deux Homéo Vichy ; 1/2 h après : un Gastrocynésine (si besoin). Si les brûlures persistent : un paquet Gastropax dans Vichy tiède 1/2 h après les précédents.
Le midi et le soir, 1/2 h avant les repas : 20 gouttes de la formule : Acorus TM + bourgeons Ficus 1°X.
Le midi et le soir, 10' avant les repas : 10 gouttes Gastro-drainol, ou deux Boribel 15.
A la fin des trois repas : deux par deux quelques gr Hépatodraineur, tisane Boribel 6 avec 1 à 2 cuill. café Magnésie composée Lehning ou 10 gouttes Robinia TM.
A 18 h : 2 gr Bismuth. 5 (jours pairs) et 2 gr Robinia 5 (jours impairs).
Au coucher, 10' après la poudre : 2 gr Sulfuricum 5 (jours pairs) et 2 gr Mur. acid. 5 (jours impairs).
Le dimanche, prendre seulement au réveil : 5 gr Lycopodium 5.

Neutroses, tablettes Anacidase scopolamine, sel de Hunt, Jécopeptol, Acidrine, Phosphalugel, Polysilane… (si besoin).

Oligoéléments : Mn Co, Mn et Bi.
Vitamines : B6 et D.

Hypercholestérolémie

Voir *cholestérolémie.*

Oligoéléments : C, Si et S.
Vitamines : A, B, E, I, J et P.

Hypercholie et **hyperdéfécation**

Chaque jour : 6 gouttes de la formule : Anacardium, Antim. crud., Carduus mar., Chelid., Coloc., Merc. sol., Oleand., Plumbum, Ptelea, Rheum ãã 4, Fraxinus, Ribes, Spiraea 1°X.
Au réveil et au coucher, une mesure de la poudre : Chrysis, Curcuma, Cynara, Lespedeza, Pareira, Pilosella, Raphanus, Sarsap., Solidago, Taraxacum, Uva ursi ãã 1°X.
Le matin : 2 gr Podoph. 5 (jours pairs) et 2 gr Oenothera 5 (jours impairs).
Le midi et le soir, 10' avant les repas : 2 gr Chelid. composé (une semaine) et 20 gouttes Lithiabyl (l'autre semaine, en alternance).
A la fin des repas : deux par deux quelques gr Hépatodraineur.
Au coucher, 10' après la poudre : 2 gr Nux vom. 5 (jours pairs) et 2 gr Veronica 5 (jours impairs).
Le dimanche, prendre seulement :
– Au réveil : 5 gr Lycopodium 5.
– Au coucher : 5 gr Phosph. 5.

Régime : sobre et frugal. Rien d'animal le soir.

Oligoéléments : Zn Ni Co, C et S.

Hyperémotivité

Voir *angoisses, Basedow, goitres* et *trac* (Gelsemium).

Oligoéléments : Mn, I, Mg, Li, Zn Cu, P et Mn Co.

Hyperfibrinémie

20 gouttes éc. int. de tige Citrus 1°X (deux fois par jour).

Traitement par la gemmothérapie

On peut ajouter séparément 20 gouttes des deux autres anticoagulants gemmothérapiques : bourgeons Cornus 1°X et éc. int., rac. Prunus amygd. 1°X (Cornus étant indiqué quand le test de résistance à l'héparine est augmenté, Citrus lorsqu'il y a augmentation du taux de fibrinogène sanguin et Prunus amygd. quand il y a augmentation du taux de prothrombine).

Hyperfolliculinisme et **hyperménorrhées**

Ou règles trop abondantes.

Voir *fibromes, hémorragies utérines, métrorragies* et *polyménorrhées.*

Faire un frottis vaginal.

Hyperfolliculinisme *et* ***hyperménorrhées*** *(suite) :*

Chaque jour : 6 gouttes de la formule : Aesculus, Chrysis, Drymis, Fraxinus, Hamamelis, Mamel., Placenta, Thlaspi, Ustilago ââ 1°X, China, Erigeron, Millefol., Momord., Trillium ââ 4.
Au réveil et au coucher, une mesure de la poudre : Aletris, Asperula, Helonias, Hydrastis, Kreosotum, Sarsap., Sepia, Solidago ââ 3°X, Calc. carb., Calc. fl., Elaps, Lapis, Silicea, Thuya ââ 4.
Le matin : 2 gr Secale corn. 5 (jours pairs) et 2 gr Sabina 5 (jours impairs).
A 10 et 16 h : 10 gouttes Thuya Cplx Lehning n° 37 (une semaine) et Conium Cplx Lehning n° 36 (l'autre semaine, en alternance).
Le midi et le soir, 10' avant les repas : 10 gouttes (ou deux comprimés) Cimicifuga Cplx Lehning n° 21 (à défaut Méthergin) (une semaine) et 2 gr Bovista 4 (l'autre semaine, en alternance).
Au coucher, 10' après la poudre : 2 gr Crotalus 5 (jours pairs) et 2 gr Lach. 5, Sanguin. 4, Sulf. 3 (jours impairs).
Le dimanche, prendre seulement :
– Au réveil : 5 gr Follic. 9 (dimanches pairs) et 5 gr Ant'hypophyse 9 (dimanches impairs).
– Au coucher : 5 gr Phosph. 5 + un suppositoire Muscle utérin 12 CH.

❐ SI HÉMORRAGIES PERSISTANTES : 20 gouttes Drymis TM dans un verre d'eau et 1 cuill. café (toutes les 1/2 h). A défaut, 10 gouttes Méthergin (trois à cinq fois par jour).

❐ SI HÉMORRAGIES REBELLES : une IM Méthergin et, si cela ne suffit pas, opérer. Voir *hémorragies utérines.*

Oligoéléments : Mn, Mn Co, Mn Cu Co, Mg et P.
Vitamines : K surtout, C2, D et P.

Hyperglycémie

Voir *diabète.*

Hyperménorrhées

Oligoéléments : Mn et Mn Co (ménopause).
Vitamine : K.

Hypersalivation

Au réveil et au coucher, une mesure de la poudre : China, Hydrastis, Ipeca, Kalium iod., Lobelia, Merc. cyan., Plumbum, Salvia, Trifolium ââ 4.

Hypersalivation *(suite) :*

Le matin : 2 gr Jaborandi 5.
Le midi et le soir, 10' avant les repas : 1 à 10 gouttes de la formule : Atropinum, Belladonna ââ TM (commencer par des doses très faibles pour tâter la susceptibilité du sujet). Se rappeler que ces médicaments produisent de la mydriase (dilatation de l'iris) à corriger par des verres teintés pour le grand jour et par des verres + 3 pour la vision rapprochée.
Au coucher, 10' après la poudre : 2 gr Ignatia 5.
Le dimanche, prendre seulement au réveil : 5 gr Phosph. 5. Boire tisane Romarin + Sauge + Thym ââ.

Oligoélément : Ni (régularise la sécrétion des glandes salivaires).

Hypersécrétion lacrymale

Voir *larmoiement.*

2 gr Euphrasia 4, ou mieux 10 gouttes Euphrasia Cplx Lehning n° 115 et collyre Euphrasia + Cineraria ââ 4 CH (trois à quatre fois par jour).

Hypertension artérielle

Au réveil et au coucher : deux Sclérocalcine (une semaine) et deux B. O. P. (l'autre semaine, en alternance).
Le matin : 2 gr Baryta carb. 5 (jours pairs) et 2 gr Plumbum 5 (si sclérose sénile précoce) ou Plumbum 5 (si artérite) (jours impairs).
A 10 et 16 h : deux Boribel 38 (une semaine) + deux Cardiocynésine (l'autre semaine, en alternance) dans un verre de la formule : extrait fluide de tilleul 50 g, Hydrolat de tilleul 450 g, sirop des 5 racines 500 g.
Le midi et le soir, 1/2 h avant les repas : 10 gouttes Scléro-drainol (une semaine) et Kalium iodatum Cplx Lehning n° 84 (l'autre semaine, en alternance).
A la fin des repas : tisane Féminine Sergent (chez les femmes) ou Virile Sergent (chez les hommes) (si hypertension de la cinquantaine) et tisane Rafraîchissante Sergent ou Rex ou tisane aux feuilles d'Olivier ou tisane Polyvalente Lahoder avec 20 gouttes Olea + Viscum ââ TM (si besoin).
Au coucher, après les comprimés : 2 gr Nux vom. 5 (jours pairs) et 2 gr Aurum 5 (si pléthorique cafardeux) ou Glonoïn. 5 (si artériosclérose) (jours impairs).
Le dimanche, prendre seulement au réveil : 5 gr Baryta mur. 7 (dimanches pairs) et 5 gr Plumbum 7 (dimanches impairs).

❒ CHEZ LES FEMMES EN MÉNOPAUSE :
Au coucher : Thuya 7 (jours pairs) et Lach. 7 (jours impairs).

Hypertension artérielle *(suite) :*

Oligoéléments : Mn et I alternés (3 par semaine) et Mn Co (le dimanche). Ajouter Mg, P et surtout Co (si spasmes artériels).
Vitamine : B1 régularise le cœur et la tension artérielle (Bévitine, Bénerva).
Allopathie : le choix entre de nombreuses classes d'hypotenseurs s'offre au médecin.
Organothérapie : un suppositoire Artère 7 CH et Veine 7 CH (trois soirs par semaine en alternant, avec un soir de repos entre chaque suppositoire).

Traitement par la gemmothérapie

20 gouttes bourgeons Betula pub., Olea, Prunus ââ 1°X (deux à trois fois par jour, loin des repas).

Traitement simplifié de l'hypertension
(Qui donne toujours de bons résultats)

Au réveil et au coucher : un B. O. P. (une semaine) et un Cardiocynésine (l'autre semaine, en alternance).
Le matin : 2 gr Sulf. 5 (jours pairs) et 2 gr Glonoïn. 5 (jours impairs).
A 10, 16 et 18 h : deux Boribel 38.
Le midi et le soir, 1/2 h avant les repas : 10 gouttes Scléro-drainol (une semaine) et Kalium iodatum Cplx Lehning n° 84 (l'autre semaine, en alternance).
Au coucher, après le comprimé : 2 gr Nux vom. 5 (jours pairs) et 2 gr Aconit. fer. 5 (jours impairs).
Le dimanche, prendre seulement :
– Au réveil : 5 gr Baryta mur. 7 (dimanches pairs) et 5 gr Plumbum 7 (dimanches impairs).
– Au coucher : 5 gr Thuya 7 (dimanches pairs) et 5 gr Natr. sulf. 7 (dimanches impairs).
Ce traitement est à faire pendant des années. Prendre la tension artérielle tous les mois.

Hypertension veineuse

Ou congestion veineuse. Voir *hémorragies veineuses, hémorroïdes, phlébite* et *varices.*
Au réveil : 2 gr Anemone 5 (jours pairs) et 2 gr Hamamelis 5 (jours impairs).
A 10 et 16 h : 2 gr Boribel 40 ou Hamamelis composé, ou 10 gouttes Veino-drainol ou Cplx Lehning L.28.
Le midi et le soir, 1/2 h avant les repas : 30 gouttes bourgeons Aesculus, Castanea, Sorbus ââ 1°X.
A la fin des repas : tisane Phlébosédol.
Au coucher : 2 gr Aesculus 5 (jours pairs) et 2 gr Cupressus 5 (jours impairs) et un suppositoire Veine 7 (trois soirs par semaine).

Hypertension veineuse *(suite)* **:**

❒ Si varices :
Vers 18 h : ajouter 2 gr Vip. 5.

❒ Si hémorroides : remplacer par Paeonia 5.

❒ Si tendance aux phlébites : alterner Vip. 5 et Bothrops 5.

N.B. : dans tous les cas d'hypertension artérielle ou veineuse, un suppositoire Artère 7 et Veine 7 (en alternant un soir sur deux).

Hyperthyroïdie

Voir *Basedow* et *goitres.*

Oligoéléments : I (régularise le corps thyroïde dans tous les cas, soit hyper, soit hypo), Mn (régularise l'hyperthyroïdie), Zn (régularise l'hypothyroïdie), Cu (régularise thyroïde et hypophyse), Mg et P (régularisent les fonctions parathyroïdiennes).

Hypertrichose

Ou développement anormal du système pileux, en particulier chez les femmes. Voir déjà *aménorrhées* car cela correspond souvent à une baisse des hormones féminines, surtout à la ménopause.

Au réveil et au coucher, une mesure de la poudre : Ovarinum, Ant'hypophyse, Placenta ââ 3°X.
Le matin : 2 gr Anemone 5 (jours pairs) et 2 gr Sepia 5 (jours impairs).
A 10 et 16 h : un Amphosca à l'ovarine.
Le midi et le soir, 10' avant les repas : 10 gouttes Sepia Cplx Lehning n° 20 + 10 gouttes Rosmarinus Cplx Lehning n° 24 (une semaine) et Cplx Lehning L.25 ou Gynéco-drainol + 10 gouttes Lachesis Cplx Lehning n° 122 (si ménopause) ou Pulsatilla Cplx Lehning n° 60 (si jeune fille) (l'autre semaine, en alternance).
A la fin des repas : tisane Féminine Sergent ou Boribel 12.
Au coucher, 10' après la poudre : 2 gr Lach. 5 (jours pairs) et 2 gr Kalium carb. 5 (jours impairs) et un suppositoire Ovarinum 4 (trois soirs par semaine).
Le dimanche, prendre seulement au réveil : 5 gr Surrénine 7 (dimanches pairs) et 5 gr Lutein. 7 (dimanches impairs).

Cure de Cytomel ou Gelée royale.

Localement : applications de Taki, pommades Veet, dépilatoire de Vichy ou applications quotidiennes très surveillées à cause des dangers d'intoxication par l'acétate de thallium : Acétate de thallium 0,30 g, Oxyde de zinc 2,50 g, Lanolinum, eau de Rose ââ 5 g, Vaseline 20 g (formulaire Astier).

Hypertrichose *(suite) :*

On peut encore pratiquer l'épilation par la diathermo-coagulation très légère, ou l'électroponcture, ou l'ionisation au thallium... dans tous les cas sous surveillance médicale. Lotion dépilatoire (Oléon, Taki...).

Hypertrophie du cœur

Bilan cardiologique et traitement allopathique adapté à la cause. Voir *fatigue.*

Au réveil et au coucher, une mesure de la poudre : Aconit., Arnica, Aurum iod., Baryta mur., Bromum, Cactus, Crataegus, Cuprum met., Kalium carb., Kalmia, Lithium, Lycopus, Rhus tox., Spigelia, Spongia, Viscum ââ 4.
Le matin : 2 gr Rhus tox. 5 (jours pairs) et 2 gr Crataegus 5 (jours impairs).
A 10 et 16 h : 2 gr Stroph. composé ; 1/2 h après : 2 gr Cuprum met. 4 (si crampes).
Le midi et le soir, 1/2 h avant les repas : 20 gouttes Crataegus Cplx Lehning n° 15 (une semaine) et Kalmia Cplx Lehning n° 18 (l'autre semaine, en alternance).
Le midi : un Magnoscorbol ou Biomag.
Le soir : un Bécilan ou Alvityl.
A la fin des repas : tisane Boribel 3 + 40 gouttes Epervière TM.
Au coucher, 10' après la poudre : 2 gr Aurum mur. 5 (jours pairs) et 2 gr Baryta mur. 5 (jours impairs).
Le dimanche, prendre seulement au réveil : 5 gr Phosph. 5.

❒ SI TACHYCARDIE :
Le midi et le soir, 1/2 h avant les repas : 20 gouttes Soludor.

❒ SI HYPERTENSION :
Le midi et le soir, 1/2 h avant les repas : 20 gouttes Biocarde.

❒ SI HYPOTENSION :
Le midi et le soir, 1 h après les repas : 1 cuill. soupe Vinicard + 10 gouttes Adonis TM.

❒ EN CAS D'INFLAMMATION DU MUSCLE CARDIAQUE (Dr Amieux), une mesure de la poudre (ou 10 gouttes) : Adonis, Ars. alb., Aurum, Cactus, Crataegus, Kalium iod., Lach., Ledum ââ 3, Solidago 1 (trois fois par jour).

Oligoéléments : P, Mg et Co.

Hypertrophie du foie

10 gouttes Chelid. et Yucca ââ TM dans tisane Hépatique Lehning, ou Boribel 7, ou Hépatoflorine (quatre fois par jour).

Hyperviscosité sanguine

Voir *anticoagulants, artériosclérose* et *cholestérolémie.*

Au réveil et au coucher : deux Sclérocalcine (une semaine) et 10 gouttes Scléro-drainol (l'autre semaine, en alternance).
Le matin : une bouteille dose Hydroxydase et 2 gr Cupressus 5 (jours pairs) et 2 gr Kalium iod. 5 (jours impairs).
A 10 et 16 h : un verre de bordeaux de la formule du Dr Leclerc : extrait fluide de tilleul 50 g, Hydrolat de tilleul 450 g, sirop des 5 racines 500 g (racines d'asperge, petit houx, ache, persil et fenouil).
Le midi et le soir, 1/2 h avant les repas : 30 gouttes bourgeons Buxus, Cornus, Olea, Syringa, Tamarix, Citrus (+ éc. int. de tige), Prunus ââ 1°X (+ éc. int., rac.).
A la fin des repas : tisane aux feuilles d'Olivier ou Polyvalente Lahoder.
Au coucher : 2 gr Aurum 5 (jours pairs) et 2 gr Baryta carb. 5 (jours impairs).
Le dimanche, prendre seulement au réveil : 5 gr Thuya 7 (dimanches pairs) et 5 gr Lach. 7 (dimanches impairs).

❒ SI HYPERTENSION : les remplacer par 5 gr Baryta mur. 7 (dimanches pairs) et 5 gr Plumbum 7 (dimanches impairs).

❒ SI HYPERCHOLESTÉROLÉMIE : les remplacer par 5 gr Sepia 7 (dimanches pairs) et 5 gr Cholesterinum 7 (dimanches impairs).

❒ SI ARTHRITISME : 5 gr Thuya 7 (dimanches pairs) et 5 gr Natr. sulf. 7 (dimanches impairs).

❒ SUR AVIS MÉDICAL : ajouter à ce traitement un Pindione, ou Sintrom, ou Troméxane, ou Fluidane, ou Dioparine collyre, une ou plusieurs fois par semaine selon les résultats de l'hémostase (si besoin).

Oligoéléments : Co, Mn Co, Mg et P.

Hypervitaminoses

Suppression immédiate des médicaments à base de vitamines.
D'après les résultats des examens de laboratoire, donner une dilution élevée de la (ou des) vitamine(s) en excès.
Rappelons à ce sujet que les basses dilutions (4 CH et 5 CH) sont augmentatrices, les moyennes dilutions (7 CH) sont régulatrices et les hautes dilutions (9 CH et au-dessus) sont restrictives.

La Cortisone Roussel est un antivitaminique polyvalent (choc thiaminique).

Hypochlorhydrie

L'hypochlorhydrie est un symptôme fréquent dans le cancer de l'estomac.

Au réveil : 2 gr Kalium carb. 6.
A 10 et 16 h : 2 gr China 4 ; 1/2 h après : 2 gr Raphanus 4 (si flatulences).
Le midi et le soir, 1/2 h avant les repas : 10 gouttes Gentiana, Quassia ââ TM.
Au début des repas : un cachet Pepsinum 0,50, Pancréatine 0,25, Diastase 0,10.
A la fin des repas : deux par deux quelques gr Hépatodraineur, ou 30 gouttes Carominthe, ou deux à trois Amylodiastase Thépénier pour aider à digérer les féculents et les farineux.
Au coucher : 2 gr Nux vom. 5 + un suppositoire Pepsinum (trois soirs par semaine).
Le dimanche, prendre seulement :
– Au réveil : 5 gr Lycopodium 5.
– Au coucher : 5 gr Thuya 7 (dimanches pairs) et 5 gr Graphites 7 (dimanches impairs).

Sont recommandées à la fin des repas les infusions Fenouil + Serpolet sucrées avec du miel, ou la tisane Boribel 6.

Hypocholestérolémie

Si moins de 1,50 g de cholestérol par litre de sang, manger des aliments riches en cholestérol : abats, boudin, cervelle, gibier, ris de veau, rognons, viandes jeunes (agneau, veau), œufs (jaune), laitances de poisson (caviar), crustacés, coquillages, sardines, anchois, anguilles, lard, pot-au-feu, beurre, crème fraîche, fromages, chocolat, marrons, féculents, fruits secs, lait... graisses.
Le cholestérol est antitoxique, antihémolytique et immunisant, d'où son usage dans le traitement des anémies et de la tuberculose.
Pilules ou émulsion par la bouche (1 à 2 g par jour) ; chez les enfants : 0,05 g par année d'âge (si besoin).

Oligoéléments : Mn Co, S et C. Le soufre régularise les dysfonctionnements hépato-biliaires.

Hypocholie

Diminution de la sécrétion biliaire ou insuffisance hépatique.

Au réveil et au coucher, une mesure de la poudre : China, Chionanthus, Gaster, Juglans cin., Myrica, Podoph., Ptelea ââ 4, Chrysis, Solidago, Taraxacum ââ 1°X.
Le matin : une ampoule Raphanus + quelques gouttes de jus de citron dans tisane Centaurée et ensuite 2 gr Sepia 5 (jours pairs) et 2 gr Hépatine 5 (jours impairs).
A 10 et 16 h : un Billerol (une semaine) et deux Drénarola Superdiet (l'autre semaine, en alternance).
Le midi et le soir, 1/2 h avant les repas : 2 gr Chelid. composé + 20 gouttes Lithiabyl (une semaine) et 2 gr Ricinus composé + 6 gouttes Feltauryl (l'autre semaine, en alternance). On peut remplacer, selon les cas, par Hépato-drainol ou Boribel 45.
A la fin des repas : tisane Hépatoflorine, et deux par deux quelques gr Hépatodraineur.
Au coucher, 10' après la poudre : 2 gr Bilinum 5 (jours pairs) et 2 gr Nux vom. 5 (jours impairs).
Le dimanche, prendre seulement au réveil : 5 gr Lycopodium 5.

Organothérapie : un suppositoire Cholium Dolisos (trois soirs par semaine).
N.B. : on peut combiner ces divers traitements en ajoutant ou en supprimant certains médicaments, selon les cas.

Traitement par la gemmothérapie

Le midi et le soir, 1/2 h avant les repas : 30 gouttes bourgeons Corylus, Juniperus, Rosmarin. + radicelles Secale corn. ââ 1°X.

Hypochondrie

Voir *angoisses, anxiété* et *dépression nerveuse.*

Au réveil : 2 gr Gelsemium 5 (jours pairs) et 2 gr Agnus 5 (chez les hommes) ou Actaea rac. 5 (chez les femmes) (jours impairs).
Au réveil et au coucher, une mesure de la poudre : Aurum, Carduus mar., Conium, Gelsemium, Melilot., Naja, Nepenthes, Sepia ââ 4, Céréales germées 1°X.
A 10 et 16 h : un Amphosca à l'orchitine (chez les hommes) ou à l'ovarine (chez les femmes) (si neurasthénie sexuelle) ou deux Aurum Cplx Lehning n° 38 (chez les jeunes filles), ou un Biomag (si asthénie nerveuse).
Le midi et le soir, 1/2 h avant les repas : 10 gouttes (ou 2 gr) : Chloro-drainol (une semaine) et Organo-drainol, ou Vito-drainol (l'autre semaine, en alternance) (chez les fatigués), ou Cplx Lehning L.72 (une

***Hypochondrie** (suite) :*

semaine) et Ph. acid. composé (l'autre semaine, en alternance) (chez les nerveux), ou Nux vomica Cplx Lehning n° 49 (une semaine) et Hépato-drainol (l'autre semaine, en alternance) (chez les dyspeptiques), ou Lachesis Cplx Lehning n° 122 et Cplx Lehning L.25 (chez les femmes en ménopause), Damiana, Ginseng ââ TM et Boribel 47 + un Eleuthérocoque (chez les impuissants).
A la fin des repas : tisane Relaxe Sergent ou Virile Sergent, ou Féminine Sergent et, deux par deux quelques gr Hépatodraineur (si besoin).
Au coucher : 2 gr Nux vom. 5 + un suppositoire Bulbinum 9, ou 2 gr Sédatif P. C., ou deux Nervopax (si insomnie) (soirs pairs) et 2 gr Kalium ph. 5 + un suppositoire Cerebrinum 9, ou 2 gr Neurocynésine, ou deux Homéogène 46 (si insomnie) (soirs impairs).
Le dimanche, prendre seulement au réveil : 5 gr Sulf. 7 (dimanches pairs) et 5 gr Sepia 7 (dimanches impairs).

On peut aussi ajouter 30 gouttes bourgeons Sequoia + Tilia + semences Betula ver. ââ 1°X dans tisane Relaxe Sergent ou Boribel 8 pour calmer les névroses diverses, procurer un bon sommeil et ressentir au réveil un sentiment d'euphorie physique et intellectuelle (le soir, au coucher).

Traitement simplifié

2 gr de chaque en alternant : Boribel 3, 31 et 41 (trois à cinq fois par jour, par exemple toutes les 1/2 h dans la matinée, dans l'après-midi et après dîner).

Oligoéléments : Li (soirs pairs), Al (soirs impairs). Le dimanche soir, remplacer par Cu Au Ag, ou Zn Ni Co (chez les hommes d'affaires surmenés).

Hypoglycémie

Voir *diabète hypoglycémique.*
Avoir toujours sur soi Insul. 4 (2 gr à 10 et 16 h et au moment des troubles d'hypoglycémie) et du sucre à absorber au moment des troubles.

Au réveil : 2 gr Cocculus 5.
Le midi et le soir, 1/2 h avant les repas : 10 gouttes Cortico-surrénale, Hypophysine, Thyroïde ââ 6°X.
Au coucher : 2 gr Nux vom. 5.
On peut aussi ajouter un suppositoire Pancréine Dolisos (jours pairs) et Cortico-surrénale Dolisos (jours impairs).

❒ SI BESOIN : un Adrifane ou Dextro-énergen, et parfois même Sérum glucosé hypertonique IV ou Coramine glucose.

Oligoélément : Zn Ni Co.

Hypoménorrhée

Voir *aménorrhée* et *oligorrhée.*

Oligoélément : Zn Cu.
Vitamine : E.

Hyposthénie

Oligoélément : Mn Cu.

Hyposystolie

Avis du cardiologue et traitement adapté.

De suite : une dose Phosph. triiod. 7 + 10 à 20 gouttes Adonis TM.
Au réveil et au coucher, une mesure de la poudre : Aconit., Adonis, Ars. alb., Aurum, Cactus, Crataegus, Kalium iod., Lach., Ledum, Spigelia ââ 4, Solidago, Avena, Apocynum ââ 1°X.
Le matin : 2 gr Cactus 5 (jours pairs) et 2 gr Aconit. fer. 5 (jours impairs).
A 10 et 16 h : 10 gouttes Biocarde (une semaine) et Soludor (l'autre semaine, en alternance).
Le midi et le soir, 1/2 h avant les repas : 20 gouttes (ou 5 gr) Kalmia Cplx Lehning n° 18, ou Stroph. composé, ou Boribel 13 (une semaine) et bourgeons Crataegus, Syringa + radicelles Zea ââ 1°X ou Crataegus Cplx Lehning n° 15 (l'autre semaine, en alternance).
Au coucher, 10' après la poudre : 2 gr Aurum 5 (jours pairs) et 2 gr Stroph. 5 (jours impairs) et un suppositoire Myocarde, Rénine ââ 7 (trois soirs par semaine).
Le dimanche, prendre seulement au réveil : 5 gr Phosph. triiod. 5.

Oligoéléments : P et Mg.

Hypotension artérielle

Eliminer une cause grave, ou une urgence médico-chirurgicale.

Au réveil et au coucher, une mesure de la poudre : Adrenalinum 5°X, Scoparia genista 1°X, Anemone, Ars. iod., Calc. ph., Chelid., Crataegus, Formica, Kalium carb., Kalium ph., Sulf. iod., Stroph. ââ 3, Solidago 1.
Le matin : 2 gr Histaminum 5 (jours pairs) et 2 gr Ephedra vulgaris 5 (jours impairs).
A 10 et 16 h : 1 cuill. soupe Vinicard ou 20 gouttes Adonis, Carduus mar., Crataegus ââ TM dans un peu de vin sucré.
Le midi et le soir, 10' avant les repas : 10 gouttes (ou 2 gr) Kalmia Cplx Lehning n° 18 ou Boribel 13 (une semaine) et Stroph. composé ou

Hypotension artérielle *(suite) :*

Boribel 43 (l'autre semaine, en alternance). On peut aussi ajouter : 10 à 20 gouttes de la formule : Quercus gland. 1°X, Crataegus, Menyanthes ââ TM (sauf dimanche).
A la fin des repas : tisane Boribel 3.
Vers 18 h : un Adénocynésine ou un Hept-a-myl.
Au coucher, 10' après la poudre : 2 gr Picricum 5 (jours pairs) et 2 gr Plumbum tetra ethyl. 5 (jours impairs).
Le dimanche, prendre seulement :
– Au réveil : 5 gr Phosph. 5.
– Vers midi : 5 gr Stroph. 5.
– Au coucher : 5 gr Natr. mur. 7 (dimanches pairs) et 5 gr Silicea 7 (dimanches impairs).

Oligoéléments : Cu Au Ag, Mn Cu Co, Mn et As.
Vitamines : la vit. B1 régularise le cœur et la tension artérielle.

Hypothyroïdie

Insuffisance thyroïdienne.
Au réveil : 6 gouttes de la formule : Rate, Thymus., Thyroïde ââ 3°X et ensuite 2 gr Baryta carb. 5.
Le midi et le soir, 1/2 h avant les repas : 5 gouttes de chaque : Poconeol 17 et Poconeol 28.
Au coucher : 2 gr Lycopodium 4 (jours pairs) et 2 gr Aestus (jours impairs). A défaut : Calc. iod. 5.
Le dimanche, prendre seulement :
– Au réveil : 5 gr Thuya 7 (dimanches pairs) et 5 gr Baryta carb. 7 (dimanches impairs).
– Au coucher : 5 gr Phosph. triiod. 5.

Oligoéléments : I, Mg, Zn, Cu, Mn, Li, P, Zn Cu et Mn Cu.
Allopathie : Cynomel.

Opothérapie : manger des glandes fraîches et crues (thyroïde du mouton) hachées dans du lait ou du bouillon à peine tiède (jamais chaud), ou purée, ou confitures. Dans certaines affections qui relèvent de l'hypothyroïdie (myxœdèmes, nanisme, obésité...), donner de l'extrait thyroïdien total, en commençant par de très faibles doses (0,001 g à 0,005 g), en augmentant tout doucement les doses et en se souvenant qu'il y a une période de latence avant que la médication agisse.
Si l'on observe une accélération du pouls (au-dessus de 90 pulsations à la minute, au repos, des palpitations avec agitation, de la diarrhée et des sueurs, de l'amaigrissement), suspendre de suite le traitement opothérapique qui, par ses très faibles doses, peut être considéré un peu comme un traitement homéopathique.

***Hypothyroïdie** (suite) :*

N.B. : se méfier toujours de l'hypothyroïdie après une thyroïdectomie totale ou subtotale. Ne jamais donner d'une façon continue un traitement d'opothérapie thyroïdienne.

Organothérapie : un suppositoire Thyroïde 4 CH (trois soirs par semaine).

Hystérie

Voir *excitation sexuelle, insomnie, ménopause* et *nervosisme.*

Au réveil et au coucher, une mesure de la poudre : Actaea, Amanita, Asa, Cocculus, Ignatia, Moschus, Murex, Stram., Sumbul, Tarent. hisp., Theridion, Valeriana, Zincum met. ââ 4, Avena, Solidago ââ 1°X.
Le matin : 2 gr Moschus 5 (jours pairs) et 2 gr Sumbul 5 (chez les hommes) ou Murex 5 (chez les femmes) (jours impairs).
A 10 et 16 h : 2 gr Spécifique Boribel 19, ou Homéogène 46 (affections nerveuses) ou Sédatif P. C. (on peut les alterner).
Le midi et le soir, 1/2 h avant les repas : 20 gouttes Cplx Lehning L.72 et deux Boribel 3.
A la fin des repas : 10 gouttes Vibur. TM dans tisane Sédative Sergent, ou Boribel 8, ou Polyvalente Lahoder.
Au coucher, 10' après la poudre : 2 gr Ignatia 5 (jours pairs) et 2 gr Platina 5 (jours impairs).
Le dimanche, prendre seulement au réveil : 5 gr Ignatia 9.

❒ SI ENFANT OU PUBERTÉ : 2 gr Lupul. 4 (excitation sexuelle).

❒ SI JEUNE FILLE : Aurum Cplx Lehning n° 38 (mélancolie).

❒ SI DÉFICIENCE MENTALE OU CONVULSIONS : Cocculus Cplx Lehning n° 73.

❒ SI ALCOOLISME, DÉMENCE PASSAGERE, ÉCLAMPSIE, HILARITÉ, TICS, MANIES : Lobelia Cplx Lehning n° 74.

❒ DANS LES FORMES À PRÉDOMINANCE NOCTURNE :
Le soir : 1 cuill. café de la formule : Avena, Tilia, Melissa, Passifl. ââ TM, Chamomilla, Coffea, Cyprip., Kalium brom., Stram. ââ 4 dans tisane sédative.

❒ EN CAS D'ÉCHEC :
Le soir, avant le repas : 50 gouttes de la formule : Eschscholtzia + Tilia ââ TM dans tisane sédative auxquelles on peut ajouter 30 gouttes Cplx Lehning L.72 + un Nervopax (soirs pairs) et 30 gouttes Passifl. composé + un Neurocynésine, ou Passifl., ou Valeriana ââ TM en alternant (soirs impairs).

Oligoéléments : Al et Li.

Cures thermales : Divonne-les-Bains et Néris-les-Bains.

Table des matières

TOME I

TOME II

L'impression de cet ouvrage
a été réalisée par CLERC S.A.
18200 SAINT-AMAND-MONTROND
Tél. : 02 48 61 71 71

pour le compte des Editions DANGLES
18, rue Lavoisier – 45800 SAINT-JEAN-DE-BRAYE

Dépôt légal Editeur n° 2482 – Imprimeur n° 7793

Achevé d'imprimer en janvier 2002